Arbeitskreis OPD (Hrsg.)

Operationalisierte Psychodynamische Diagnostik OPD-2

HUBER

Arbeitskreis OPD
(Herausgeber)

Operationalisierte Psychodynamische Diagnostik OPD-2

Das Manual für Diagnostik und Therapieplanung

Entwickelt und herausgegeben vom Arbeitskreis
zur Operationalisierung Psychodynamischer Diagnostik

3., überarbeitete Auflage

Verlag Hans Huber

Der Sprecher des OPD-Arbeitskreises:
Prof. Dr. med. Manfred Cierpka
Inst. Psychosom. Kooperationsforschung u. Familientherapie
Bergheimer Straße 54
D-69115 Heidelberg
Sekr. +49 6221 56 47 00/-1, Fax +49 6221 56 47 02
Mail: Manfred_Cierpka@med.uni-heidelberg.de

Lektorat: Dr. Klaus Reinhardt
Bearbeitung: Melanie Stasch, Heidelberg
Herstellung: Peter E. Wüthrich
Umschlag: Claude Borer, Basel
Druckvorstufe: Claudia Wild, Konstanz
Druck und buchbinderische Verarbeitung: Kösel, Krugzell-Altusried
Printed in Germany

Bibliografische Information der Deutschen Bibliothek
Die Deutsche Bibliothek verzeichnet diese Publikation in der Deutschen Nationalbibliografie; detaillierte bibliografische Daten sind im Internet über http://dnb.d-nb.de abrufbar.

Anregungen und Zuschriften bitte an:
Verlag Hans Huber
Hogrefe AG
Länggass-Strasse 76
CH-3000 Bern 9
Tel: 0041 (0)31 300 4500
Fax: 0041 (0)31 300 4593

3., überarbeitete Auflage 2014

ISBN 978-3-456-85405-2

Inhaltsübersicht

Vorwort zur 3. Auflage 19
Vorwort 20
Arbeitskreis OPD 23

1. Theoretischer Hintergrund 27

2. Erfahrungen und empirische Befunde mit der OPD-1 47

3. Operationalisierung der Achsen nach OPD-2 61

4. Manualisierung der Achsen nach OPD-2 145

5. Das OPD-Interview 281

6. Fallbeispiel 303

7. Fokusableitung und Therapieplanung 323

8. Veränderungsmessung mit der OPD 351

9. Praxisfelder und Qualitätssicherung 359

10. Fortbildung (mit Adressenverzeichnis) 371

11. Literaturverzeichnis 385

12. Adressen der Autoren 407

13. OPD-Arbeitsmaterialien 413

14. Ergänzende Module 483

Sachregister 509

Inhaltsverzeichnis

Vorwort zur 3. Auflage 19
Vorwort 20
Arbeitskreis OPD 23

1. Theoretischer Hintergrund 27

1.1 Von der OPD-1 zur OPD-2 28
Prozessorientierung 28
Erfassung von Ressourcen 30
Schnittstellen der Achsen 30
Fokusbestimmung und Therapieplanung 31

1.2 Ziele des Arbeitskreises OPD 31

1.3 Das Konzept der Operationalisierten Psychodynamischen Diagnostik (OPD) 35

1.4 Grundsätzliche Überlegungen zur multiaxialen Diagnostik 36

1.5 Zur Operationalisierung psychoanalytischer Konstrukte 38

1.6 Bisherige Ansätze der Operationalisierung psychodynamischer Konstrukte 42

1.7 Grenzen der OPD 45

2. Erfahrungen und empirische Befunde mit der OPD-1 47

2.1 Zu den Gütekriterien der OPD-1 48

2.2 Achse I: »Behandlungsvoraussetzungen und Krankheitsverarbeitung« 50

2.3 Achse II: »Beziehung« 52

2.4 Achse III: »Konflikt« 54

2.5 Achse IV: »Struktur« 56

2.6 Fazit 59

3. Operationalisierung der Achsen nach OPD-2 61

3.1 Achse I – Krankheitserleben und Behandlungsvoraussetzungen 61
3.1.1 Einleitung 61
3.1.2 Krankheitserleben und Behandlungsvoraussetzungen 66
3.1.2.1 Art und Schwere der vorliegenden Erkrankung 66
3.1.2.2 Die Bedeutung des gesellschaftlichen Kontextes und die Arzt-Patient-Beziehung 67
3.1.2.3 Persönlichkeitsmerkmale 69
3.1.2.4 Relevante theoretische Konstrukte der Achse I 70
Leidensdruck 70
Krankheitskonzept 71
Persönliche Ressourcen 72
Offenheit 73
Psychosoziale Unterstützung 74
Sekundärer Krankheitsgewinn 76
Veränderungsmotivation 78
3.1.2.5 Zur Operationalisierung des Krankheitserlebens und der Behandlungsvoraussetzungen in der OPD 80
3.1.2.6 Veränderungen der Achse I von OPD-1 zu OPD-2 81

3.2 Achse II – Beziehung 82
3.2.1 Einleitung 82
3.2.2 Beziehungserfahrungen und ihre intrapsychische Organisation 84
3.2.3 Interpersonelle Ausgestaltung intrapsychischer Konflikte und Strukturen 85
3.2.4 Die Diagnostik von Übertragungsbereitschaften 87
3.2.5 Zum Verhältnis von Übertragung und (Re-)Inszenierung 88
3.2.6 Empirische Ansätze zur Erforschung von Beziehungsmustern 89
3.2.7 Konzept der Beziehungsdiagnostik in der OPD 91
3.2.7.1 Kategorien interpersonellen Verhaltens 92
3.2.8. Zusammenfassung 95

3.3 Achse III – Konflikt 95
3.3.1 Was sind Konflikte? 95
Konflikte innerhalb der klassischen analytischen Entwicklungstheorie 98
Zum Verhältnis von Konflikt und Struktur 99
Konflikt und Diagnostik 102
Konflikt und Leitaffekt 102
3.3.2 Was treibt den Menschen – von der Motivation zum Konflikt 104
3.3.3 Bisherige Ansätze zur Konfliktdiagnostik 108
3.3.4 Konflikte in der OPD 111
3.3.5 Ähnlichkeiten und Unterschiede der Konfliktachse in OPD-1 und OPD-2 112

3.4 Achse IV – Struktur 113
3.4.1 Der Strukturbegriff 113
3.4.2 Der psychologische Strukturbegriff 114
3.4.3 Der psychoanalytische Strukturbegriff 115
3.4.4 Die Entwicklungspsychologie der Struktur 116
3.4.5 Zur Operationalisierung von Struktur in der OPD 117
3.4.6 Struktur und strukturelle Störung: Unterschiedliche Integrationsniveaus 119
3.4.7 Strukturelle Diagnostik 120
3.4.8 Erfahrungen mit der Strukturachse und ihre Weiterentwicklung zu OPD-2 121
3.4.9 Ähnlichkeiten und Unterschiede der Strukturachse in OPD-1 und OPD-2 122

3.5 Achse V – Psychische und psychosomatische Störungen 123
3.5.1 Einleitung 123
3.5.2 Theoretischer Hintergrund 123
3.5.3 Multiaxiale Diagnostik in der Psychiatrie 126
3.5.4 Konstruktion und Operationalisierungen der Achse V in der OPD 126
3.5.4.1 Diagnosenstellung und Komorbiditätsprinzip 127
3.5.4.2 Voraussetzungen für die Achse-V-Diagnostik 128
3.5.4.3 Zukünftige Entwicklungen der ICD- und DSM-Diagnostik 129
3.5.5 Ergänzungen und Klärungen diagnostischer ICD-10-Kategorien im Zusammenhang mit der OPD 129

3.6 Konzeptuelle Zusammenhänge und Wechselwirkungen der Achsen 132
3.6.1 Prozess der Gewinnung und Integration des diagnostischen Materials 132
3.6.2 Zum Zusammenhang der Achsen 134
Konflikt und Struktur (Verhältnis der Achsen III und IV) 134
Zur Bewältigung von Konflikt und Struktur in Beziehungsmustern (Verbindungen zu Achse II) 137
Wege der Symptombildung (Verbindungen zu Achse V: »Psychische und psychosomatische Störungen«) 139
Krankheitserleben und Behandlungsvoraussetzungen (Verbindungen zu Achse I) 141

4. Manualisierung der Achsen nach OPD-2 145

4.1 Achse I – Krankheitserleben und Behandlungsvoraussetzungen 145
4.1.1 Gegenwärtige Schwere der Störung/des Problems 149
4.1.1.1 Schwere der Symptomatik 149
4.1.1.2 Global Assessment of Functioning (GAF) 150
4.1.1.3 EQ-5D 151
4.1.2 Dauer der Störung/des Problems 153
4.1.2.1 Dauer der aktuellen Problematik 153
4.1.2.2 Alter bei Erstmanifestation der Erkrankung 153
4.1.3 Krankheitserleben, Krankheitsdarstellung und Krankheitskonzepte des Patienten 154
4.1.3.1 Leidensdruck 154
4.1.3.2 Darstellung körperlicher Beschwerden und Probleme 156
4.1.3.3 Darstellung psychischer Beschwerden und Probleme 158
4.1.3.4 Darstellung sozialer Probleme 160
4.1.4 Krankheitskonzepte des Patienten 161
4.1.4.1 An somatischen Faktoren orientiertes Krankheitskonzept 161
4.1.4.2 An psychologischen Faktoren orientiertes Krankheitskonzept 163
4.1.4.3 An sozialen Faktoren orientiertes Krankheitskonzept 165
4.1.5 Veränderungskonzepte des Patienten 166
4.1.5.1 Einschätzung der vom Patienten gewünschten Behandlungsform (körperliche Behandlung) 166
4.1.5.2 Einschätzung der vom Patienten gewünschten Behandlungsform (psychotherapeutische Behandlung) 168

4.1.5.3 Einschätzung der vom Patienten gewünschten Behandlungsform (sozialer Bereich) . . . 170
4.1.6 Veränderungsressourcen . . . 171
4.1.6.1 Persönliche Ressourcen . . . 171
4.1.6.2 (Psycho-)Soziale Unterstützung . . . 173
4.1.7 Veränderungshemmnisse . . . 175
4.1.7.1 Äußere Veränderungshemmnisse . . . 175
4.1.7.2 Innere Veränderungshemmnisse . . . 177
4.1.5P Veränderungskonzepte des Patienten (Psychotherapiemodul) . . . 179
4.1.5.P1 Symptomreduktion . . . 179
4.1.5.P2 Reflektierend-motivklärend/konfliktorientiert . . . 181
4.1.5.P3 Emotional-supportiv . . . 182
4.1.5.P4 Aktiv-anleitend . . . 183
4.1.6P Veränderungsressourcen . . . 185
4.1.6.P1 Offenheit . . . 185
4.1.7P Veränderungshemmnisse . . . 187
4.1.7.P1 Sekundärer Krankheitsgewinn/ problemaufrechterhaltende Bedingungen . . . 187

4.2 Achse II – Beziehung . . . 189
4.2.1 Einleitung . . . 189
4.2.2 Änderungen von der OPD-1 zur OPD-2 . . . 190
4.2.3 Das Standardverfahren . . . 191
4.2.3.1 Die Erlebensperspektiven . . . 191
4.2.3.2 Die interpersonellen Positionen . . . 192
4.2.3.3 Die Itemliste . . . 193
4.2.3.4 Das Zirkumplexmodell . . . 195
4.2.3.5 Beziehungsdynamische Formulierung . . . 197
4.2.3.6 Praktisches Vorgehen . . . 198
4.2.3.7 Klinisches Fallbeispiel . . . 200
4.2.4 Das Themen- und Ressourcen-Rating . . . 202
4.2.4.1 Beziehungsthemen . . . 203
4.2.4.2 Praktisches Vorgehen . . . 205
4.2.4.3 Gegenübertragung . . . 205
4.2.4.4 Klinisches Fallbeispiel . . . 206

4.3 Achse III – Konflikt . . . 206
Konflikt-Rating . . . 208
Eingeschränkte Konflikt- und Gefühlswahrnehmung . . . 212
Fall-Vignette: Die nichts wahrnehmende Frau . . . 212

Aktualkonflikt – Passiver Modus 215
Fall-Vignette: Der leitende Angestellte 215
Aktualkonflikt – Aktiver Modus 216
Fall-Vignette: Die Witwe 216
4.3.1 Individuation versus Abhängigkeit 216
Individuation versus Abhängigkeit – Passiver Modus 220
Fall-Vignette: Die Hauswirtschafterin 220
Individuation versus Abhängigkeit – Aktiver Modus 221
Fall-Vignette: Der Vertreter 221
4.3.2 Unterwerfung versus Kontrolle 221
Unterwerfung versus Kontrolle – Passiver Modus 225
Fall-Vignette: Der Verwaltungsbeamte 225
Unterwerfung versus Kontrolle – Aktiver Modus 226
Fall-Vignette: Der Unternehmer 226
4.3.3 Versorgung versus Autarkie 227
Versorgung versus Autarkie – Aktiver Modus 230
Fall-Vignette: Die Frau des Ingenieurs 230
Versorgung versus Autarkie – Passiver Modus 231
Fall-Vignette: Der Justizbeamte 231
4.3.4 Selbstwert 232
Selbstwertkonflikt – Aktiver Modus 235
Fall-Vignette: Der Finanzberater 235
Selbstwertkonflikt – Passiver Modus 237
Fall-Vignette: Der Enttäuschte 237
4.3.5 Schuldkonflikt 238
Schuldkonflikt – Passiver Modus 241
Fall-Vignette: Scheitern im Erfolg 241
Schuldkonflikt – Aktiver Modus 242
Fall-Vignette: Beziehungswünsche 242
4.3.6 Ödipaler Konflikt 244
Ödipaler Konflikt – Aktiver Modus 248
Fall-Vignette: Die Notfallpatientin 248
Ödipaler Konflikt – Passiver Modus 248
Fall-Vignette: Die Studentin 238
4.3.7 Identitäts-(Selbst-)Konflikt (Identitätsdissonanz) 249
Passiver und aktiver Modus gemischt 253
Fall-Vignette: Die Auslandsschweizerin 253

4.4 Achse IV – Struktur 255
4.4.1 Einleitung 255

4.4.2 Operationalisierung ... 256
Allgemeine Charakteristik der Integrationsniveaus ... 256
Niveau: Gute Integration ... 256
Niveau: Mäßige Integration ... 256
Niveau: Geringe Integration ... 257
Niveau: Desintegration ... 257
4.4.3 Die strukturellen Beurteilungsdimensionen im Einzelnen ... 259
Kognitive Fähigkeiten:
Selbstwahrnehmung und Objektwahrnehmung ... 259
Steuerungsfähigkeit:
Selbstregulierung und Regulierung des Objektbezugs ... 262
Emotionale Fähigkeit:
Kommunikation nach innen und außen ... 266
Fähigkeiten zur Bindung:
Innere Objekte und äußere Objekte ... 269
Exkurs: Die strukturelle Funktion der Abwehr ... 272
4.4.4 Fallbeispiele ... 274
Fallbeispiel gut integrierte Struktur ... 274
Fallbeispiel mäßig integrierte Struktur ... 276
Fallbeispiel gering integrierte Struktur ... 277
Fallbeispiel desintegrierte Struktur ... 279

5. Das OPD-Interview ... 281

5.1 Theorie des psychodynamischen Interviews ... 281

5.2 Durchführung des OPD-Interviews ... 288
5.2.1 Voraussetzungen ... 288
5.2.2 Prinzipien ... 289
5.2.3 Interviewablauf ... 293
5.2.3.1 Die Eröffnungsphase ... 293
5.2.3.2 Phase der Ermittlung von Beziehungsepisoden ... 295
5.2.3.3 Ermittlung des Selbsterlebens und der erlebten wie faktischen Lebensbereiche ... 297
5.2.3.4 Ermittlung des Objekterlebens und der erlebten wie faktischen Lebensgestaltung ... 298
5.2.3.5 Psychotherapiemotivation, Behandlungsvoraussetzungen, Einsichtsfähigkeit ... 300
5.2.3.6 Psychische und psychosomatische Störungen ... 302

6. Fallbeispiel: »Die Vertreibung aus dem Paradies« 303

6.1 Interview-Vignette 303

6.2 Einschätzung und Dokumentation des Falles 306

6.3 Erläuterung der Einschätzungen 312
6.3.1 Krankheitserleben und Behandlungsvoraussetzungen 312
6.3.2 Beziehung 314
6.3.3 Konflikt 316
6.3.4 Struktur 318
6.3.5 Psychische und psychosomatische Störungen 320
6.3.6 Integration der Achsen 320

7. Fokusableitung und Therapieplanung 323

7.1 Indikationsstellung auf Basis der OPD-Achse I 324

7.2 Fokusbestimmung auf Basis der OPD-Achsen II–IV 328
Beziehung 328
Konflikt 329
Struktur 330

7.3 Prinzipien der Fokusauswahl 331

7.4 Zusammensetzung der Foki 333

7.5 Therapieplanung und therapeutische Zielsetzung 334
Überwiegend konfliktbedingte Störung 335
Überwiegend strukturbedingte Störung 338
Konfliktbedingte durch strukturelle Einschränkungen
komplizierte Störungen 343

7.6 Besonderheiten der psychodynamischen Bearbeitung von
dysfunktionalen Beziehungsbereitschaften 345

7.7 Schlussbemerkung 348

8. Veränderungsmessung mit der OPD 351

8.1 OPD und Veränderungsmessung: Grundsätzliche Überlegungen .. 351

8.2 Modell einer OPD-basierten Veränderungsmessung 352

8.3 Reliabilität und Validität 354

8.4 Klinische Anwendung 355

9. Praxisfelder und Qualitätssicherung 359

9.1 Gesetzliche Grundlagen der Qualitätssicherung in der Psychotherapie 359

9.2 Qualitätssicherung für Psychodynamische Psychotherapien (QPP) 360

9.3 OPD im Gutachterverfahren der Richtlinienpsychotherapie 362

9.4 OPD in der psychosomatisch-psychotherapeutischen Krankenhausbehandlung 364

9.5 OPD in der psychosomatischen Rehabilitationsbehandlung 365

9.6 Aus-, Fort- und Weiterbildung 367

9.7 OPD in der Begutachtung 368

10. Fortbildung (mit Adressenverzeichnis der Trainingszentren) ... 371

Interessenten und Bedarf 371
Zum Aufbau von OPD-Trainings- und Fortbildungsseminaren 372
Inhaltliche Schwerpunkte der Trainings 374
Zertifizierung 375
Bisherige Erfahrungen mit den Trainingsseminaren 375
Perspektiven 376
Ausbildungszentren 376
Autorisierte Trainer 379

11. Literaturverzeichnis ... 385

12. Adressen der Autoren ... 407

13. OPD-Arbeitsmaterialien ... 413

13.1 Achse I – Modul Forensik ... 413

13.2 Achse II ... 415
13.2.1 Itemliste Achse Beziehung ... 415
13.2.2 Themen- und Ressourcen-Rating ... 416

13.3 OPD-2 Konfliktcheckliste ... 417
Abgewehrte Konflikt- und Gefühlswahrnehmung ... 417
Konflikthafte Belastung (Aktualkonflikt) ... 418
Individuation versus Abhängigkeit ... 419
Unterwerfung versus Kontrolle ... 421
Versorgung versus Autarkie ... 423
Selbstwertkonflikt ... 425
Schuldkonflikt ... 427
Ödipaler Konflikt ... 429
Identitätskonflikt ... 431

13.4 OPD-2 Strukturcheckliste ... 434

13.5 Umstrukturierungsskala ... 443

13.6 Interviewtools ... 443
13.6.1 Interviewtools für Achse I ... 444
13.6.2 Interviewtools für Achse II ... 447
13.6.3 Interviewtools für Achse III ... 448
K1. Individuation vs. Abhängigkeit ... 448
K2. Unterwerfung vs. Kontrolle ... 450
K3. Versorgung vs. Autarkie ... 451
K4. Selbstwertkonflikt ... 452
K5. Schuldkonflikt (Selbst- versus Fremdbeschuldigungen) ... 453
K6. Ödipaler Konflikt ... 454
K7. Identitäts-(Selbst-)Konflikte (Identitätsdissonanz) ... 456

8. Abgewehrte Konflikt- und Gefühlswahrnehmung 457
9. Aktualkonflikt 459
13.6.4 Interviewtools für Achse IV 460
1.1. Kognitive Fähigkeit: Selbstwahrnehmung 460
1.2. Kognitive Fähigkeit: Objektwahrnehmung 461
2.1. Selbststeuerungsfähigkeit: Selbstregulierung 462
2.2. Selbststeuerungsfähigkeit: Regulierung des Objektbezugs 464
3.1. Emotionale Fähigkeit: Kommunikation nach innen 465
3.2. Emotionale Fähigkeit: Kommunikation nach außen 466
4.1. Fähigkeit zur Bindung: Innere Objekte 468
4.2. Fähigkeit zur Bindung: Äußere Objekte 469

13.7 OPD-2 Erhebungsbogen 471

13.8 OPD-2 Erhebungsbogen Forensik 478

13.9 OPD-2 Erhebungsbogen Fokusauswahl 480

14. Ergänzende Module 483

14.1 Skala zur Globalen Erfassung des Funktionsniveaus (GAF) 483

14.2 EQ-5D 484

14.3 Liste der Abwehrmechanismen 486
Hochadaptives Niveau 486
Niveau mit psychischen Hemmungen (Kompromissbildungen) 486
Niveau mit leichter Vorstellungsverzerrung 487
Verleugnungsniveau 487
Niveau mit schwerer Vorstellungsverzerrung 487
Handlungsniveau 487
Niveau mit Abwehr-Dysregulation 488

14.4 Das Körpererleben in Abhängigkeit von der psychischen Struktur 489
Voraussetzungen 489
Aufbau und Anwendung der Körperbildliste 491
Das Interview 492
Stand der Forschung 493
Literatur zur KB-L 496

14.5 Heidelberger Umstrukturierungsskala (HUS-Manual) 497
Stufe 1: Abwehr/Nichtwahrnehmung des Fokus 497
Stufe 2: Ungewollte Beschäftigung/äußere Konfrontation mit dem Problembereich 498
Stufe 3: Vage Problemwahrnehmung 499
Stufe 4: Anerkennung und Erkundung des Problembereichs 501
Stufe 5: Auflösung alter Strukturen im Problembereich 503
Stufe 6: Neuordnung des Problembereichs 505
Stufe 7: Auflösung des Problems 507

Sachregister 509

Vorwort zur 3. Auflage

Der Erfolg der OPD im deutschsprachigen Raum machte eine weitere Auflage des Manuals zur Diagnostik und Therapieplanung für die psychodynamische Therapie notwendig. Der Bedarf an Ausbildung und Training mit der OPD ist ungebrochen. Auch neue, zusätzliche Manuale, wie das soeben erschienene Modul für Abhängigkeitserkrankungen und das Buch zur Einbeziehung der OPD in die Richtlinienpsychotherapie von M. Stasch, T. Grande, P. Janssen, C. Oberbracht und G. Rudolf, zeigen, dass sich die OPD nicht nur in der Forschung, sondern auch in der Praxis bewährt. Besonders freut sich die Arbeitsgruppe über die neue, zweite Version der OPD für Kinder und Jugendliche, die OPD-KJ-2.

Auch international gibt es inzwischen in vielen Ländern Ausbildungszentren, das OPD- Manual ist in zahlreiche Sprachen übersetzt und veröffentlicht.

Die OPD-Arbeitsgruppe hat sich entschieden, die 3. Auflage inhaltlich nicht grundlegend zu überarbeiten, da sie dafür keine Notwendigkeit sah. Inhaltlich ergab sich nur eine Erweiterung des Buchs durch die Aufnahme des Manuals zur Heidelberger Umstrukturierungsskala (HUS).

Eine Überarbeitung des gesamten Textes war allerdings erforderlich aufgrund einiger Veränderungswünsche der Autoren. Außerdem erfolgte eine Präzisierung einiger Unklarheiten in den Arbeitsmaterialien. Die Publikationen wurden im Text und im Literaturverzeichnis aktualisiert, auch die Kontaktdaten der Autoren. Die Trainerliste und die Adressen der internationalen Ansprechpartner sind ebenfalls wieder auf dem neuesten Stand. Erfreulicherweise liegt das Manual jetzt auch mit einem Sachwortregister vor. Das war eigentlich schon lange notwendig.

Frau Melanie Stasch war mit dem Lektorat betreut. Im Namen der OPD-Arbeitsgruppe möchte ich mich herzlich für ihre sehr sorgfältige Arbeit bedanken.

Manfred Cierpka
Heidelberg, im Dezember 2013

Vorwort

**»Das Besondere unterliegt ewig dem Allgemeinen;
das Allgemeine hat ewig sich dem Besonderen zu fügen.«**

Johann Wolfgang von Goethe

Als Norman Sartorius vor zehn Jahren bei der ersten internationalen Vorstellung der OPD gefragt wurde, welche Zukunftschancen er für die OPD sehe, erwiderte er, dass man ihm diese Frage in fünf Jahren noch einmal stellen möge. Üblicherweise zeige es sich nach einer solchen Zeitspanne, ob ein System die wissenschaftliche Kritik bestehe und überlebe. Wenn es sehr gut gehe, gebe es dann vielleicht schon eine zweite Version des Instruments. Nun hat es nicht fünf, sondern zehn Jahre gedauert, bis die zweite Version der Operationalisierten Psychodynamischen Diagnostik als Manual vorliegt. Das Ergebnis ist nicht nur eine Überarbeitung der ersten Version, sondern ein neues Manual, das die Diagnostik um die Therapieplanung ergänzt.

Das neue Manual stellt Mittel und Möglichkeiten zur Verfügung, die aus unserer Sicht für Psychotherapeuten von hohem klinisch-praktischem Nutzen sind. Mehr als in der ersten Version wurde in der vorliegenden Konzeption darauf geachtet, dass die Diagnostik nicht nur der Beschreibung und Unterscheidung von Individuen dient, sondern vor allem auch Handlungsanleitungen für die Psychotherapeutinnen und Psychotherapeuten sein soll. In der Psychotherapie geht es darum, auf der Basis diagnostischen Wissens, die Indikation zu einer psychotherapeutischen Maßnahme zu stellen oder spezifische therapeutische Aufgaben und Ziele zu formulieren und die dazu passenden therapeutischen Interventionen zu planen. Die Diagnostik steht im klinischen Bereich deshalb immer im Dienst der Therapie.

Mit der OPD-2 können Therapieziele bestimmt werden und entsprechende Schwerpunktsetzungen in der Behandlung vorgenommen werden. Auf diese Weise können die Veränderungen des Patienten entlang dieser Formulierungen nachvollzogen werden. Diese Prozessbeschreibungen können durch die Verknüpfung mit den Therapieergebnissen zur Grundlage für die Evaluation von Behandlungen werden. Die neue Version ermöglicht noch mehr die Kombination von Prozess- und Outcomeforschung und die qualitätssichernde Evaluation.

Inhaltlich wurde auch in der zweiten Version das konzeptionelle Gerüst der OPD aufrechterhalten. Die multiaxiale psychodynamische Diagnostik basiert nach wie vor auf den fünf Achsen »Krankheitserleben und Behandlungsvoraussetzungen«, »Beziehung«, »Konflikt«, »Struktur« und »Psychische und psychosomatische Störungen nach dem Kapitel V (F) der ICD 10«. Die vorgenommenen Veränderungen beziehen sich also darauf, dass die OPD-2 nicht mehr nur ein Instrument zur Erhebung von Querschnittsdiagnosen ist, sondern in stärkerem Maß auf therapeutische Prozesse fokussiert und eine Therapieplanung durch die Bestimmung von Therapieschwerpunkten ermöglicht.

Das System der Operationalisierten Psychodynamischen Diagnostik (OPD) ist nicht nur in den deutschsprachigen Ländern sehr erfolgreich geworden. Das Instrument stieß sowohl bei den Klinikern als auch bei den Forschern in der Psychotherapie weltweit auf große Resonanz. Das Manual der ersten Version brachte es auf vier Auflagen und wurde in mehrere Sprachen übersetzt (englisch, spanisch, italienisch, ungarisch, chinesisch). Das neue Manual erscheint knapp zeitversetzt zur deutschen Veröffentlichung ebenfalls wieder in Englisch und Spanisch. Eine Arbeitsgruppe aus Kinder- und Jugendpsychiatern, Kinder- und Jugendlichenpsychotherapeuten und Entwicklungspsychologen veröffentlichte im Jahr 2000 ein OPD-Manual für die psychodynamische Beurteilung von Kindern und Jugendlichen (OPD-KJ).

Der Erfolg basiert wesentlich darauf, dass die Kliniker das essenzielle Handwerkszeug schätzen, das die Kategorien des multiaxialen Diagnosesystems für die tägliche Praxis darstellen. 60 Stunden Training (aufgeteilt in drei Kurse an drei Terminen) sind erforderlich, um das Manual reliabel anwenden zu können. Die über Videobeispiele oder durch Live-Interviews mit Patienten vermittelten praxisorientierten Fertigkeiten werden sehr geschätzt. Mehr als 3000 Ärzte und Psychologen nahmen inzwischen an den Trainingsseminaren teil und verwenden das System bzw. Teile oder Kategorien davon in ihrer Praxis.

Die OPD wurde inzwischen in zahlreichen Forschungsprojekten eingesetzt. Voraussetzung für die wissenschaftliche Verwendung waren gute Reliabilitätsmaße, die in mehreren multizentrischen Studien erhoben wurden. Im jetzt vorliegenden Manual wurden die bis jetzt publizierten umfangreichen Forschungsergebnisse zum Instrument in einem gesonderten Kapitel (Kap. 2) zusammengefasst.

Der Arbeitskreis OPD ist sich der Grenzen einer Operationalisierung von psychodynamischer Diagnostik bewusst (vgl. dazu Kap. 1.7). Operationalisierte Diagnostik kann nur in einem sehr eingeschränkten Sinne die Vielfalt und Komplexität des menschlichen Seelenlebens erfassen. Struktur-, Konflikt- und Beziehungsdiagnostik erlauben nur eine Art Mustererkennung, die dem Therapeuten

Ankerpunkte oder Leitlinien für den diagnostischen Prozess an die Hand geben, Sinnzusammenhänge des individuellen Erlebens können dabei verloren gehen. Das limitierte Ziel der OPD ist es, den Einzelnen aufgrund seiner Lebensgeschichte nur insoweit zu verstehen, wie es für die aktuelle Diagnostik und eine Therapieplanung mit Schwerpunktsetzungen relevant ist.

Auch das neue System der OPD wurde während der letzten Jahre durch eine große Gruppe von psychodynamisch arbeitenden Psychotherapeuten aus den Gebieten der Psychoanalyse, Psychosomatik, Psychiatrie und psychologischen Psychotherapie entwickelt, die versucht, Operationalisierungen der therapierelevanten psychodynamischen Aspekte zu formulieren. Diese Personen und ihre Funktionen im Arbeitskreis OPD sind der Liste der Autoren zu entnehmen. Nicht alle Gründungsmitglieder der OPD sind im aktuellen Arbeitskreis mehr vertreten. Neben vielen anderen, die an dieser Stelle namentlich nicht genannt werden können, dankt die Gruppe vor allem Sven Olaf Hoffmann (dem ersten Sprecher der OPD) und Ulrich Rüger für ihr bisheriges Engagement für dieses außergewöhnliche Projekt.

Die aktuelle OPD-Gruppe ist ein Team geworden, das in freundschaftlicher Verbundenheit und in partnerschaftlicher Auseinandersetzung seit Jahren an der Konzeption dieses Instruments arbeitet. Die Gruppe ist zu Recht darauf stolz, dass es ihr gelungen ist, über die Zeit kreativ und engagiert für die Sache zu bleiben. Die Mitglieder des Arbeitskreises fühlen sich nach wie vor einer Haltung der Neugierde und konzeptuellen Offenheit bei der Weiterentwicklung der OPD verpflichtet. Wir haben versucht, die Erfahrungen aus den zahlreichen Trainingskursen und die Ergebnisse aus den empirischen Studien mit der OPD für die Konzeption der aktuellen Version zu nutzen. Die OPD-2 ist kein Endergebnis, sondern wiederum nur ein Zwischenschritt. Wir sind aber der Überzeugung, dass mithilfe dieses Instruments ein ziemlich großer Schritt auf dem Weg zu einer wissenschaftlich fundierten und qualitätsgesicherten psychodynamischen Psychotherapie getan wurde.

Manfred Cierpka, Heidelberg
Sprecher der OPD

Arbeitskreis OPD

Autoren und deren Funktion innerhalb des Arbeitskreises OPD

Sprecher
Manfred Cierpka (Heidelberg)

Sekretäre
Reiner W. Dahlbender (Bad Saulgau)
Michael Stasch (Heidelberg)

Mitglieder des Koordinationsrates
Peter Buchheim (München)
Manfred Cierpka (Heidelberg)
Reiner W. Dahlbender (Bad Saulgau)
Harald J. Freyberger (Greifswald)
Tilman Grande (Heidelberg)
Gereon Heuft (Münster)
Thorsten Jakobsen (Basel)
Paul L. Janssen (Dortmund)
Gerd Rudolf (Heidelberg)
Henning Schauenburg (Heidelberg)
Wolfgang Schneider (Rostock)
Gerhard Schüßler (Innsbruck)
Michael Stasch (Heidelberg)
Matthias von der Tann (London)

Achsensprecher
Achse I
Wolfgang Schneider (Rostock)
Achse II
Manfred Cierpka (Heidelberg)

Achse III
Gerhard Schüßler (Innsbruck)
Achse IV
Gerd Rudolf (Heidelberg)
Achse V
Harald J. Freyberger (Greifswald)

Mitglieder der Arbeitsgruppen
Achse I
Reiner W. Dahlbender (Bad Saulgau)
Matthias Franz (Düsseldorf)
Karsten Hake (Rostock)
Reinholde Kriebel (Geldern)
Doris Pouget-Schors (München)
Wolfgang Schneider (Rostock)

Achse II
Manfred Cierpka (Heidelberg)
Reiner W. Dahlbender (Bad Saulgau)
Tilman Grande (Heidelberg)
Henning Schauenburg (Heidelberg)
Michael Stasch (Heidelberg)
Matthias von der Tann (London)

Achse III
Markus Burgmer (Münster)
Reiner W. Dahlbender (Bad Saulgau)
Gereon Heuft (Münster)
Sven Olaf Hoffmann (Hamburg)
Paul L. Janssen (Dortmund)
Elmar Mans (Bad Kreuznach)
Gudrun Schneider (Münster)
Gerhard Schüßler (Innsbruck)

Achse IV
Stephan Doering (Wien)
Tilman Grande (Heidelberg)
Thorsten Jakobsen (Basel)
Marianne Junghan (Thun)

Joachim Küchenhoff (Basel)
Doris Pouget-Schors (München)
Claudia Oberbracht (Frankfurt am Main)
Gerd Rudolf (Heidelberg)

Achse V

Harald J. Freyberger (Greifswald)
Wolfgang Schneider (Rostock)

Interview

Reiner W. Dahlbender (Bad Saulgau)
Cord Benecke (Kassel)
Stephan Doering (Wien)
Tilman Grande (Heidelberg)
Paul L. Janssen (Dortmund)
Gudrun Schneider (Münster)

Die vollständigen Adressen finden Sie im Kapitel 12, S. 407.

1 Theoretischer Hintergrund

In Deutschland wurde 1992 von Psychoanalytikern, Psychosomatikern und Psychiatern ein Arbeitskreis »Operationalisierte Psychodynamische Diagnostik« (OPD) gegründet. Der Arbeitskreis verfolgt das Ziel, die symptomatologisch-deskriptiv orientierte Klassifikation psychischer Störungen um die grundlegenden psychodynamischen Dimensionen zu erweitern. Der Arbeitskreis OPD entwickelte ein diagnostisches Inventar und stellte ein Handbuch (Arbeitskreis OPD, 1996) für erfahrene Therapeuten zum Training und zur klinischen Anwendung zur Verfügung. Außerdem wurden Checklisten für einzelne Achsen veröffentlicht (Grande/Oberbracht, 2000; Rudolf et al., 1998), um den Beurteilungsprozess praktikabler und reliabler zu gestalten.

Die multiaxiale psychodynamische Diagnostik basiert auf den 5 Achsen »Krankheitserleben und Behandlungsvoraussetzungen«, »Beziehung«, »Konflikt«, »Struktur« und »Psychische und psychosomatische Störungen gemäß Kapitel V (F) der ICD 10«. Nach einem ein- bis zweistündigen Erstgespräch kann der Kliniker (oder auch ein externer Beobachter) die Psychodynamik des Patienten auf diesen Achsen einschätzen und in die Evaluationsbögen eintragen.

Da viele Leser möglicherweise mit dem Instrumentarium der OPD-1 bereits vertraut sind, beginnen wir dieses Buch mit der zusammenfassenden Darstellung der Veränderungen in der OPD-2 gegenüber OPD-1. Nach dieser Einführung werden die Geschichte der OPD, ihre Ziele und die Konzeption der Achsen noch einmal vorgestellt. Anschließend werden die Literatur zur psychodynamischen Diagnostik und die Versuche zu deren Operationalisierung diskutiert. Der mit OPD-1 vertraute Experte kann diese Seiten überschlagen und direkt zum Kapitel 2, das die mit der OPD-1 gewonnenen Forschungsbefunde zusammenfasst, weitergehen. Die neuen Operationalisierungen der OPD-2 Achsen werden ab dem Kapitel 3 beschrieben.

1.1 Von der OPD-1 zur OPD-2

Der Arbeitskreis legt mit diesem Buch die zweite Version der OPD vor. Nach zehn Jahren Erfahrung mit der ersten Version (Arbeitskreis OPD, 2004) und ihrer Anwendung in unterschiedlichen Feldern – in Trainingsseminaren, in der Weiterbildung, in ambulanten Praxen, in Kliniken, in der Qualitätssicherung und in der wissenschaftlichen Forschung – wird eine weitgehend überarbeitete Neuversion veröffentlicht. Diese stellt wieder, neben den grundlegenden theoretischen und konzeptuellen Überlegungen, ein diagnostisches Manual bereit, mit dem auf den bekannten vier Achsen psychodynamisch relevante Merkmale von Patienten erfasst werden können: ihr Krankheitserleben und die damit eng zusammenhängenden Behandlungsvoraussetzungen, ihre dysfunktionellen Beziehungsgestaltungen, ihre unbewussten Konflikte und ihre strukturellen Merkmale und Vulnerabilitäten.

Die zweite Version der OPD ist mehr als eine überarbeitete Auflage des Originalmanuals. Nach vielen Jahren, in denen Studien mit der OPD-1 durchgeführt wurden und entsprechende Forschungsergebnisse vorliegen (vgl. Kap. 2), einem kontinuierlichen Feedback in den Trainingsseminaren und mit den Erfahrungen in der klinischen Handhabung des Instruments zeichnete sich die Notwendigkeit immer deutlicher ab, die OPD von einem rein diagnostischen Instrument zu einem Instrument für Therapieplanung und Veränderungsmessung weiterzuentwickeln. Die vorgenommenen Veränderungen lassen sich mit den folgenden vier Akzenten beschreiben:

- Die OPD-2 ist nicht mehr nur überwiegend ein Instrument zur Erhebung von Querschnittsdiagnosen, sondern in stärkerem Maß auch auf therapeutische Prozesse ausgerichtet.
- Die OPD-2 versucht auch Ressourcen von Patienten zu erfassen.
- Die OPD-2 konzeptualisiert inzwischen stärker auch Schnittstellen zwischen ihren Achsen.
- Die OPD-2 ermöglicht eine Therapieplanung durch die Bestimmung von Therapieschwerpunkten (Foki).

Prozessorientierung

Der Prozess der Therapieplanung muss auf den Pfeilern Diagnostik, Zielformulierung sowie Ableitung von angemessenen therapeutischen Schritten ruhen. Die Effekte dieser Schritte können dann ggf. im klinischen Alltag evaluiert werden. Die Diagnostik dient dabei der Beschreibung von kritischen und/oder veränderungswürdigen Merkmalen, aber auch der Erfassung von Ressourcen und Kompetenzen. Der Prozess der Therapieplanung ist dabei mehr oder weniger als ein interaktionelles Geschehen zwischen Therapeut und Patient anzusehen.

Für die Therapieplanung und die Überprüfung der Effekte therapeutischer Interventionen sind diagnostische Konzepte notwendig, die eine Festlegung operationalisierter und damit im Therapieprozess messbarer Variablen ermöglichen. Querschnittsdiagnostik ermöglicht über die Beschreibung des Einzelnen den Vergleich individueller Befunde mit vorgestellten oder empirischen Normen. So lässt sich feststellen, inwieweit sich der Patient in relevanten Merkmalen von seiner Vergleichsgruppe unterscheidet. Querschnittserfassungen sind zu einem bestimmten Zeitpunkt, meistens zu Beginn und am Ende der Therapie, hilfreich, um die Probleme bzw. Symptome zu identifizieren und in ihrer Schwere einzuschätzen. Dazu gehört auch eine Erfassung aller Faktoren, die zur Aufrechterhaltung, aber auch zur Auflösung der Symptome beitragen könnten. Auch die Klassifikation der Beschwerde, des Problems oder des Symptoms in ein übergeordnetes Klassifikationssystem (wie z. B. der ICD-10) wird zur Statusdiagnostik gerechnet. Die erste Version der OPD war überwiegend als eine solche »Statusdiagnostik« konzipiert.

Im jetzt vorliegenden Manual kann nun darüber hinaus der Veränderungsprozess beim Patienten beschrieben werden. Die OPD-Diagnostik führt zur Identifizierung von dysfunktionalen Beziehungsmustern, inneren spannungsreichen Konfliktkonstellationen und strukturellen Bedingungen beim Patienten, die sich zur Ableitung von therapeutischen Foki anbieten, wenn sie im Zusammenhang mit der Symptomatik und dem Leiden des Patienten stehen. Psychotherapeutisch induzierte Veränderungen können in den identifizierten OPD-Kategorien im Prozess verfolgt werden.

Die OPD-2 folgt damit den aktuellen Anforderungen der Psychotherapieforschung, die Effekte der Veränderung im Prozess erfassen will, um Wirkmechanismen von Psychotherapie zu identifizieren. Erkenntnisse über den Prozess gehen bei Überlegungen zu therapeutischen Ansatzpunkten und geeigneten Interventionen in jeden Schritt der Behandlung ein. Ziel ist es, den therapeutischen Prozess für den Patienten günstig zu gestalten.

Die OPD-2 nähert sich mit ihrem neuen System dem von Strupp und Schacht (1988) benannten Prinzip der »Problem-Treatment-Outcome-Kongruenz« an. Mit dieser Leitlinie ist gemeint, dass eine Übereinstimmung, eine Kongruenz zwischen der Beurteilung des klinischen Problems, der Konzeptualisierung der gewünschten therapeutischen Veränderung und der Beschreibung des klinischen Erfolgs bestehen muss. Dieser Erfolg sollte nicht mit beliebigen objektivierenden Fragebögen oder Beobachtungsmethoden gemessen werden, sondern mit jenen Kategorien und Begriffen, mit denen auch das klinische Problem formuliert wurde. Auf diese Weise werden das zu behandelnde Problem, der Interventionsprozess und das Behandlungsergebnis auf eine gemeinsame konzeptuelle Basis gestellt. Die OPD-2 möchte durch diese veränderte Ausrichtung die Praxis klinisch tätiger Psychotherapeuten unmittelbarer abbilden.

Psychodynamisch-psychotherapeutische Diagnostik ist in jedem Fall kein Selbstzweck, sie sollte immer als Handlungsanweisung für die Therapie verstanden werden.

Erfassung von Ressourcen

Eine weitere Veränderung in der OPD-2 betrifft eine stärkere Berücksichtigung der Ressourcen von Patienten. In der Achse I werden der Belastung die Ressourcen des Patienten gegenübergestellt. Auf der Achse II werden nicht nur dysfunktionale Beziehungsmuster formuliert – es können jetzt auch Beziehungsthemen identifiziert werden, die für den Patienten eine Ressource darstellen. In der Achse »Struktur« besteht ebenfalls die Möglichkeit, Fähigkeiten des Patienten zu beschreiben, die ihm eine adäquate Beziehung zu seinem Umfeld und zu sich selbst erlauben.

Schnittstellen der Achsen

Als dritte Neuerung wird eine theoretische Integration der Achsen versucht. Im Abschnitt 2.6 werden Schnittstellen zwischen den einzelnen Achsen konzeptuell erläutert, in den Kapiteln 5 bis 9 die praktischen Folgen für Diagnostik und Fokusauswahl entwickelt. Bislang standen die Achsen eher nebeneinander und wurden voneinander unabhängig konzeptualisiert. Allerdings war immer klar, dass die Befunde auf den einzelnen Achsen miteinander zusammenhängen. Der jetzt vorliegende Entwurf sieht zum Beispiel dysfunktionales Beziehungserleben und -verhalten sowohl als Ergebnis von lebensgeschichtlich determinierten inneren Konflikten als auch als Ergebnis von Strukturdefiziten und Vulnerabilitäten. Diese Konzeptualisierung erfordert vom Therapeuten eine nicht unbedeutende Entscheidung: Sehe ich die leidvollen Beziehungsgestaltungen und die Zusammenhänge mit der Symptomatik eher konflikt- oder strukturbedingt oder sehe ich sowohl konflikthafte als auch strukturbezogene Merkmale als auslösend und aufrechterhaltend für die Symptomatik an? Aus dieser diagnostischen Entscheidung ergeben sich differenzielle therapeutischen Strategien.

Fokusbestimmung und Therapieplanung

Das Kapitel 7.5 erläutert die Therapieplanung mit der OPD-2. Alle Achsen erlauben in den neuen Manualisierungen die Bestimmung eines Fokus. Als Foki gelten diejenigen Merkmale des OPD-Befundes, die die Störung mitverursachen und aufrechterhalten und deshalb für die Psychodynamik des Krankheitsbildes eine bestimmende Rolle spielen. Damit verbunden ist die Annahme, dass sich hinsichtlich dieser Foki etwas verändern muss, wenn ein substanzieller therapeutischer Fortschritt erreicht werden soll.

Bei der Fokusbestimmung ist darauf zu achten, dass je nach Art der Störung das Gewicht der Struktur- oder Konfliktanteile unterschiedlich ist und dass dieses Verhältnis sich in der Auswahl der Foki widerspiegeln sollte. In eindeutigen Fällen können ausschließlich Konflikt- oder ausschließlich Strukturfoki gewählt werden. Meist sind jedoch beide Aspekte bedeutsam. Die OPD geht davon aus, dass sich Foki im Verlauf des Prozesses verändern können. Die Formulierung der Foki führt zu Beginn einer Behandlung zur Therapieplanung, die im Verlauf entsprechend modifiziert werden kann. Wesentlich dabei ist, dass sich der Therapeut über seine Strategien Rechenschaft ablegt und seine Veränderungskonzepte dem Patienten transparent macht.

Die OPD-2 muss sich in der Praxis bewähren. Anders als in der OPD-1 stellt die neue Version in jeder Achse eine Kurzversion zur Verfügung, die sich für die klinische Routine eignet. Darüber hinaus stehen ausführlichere Fassungen zur Verfügung, die für Forschungs- oder Begutachtungszwecke genutzt werden sollen. So entwickelt sich die OPD mehr zu einem modularen System für Diagnostik und Therapieplanung und kann in unterschiedlichen Anwendungsgebieten zum Einsatz kommen.

1.2 Ziele des Arbeitskreises OPD

Psychodynamisch orientierte Psychotherapie klassifiziert psychische Phänomene meist auf dem Hintergrund (meta)psychologischer Konstrukte der psychoanalytischen Theorie. Freud (1923b) beschrieb in seiner Strukturtheorie erstmals die Persönlichkeit in den Instanzen von Ich, Es und Über-Ich und schuf damit die Grundlage für eine psychoanalytische Klassifikation psychischer Phänomene. Auch das Konzept der prägenitalen und genitalen Triebentwicklung ließ sich klassifikatorisch nutzen. Später wurden die »Regression auf Fixierungspunkte« sowie spezifische Abwehrkonfigurationen mit verschiedenen Krankheitstypen in Beziehung gesetzt. In der aktuellen psychoanalytischen Literatur wird also bis heute eine Differenzierung der Persönlichkeit und eine Klassifikation psychischer Störungen auf der Basis der Triebtheorie, ergänzt um Ich-Psychologie, Objektbeziehungstheorie und Selbstpsychologie, vorgenommen (vgl. z. B. Shapiro, 1991).

In der klinischen Situation werden diese Konstrukte verwandt, um psychische Funktionen und ihre Störungen zu erfassen. Im Rahmen des Erstinterviews beispielsweise konzeptualisieren Psychotherapeuten die Fallgeschichte mit ihrer Hilfe, um Zusammenhänge zwischen der Symptomatik des Patienten und den Störungen seiner emotional-kognitiven Entwicklung zu beschreiben. Das in der diagnostischen und therapeutischen Situation vom Patienten berichtete Material und die Beobachtungen und Wahrnehmungen der Psychotherapeuten innerhalb der Therapeut-Patienten-Interaktion werden in einer psychodynamischen Diagnose zusammengefasst.

Viele metapsychologische Theorien wurden allerdings im Verlauf der Zeit auf so hohem Abstraktionsniveau formuliert, dass sie sich mehr und mehr von den klinisch beobachtbaren Phänomenen abhoben und spekulativ wurden. Diese Entwicklung führte zu sehr heterogenen Theorien und zu Mehrdeutigkeiten in der psychoanalytischen Begriffsbildung.

Aber auch für beobachtungsnähere Konstrukte wie Übertragungsmuster, Affektkonstellationen oder spezifische Handlungen, die auf niedrigerer Abstraktionsebene formuliert wurden, ließ die Übereinstimmung unter den Klinikern zu wünschen übrig. Diese Problematik war ein Ausgangspunkt für die Initiative einer »Operationalisierten Psychodynamischen Diagnostik« (OPD).

Ein weiterer Anstoß für die Gründung des Arbeitskreises OPD war die Unzufriedenheit mit den eingeführten deskriptiven Klassifikationssystemen (DSM-III, IV und ICD-10), die für die Praxis psychodynamisch orientierter Psychotherapeuten nur begrenzt handlungsleitend sein konnten. Mit diesen Diagnosesystemen wird nicht nur das Neurosenkonzept aufgegeben, sondern darüber hinaus überwiegend an phänomenologischen und biologischen Konzepten festgehalten, die die Validität diagnostischer Kategorien gegenüber der Reliabilität vernachlässigen (vgl. Schneider/Freyberger, 1990; Schneider/Hoffmann, 1992). Eine ausschließlich deskriptive, symptomzentrierte Diagnose gibt dem Kliniker, wie gesagt, wenig Handlungsanweisungen für die Indikationsstellung und für die Durchführung von Psychotherapie. Psychodynamisch orientierten Therapeuten fehlen beispielsweise Aussagen über intrapsychische und interpersonelle Konflikte, über das Strukturniveau oder das subjektive Krankheitserleben.

Dieser Mangel wird umso deutlicher empfunden, als entsprechend orientierte Therapeuten meist über viel klinische Erfahrungen mit den oben angeführten psychoanalytischen Krankheitskonzepten verfügen. Mit ihrer Hilfe stellen sie eine Verbindung zwischen der Symptomatik, den auslösenden Konflikten, den dysfunktionalen Beziehungen des Patienten und seiner Lebensgeschichte im weitesten Sinn her.

So entstand infolge der Entwicklung der psychiatrischen Klassifikationssysteme ein Bedarf, auch andere relevante Ebenen zu berücksichtigen. Dabei sollte eine psychodynamische Diagnostik in Ergänzung zur phänomenologischen Diagnostik ihrerseits beobachtungsnahe Konstrukte erfassen.

Im September 1992 wurde auf Initiative von Manfred Cierpka und Wolfgang Schneider der Arbeitskreis »Operationalisierung Psychodynamischer Diagnostik« (OPD) gegründet. Er traf sich mit dem Ziel, die symptomatologisch-deskriptiv orientierte ICD-10-Klassifikation psychischer Störungen um psychodynamische Dimensionen zu erweitern. Zielsetzung, Struktur und Arbeitsweise der multizentrischen Kooperation sind in einer Geschäftsordnung festgelegt. Aufgabe des Arbeitskreises ist es, das Gesamtprojekt zu fördern und es wissenschaftlich wie materiell abzusichern, es gegenüber der Fachöffentlichkeit zu vertreten und möglichst mit den internationalen Klassifikationsbemühungen psychischer Störungen in den ICD- und DSM-Gruppen zu koordinieren. Der Arbeitskreis legte die zu entwickelnden Achsen und die Organisationsstruktur fest. Der Sprecher (bis 1998 S. O. Hoffmann, seitdem M. Cierpka) vertritt die OPD-Arbeitsgruppe nach außen, koordiniert die Gesamtgruppe und lädt zu den regelmäßigen Treffen ein. Der Arbeitskreis wählt ferner einen Koordinationsrat, der sich mit allen anstehenden Aufgaben befasst, soweit sie die Hauptaufgabenstellung und Ergebnisse der OPD betreffen. In mehreren Arbeitsgruppen sind wissenschaftliche Experten zusammengeschlossen, denen die konkrete Operationalisierung der verschiedenen Achsen und des Interviews obliegen, außerdem sind sie für die aktualisierten Manualisierungen mit klinischen Beispielen verantwortlich. Darüber hinaus gibt es Arbeitsgruppen für die Forschung, die Qualitätssicherung und die OPD-Fortbildung.

Seit der Gründung der OPD finden regelmäßig Treffen des Arbeitskreises statt, um das Vorhaben voranzutreiben. Die Zusammensetzung des Arbeitskreises unterliegt natürlich auch einer gewissen Fluktuation, wobei der Kern der Gruppe sehr konstant blieb. Über vier Jahre wurde an der zweiten Version der OPD gearbeitet. Die aktuellen Mitglieder sind der Mitarbeiterliste in diesem Buch zu entnehmen. Nach wie vor gilt, worauf sich bereits die Gründungsgruppe verständigt hatte, dass nämlich:

1. die Arbeit am ICD-Modell orientiert sein müsse, da dieses traditionell von den psychotherapeutischen Einrichtungen verwendet wird, und
2. in Ergänzung zur ICD-10-Klassifikation psychodynamisch relevante diagnostische Achsen entwickelt und evaluiert werden sollten.

Als gemeinsame Rahmenbedingungen für die Konzeption wurde festgelegt, dass ein klinisch relevantes psychodynamisch orientiertes Instrument, unter Beachtung und Adaptation bereits vorhandener Ansätze erstellt werden sollte.

Dieses Instrument sollte nutzbar sein unter Einhaltung eines »mittleren Abstraktionsniveaus«, angesiedelt zwischen »reiner« Verhaltensdeskription und »reiner« metapsychologischer Begriffsbildung.

Ferner war die Erarbeitung einer schulenübergreifenden, möglichst einheitlichen und präzisen Sprach- und Begriffskultur angestrebt, die so weit wie möglich auf eine schulenspezifische Terminologie verzichten sollte.

Eine Operationalisierte Diagnostik dient dabei folgenden Zwecken:

1. Sie gibt klinisch-diagnostische Leitlinien, die aufgrund relativ offener Formulierungen dem Anwender dennoch Spielraum für seine Beurteilungen lassen.
2. Sie kann für die Ausbildung in der psychodynamischen Psychotherapie von Nutzen sein, gerade weil sie das Einüben sowohl von psychodynamischer als auch phänomenologischer Klassifikation ermöglicht.
3. Sie kann zu einer Verbesserung der Kommunikation innerhalb der »scientific community« über die Konstrukte der psychodynamischen Theorie beitragen.
4. Es ist möglich, sie als Forschungsinstrument für wissenschaftliche Untersuchungen einzusetzen, um z. B. über striktere diagnostische Kriterien zu einer stärkeren Stichprobenhomogenisierung in Studien beitragen zu können. Hier ist zu denken an »Basisliniendaten« für eine phänomenale und psychodynamische Ausgangserfassung, an die Erfassung von Krankheitsverläufen, die Prüfung von Therapieindikation und Differenzialindikation, die Bestimmung individueller Muster in verschiedenen Lebensbereichen und die Untersuchung von Therapieeffizienz und/oder Therapieeffektivität.
5. Durch die Bestimmung von psychodynamisch relevanten Foki kann die OPD zur Therapieplanung verwendet werden. Wenn im Rahmen der prozessorientierten OPD-2 Diagnostik bedeutsame Aspekte eines unbewussten Konflikts, der strukturellen Einschränkung und der dysfunktionalen Beziehungsgestaltung als Problemschwerpunkte identifiziert werden, lassen sich die fokalen Ziele in einer geplanten Behandlung formulieren.

1.3 Das Konzept der Operationalisierten Psychodynamischen Diagnostik (OPD)

Die OPD konstituiert sich aus den beschriebenen vier psychodynamischen und einer deskriptiven Achse: Die ersten vier Achsen entstammen einem aus der Psychoanalyse abgeleiteten psychodynamischen Verständnis. Wir gehen davon aus, dass die wesentlichen Festlegungen in diesen vier Achsen mit psychoanalytischen Teilkonzepten (Persönlichkeitsstruktur, intrapsychischer Konflikt, Übertragung) übereinstimmen, wobei Schlussfolgerungen auf der Ebene des Unbewussten nur mit Vorsicht und unter Bezug auf die vorgegebenen Operationalisierungen erfolgen sollen.

Warum diese fünf Achsen?

Für **Achse I – Krankheitserleben und Behandlungsvoraussetzungen** sprach die offensichtliche praktische Relevanz dieser – zum Teil aus der kognitiven Psychologie entlehnten – Kategorien: Der Patient muss »dort abgeholt werden, wo er steht und wo er etwas erwartet« – d. h. bei Beschwerdesymptomatik und Therapieerwartung. Der Akzent liegt hier weniger auf dem Krankheitsverhalten als auf Erlebenselementen, Motivationen und vorhandenen Ressourcen. Diese Ebenen sind in der Psychologie gut untersucht und relativ leicht zu operationalisieren.

Achse II – Beziehung wurzelt zum Teil in der psychoanalytischen Diagnostik, die zu jedem Zeitpunkt immer auch Beziehungsdiagnostik ist, indem sie dem Wechselspiel von Übertragung und Gegenübertragung entscheidendes Gewicht gibt. Diese Achse gibt (im Gegensatz zu Achse III und IV) keine idealtypischen Konstellationen oder Muster vor, sondern stellt ein Kategoriensystem beobachtungsnaher Verhaltensweisen mit freier Kombinationsmöglichkeit zur Verfügung.

Achse III – Konflikt kann für sich beanspruchen, ein Stück klassischer psychoanalytischer Diagnostik umzusetzen, die zentrale Rolle innerer Konflikte. Dabei können lebensbestimmende, verinnerlichte Konflikte den eher aktuellen, äußerlich determinierten konflikthaften Situationen gegenübergestellt werden. Die Bearbeitung eines Konflikts kann als Behandlungsziel definiert werden.

Achse IV – Struktur bildet Qualitäten bzw. Insuffizienzen psychischer Strukturen ab. Hierzu zählen z. B. die Möglichkeit bzw. Unmöglichkeit zur inneren und äußeren Abgrenzung, die Fähigkeit bzw. Unfähigkeit zur Selbstwahrnehmung und Selbstkontrolle. Die Unteraspekte der Struktur können (in Kombination mit einem Konflikt oder auch ohne) als therapeutische Foki kategorial festgelegt werden.

Achse V – Psychische und psychosomatische Störungen nimmt die etablierte deskriptiv-phänomenologische Diagnostik (ICD-10, DSM-IV) in die OPD auf. Dies dient der Betonung der Notwendigkeit einer genauen Erfassung von psychopathologischen Phänomenen, die auch in einer psychodynamischen Diagnostik ihren Platz haben muss. Außerdem wurde diese Achse von der Arbeitsgruppe dazu genutzt, einige Ergänzungen der ICD-10 im Bereich der Psychosomatik (F54) vorzuschlagen.

Bei Betrachtung der Achsen wird deutlich, dass sie in einigen Bereichen inhaltliche Überschneidungen aufweisen bzw. in enger Interaktion miteinander zu sehen sind: Die psychische Struktur stellt gewissermaßen den Hintergrund dar, auf welchem sich Konflikte mit ihren gut oder schlecht angepassten Lösungsmustern abspielen. Als »Epiphänomene« sind Beziehungsmuster beobachtungsnäher als psychische Struktur und innerer Konflikt. Habituelle dysfunktionale Beziehungsmuster können als Ausdruck von inneren Konflikten und Strukturmerkmalen und zugleich als Ausdruck von deren Bewältigung verstanden werden; sie spiegeln deshalb die problematischen Aspekte beider Bereiche wider. Die Schnittstellen der Achsen und die Zusammenhänge auf der Itemebene gehören zur Architektur der OPD. Das Kapitel 3.6 vertieft diese Diskussion.

1.4 Grundsätzliche Überlegungen zur multiaxialen Diagnostik

Multiaxiales Vorgehen bietet die Möglichkeit, das komplexe Bedingungsgefüge, welches wir bei der Mehrzahl psychischer Phänomene und psychischer Störungen vorfinden, besser abzubilden. Das Zusammenwirken dieser Achsen – ebenso wie die Fragen »Was ist eine Achse?« und »Wie verstehen wir seelische Phänomene und seelische Störungen?« – bedarf einiger grundsätzlicher Überlegungen.

Psychosomatik, Psychotherapie und Psychiatrie – und damit auch die Achsen der OPD – gründen in subjektiven seelischen Erfahrungen und dem Verhalten des Individuums. Grundlage des Verständnisses seelischer Phänomene und ihrer Wechselwirkung mit somatischen Gegebenheiten ist das bidirektionale biopsychosoziale Modell: Alle diese Phänomene und Störungen sind biologisch, da subjektives Erleben aus der Gehirnfunktion erwächst (brain → mind), die seelischen Phänomene wirken jedoch ebenso auf das Gehirn (mind → brain). Eine multiaxiale Klassifikation geht damit von neurobiologischen Grundlagen und Erkenntnissen aus: Das Gehirn ist nutzungsabhängig: Je mehr ein System aktiviert wird, desto fester sind die folgenden Funktionen (Klavier spielen, Ängste mobilisieren usf.) verankert. Die Entwicklung höherer seelischer Funktionen verläuft von einfachen zu komplexen Formen. Die Entwicklung höherer Systeme erfordert eine gesunde Entwicklung der vorangehenden grundlegenden Systeme (Struktur → Konflikt). Da unterschiedliche Systeme sich zu unterschiedlichen Zeitpunkten schwerpunktmäßig entwickeln, gibt es unterschiedliche kritische Zeiten der Entwicklung für unterschiedliche Funktionen (Selbstkonstituierung, Regulierung, abstraktes Denken u. a.). Da ein Großteil dieser Entwicklungsperioden in der Kindheit liegt, wird früh die Basis der neuronalen Netzwerke des Gehirns geschaffen (Schüßler, 2004). Für seelische und psychosomatische Störungen gilt damit, dass sie Abweichungen (Dysfunktionen) von Funktionen des erlernten und erworbenen Verhaltens sind und die Abweichungen auf dem Hintergrund von kulturellen/sozialen/statistischen Normen zu beschreiben sind.

Für den gesamten Bereich der psychosozialen Wissenschaften lassen sich keine festgefügten »Krankheitseinheiten« benennen. Es besteht weitgehend Übereinstimmung, dass die wesentlichen psychischen Phänomene (Angst, Depression, Intelligenz usw.) sich in einem kontinuierlichen, dimensionalen Ansatz am besten abbilden lassen (Beutler et al., 2000). Dieser dimensionale Ansatz berücksichtigt die fließenden Übergänge zwischen den verschiedenen Formen und die Komplexität der Phänomene. Im Rahmen dieses dimensionalen Ansatzes erscheint ein Schwellenmodell – ohne natürlich gegebene Grenzen – zwischen Normalität (Gesundheit) und seelischer Störung, mit natürlichen Grenzen zwischen den wichtigsten Syndromen als das sinnhafteste und fruchtbarste wissenschaftliche Modell. In diesem Ansatz lassen sich natürlich Abweichungen definieren (Beginn der Depression ab einem Schwellenwert X, Konflikt ab einer Ausprägungsstärke X, Impulskontrollstörung ab einer Gegebenheit X).

Mit diesem dimensionalen Ansatz werden auch prototypische Konfigurationen (Klassifikationen) beschrieben um eine hinreichende Reliabilität, d. h. klinische Nutzbarkeit zu gewährleisten (Kendell/Jablensky, 2003). Die in den Achsen »Struktur« und »Konflikt« dargestellten Muster sind »Prototypen«, in der Realität finden sich nur Annäherungen an diese Muster. Durch ein solches Vorgehen ist in der Regel eine höhere Validität gegeben als bei einem reinen atheoretisch klassifikatorischen Bemühen, wie es im DSM-IV und ICD-10 verfolgt wird.

Seelische Phänomene und Störungen sind komplex und damit multifaktoriell. Die multifaktorielle interaktive Komplexität erfordert einen Erklärungspluralismus mit unterschiedlichen Informationsperspektiven, um sich dem komplexen Phänomen zu nähern. Der multiaxiale Ansatz der OPD basiert auf diesem Erklärungspluralismus.

In mathematisch-theoretischen Vorstellungen sind Achsen grundsätzlich unabhängig voneinander und stehen damit in einem mathematischen Raum senkrecht aufeinander (z. B. x- und y-Achse). Dies gilt nicht für unterschiedliche klinische Achsen, in welchen seelische Phänomene mit unterschiedlicher Tiefe (bewusstes/unbewusstes Erleben und Verhalten) erfasst werden. Der multiaxiale Ansatz der OPD gleicht dem berühmten indischen Sinnbild des Ertastens eines Elefanten durch mehrere blinde Menschen: Alle Teile gehören zum Elefanten, alle Teile stehen in Wechselwirkung, und jeder nimmt einen unterschiedlichen Teil richtig wahr – aber nicht das Ganze. Die Achsen I bis IV der OPD sind damit in dem, was sie und wie sie erfassen, nicht unabhängig voneinander, vielmehr erfassen sie aus unterschiedlicher Sicht verschiedene Anteile der Person oder tiefere Phänomene (Unbewusstes), die natürlich miteinander in Wechselwirkung stehen.

1.5 Zur Operationalisierung psychoanalytischer Konstrukte

Operationalisierungsversuche wurden innerhalb der Psychoanalyse insgesamt eher mit Skepsis betrachtet. Bei der Beurteilung der bisherigen Bemühungen zur Operationalisierung psychoanalytischer Konstrukte ist es deshalb von Bedeutung, inwieweit diese Untersuchungen und Befunde wissenschaftliche Aussagekraft haben. Sind sie beispielsweise geeignet, weitere oder engere Theorien oder Begriffe zu verifizieren oder als nicht angemessen zurückzuweisen?

So ist es eine entscheidende Frage, ob die untersuchten Gegenstandsbereiche und theoretischen Konzepte noch eine inhaltliche Nähe zu psychoanalytischen Konzeptbildungen bzw. theoretischen Vorstellungen haben oder ob über den Prozess der Operationalisierung der inhaltliche Bezug zwischen psychoanalytischem Konstrukt und konkretem Forschungsgegenstand verloren gegangen ist. Dieses Problem stellt sich, wie Eagle (1991) diskutiert hat, sowohl für allgemeine theoretische Modellvorstellungen (z. B. das Konzept der Verdrängung im Kontext der psychoanalytischen Persönlichkeitstheorie) als auch für Annahmen über das Behandlungskonzept bzw. psychoanalytische Wirkvariablen wie das Vorkommen von Übertragungsprozessen und ihre Rolle in der Behandlung.

Ähnliche Schwierigkeiten ergeben sich zwangsläufig auch bei operationalen Forschungsansätzen, deren zentrale Aufgabe ja die Verknüpfung zwischen Theorieebene und Beobachtungsebene sein muss. Dazu ist es notwendig, dass die relevanten Konstrukte expliziert und präzisiert werden, um dann in Forschungsoperationen übersetzt zu werden. Dies stellt die Voraussetzung für die empirische Überprüfung des theoretischen Begriffs dar.

Auf dem Hintergrund der traditionellen empirisch/experimentellen Psychologie, mit ihrer Orientierung an der Statistik als Methode der Hypothesenüberprüfung, aber auch der Hypothesengenerierung sind Forschungs-Operationalisierungen vorrangig an der Logik des experimentellen Designs ausgerichtet und beeinflussen so die Übersetzung des ursprünglichen theoretischen Begriffs in einen operationalen Begriff in hohem Maße. So entsteht die beschriebene Diskrepanz zwischen theoretischem Konstrukt und operationalisierter Beobachtung.

Für die positivistische Psychologie stellt sich dieses Problem nicht, da sie nach ihrem Wissenschaftsverständnis keine »Apriori-Gegenstände« kennt (Herrmann, 1979) und ihre hypothetischen Konstrukte ohnehin nur als empirisch gewonnene »Ordnungsschemata« aufgefasst werden (Herrmann, 1972).

Für die Psychoanalyse, die eine komplexe Persönlichkeits- und Entwicklungspsychologie wie auch Krankheits- und Behandlungstheorie hat, ist dies anders. Die weiten Theorien und Begriffe sperren sich erheblich gegen die Umsetzung in ein Forschungsdesign; vielfach sind Gegenstände wie das Unbewusste, Verdrängungsprozesse, Affekte oder Übertragungen nicht direkt beobachtbar, sondern müssen aus ihren »Abkömmlingen« erschlossen werden. Diese Ausgangslage macht ein Forschungsvorgehen notwendig, das die Vielfalt möglicher Beobachtungsdaten sowie die ihnen angemessenen Methoden der systematischen Beobachtung, Auswertung und Interpretation flexibel handhaben kann. Natürlich unterscheidet sich die Aussagekraft der verschiedenen Daten; das Kriterium kann jedoch nicht allein die statistische Absicherung sein. Wie verhält es sich mit der wissenschaftlichen Nützlichkeit eines statistisch gesicherten banalen Sachverhaltes (z. B. einer knapp signifikanten Veränderung auf einer Beschwerdenskala bei großer Stichprobe) im Verhältnis zu einer Hypothesengewinnung über einen hochkomplexen Sachverhalt (wie die Herausarbeitung eines Beziehungsmodus zwischen Patient und Therapeut) mithilfe einer qualitativen Inhaltsanalyse auf der Grundlage von Transkripten?

Die Beurteilung der Wertigkeit von Befunden hängt von (oft umstrittenen) Vorannahmen ab. Bei einem multimodalen Vorgehen, das sowohl »harte« biopsychosoziale Daten als auch – mittels qualitativer Methoden – die individuelle und subjektive Seite im Gesamt ihrer Biografie berücksichtigt, stellt sich das Problem der Integration der verschiedenen Ebenen. Bei psychosozialen Fragestellungen ist ein stringentes Ineinanderfügen von Befunden auf der Grundlage quantitativer Operationalisierungen einerseits (z. B. standardisierte Fragebogenergebnisse) und solchen aus offenen »narrativen« Interviews andererseits nur unbefriedigend möglich; häufig lassen sich interpretative »Sprünge« nicht vermeiden, oder es besteht eine deutliche inhaltliche Kluft zwischen diesen beiden Ebenen. Dennoch kann ein oszillierendes Betrachten den Gegenstand für uns befriedigender ausleuchten.

Besonders problematisch ist der Versuch der Herstellung eines Gesamtbildes aus somatischen, psychischen und sozialen Informationen. Hier ist es naiv zu glauben, dass diese bruchlos eine psychosomatische Einheit stiften. Tress und Junker-Tress (2002) haben betont, dass der funktional-kausalanalytische und der hermeneutisch-intentionale Zugang unterschiedliche Horizonte erschließen, die jeder für sich wohl »wahre Erkenntnis« darstellen, die jedoch nicht zu einer übergreifenden einheitlichen Erkenntnis über den ganzen Menschen zusammengefügt werden können. Wir müssen – so die Autoren – gleichzeitig in mehreren Wissenschaftssprachen operieren, die entweder einen »kausalanalytischen oder einen verstehend hermeneutisch(en)« Zugang zum Menschen aufweisen. Diese Methoden verhalten sich wie ihre Ergebnisse zueinander komplementär; wichtig ist es, die jeweilige Reichweite und Aussagekraft für den Gegenstandsbereich zu eruieren, Berührungspunkte zwischen den beiden Ebenen zu erkennen und sie gegebenenfalls systematisch aufzusuchen.

Sollten die empirischen Arbeiten zur Überprüfung psychoanalytischer/psychodynamischer Konzepte grundsätzlich geeignet sein, psychoanalytische Hypothesen zu »testen«, bleibt als Nächstes zu fragen, inwieweit Psychoanalytiker oder psychoanalytisch orientierte Psychotherapeuten bereit sind, sich mit diskongruenten theoretischen oder klinischen Befunden auseinanderzusetzen und diese angemessen in ihr eigenes Theorie- und Handlungsgebäude zu integrieren. Forschungsarbeiten werden selten rezipiert, und ein großer Teil der Kliniker neigt dazu, solche Arbeiten und ihre Ergebnisse zu verleugnen oder, im Fall positiver Befunde, diese nicht zu registrieren, weil die entsprechenden Journale nicht gelesen werden. So wurde von renommierten Vertretern der psychoanalytischen oder psychodynamisch orientierten Psychotherapieforschung argumentiert, dass die Ergebnisse der klinischen Forschung die klinische Praxis nicht beeinflussen könnten (siehe z. B. Luborsky, 1969). Heute hat sich diese Sichtweise verändert. Nach Kächele (1995) zeigt die psychodynamische Psychotherapieforschung ein gutes Ausmaß an Nähe zu den »komplexen Anforderungen der therapeutischen Praxis«, was sich beispielsweise in den Arbeiten des »Handbook of Psychodynamic Treatment Research« (Miller, 1993) niederschlägt.

Für die operationalisierte Definition psychoanalytischer Inhalte gerät man in der Verfolgung der neophänomenalen Orientierung der jetzt dominierenden diagnostischen Glossare an einen Scheideweg. Mit ziemlicher Mühe kann man fast alle psychoanalytischen Begriffe so »herunterdefinieren«, dass sie sich rein beschreibend erfassen lassen. So wird aus dem Über-Ich das Gewissen, aus dem Über-Ich-Konflikt das Schuldgefühl. Damit geht bereits etwas vom dynamischen Konzept des psychoanalytischen Begriffs verloren, aber in diesem Beispiel noch nicht einmal so viel, denn Schuldgefühle stellen in der Tat den größten Teil der Über-Ich-Konflikte dar. Ersetzt man also konsequent das Wort Über-Ich-Vorwürfe in den

Definitionen durch Schuldgefühle, so gewinnt man erheblich an Verständlichkeit und verliert etwas an dynamischem Gehalt. Diesen Kompromiss beschreiten in der Praxis wahrscheinlich nicht wenige Psychoanalytiker. Nicht gangbar wäre aus unserer Sicht jedoch z. B. ein Begrenzen des Konzepts des Unbewussten auf das Nicht-Verbalisierbare. Tatsächlich reicht der Begriff des Unbewussten, insbesondere der des dynamischen Unbewussten, wie schwierig er auch in der Definition sich darstellen mag, sehr viel weiter als der des Nicht-Aussprechbaren.

So gilt es für die Verfasser von Operationalisierungen psychoanalytischer Konzepte Mittelwege zu finden, die einen Zugewinn an Klarheit und Eindeutigkeit gestatten, ohne das Konzept gleichzeitig zu weit aus seinem dynamischen Gehalt zu lösen. Es erscheint deshalb sinnvoll, davon auszugehen, dass die Benutzer psychodynamischer operationalisierter Glossare Begriffe wie die des dynamischen Unbewussten, des inneren Konflikts, der Abwehr, der psychischen Struktur, des Ichs und des Selbst, der Selbst- und der Objektrepräsentanzen und andere grundsätzlich anerkennen. Dabei müsste das Verständnis solcher Voraussetzungsbegriffe möglichst über den Konsensus definiert sein und nicht nach realen oder vermeintlichen Wahrheitsgehalten. Das heißt, dass die dynamischen Voraussetzungen in den Definitionen selbst auftreten dürfen, ohne dass dies automatisch eine Zirkeldefinition oder ein Abweichen von der Operationalisierungsvorschrift bedeutet. Festzuhalten ist, dass Operationalisierung genau genommen in der Definition immer ohne Rückgriff auf nicht selbst operational zu definierende Fakten auskommen sollte. Das ist in dieser Konsequenz für die Operationalisierung psychoanalytischer Inhalte nicht möglich, ohne die Essenz dessen, was definiert werden soll, bis zur Unkenntlichkeit zu verändern. In diesem Sinne scheint es angebracht, deshalb von Psychodynamischer Operationalisierung (präziser: Operationalisierung unter Einbeziehung psychodynamischer Konstrukte) zu sprechen. Ziel des Vorgehens wäre es, so viel Widerspruchsfreiheit wie möglich zu gewinnen und so viel dynamischen Gehalt wie möglich zu wahren. Vielleicht wäre es auch richtiger, statt von »Konsensus« vom »kleinsten gemeinschaftlichen Vielfachen« zu sprechen. Verbindlicher Konsensus unter Psychoanalytikern ist ein selten Ding! In der Sache geht es um einen Kompromiss, und angesichts der leichtfertigen Abwertung, der die Kompromissfähigkeit heute unterliegt, sei daran erinnert, dass der Psychoanalytiker Zacharias (1974) sie inhaltlich als die eigentliche Voraussetzung zur Schaffung von Frieden ansieht. Die Operationalisierungsvorschläge der OPD sind Kompromisse im angeführten Sinne.

1.6 Bisherige Ansätze der Operationalisierung psychodynamischer Konstrukte

Die Vieldeutigkeit und Unschärfe psychoanalytischer Begriffe ist eine von Wissenschaftlern lang und oft beklagte Tatsache. So erstaunt es nicht, dass die Psychoanalyse seit Freuds Zeiten in der Generierung neuer Hypothesen sehr viel erfolgreicher war als in der Validierung der bereits vorliegenden. Die ernste Mahnung des damaligen Präsidenten der Amerikanischen Psychoanalytischen Vereinigung, A. Kaplan, dass Validierung psychoanalytischer Theorie die Aufgabe unserer Zeit sei und nicht die ständige Schaffung neuer Theorien (Kaplan, 1981), diese Mahnung verhallte ziemlich ungehört. Selbst wenn man in Rechnung stellt, dass die psychoanalytische Begriffsbildung im Spannungsfeld zwischen Hermeneutik (Interpretation) und empirischer Wissenschaft steht, drängt sich der Eindruck auf, dass die Vieldeutigkeit der Begriffe von der Mehrheit der Psychoanalytiker nicht nur geduldet, sondern aktiv erhalten wird. Ein Hintergrund ist vermutlich, dass der nicht falsifizierbare Status quo von Theorie und Praxis dem psychoanalytischen Narzissmus am wenigsten Kränkung zumutet und jeder Einzelne seine Befriedigungserlebnisse in klinischen Diskussionen, in denen aufgrund der Begriffe kein Widerspruch möglich und damit auch keine Meinungsrevision nötig ist, ausleben kann.

Das schließt natürlich nicht aus, dass Psychoanalytiker mit Forschungsinteressen schon immer am Zustand der begrifflichen Unschärfe, der die Psychoanalyse kennzeichnet, gelitten haben. Fast alle Versuche, die in die Richtung von Neuformulierungen bis hin zu Operationalisierungen gehen, stammen deshalb nicht überraschend aus Forschungsprojekten.

Im Hampstead-Index von A. Freud (Sandler, 1962) sollten z. B. neben der Symptomatik die Biografie sowie die Triebentwicklung, die Charakteristik der Ich-Funktionen und des Über-Ichs, Fixierungspunkte und Regressionstendenzen sowie Konfliktmerkmale diagnostisch differenziert werden. So versuchten die Autoren, zwischen einer Entwicklungspathologie (tief greifende Störung der Trieb-, Ich-, Über-Ich- und Objektbeziehungen) und neurotischer Pathologie, die einem reiferen Entwicklungsniveau entspricht, zu trennen.

Das Modell der deskriptiven Entwicklungsdiagnose von Blanck und Blanck (1974, 1979) orientiert sich an der Ich-Psychologie und will entsprechend das Entwicklungsniveau der Ich-Funktionen beschreiben. Bellak und Mitarbeiter (Bellak/Goldsmith, 1984; Bellak/Hurvich, 1969) haben auf der Grundlage dieser Operationalisierung von Ich-Funktionen ein mehrskaliges Messinstrument entwickelt. Die Patienten werden so einem von drei Entwicklungskategorien des Ichs (neurotisch, Grenzfall, psychotisch) zugeordnet. Diese ersten Systematisierungen der psychoanalytischen Diagnostik können grundsätzlich auch zur Therapieplanung wie der Überprüfung von Behandlungseffekten eingesetzt werden.

Im Zusammenhang der Entstehung des Hampstead-Index schreibt Sandler: »Das führte zu einer Reihe von Neuformulierungen, weil die in der Literatur vorgefundenen Begriffe in gleicher Weise inadäquat, unpräzise und widersprüchlich waren« (Sandler, 1962, S. 288). Den dornigen Weg der Neuformulierung sind seither eine Reihe von Autoren gegangen, denen daran lag, der Psychoanalyse den Anschluss an die internationale Gemeinschaft der Wissenschaft zurückzugewinnen, den sie verspielt hatte. Diesen Weg darzustellen, überschreitet die hier gegebenen Möglichkeiten, aber einige skizzenhafte Hinweise seien erlaubt. Aus der gleichen Zeit der frühen 60er-Jahre stammt das Beispiel der Arbeitsgruppe von G. Bibring, die über einen Zusammenhang von Schwangerschaft und früher Mutter-Kind-Bindung arbeitete. Diese Autoren entwickelten eine ganze Skala von Beobachtungsvariablen und – vielleicht noch interessanter – eine neue Fassung des Katalogs der Abwehrmechanismen, und dieser wies dann bereits teiloperationalisierte Definitionen auf (Bibring et al., 1961). Einen ähnlichen Ansatz durch Definition einer Reihe systematisch einzuschätzender, psychoanalytischer Persönlichkeitsvariablen hatten, ebenfalls in dieser Zeit, Prelinger und Kollegen (1964) unternommen. In der Folge erschienen auch Glossare psychoanalytischer Begriffe, von denen die bekanntesten das von Laplanche und Pontalis sowie das von Moore und Fine (Laplanche/Pontalis, 1991; Moore/Fine, 1968) sind. Erstere definierten exegetisch nach dem Werk Freuds, also letztlich rein präskriptiv, die Letzteren gehen vom Consensus omnium aus, ihr Werk basierte auf einer Arbeitsgruppe, die aufwendig zu erfassen versucht hatte, was die Mehrzahl der amerikanischen Psychoanalytiker unter den definierten Begriffen verstand. Das »Wörterbuch« psychoanalytischer Begriffe von Rycroft (1968) definiert an vielen Stellen logisch-kritisch und entfernt sich öfter vom Konsens und ist, trotz seiner Qualitäten, in Deutschland kaum bekannt.

Ein ähnlich systematisierter Ansatz von Perry und Kollegen (1989a) zielte auf die Definition von ideografischen Basiskonflikten. Perry leistete auch wesentliche Vorarbeiten zur Systematisierung von Abwehrmechanismen. Haan (1972) befasste sich mit dem Verhältnis von Abwehr und Coping; blieb jedoch im Gegensatz zu anderen Autoren auf einer eher theoretischen Ebene. Demgegenüber überprüften Vaillant und Mitarbeiter (1986) ein hierarchisches Modell der (Adaptivität von) Abwehrmechanismen empirisch auf seine Validität. Weitere empirische Ansätze zur Klassifikation von Abwehrmechanismen haben Ehlers und Kollegen (Ehlers et al., 1995; Ehlers/Peter, 1990) vorgelegt. Dieser Bereich weist also bisher die weitestgehenden Operationalisierung auf (Übersicht bei Hoffmann, 1987). Die OPD-Gruppe hat die Einteilung der Abwehrmechanismen von Perry in das OPD-System übernommen. Sie findet sich im Anhang (s. S. 486).

In der Psychotherapieforschung sind mittlerweile eine Reihe operationaler Ansätze entstanden, die interpersonales Verhalten unter psychodynamischen Gesichtspunkten zu erfassen suchen (Übersicht bei Schauenburg/Cierpka, 1994). Lester Luborskys Modell des »Zentralen-Beziehung-Konflikt-Themas (ZBKT)« (Luborsky/Crits-Christoph, 1998) stellt einen operationalisierten Ansatz der Beziehungsdiagnostik dar, der wissenschaftlich auf großes Interesse stieß, im klinisch diagnostischen Prozess jedoch kaum Anwendung findet. Basierend auf einem halbstrukturierten Interview wird der Patient (Proband) aufgefordert, für ihn charakteristische Beziehungsepisoden zu schildern, die dann auf der Grundlage eines Kategoriensystems klassifiziert werden. Die im Interview erarbeiteten konflikthaften Beziehungsthemen können als Grundlage für die differenzierte Therapieplanung eingesetzt werden. In der Achse II »Beziehung« wird darauf hingewiesen, dass der Interviewer möglichst zwei dieser Beziehungsepisoden im Rahmen des normalen OPD-Interviews erfragen soll. In der Folge sind eine Reihe von Modifikationen und Weiterentwicklungen des ZBKT vorgenommen worden (z. B. Albani et al., 2002b). In diesem Zusammenhang bleibt jedoch durchaus zu fragen, inwieweit die immer elaborierteren diagnostischen Kategorien irgendwann ihren Anreiz für eine klinisch-praktische Diagnostik verlieren.

In der Beziehungsachse wird auch auf die Strukturale Analyse des Sozialen Verhaltens (Structural Analysis of Social Behavior, SASB, Benjamin, 1974; Tress et al., 1990) rekurriert, die ebenfalls die Beziehungsdiagnostik fokussiert. Der Ansatz ist primär auf dem Hintergrund interpersoneller psychologischer Theorien entwickelt worden. Die Beziehungsdiagnostik, die auf einem hoch differenzierten methodischen Zugang beruht, der sowohl die Fremd- als auch die Selbstbeobachtung bzw. -beschreibung umfasst, kann jedoch gut und sinnvoll in psychodynamische diagnostische Ansätze integriert werden. Sie eignet sich auch für die Ableitung von therapeutischen Zielen und Handlungsansätzen, wobei hier einschränkend formuliert werden muss, dass das Anwendungsfeld eher im Bereich der Wissenschaft als der Klinik liegt, da die Anwendung des Systems doch recht aufwendig ist.

Weitere Operationalisierungen der interpersonellen psychodynamischen Diagnostik finden sich im Theorieteil zur Achse »Beziehung« (vgl. Kap. 3.2).

Kernberg und Kollegen (Clarkin et al., 1999; Kernberg et al., 1989) haben mit der Transference Focused Psychotherapy (TFP) einen Therapieansatz (insbesondere für Borderline-Patienten) entwickelt, der bei der Therapiezielformulierung von umschriebenen und systematisierten diagnostischen Charakterisierungen ausgeht und aus diesen Problemformulierungen die relevanten therapeutischen Essentials ableitet.

Die Therapiezielbestimmung kann mit dem Strukturierten Interview zur Persönlichkeitsorganisation (STIPO, Clarkin et al., 2004b) vorgenommen werden.

Das Instrument stellt eine Operationalisierung des Strukturellen Interviews von Otto F. Kernberg dar; dabei werden 100 Items strukturiert abgefragt und exploriert und vom Interviewer anhand von Ankerbeispielen geratet. Auf insgesamt sieben Dimensionen (Identität, Objektbeziehungen, Primitive Abwehr, Coping, Rigidität, Aggression, Wertvorstellungen sowie Realitätskontrolle und Wahrnehmungsverzerrungen) werden die Items zusammengefasst, wobei die dimensionale Einschätzung sowohl arithmetisch als auch klinisch anhand von weiteren Ankerbeispielen erfolgt. Abschließend wird die Persönlichkeitsorganisation kategorial auf sechs Niveaus erfasst (normal, neurotisch 1 und 2, Borderline 1, 2 und 3) und eine dimensionale Darstellung der Persönlichkeitsorganisation in Form eines Strukturprofils über die sieben Dimensionen mit ihren Subdimensionen vorgenommen.

Mit dem Karolinska Psychodynamic Profile – KAPP (Weinryb/Rössel, 1991) – steht ein relativ umfassendes diagnostisches Instrument mit einem psychoanalytischen Hintergrund zur Verfügung. Dieses Fremdbeurteilungssystem gründet wie die OPD auf einem klinischen Interview, das eng an Kernbergs Strukturellem Interview angelehnt ist. Das KAPP umfasst 18 Unterskalen, die u. a. folgende Merkmalsbereiche untersuchen: Qualität der interpersonellen Beziehungen, das psychische Funktionsniveau, Affektdifferenzierung, Körpererleben, Sexualität, Persönlichkeitsorganisation.

Soweit die Beurteiler genügend trainiert sind, weist das KAPP eine hohe Interrater-Übereinstimmung auf, und auch die Validität wird als zufrieden stellend angegeben. Erste Untersuchungen weisen auf positive Zusammenhänge zwischen einzelnen Merkmalsbereichen des KAPP und Merkmalen der Strukturachse der OPD hin (Grütering/Schauenburg, 2000).

1.7 Grenzen der OPD

OPD-Diagnostik setzt ihren Akzent darauf, Muster des Beziehungsverhaltens sowie der konfliktbedingten und strukturell begründeten Verhaltens- und Erlebensweisen abzubilden. Damit wird vieles an Klarheit über die psychische Situation des Patienten in seiner aktuellen Lebenssituation gewonnen. Es wird aber auch auf manches verzichtet, das in der psychoanalytischen Diskussion gewöhnlich als wesentlich angesehen wird. Aspekte der interpersonellen Begegnung und der intuitiven Wahrnehmung des Anderen treten eher zurück; an die Stelle einer ganzheitlichen Sicht des Patienten tritt zunächst die Erhebung von Detailbefunden auf den einzelnen Achsen, die erst danach synoptisch zusammengeführt werden sollen.

Auch stehen der biografische Zusammenhang, das erzählte Leben, die sinnhafte Konstruktion der Vergangenheit zunächst nicht im Vordergrund des diagnostischen Interesses. So kann es sein, dass psychoanalytisch geschulte Untersucher zunächst etwas vermissen, das ihnen in ihrem bis dahin gewohnten Umgang mit Patienten selbstverständlich war. Umgekehrt vermissen OPD-geschulte Diagnostiker in psychoanalytischen Untersuchungssituationen häufig, dass klinisch wichtige Themen mit dem Patienten zusammen herausgearbeitet und zum Gegenstand der therapeutischen Zielsetzung gemacht werden.

OPD hat Grenzen wie jede Diagnostik, denn der erhobene psychodynamische Befund, z. B. die Einschätzung der Bedeutsamkeit bestimmter Konflikte oder struktureller Einschränkungen, ist letztlich immer eine Hypothese auf der Grundlage der hier und heute in der interpersonellen Situation des therapeutischen Gesprächs gemachten Erfahrungen. So kann es sein, dass vor allem im Verlaufe der begonnenen Psychotherapie andere Konflikte stärkeres Gewicht bekommen oder andere strukturelle Merkmale in den Vordergrund treten. Die von der OPD vorgegebenen Operationalisierungen tragen dazu bei, Beobachtungen zu standardisieren, dennoch bleibt eine Aussage über psychodynamische Befunde immer an eine theoriegeleitete Interpretation der Innenwelt eines anderen Menschen gebunden. Diese Grenze bleibt für OPD ebenso bestehen wie für jede andere Psychodiagnostik. Gleichwohl können, wie sich an den brauchbaren Kennwerten der Interrater-Reliabilität ablesen lässt, die verhaltensnahen OPD-Beschreibungen dazu beitragen, dass die psychodynamischen Überlegungen weitaus weniger ins Kraut schießen als in einer nicht operationalisierten Art von Hypothesenbildung. Gelegentlich ist zu beobachten, dass einzelne Therapeuten mit den verwendeten OPD-Begriffen (wie z. B. Individuation, ödipal oder Identität) bestimmte eigene, »private« Vorstellungen und Überzeugungen verknüpfen. In den Kursen muss daher immer wieder darauf hingewiesen werden, wie wichtig es ist, sich auf die Operationalisierung des Manuals und der Checklisten zu beziehen und sich an diesen Definitionen zu orientieren, auch wenn sie in einzelnen Aspekten von der eigenen bisher gepflegten Meinung abweichen. Erfahrungsgemäß tun sich Berufsanfänger leichter, sich auf diese Weise anleiten zu lassen, während erfahrene Therapeuten eher an ihrem persönlichen Sprachgebrauch und an den theoretischen Überzeugungen ihrer therapeutischen Bezugsgruppe festhalten.

2 Erfahrungen und empirische Befunde mit der OPD-1

Die OPD dient sowohl der Status- als auch der Prozessdiagnostik. Sie stellt mit ihren diagnostischen Kategorien und deren Operationalisierungen gerade deshalb eine erhebliche Bereicherung des diagnostischen Horizontes dar, weil mit ihrer Hilfe psychodynamische Konstrukte messbar werden, die therapie- und veränderungsrelevant sind. Damit kann sie auch für die Therapieplanung und -evaluation nutzbar gemacht werden.

In der klinischen Praxis kann eine gründliche OPD-Diagnostik hilfreiche Hinweise für Entscheidungen und Handlungen im Rahmen der Therapieplanung geben. Die Befunde der Achse I bilden z. B. relevante Aspekte des Krankheitserlebens, der Krankheitskonzepte und der Veränderungsmotivation ab. Auf dieser Basis kann der Kliniker entscheiden, ob der Patient zum aktuellen Zeitpunkt von einer spezifischen psychotherapeutischen Maßnahme profitieren kann oder basalere Interventionen indiziert sind, die den Patienten erst einmal stabilisieren und ihn eventuell nach und nach an eine Psychotherapie heranführen.

Die OPD-Befunde aus den anderen Achsen sind geeignet, zentrale Problembereiche des Patienten aufzuzeigen, die bei der therapeutischen Zielformulierung sowie der Ableitung von therapeutischen Interventionen hilfreich sind. Solche zentralen Problembereiche können dysfunktionale Beziehungsmuster (Achse II), lebensbestimmende Konflikte (Achse III) sowie »kritische« strukturelle Merkmale (Achse IV) sein, die besondere Vulnerabilitäten oder Einschränkungen des Patienten beschreiben. Diese Problembereiche, die in den Kategorien der OPD beschrieben sind, können als Foki die psychotherapeutische Behandlung anleiten. Darüber hinaus stellt die Einschätzung des Strukturniveaus für sich genommen die wichtige Information zur Verfügung, ob ein eher strukturorientiertes psychotherapeutisches Vorgehen oder eher deutend aufdeckendes Intervenieren indiziert ist, welches den dysfunktionalen Umgang mit unbewussten Konflikten fokussiert (Rudolf, 2004b).

Ein OPD-basiertes Modell der Fokus- und Therapiezielbestimmung ist im Rahmen der »Praxisstudie Analytische Langzeittherapie« (Grande et al., 2004b; Leising et al., 2003; Rudolf et al., 2001a; Rudolf et al., 2002a) entwickelt worden und hat sich sowohl im stationären als auch im ambulanten Versorgungssektor als klinisch praktikabel und als verwendbar für die wissenschaftliche Evaluation psychodynamisch ausgerichteter Therapien erwiesen. Als Instrument der Veränderungsmessung dient in diesem Modell die Heidelberger Umstrukturierungsskala, mit der Fortschritte im Umgang mit Problembereichen, deren Bearbeitung therapeutisch angestrebt wird, erfasst werden können (Grande, 2005; Grande et al., 2001; Grande et al., 2003; Rudolf et al., 2000). Für den stationären Bereich erwies sich außerdem die Formulierung eines beziehungsdynamischen Fokus als hilfreich für die Entwicklung einer patientenzentrierten Haltung innerhalb des Teams (Stasch, 2003).

2.1 Zu den Gütekriterien der OPD-1

Mit der Veröffentlichung des OPD-Manuals (Arbeitskreis OPD, 1996) setzte eine Phase intensiver Forschungsarbeiten ein. Die ersten – durchaus befriedigenden – Reliabilitätsstudien waren bereits in die erste Manualfassung der OPD eingegangen (Freyberger et al., 1996a). In der Folgezeit wurden für die Achsen II bis IV Interraterreliabilitäten auf der Basis von videodokumentierten klinischen Erstinterviews aus dem stationären Bereich erhoben.

Wie die Erfahrungen aus der Lehre und der Anwendung des Systems zeigen, spielen für die Güte der Beurteilungen neben der Schulung auch die klinische Ausbildung und Berufserfahrung der Rater sowie die Qualität des Untersuchungsmaterials eine wichtige Rolle.

In einer Untersuchung der Arbeitsgruppe OPD-1 (vgl. Cierpka et al., 2001) mit insgesamt 269 Patienten aus sechs psychosomatischen Kliniken wurden die Reliabilitäten der Achsen I bis IV geprüft. Da sich die Ratingbedingungen in den verschiedenen Kliniken hinsichtlich wichtiger Parameter unterschieden, konnte gleichzeitig untersucht werden, welche Bedingungen die Reliabilität der Einschätzungen verbessern bzw. verschlechtern. Als Maß wurde das gewichtete Kappa (Cohen, 1968) verwendet, das anders als der Intraclass-Koeffizient (ICC) keine parametrischen Voraussetzungen macht und den verwendeten Daten damit besser angemessen war. Bei der Festlegung der Gewichte wurden für die Achsen I, III und IV gleiche Abstände zwischen den Stufen der jeweils vierfach gestuften Einschätzungsskalen angenommen; auf diese Weise erhält man einen Kappa-Wert, der ähnlich wie ein Pearson-Korrelationskoeffizient interpretiert werden kann (Fleiss/Cohen, 1973). Bei der Achse II »Beziehung« wurde ebenfalls das gewichtete Kappa berechnet. Das Vorgehen entsprach in diesem Fall dem bei der Strukturalen Analyse Sozialen Verhaltens (SASB, Benjamin, 1974) üblichen Vorgehen, dabei werden die Abweichungsgewichte in Kappa nach einem von Grawe-Gerber und Benjamin (1989) beschriebenen Verfahren der Logik des Zirkumplexmodells angepasst.

Gute Reliabilitätswerte wurden bei Verwendung von Interviews erreicht, die zu diagnostischen Zwecken geführt und auf Video aufgezeichnet worden waren. Die Reliabilität wurde anhand unabhängiger Ratings auf Basis dieser Videos gemessen. Für die Achse II »Beziehung« wurden diese Bedingungen in zwei der sechs Kliniken realisiert; bei der Berechnung des gewichteten Kappa ergaben sich dabei Werte von .62 bzw. .56. Die Reliabilität der Achse III »Konflikt« wurde nur in einer Klinik unter den genannten Bedingungen untersucht. Über alle neun Konflikte der Achse wurde dabei ein mittlerer Wert von .61 erreicht, in Bezug auf die einzelnen Konflikte ergab sich ein range von .48 bis .71. Am besten fiel die Reliabilitätsberechnung für die Achse IV »Struktur« aus. Hier wurden in zwei Kliniken über alle sechs Strukturdimensionen mittlere Werte von .71 (range .62 bis .78) und .70 (range .60 bis .81) erreicht. Für Achse I existieren derzeit noch keine Untersuchungen auf der Grundlage videografierter diagnostischer Interviews.

Nach Einteilungen von Cicchetti (1994) können Kappa-Werte zwischen .40 und .59 als »annehmbar« (fair) und Werte zwischen .60 und .74 als »gut« (good) bewertet werden. Noch höhere Übereinstimmungen werden als »sehr gut« (excellent) bewertet. Dies entspricht in etwa auch den Zuordnungen von Landis und Koch (1977), die allerdings die Grenze zu »sehr gut« mit .80 etwas strenger setzen. Nach diesen Zuordnungen können die Reliabilitäten für die Achsen II »Beziehung« und III »Konflikt« als »ordentlich« oder »gut« angesehen werden, die für die Achse IV »Struktur« als »gut« oder »sehr gut«.

In zwei der sechs Kliniken wurden die Interviews unter den Bedingungen der klinischen Routine durchgeführt. Das bedeutet, dass das Interview unter praktischen Versorgungsgesichtspunkten mit begrenzten zeitlichen Ressourcen durchgeführt wurde. Die Einschätzungen wurden von dem Interviewer selbst und einem zweiten Rater durchgeführt, der dem Gespräch beiwohnte. In diesen beiden Kliniken wurden für alle vier Achsen mittlere Werte zwischen .30 und .50 gefunden (Achse I: gew. Kappa = .47 in der einen bzw. .43 in der anderen Studie, Achse II: .50/.45, Achse III: .40/.43, Achse IV: .30/.48). Diese Werte entsprechen in etwa den Ergebnissen einer früheren OPD-Praktikabilitätsstudie (Freyberger et al., 1996a), die ebenfalls unter den Bedingungen der klinischen Routine durchgeführt wurde.

In einer weiteren Klinik wurden die Ratings zwar ebenfalls auf der Basis videografierter diagnostischer Interviews vorgenommen, die Rater waren jedoch klinisch unerfahrene Studenten. Bei dieser Untersuchung lagen die mittleren Werte für die Achse II »Beziehung« bei .42, für die Konfliktachse bei .33 und die Strukturachse bei .55. Da die Studenten das Standardtraining durchlaufen hatten, kann aufgrund dieser Studie angenommen werden, dass fehlende klinische Erfahrung einen gewichtigen Nachteil für das OPD-Rating darstellt. Als erforderliche Qualifikation sind nach Maßgabe der hier ausgewerteten Studien neben einem gründlichen OPD-Training mindestens zwei bis drei Jahre klinische Vorerfahrung für eine ausreichend zuverlässige Anwendung der OPD erforderlich.

Insgesamt sind die Reliabilitäten für die Achsen II »Beziehung« und III »Konflikt« zufriedenstellend und für die Achse IV »Struktur« gut, wenn die Beurteilung auf einem Interview beruht, das speziell für die Zwecke der OPD geführt wurde. Die Beurteilung erfolgte außerdem nicht direkt, sondern auf der Grundlage einer Videoaufzeichnung. Dies sind letztlich Forschungsbedingungen. Bei der Bewertung muss zudem beachtet werden, dass andere diagnostische Instrumente wie etwa das ICD-10 im klinischen Alltag ebenfalls nur mäßig reliabel verwendet werden. Im Folgenden werden für die einzelnen Achsen die Untersuchungen zur Validität dargestellt und diskutiert. Alle Studien wurden mit der ersten Fassung der OPD durchgeführt.

2.2 Achse I: »Behandlungsvoraussetzungen und Krankheitsverarbeitung«

Für die Ermittlung der Kriteriumsvalidität der Achse gilt, dass nur partiell Testverfahren mit einer verwandten Fragestellung zur Verfügung stehen, die als Außenkriterium dienen könnten. Der Fragebogen zur Psychotherapiemotivation (FMP, Schneider et al., 1989) weist zumindest in Teilen eine hohe inhaltliche Nähe zu Items bzw. Merkmalen der Achse I auf. Gute Hinweise für die klinische Validität der Achse I haben sich bei der Untersuchung unterschiedlicher klinischer Störungsbilder, Patienten in unterschiedlichen klinischen Settings und unterschiedlichen Altersgruppen gezeigt (Schneider et al., 1998). Achse I diskriminiert diese Gruppen entsprechend der vorab formulierten Erwartungen. Ältere Patienten oder Patienten des psychosomatischen Konsil- und Liaisondienstes weisen eine geringere Einsicht in psychodynamische und psychosomatische Zusammenhänge auf und verfügen über eine geringere Psychotherapiemotivation und eine höhere Motivation für eine somatische Behandlung. Franz und Kollegen (2000) konnten feststellen, dass sich die psychosomatische, psychische und sozialkommunikative Beeinträchtigung von Patienten, wie sie in der OPD erfasst wird, im Expertenrating des Beeinträchtigungsscores (BSS) und in der Selbstbeschreibung der Patienten (SCL-90) wiederfand. Zur Überprüfung der prädiktiven Validität wurden stationäre Psychotherapiepatienten in Prä-Post-Vergleichen untersucht und parallel SCL-90 und IIP-Befunde erhoben. Um mögliche Wechselwirkungen zwischen Achse-I-Merkmalen und anderen klinischen Parametern zu erheben, wurden die Patienten zur Untersuchung der Achse-I-Merkmale in zwei Gruppen mit entweder hoher oder niedriger Merkmalsausprägung eingeteilt. Es fanden sich in univariaten Varianzanalysen eine Vielzahl von Haupteffekten sowie eine Reihe von differenziellen Effekten (Veränderungen) sowohl auf der Gesamtskala des SCL-90 (OPD-Item 7 »Einsichtsfähigkeit in psychodynamische und psychosomatische Zusammenhänge« und v. a. 15 »psychische Symptompräsentation«) und deren Subskalen als auch auf der Gesamtskala des IIP (Items 9, 10, 13, 14, 15) und deren Subskalen. Eine prädiktive Aussage über den Therapieerfolg kann am ehesten durch das Merkmal »psychische Symptompräsentationen« (15) erfolgen. Zur Konstruktvalidierung der Achse I können Faktorenanalysen durchgeführt werden, um Zusammenhänge zwischen den Items aufzuzeigen. Franz und Mitarbeiter (2000) fanden ein dreifaktorielles Modell (Gesamtvarianzaufklärung von 54 %). Die Faktoren beschreiben die »Einsicht«, die »Ressourcen« und »körperbezogene Items«. Eine andere Faktorenanalyse (von Wietersheim, 2000) ergab fünf Faktoren (Abbruchkriterium Eigenwert < 1), die insgesamt 68 % der Varianz aufklärten. Der Faktor I (»somatisches Erleben und Krankheitsverarbeitung«) klärte 30,6 % der Varianz auf und umfasste den Schweregrad des somatischen Befunds, das Ausmaß an körperlicher Behinderung sowie die somatische Symptomdarbietung und eine eher somatisch ausgerichtete Behandlungsmotivation. Der Faktor II (»psychisches Erleben und Krankheitsverarbeitung«, Varianzaufklärung 13,3 %) beinhaltete die Beeinträchtigung durch psychische Symptome und des Selbsterlebens sowie die Motivation zur Psychotherapie. Der Faktor III (»Einsichtsfähigkeit«, Varianzaufklärung 11,2 %) beinhaltete die Einsichtsfähigkeit der Patienten für psychodynamische, psychosomatische und somatopsychische Zusammenhänge. Der vierte Faktor (»Ressourcen und Unterstützung«, Varianzaufklärung 6,8 %) umfasste die Items zur psychosozialen Integration und Unterstützung. Auf einem letzten Faktor (»Compliance«) waren die Leititems der Compliance sowie des sekundären Krankheitsgewinns (negativ korreliert) aufgetragen. Die Faktorenlösung stellt sich als ausgesprochen plausibel dar und bestätigt die bei der Konzeption der Achse zugrunde gelegten Hypothesen.

Zusammenfassend veranschaulichen diese Ergebnisse die hohe klinische Relevanz der Achse I. Sie gestattet Aussagen über die Fähigkeit und Bereitschaft des Patienten, sich auf eine psychotherapeutisch-psychosomatische Behandlung einzulassen. Auf dieser Grundlage lassen sich dann bei Bedarf spezifische motivations- bzw. krankheitsverarbeitungsfördernde Interventionen ableiten, die der Vorbereitung des Patienten auf eine Psychotherapie im engeren Sinne dienen können.

2.3
Achse II: »Beziehung«

Das durch die OPD-Beziehungsachse diagnostisch intendierte bzw. vorherzusagende Merkmal bezieht sich auf Dysfunktionalitäten im interpersonellen Bereich. Das »Inventar Interpersonaler Probleme« (Horowitz et al., 1993) und die »Strukturale Analyse Sozialen Verhaltens« (SASB; Benjamin, 1974) gelten als valide anerkannte Verfahren für diesen Kriteriumsbereich und werden daher zur Übereinstimmungsvalidierung (im Sinne einer inneren kriterienbezogenen Validität) herangezogen. Da es sich bei dem IIP um einen Selbstbeschreibungs-Fragebogen handelt, wurde in einer Studie von Stasch und Kollegen (2004) zur Validitätskontrolle der OPD-Beziehungsachse nur die Erlebensperspektive des Patienten, Position A »Der Patient erlebt sich immer wieder so, dass er …«, verwendet. Entsprechend der Skalenformulierung des IIP (beispielsweise »zu dominant« oder »zu fürsorglich«) wurden jeweils die entsprechenden Verhaltenscluster des OPD-Zirkumplex verglichen. Die korrelativen Ergebnisse beruhen auf einem n von 274 Patienten. Das Rating fand im Anschluss an ein ausführliches diagnostisches Gespräch bzw. ein spezielles »Beziehungs-Episoden-Interview« statt. Die resultierenden Validitätskoeffizienten liegen mit einer mittleren Korrelation von 0,21 für einen Vergleich eines Selbst- vs. Fremdrating-Verfahrens im akzeptablen Bereich. Bei der Interpretation der Ergebnisse sollte man außerdem berücksichtigen, dass sich Konstruktion und intendierter Anwendungsbereich der verglichenen Instrumente teilweise deutlich unterscheiden. In einer anderen Studie (Leising et al., 2000) wurde der Frage nachgegangen, wie gut die OPD-Beziehungsdiagnose und die unabhängigen Ergebnisse einer Strukturalen Analyse Sozialen Verhaltens (SASB) der in den OPD-Interviews geschilderten Beziehungsepisoden übereinstimmen. Es zeigt sich, dass die OPD-Beziehungsdiagnose eine überzufällige Konkordanz mit dem SASB-Rating der Einzelepisoden aufweist. Darüber hinaus kann gefolgert werden, dass sich die Einschätzung der Erlebensperspektive der Patienten (Perspektive A) in der OPD-Achse II an den vom Patienten selbst am häufigsten genannten Verhaltensweisen orientiert. Aus testtheoretischer Perspektive ergaben sich für die OPD-Beziehungsachse mehrere Verbesserungsvorschläge (Cierpka/Stasch, 2000).

Für ein interpersonelles Verständnis von Psychopathologie ist von Relevanz, von welcher Qualität die Realisierung von Beziehungsfantasien und Handlungsbereitschaften in den aktuellen zwischenmenschlichen Beziehungen der Patienten ist (Vorhersagevalidität). Besonders die in die Beziehung eingebrachten Wünsche werden als weniger flexibel beschrieben als die Reaktionen der Interaktionspartner. Cierpka et al. (1998) wiesen nach, dass die Rigidiät der interpersonellen Wünsche positiv mit der Stärke der Psychopathologie zusammenhängt. Crits-Christoph und Luborsky (2001) konnten zeigen, dass sich die sog. Pervasivität (durchgängige Dominanz) der Reaktionen der anderen und die Reaktionen des Selbst (gemessen anhand der Ausprägungen der ZBKT-Kategorien) durch Psychotherapie verringert und dass die Veränderungen (in Richtung einer höheren interpersonellen Flexibilität) positiv mit dem symptomatischen Outcome korrelieren. Ausgehend von der zirkulären Varianz der im OPD-Zirkumplexmodell abgebildeten Verhaltenscluster wurden 100 Patienten im Verlauf einer stationären Psychotherapie hinsichtlich der Veränderungen der interpersonellen Flexibilität untersucht (Stasch/Cierpka, 2000). Einzelne diagnostische Subgruppen wurden getrennt voneinander im Prä-Post-Vergleich betrachtet und die Korrelationen des interpersonellen Outcomemaßes mit symptomatischen Verbesserungen berechnet. Erwartungsgemäß zeigt sich, dass bei affektiv gestörten Patienten ($n = 28$) und Patienten mit Anpassungsstörungen ($n = 13$) die Zunahme an interpersoneller Flexibilität positiv mit den symptomatischen Verbesserungen zusammenhängt. Für die Subgruppe der depressiven Patienten betrug die Pearson-Korrelation zwischen den symptomatischen Verbesserungen (gemessen durch den Global-Severity-Index GSI der SCL-90 R) und der Veränderung der interpersonellen Variabilität 0,39 bei einem einseitigen p von 0,02. Bei der Gruppe mit Anpassungsstörungen war $r = 0{,}57$ mit p (einseitig) = 0,02. Bei den Patienten mit Angststörungen ($n = 12$) zeigte sich allerdings ein gegenläufiger Trend. Hier korrelierten die symptomatischen Verbesserungen negativ mit einer Erhöhung der Variabilität ($r = -0{,}42$, p (einseitig) = 0,08). Das heißt, Angstpatienten profitieren von einer zunehmenden Rigidität im interpersonellen Selbsterleben, ein Befund, der durch zunehmende Selbstbehauptung und Abgrenzung von den Wünschen der anderen erklärt werden kann. Insgesamt zeigen diese Ergebnisse, dass die OPD-Beziehungsdiagnostik und daraus abgeleitete Maße imstande sind, verschiedene diagnostische Gruppen hinsichtlich des symptomatischen Outcomes zu diskriminieren.

Die OPD-Beziehungsdiagnostik basiert auf dem sog. Zirkumplexmodell interpersonellen Verhaltens (vgl. Kiesler, 1983; Leary, 1957), welches in der Persönlichkeits-, Sozial- und klinischen Psychologie eine lange Tradition hat und entsprechend gut empirisch untersucht und validiert wurde. Wie verschiedene Autoren (Foa, 1961; Guttman, 1954) zeigen, besitzt das Zirkumplexmodell eine beachtliche Stärke als prädiktives Modell und stellt ein nomologisches Netzwerk dar, welches zur Konstruktvalidierung herangezogen werden kann. Will man die Passung eines Konstrukts prüfen, dessen Bereiche sich hypothetischerweise kreisförmig anordnen sollen, muss man verifizieren, ob sich das Muster der vorhersagbaren Korrelationen des Konstrukts mit dem Zirkumplex wiederfinden lässt. Die zirkumplexe Konstrukt-Korrelationskurve folgt dabei einer Kosinusfunktion und lässt sich sowohl numerisch als auch grafisch entsprechend eindeutig identifizieren (zum Vorgehen vgl. Gurtman, 1992; Kiesler, 1996). Die Konstruktvalidierung wurde anhand der deutschen Version des Inventars Interpersonaler Probleme (IIP) vorgenommen, dessen zirkumplexe Struktur empirisch nachgewiesen ist. Die Ergebnisse beziehen sich auf die unter »Übereinstimmungsvalidität« beschriebene Stichprobe. Es konnte gezeigt werden, dass die Mehrzahl der OPD-Beziehungsachsen-Cluster sich konstruktkonform, d. h. zirkulär abbilden und einen spezifischen interpersonellen Gehalt besitzen. In einem kriteriumsbezogenen Vergleich zwischen Beziehungsachse und IIP kamen bzgl. einiger Verhaltens- und Erlebenscluster inhaltliche Differenzen zum Vorschein, die neben konstruktionsbedingten Verschiedenheiten (Selbst- bzw. Fremdbeurteilung) auch eine unterschiedliche klinische Prägnanz ausdrücken könnten. Eine inzwischen vorgenommene inhaltliche Modifikation der OPD-Cluster besteht nicht in einer Angleichung an die empirisch gehaltvollen, aber vielleicht auch unprägnanten Skalen des IIP, sondern in einer Betonung der klinischen Bedeutsamkeit, die sich gerade auch durch die leidvollen Beziehungserfahrungen auszeichnet.

2.4 Achse III: »Konflikt«

Für die Übereinstimmungsvalidierung der in der OPD beschriebenen unbewussten Konflikte durch andere Erhebungsverfahren tritt ein grundsätzliches, derzeit nur teilweise lösbares Problem auf: Es gibt keine anderen Instrumente, die unbewusste Konflikte als anerkanntes Validitätsverfahren erfassen (Schüßler, 2000). Die im Erwachsenenalter erfassten Bindungsstile lassen sich mit einzelnen Konflikten vergleichen, insbesondere mit den beiden oft in ihrer Abgrenzung kontrovers diskutierten Konflikten 1 »Autonomie vs. Abhängigkeit« und 3 »Versorgung vs. Autarkie« in der OPD-1. Beide Konflikte kreisen um das grundsätzliche Konfliktthema Bindung, jedoch in unterschiedlicher Ausgestaltung. Gemäß des Bindungs-Prototypen-Ratings (BPR; Pilkonis, 1988) können die drei Hauptkategorien sichere Bindung, ambivalente Bindung (übersteigerte Abhängigkeit, impulsiv-instabil und übersteigerte Fürsorglichkeit) sowie vermeidende Bindung (vermeidend-ängstlich, rational-kontrolliert und übersteigertes Autonomiestreben) unterschieden werden. Es wurden 55 Frauen mit Persönlichkeitsstörungen gemäß der OPD und dem Bindungs-Prototypen-Rating untersucht (Müller,

1999). Die Raterübereinstimmung sowohl für den Autonomie-Abhängigkeitskonflikt (Kappa = 0,64) und den Versorgungs-Autarkiekonflikt (Kappa = 0,56) können als gut gelten. Da es sich bei dieser Stichprobe um schwerkranke Patientinnen handelte, fanden sich erwartungsgemäß keine sicher Gebundenen, vielmehr zeigten 22 % eine ambivalente, 31 % eine vermeidende und 47 % der Patientinnen eine gemischte Bindung. Je ambivalenter die Bindung war, desto eher lag der Konflikt »Versorgung vs. Autarkie« vor, je vermeidender die Bindung war, desto eher lag der Konflikt »Autonomie vs. Abhängigkeit« vor und desto weniger der Konflikt »Versorgung vs. Autarkie«. Bei der Globaleinschätzung der Sicherheit der Bindung wurde Folgendes deutlich: Je mehr die Bindung als sicher eingestuft wurde, umso eher lag der Konflikt »Versorgung vs. Autarkie« vor und je mehr die Bindung als unsicher eingestuft wurde, desto eher der Konflikt »Autonomie vs. Abhängigkeit«. Diese Ergebnisse liefern einen ersten Anhalt für die Validität der Konfliktdifferenzierung Autonomie/Abhängigkeit vs. Versorgung/Autarkie. In einer Ulmer Studie (Zlatanovic, 2000) fand sich eine gute Übereinstimmung der OPD-Konflikte mit den »Zentralen Beziehungskonfliktthemen (ZBKT)« bei 44 stationären Psychotherapiepatientinnen. Die Untersuchungen in Heidelberg und Münster (Rudolf et al., 1996; Schneider et al., 1998) konnten im klinischen Kontext ein Vorherrschen der Konflikte I bis IV zeigen. Der Konflikt »Versorgung vs. Autarkie« zeigte eine geringere körperliche Beeinträchtigung und eine geringere Gesamtdauer der Krankenhausaufenthalte, was wiederum die charakteristische Problematik dieses Konfliktes mit anderen Kriterien bestätigt. Hingegen ist eine höhere Ausprägung im Konfliktbereich »Mangelnde Gefühls- und Konfliktwahrnehmung« mit einer größeren körperlichen Beeinträchtigung verbunden, auch dieser Befund unterstützt die Konfliktbeschreibung. Zum Konzept der typischen »Leitaffekte« der in Achse III beschriebenen Konflikte wurde in der schon oben erwähnten Studie von Leising und Kollegen (2000) ein Validierungsversuch mit der bereits beschriebenen Methodik unternommen: Anhand einer klinischen Emotionsliste (Leising, 2000) wurde pro Patient ein Häufigkeitsprofil zum selbst berichteten affektiven Erleben erstellt. Ein unabhängiger Rater hatte die Aufgabe, dieses Profil mit den Achse-III-Angaben zu den beiden wichtigsten Konflikten und dem Modus zu vergleichen. Per Zufall wurde ein weiteres fremdes Emotionsprofil hinzugefügt. In 13 Versuchen gelang eine richtige Zuordnung neunmal ($p = 0{,}087$; Binomialtest), sodass das Signifikanzniveau von 5 % verfehlt wird. Die Autoren folgern daraus, dass die Beziehung zwischen intrapsychischen Konflikten und dem Vorherrschen bestimmter Leitaffekte zumindest nicht so eindeutig ist, wie dies im OPD-Manual angenommen wird. Im therapeutischen Rahmen besitzt die Vorhersagevalidität besondere Bedeutung. Bei 30 stationär psychotherapeutisch behandelten Patienten zeigten sich keine wesentlichen Zusammenhänge zwischen den im Vordergrund stehenden Konflikten und dem Behandlungserfolg – mit Ausnahme der Konfliktkategorie »mangelnde Konflikt- und Gefühlswahrnehmung«, die bei keinem Patienten der Gruppe mit ausgeprägtem Behandlungserfolg bestand (Strauß et al., 1997). In der Untersuchung von Rudolf et al. (1996) wurde für Patienten, die dem Konflikttypus »Autonomie vs. Abhängigkeit« zugeordnet wurden, ein geringer therapeutischer Erfolg verzeichnet. Die Typen »ödipal/sexueller Konflikt« und »Kontrolle vs. Unterwerfung« wiesen hingegen positive Behandlungsergebnisse auf. Da die Konstruktvalidität auch die inhaltliche und die kriteriumsbezogene Validität einschließt, konnten in der bisherigen Darstellung erste Hinweise aufgezeigt werden, dass einzelne Konflikte durchaus die zugrunde liegenden Konstrukte abbilden und differenzieren. Zusammenfassend sind die wissenschaftlichen Schwierigkeiten in der Überprüfung der Validität groß, da für jeden Konflikt nur einzelne Kriterien vorliegen bzw. entsprechende umfassende Testverfahren zur Erfassung unbewusster Konflikte nicht vorhanden sind. Einzelne bisher untersuchte Konflikte zeigen jedoch eine gute Übereinstimmung und Differenzierbarkeit mit verwandten Testverfahren. Eine hinreichende Verbindung zwischen den definierten operationalisierten Konflikten und dem Konstrukt »dynamischer Konflikt« kann somit angenommen werden.

2.5 Achse IV: »Struktur«

Da die strukturellen Merkmale verhaltensnah definiert sind und wenig theoriegeleitet interpretiert werden müssen, zeigte speziell die Strukturachse eine gute klinische Praktikabilität und im Vergleich der Achsen die beste Interrater-Reliabilität (Freyberger et al., 1998; Rudolf, 1996; Rudolf et al., 1997; Rudolf et al., 2000). Über die Einschätzung der sechs Strukturdimensionen hinaus erwies sich die Verwendung der 21 Strukturmerkmale als hilfreich, wie sie in der Heidelberger Fokusliste in Therapiestudien verwendet wurde (Grande et al 1997). Eine weitere Differenzierung der Strukturmerkmale auf den unterschiedlichen Integrationsniveaus wurde mit der Strukturcheckliste vorgelegt (Rudolf et al., 1998). Sie erlaubt es, durch eine Zuordnung von Modellaussagen das Strukturniveau der einzelnen Merkmale präzise zuzuordnen. Die Therapiestudien der Heidelberger Arbeitsgruppe ließen deutlich werden, welche Bandbreite das Strukturniveau bei ambulant und stationär behandelten Patienten aufweist und auch welche Zusammenhänge zwischen dem Strukturniveau und den OPD-Konflikten und Beziehungsmustern bestehen und welche Diagnosen (speziell Persönlichkeitsstörungen) damit zusammenhängen (Grande et al., 1998b; Grande et al., 2001; Grande et al., 2002; Rudolf/Grande, 2002; Rudolf et al., 2004a; Rudolf et al., 2002b; Spitzer et al., 2002). Es zeigte sich, dass mit zunehmend geringerem Strukturniveau die

Diagnosen schwerer Persönlichkeitsstörungen (z. B. Borderline-Persönlichkeitsstörung) sehr viel häufiger gestellt werden und dass die Maße für die Beziehungsfähigkeit (z. B. OPD-Achse II oder IIP) eine deutlich negative Qualität mit feindselig abweisenden, sich abschottenden oder aggressiven Eigenschaften aufweisen; entsprechend negativ gestalten sich die Gegenübertragungsreaktionen des Untersuchers (Oberbracht, 2005).

Eine Reihe von Studien beschäftigt sich mit der Übereinstimmung zwischen der Struktureinschätzung und anderen zeitgleich erhobenen Daten (Übereinstimmungsvalidität). Diese Studien lassen sich noch einmal unterteilen in solche, die ein äußeres (objektiv bewertete Kriteriumsleistung) und solche, die ein inneres Validitätskriterium (als valide anerkannte, andere Testverfahren) gewählt haben. Zur ersten Gruppe gehört eine Arbeit von Nitzgen und Brünger (2000). Die Autoren untersuchten 171 männliche Patienten mit einer lang andauernden Suchtmittelabhängigkeit zu Beginn ihres stationären Aufenthalts. Es zeigte sich, dass diese Patienten im Bereich der Selbststeuerung die schlechtesten Werte aufwiesen (Mittelwert = 2,2; 2 entspricht »mäßig«, 3 »gering integriert«). Dieses Ergebnis war auch theoretisch zu erwarten, weil dieser Strukturbereich u. a. die Aspekte Affekttoleranz und Impulssteuerung umfasst. Bestätigt werden diese Befunde von einer Untersuchung durch Reymann und Kollegen (2000), wo bei 22 männlichen alkoholabhängigen Männern auf einer offenen Entgiftungsstation ebenfalls eine strukturelle Schwäche bei der Selbststeuerung (Mittelwert = 2,32) sowie bei der Objektwahrnehmung (Mittelwert = 2,44) ermittelt wurde. Ein weiterer Validitätshinweis ergab die erstgenannte Erhebung im Hinblick auf die Übereinstimmung mit ICD-Diagnosen. Patienten, die ICD-Diagnosen aus dem neurotischen Formenkreis (Mittelwert = 1,97) erhielten, erwiesen sich als besser strukturiert als Patienten mit Persönlichkeitsstörungen (Mittelwert = 2,37, $p < 0{,}01$). Bei einer Untersuchung der Symptomdiagnosen nach ICD- und OPD-Befunden konnten in einer Untersuchung von Rudolf et al. (1996) keine signifikanten Zusammenhänge gefunden werden. Allerdings konnte diese Studie zeigen, dass ein geringeres Strukturniveau mit einer längeren Dauer an psychogener Erkrankung einhergeht (– 0,38, $p = 0{,}06$), was vermutlich auf die strukturell bedingt schlechteren Regulationsmöglichkeiten dieser Patienten zurückzuführen ist. Zu der zweiten Gruppe von Validitätsuntersuchungen, die innere Validitätskriterien gewählt haben, zählt eine Studie von Schauenburg (2000). Es wurden 49 konsekutiv erfasste Patienten einer Psychotherapiestation untersucht. Es zeigte sich, dass eine sichere Bindung (Bindungsdiagnostik nach Pilkonis) (– 0,30, $p = 0{,}05$) sowie übermäßige Abhängigkeitsbestrebungen (– 0,29, $p = 0{,}06$) mit einem besseren Strukturniveau einhergehen, während Borderline-Züge (0,27, $p = 0{,}08$), übersteigerte Autonomiebestrebungen (0,32, $p = 0{,}03$) und antisoziale Züge (0,55, $p = 0{,}00$) mit schlechterem Strukturniveau assoziiert sind. Grütering und Schauenburg (2000) verglichen in derselben Stichprobe unter Hinzuziehung unabhängiger Beurteiler die Ausprägung auf den Skalen des Karolinska Psychodynamic Profile (KAPP; Weinryb/Rössel, 1991) mit den Dimensionen der Strukturachse und fanden inhaltlich zu erwartende Korrelationen: Die Fähigkeit zur Selbststeuerung hing mit den Skalen Intimität und Frustrationstoleranz, aber auch mit dem (fehlenden) Erleben von Gebrauchtwerden und Zugehörigkeit zusammen. Ebenso fand sich ein Zusammenhang zwischen einer höheren Integration bei Objektwahrnehmung bzw. Kommunikation und der Fähigkeit zum Erleben von Intimität.

In einer weiteren Validierungsstudie wurden die an einer Stichprobe von 48 psychosomatischen, stationären Patienten gewonnenen Struktureinschätzungen mit Beurteilungen auf der Grundlage von den »Scales of Psychological Capacities« (SPC) von Wallerstein korreliert (Rudolf/Grande, 1999). Bei den SPC werden im Unterschied zur OPD neben den strukturellen Vulnerabilitäten, die den Inhalt der OPD-Strukturachse ausmachen, auch habituelle Modi der Konfliktverarbeitung bzw. Abwehrformationen erfasst und unter den Begriff der »strukturellen Fähigkeiten« subsumiert. Dies hat die interessante Folge, dass die in den SPC beschriebenen pathologischen Verhaltensweisen nur dann mit den Dimensionen der Strukturachse korrelieren, wenn tatsächlich strukturell bedingte Einschränkungen erfasst werden (z. B. $r = 0{,}30$, $p < 0{,}05$, zwischen der SPC-Skala »driveness« und der Dimension »Selbststeuerung«); werden hingegen konfliktbedingte Einschränkungen abgebildet, dann findet man die entsprechenden Korrelationen mit bestimmten Konfliktausprägungen der OPD-Achse III (z. B. eine Korrelation von $r = 0{,}41$, $p < 0{,}01$ zwischen der SPC-Skala »moralism« und dem Konflikt »Unterwerfung vs. Kontrolle«). Als weiteres Ergebnis zeigte sich bei der empirischen Prüfung eine überzufällige Konkordanz zwischen geringerem Gesamtstrukturniveau und der Schwierigkeit zu emotionaler Resonanz ($-0{,}41$, $p < 0{,}01$) sowie der Schwierigkeit, sich auf andere verlassen zu können ($-0{,}43$, $p < 0{,}01$). Diese beiden Items der SPC beziehen sich mehr als andere Items dieses Instruments auf die interpersonellen Fähigkeiten einer Person und kommen somit dem theoretischen Konzept der OPD-Strukturachse besonders nahe, welches die Fähigkeiten und Vulnerabilitäten des Selbst in seiner Beziehung zu anderen in das Zentrum der Strukturanalyse stellt. Mit der Vorhersagevalidität beschäftigte sich die bereits erwähnte Studie von Rudolf et al. (1996). Die Struktureinschätzung am Anfang der stationären Behandlung erwies sich sowohl für die Erfolgsbeurteilung des Patienten (0,30) als auch die Erfolgsbeurteilung des Therapeuten (0,40, $p < 0{,}05$) als sehr guter Prädiktor. Bei der Ansicht der einzelnen Strukturdimensionen erweist sich die Bindungsfähigkeit (Patient 0,42, Therapeut 0,46, $p < 0{,}01$) als besonders relevant für die Prädiktion. Offensichtlich ist die Fähigkeit, andere dauerhaft mit positivem Affekt zu besetzen, ein guter Garant für das Gelingen des interpersonellen Therapieunterfangens.

Schneider und Kollegen (2002) konnten zeigen, dass das Strukturniveau unterschiedlich ist bei Patienten, die für ambulante und stationäre Psychotherapien und denen, die für psychiatrische Behandlungen vorgeschlagen wurden. Schulz (2000) fand in einer Experimentalgruppe von acht Patienten, dass besser strukturierte Patienten einen deutlich reichhaltigeren mimischen Ausdruck zeigen. Eine Untersuchung an 30 Patienten von stationär psychotherapeutisch Behandelten bestätigte, dass gut strukturierte Patienten eher in der Lage sind, von der Therapie zu profitieren (Strauß et al., 1997).

Als Beitrag zur Konstruktvalidität zeigte sich in einer Faktorenanalyse einer Heidelberger Studie (unveröffentlicht), dass die Items auf einem Hauptfaktor mit einem sehr hohen Eigenwert lagen. In eine ähnliche Richtung verweist die Höhe der internen Konsistenz von 0,87 für die Strukturdimensionen und 0,96 für die Strukturfoki. Auch diese Ergebnisse weisen darauf hin, dass es sich bei der »Struktur« um ein im Wesentlichen eindimensionales Konstrukt handelt und die verschiedenen Teilfunktionen der Struktur interdependent wirken. Da die strukturelle Verfasstheit nach theoretischem und klinischem Verständnis eine dauerhafte und stabile Charakteristik von Personen darstellt, spricht zudem für die Konstruktvalidität der Strukturachse, dass im Prä-Post-Vergleich einer zwölfwöchigen stationären Psychotherapie zeitstabile Strukturwerte (für die Strukturgesamteinschätzung eine Prä-Post-Übereinstimmung von 84,4 %) gefunden wurden (Grande et al., 2000). Zusammenfassend scheint sich nach den bisherigen Erfahrungen die OPD-Strukturachse zur Beschreibung einer psychodynamisch konzeptionalisierten Persönlichkeitsstruktur gut zu eignen.

2.6 Fazit

Die ersten Erfahrungen mit unserem Klassifikationsinstrumentarium zeigen, dass die konstruierten Achsen für den klinischen Gebrauch praktikabel sind und reliabel eingeschätzt werden können.

Auf dem Hintergrund der empirischen Befunde und den Erfahrungen in der klinischen Arbeit mit der OPD sowie der Erkenntnisse aus den OPD-Ausbildungsseminaren entstand die Initiative zur Modifikation und Erweiterung der OPD zur OPD-2. Dieses Bedürfnis nach Veränderung steht im Konflikt mit dem Bestreben, ein Instrument mit einer gewissen Kontinuität und Übersichtlichkeit zur Verfügung zu haben. Ein Problem, dass wir hoffentlich kreativ und anwenderfreundlich lösen konnten.

3 Operationalisierung der Achsen nach OPD-2

3.1 Achse I – Krankheitserleben und Behandlungsvoraussetzungen

3.1.1 Einleitung

Für die Indikationsstellung zur Therapie, unabhängig davon, ob eine somatische Behandlung bei Patienten mit organischen Krankheiten indiziert ist oder ob die Frage der differenziellen Psychotherapieindikation abgeklärt werden soll, hat die Art des Krankheitserlebens und der Krankheitsverarbeitung eine wichtige Bedeutung. Dabei stellt jede Behandlungsmethode mehr oder weniger große Ansprüche an die emotionale und kognitive Bereitschaft und Belastbarkeit des Patienten zur Kooperation und Mitarbeit. Für die differenzielle Indikationsstellung zur Psychotherapie spielt es z. B. eine Rolle, ob der Patient einen gewissen Leidensdruck aufweist, eine Einsichtsfähigkeit in psychodynamische Zusammenhänge des Krankheitsgeschehens zeigt, für die geplante Psychotherapieform motivierbar ist und über notwendige persönliche und soziale Ressourcen verfügt. Im psychosomatischen Konsil- und Liaisondienst ist die Fragestellung jedoch häufiger allgemeinerer Art. Wir haben in einem ersten Schritt zu untersuchen, inwieweit bei einem Patienten eine vertiefte psychosomatisch-psychotherapeutische Diagnostik angezeigt ist. Als Indikationskriterien für diese fachspezifische psychosomatisch-psychotherapeutische Untersuchung sind ggf. auch Aspekte des Krankheitserlebens und der Behandlungsvoraussetzungen eines Patienten von Relevanz. Erst auf der Grundlage dieser diagnostischen Abklärung kann, soweit angezeigt, die Frage der differenziellen Indikationsstellung beantwortet werden.

Bei der Indikationsstellung zur Psychotherapie aus psychodynamischer Sicht sind neben der Art der vorliegenden Erkrankung inklusive ihrer spezifischen Symptomatik relevante psychologische Hintergrundbedingungen von Bedeutung, die ursächlich und verlaufsmodifizierend sein können. Für die psychodynamische Theorie sind dies insbesondere Aspekte der Persönlichkeitsstruktur sowie typische unbewusste, konflikthafte Themen oder Motive und aus diesen abgeleitete Beziehungsmuster. In der OPD ist darüber hinaus mit dem Konzept der konflikthaften äußeren Lebensbelastung ein ätiologisches Konstrukt eingeführt worden, bei dem die Krankheitsursache nicht in lebensgeschichtlich erworbenen Bedingungen angenommen wird, sondern in aktuell belastenden psychosozialen Konstellationen.

Die konkret zu indizierende psychotherapeutische Methode erschließt sich jedoch nicht ausschließlich aus dem konkret vorliegenden Ursachengefüge, sondern wird in der Regel durch die Behandlungserwartungen bzw. -motivation des Patienten modifiziert. Dabei besteht sicherlich häufiger eine Verbindung zwischen den persönlichen Charakteristika und dem Krankheitserleben sowie der Behandlungsmotivation des Patienten; spezifische Modi des Krankheitserlebens und der Behandlungsmotivation können einen Ausdruck spezifischer Merkmale der Struktur oder charakteristischer, konflikthafter Erlebens- oder Handlungsmuster darstellen (Schneider, 2002).

In der klinischen Praxis der Indikationsstellung wird die Entscheidung in unterschiedlichen Schritten sukzessiv vorgenommen. Zuerst ist grundsätzlich zu fragen, welche Art von Therapie der Patient aufgrund der vorliegenden Erkrankung oder Problemstellung und den ihr zugrunde liegenden psychologischen Variablen benötigt. In einem nächsten Schritt ist zu untersuchen, welche Art von Behandlungsvoraussetzungen bzw. Veränderungsmotivation der Patient zeigt. Im Prozess der Indikationsstellung sollten entsprechend etwaige behandlungsrelevante Ressourcen oder Hindernisse und auch die konkrete Behandlungsmotivation des Patienten berücksichtigt werden und in Bezug auf das grundsätzlich angezeigte methodische Vorgehen abgeglichen werden. Dies bedeutet, dass für einen Patienten, bei dem aufgrund der Entstehungsbedingungen und Charakteristik der psychischen Erkrankung grundsätzlich ein konfliktzentriertes – verstehend orientiertes – therapeutisches Vorgehen angezeigt ist, zu klären ist, inwieweit der Patient aktuell die notwendigen Ressourcen in Bezug auf die mit diesem therapeutischen Vorgehen verbundenen Voraussetzungen auf der Ebene der Selbstreflexion oder der emotionalen Belastbarkeit aufweist und er auch für eine Mitarbeit an einem derartigen psychotherapeutischen Vorgehen motiviert ist. Soweit relevante innere oder äußere Hemmnisse oder Begrenzungen aufseiten des Patienten vorliegen, sich aktuell auf diese Art von psychotherapeutischem Prozess einzulassen, ist erst einmal ein anderer therapeutischer Zugang zu wählen (z. B. ein emotional-supportives oder aktiv strukturierendes Vorgehen); oder es sollte in einer ersten Behandlungsphase daran gearbeitet werden, die affektiven und kognitiven Voraussetzungen sowie die Behandlungsmotivation für eine konfliktzentrierte Psychotherapie zu schaffen.

Vor diesem Hintergrund ist eine Operationalisierung des Krankheitserlebens und der Behandlungsvoraussetzungen für den Prozess der Diagnostik und der differenziellen Indikationsstellung notwendig. Terminologisch bevorzugen wir den von uns eingeführten Begriff des Krankheitserlebens gegenüber dem des Krankheitsverhaltens, weil er in unserem Verständnis stärker auf die Bedeutung von emotionalen und affektiven Prozessen hinweist.

Mit der Frage der Behandlungskooperation hat sich die Compliance-Forschung (Basler, 1990; Becker et al., 1982) befasst. Zur Frage der Krankheitsverarbeitung ist seit den 60er-Jahren auf dem Hintergrund der Stressforschung unter der Überschrift »Coping« oder »Krankheitsbewältigung« eine Vielzahl von theoretischen und empirischen Forschungsansätzen entwickelt worden, die für unsere Achse wichtige Ergebnisse erbracht haben. Andere aus unserer Sicht relevante Gesichtspunkte sind jedoch in der bisherigen Coping-Forschung aufgrund der Komplexität des Modells vernachlässigt worden.

Die frühen Copingmodelle lassen sich in »reiz- oder reaktionszentrierte« Konzepte differenzieren. Die reizzentrierten Stressmodelle verstehen einzelne oder umfassende Stimulusbedingungen als Stress und gehen davon aus, dass diese Bedingungen weitgehend unabhängig vom Individuum Stress hervorrufen. Für die Psychosomatik hat die »Life-Event-Forschung« als reizorientiertes Stressmodell lange Zeit eine hervorragende Bedeutung gehabt. Die klassischen reaktionszentrierten Stresskonzepte verstehen eine unspezifische Aktiviertheit des Organismus als Stress, die durch humorale und physiologische Reaktionen vermittelt wird (Selye, 1974). Reaktionszentrierte Copingmodelle betonen die individuelle Seite der Verarbeitung von Ereignissen; sie untersuchen insbesondere den Bedeutungsgehalt (z. B. Erwünschtheit oder Unerwünschtheit), der einem Ereignis von dem betreffenden Individuum zugemessen wird (Thoits, 1983).

Das elaborierteste Copingmodell ist der transaktionale Ansatz von Lazarus (Lazarus, 1966; Lazarus/Folkman, 1984), der von einer prozesshaften, bidirektionalen Beziehung zwischen Umwelt- und Personenvariablen ausgeht. Als zentrale Mechanismen bei der Adaptation von Individuen an belastende Person-Umwelt-Beziehungen (z. B. die Krankheit) werden kognitive Bewertungsprozesse angesehen, die sich entweder auf das subjektive Wohlbefinden des Individuums oder seine Bewältigungsmöglichkeiten beziehen. Nach Lazarus und Mitarbeitern ist es willkürlich, ob bei der Analyse des Copingverhaltens die situativen Bedingungen oder die individuellen Copingmechanismen fokussiert werden, da sich beide über die ständige wechselseitige Beeinflussung stetig verändern. Für Lazarus spielen zeitlich überdauernde »stabile« Persönlichkeitsmerkmale (»traits«) bei der Bewältigung gegenüber eher situativ determinierten Merkmalen (»states«) keine besondere Rolle.

Der Copingbegriff ist insofern verwirrend, als er einmal in einer eher biologischen Bedeutung als erfolgreicher Anpassungsprozess verstanden wird (z. B. Levine, 1983), zum anderen als ein breites Muster von Reaktionen, die mobilisiert werden, um eine Situation zu handhaben (Lazarus/Folkman, 1984). Sie können mehr oder weniger adaptiv sein. Es bestehen also unterschiedliche Auffassungen darüber, wie eng die Beziehung zwischen Coping und Effektivität der Bewältigung ist. Kriterien für ein adaptives und erfolgreiches Coping zu finden, ist naturgemäß schwierig. Was die Bandbreite der Copingreaktion und deren Schematisierung betrifft, unterscheiden sich die verschiedenen Autoren beträchtlich (vgl. Billing/Moos, 1981; Carver et al., 1989; Lazarus/Folkman, 1984). Aufgrund des bisher begrenzten Wissens über Copingprozesse schlägt z. B. Steptoe (1991) eher breite Dimensionen für eine Taxonomie vor und unterscheidet Copingreaktionen, die auf Problembewältigung ausgerichtet sind, von Copingmechanismen, die auf die Bewältigung von Emotionen abzielen. Beide Copingaktivitäten können sich jeweils sowohl auf der Verhaltens- als auch auf der kognitiven Ebene abspielen. Hierbei werden, wie schon bei Lazarus, neben offenen handlungsbezogenen auch intrapsychische Umbewertungsprozesse berücksichtigt, die teilweise auch aus dem psychoanalytischen Abwehrkonzept abgeleitet wurden. Unterschiede bestehen in der Bewertung der Funktionalität der Anpassungsmechanismen. Haan (1972), die sich mit dem affektiven Anteil der Krankheitsverarbeitung beschäftigt hat, sieht zielgerichtete flexible und realitätsnahe Anpassung als Folge von Copingprozessen und demgegenüber rigide, realitäts- und affektverzerrende Anpassung als Folge von Abwehrvorgängen.

Vaillant (1971) unterscheidet auf dem Hintergrund eines Reifungsmodells der Abwehr die unterschiedlichen Anpassungsprozesse hinsichtlich ihres Reifegrades und damit nach ihrer Adaptationsleistung bei Konfliktlösungen.

Copingforscher haben durchaus Anleihen bei den psychoanalytischen Abwehrkonzepten genommen. Demgegenüber haben sich Psychoanalytiker bislang nur wenig auf das Coping oder Bewältigungskonzept bezogen.

Soweit Abwehr nicht nur als ein dysfunktionaler und pathologischer Prozess aufgefasst wird, sondern auch als eine anpassungsfördernde Ich-Leistung verstanden wird (siehe z. B. Steffens/Kächele, 1988) erscheint eine Gegenüberstellung von Abwehr und Coping, wie von Haan vorgenommen, nicht sinnvoll. Sowohl die Abwehr als auch das Coping können als Ich-Funktion verstanden werden, die jeweils integriert im Individuum ablaufen. Die Abwehr diente primär der intrapsychischen Regulation (Affektverarbeitung), und das Coping wäre stärker mit der realitätsnahen und problemlösenden Anpassungsaufgabe im Prozess der

Krankheitsbewältigung befasst (Steffens/Kächele, 1988). Die angemessene Abwehr bedrohlicher, die Integrität des Selbst gefährdender Affekte oder Erfahrungen stellt somit die Voraussetzung dafür dar, dass ein Individuum sich in einer konstruktiven Weise mit den mit der Erkrankung verbundenen Anforderungen auseinander setzen kann (Coping, Bewältigung).

Auch wenn hier versucht wird, die Konstrukte des Coping und der Abwehr in einen gemeinsamen Verständnishorizont zu bringen, sind wir aktuell noch weit davon entfernt, den Problembereich theoretisch und empirisch ausgelotet zu haben. Es sind noch eine Vielzahl von Fragen ungeklärt, die u. U. auch keiner generellen Beantwortung zugänglich sind. Diese betreffen beispielsweise (siehe auch Rüger et al., 1990; Schüßler, 1993):

- die Art der Interaktion zwischen den emotionalen, den kognitiven und den handlungsbezogenen Faktoren der Krankheitsverarbeitung
- das Ausmaß, in dem zeitstabile Persönlichkeitsaspekte (traits) und eher situative Momente (states) an der Krankheitsverarbeitung beteiligt sind
- das Verhältnis von eher allgemeinen Formen der Bewältigung zu spezifischen Modalitäten der Krankheitsverarbeitung
- das Problem, inwieweit es für spezifische Krankheitsformen (z. B. chronische körperliche Erkrankungen oder psychische Störungen) charakteristische Formen der Krankheitsverarbeitung gibt
- den Aspekt, ob die Krankheit in der Gesamtheit ihrer Symptome und ihrer Behinderungen und/oder Aspekte der Bedrohung der Integrität der Person bewältigt werden muss.

Dem theoretischen und empirischen Forschungsstand entsprechend wird in der CPD nicht der Versuch unternommen, Coping und Krankheitsverarbeitung generell zu operationalisieren. Wir beschränken uns auf die Aspekte des Krankheitserlebens und der Behandlungsvoraussetzungen, die unmittelbar für die Indikationsstellung zu einer vertiefenden psychosomatisch-psychotherapeutischen Diagnostik (Basis-Modul) oder, soweit eine psychotherapeutische Indikation gegeben ist, für die Frage der differenziellen Indikation zur Psychotherapie (Psychotherapie-Modul) von Bedeutung sind. Im forensisch-psychiatrischen Bereich wird die Therapieindikation von zusätzlichen spezifischen Faktoren beeinflusst, die in einem eigenen Modul erfasst werden (vgl. Kap. 4.1 und 13.1).

3.1.2
Krankheitserleben und Behandlungsvoraussetzungen

Bei der Konzeptualisierung der Achse sind die Autoren davon ausgegangen, dass sich das Krankheitserleben und die Behandlungsvoraussetzungen von spezifischen Persönlichkeitscharakteristika (i. S. v. Traitvariablen), gesellschaftlichen Bedingungen, Faktoren des (psycho)sozialen Umfeldes sowie der Arzt-Patient-Beziehung ableiten.

Die Achse I beschreibt das faktische Krankheitserleben und veränderungs- sowie indikationsrelevante Aspekte der Krankheitsverarbeitung.

Unter dem Krankheitserleben verstehen wir einen Teilbereich der Krankheitsverarbeitung, der sich einerseits auf die Bewältigungskompetenzen des Individuums auswirkt und andererseits im Sinne eines Prozessmodells von den Verarbeitungsmechanismen des Patienten beeinflusst wird. Das Krankheitserleben umfasst emotionale und kognitive Prozesse, die unter anderem von den im Folgenden angeführten Faktoren beeinflusst werden: Art und Schwere der vorliegenden Erkrankung, das gesellschaftliche Umfeld, die Arzt-Patient-Beziehung, Persönlichkeitsmerkmale, das psychosoziale Umfeld, die Behandlungsmotivation.

Diese Faktoren stehen zueinander in einer komplexen Wechselwirkung, sie variieren sowohl innerhalb des einzelnen Individuums als auch zwischen verschiedenen Individuen. Im Folgenden sollen die einzelnen Aspekte knapp charakterisiert und ihre möglichen Interaktionen beschrieben werden.

3.1.2.1
Art und Schwere der vorliegenden Erkrankung

Die Krankheit (hier weniger im Sinne des klassischen Morbus als vielmehr des Prozesses des Krankseins im medizinischen System verstanden) kann grundsätzlich in vielfältiger Weise das Krankheitserleben beeinflussen:

- über die mit der akuten oder chronischen Erkrankung verbundenen körperlichen oder psychischen Symptome und Behinderungen
- über die Diagnosenstellung; die medizinischen Diagnosen sind in der Regel mit vielfältigen Bedeutungen versehen. Diese können z. B. auf der Dimension der »vitalen Gefährdung« (hohe Bedrohung z. B. bei Krebserkrankungen) oder auf der Dimension »Stigmatisierung« (soziale Diskriminierung oder Ausgrenzung) liegen. Ein hohes Stigmatisierungspotenzial weisen beispielsweise aktuell die Aidserkrankung oder nach wie vor die psychischen Erkrankungen auf.

- Mit den verschiedenen Krankheiten sind unterschiedliche Behandlungsprozeduren verbunden. Diese therapeutischen Maßnahmen können sowohl eine erhebliche körperliche als auch seelische Belastung darstellen (z. B. Transplantationen von Organen, aber auch Spätdyskinesien bei oder nach Neuroleptika-Gabe).
- Alle hier angeführten Aspekte der Erkrankung führen u. U. zu einer Vielzahl von Beeinträchtigungen bei der sozialen Anpassung des Individuums (Arbeitsplatzverlust, soziale Isolation u. a. m.).

Wie skizziert, können unterschiedliche Aspekte der Krankheit als »Stressor« oder »Bedrohung« gleichzeitig oder aufeinander folgend wirken. Dabei kann das Ausmaß an physischer, psychischer und sozialer Belastung zu verschiedenen Erkrankungszeitpunkten variieren und wird sich entsprechend auf das Krankheitserleben des Betroffenen auswirken. Die Schwere einer Erkrankung und das Bedrohungserleben bzw. der Leidensdruck stehen also in keiner linearen Beziehung zueinander. Die Ausprägung der Symptomatik allein ist in der Regel kein ausreichender Anlass, den Arzt aufzusuchen. Andere, oft wenig beachtete Faktoren kommen hinzu.

3.1.2.2 Die Bedeutung des gesellschaftlichen Kontextes und die Arzt-Patient-Beziehung

Der gesellschaftliche Bezugsrahmen im Gesamt seiner ökonomischen, sozialen und normativen Bedingungen beeinflusst die Sozialisationsprozesse und damit die psychosozialen Entwicklungsbedingungen von Individuen. Er hat damit einen entscheidenden Anteil an der Charakteristik der in ihm sozialisierten Individuen.

Von besonderer Relevanz für das Krankheitserleben und die Krankheitsverarbeitung sind die materiellen und institutionellen Bedingungen des Gesundheitssystems, die wissenschaftlichen Orientierungen und Standards im Gesundheitssektor (Medizin, Psychologie usw.) sowie die gesundheits- bzw. krankheitsbezogenen Einstellungen und Haltungen. Auf diesem Hintergrund entwickeln sich die bedeutenden Krankheits- und Behandlungskonzepte, aber auch die charakteristischen Stigmatisierungen und Vorurteile, die auf die individuelle Art des Umgangs mit Gesundheit, Krankheit und Behandlungen einwirken können. Ob ein gegebenes Krankheitsverhalten als abweichend eingeschätzt wird, ist u. a. von ärztlichen und institutionellen Vorstellungen und gegebenenfalls sozialpolitischen Erwägungen bestimmt. Neben dem etablierten Gesundheitssystem haben paramedizinische, vorwissenschaftliche Konzepte und Handlungsmuster einen Einfluss auf die individuellen Krankheits- und Behandlungskonzepte und auf das Krankheitserleben sowie die Krankheitsverarbeitung. Darüber hinaus kommt den öffentlichen Medien ebenfalls ein wichtiger Stellenwert bei der Krankheitsverarbeitung zu. Sie beeinflussen z. B. die allgemeine Beachtung, die bestimmte Symptome, Krankheitsbilder oder Behandlungsmaßnahmen erfahren.

Merkmale der Krankenversorgung und des Gesundheitssystems sowie der praktizierten somatischen Behandlung wirken auf dem Wege der Arzt-Patient-Beziehung direkt auf den Patienten, sein Krankheitserleben und seine Krankheitsverarbeitung. Dabei weist das weitgehend am organischen Krankheitsmodell orientierte medizinische Versorgungssystem dem Patienten im Prozess der Diagnosestellung und bei der Behandlung in der Regel eine passiv rezipierende Rolle zu. Im Rahmen eines technisch neutralen Beziehungsangebotes wird die somatische Denkweise des Patienten gefördert und seine individuelle emotionale Beteiligung an der Entstehung und Aufrechterhaltung seiner Beschwerden vernachlässigt. Sein persönliches Erleben findet so eher selten Berücksichtigung. Die Arzt-Patient-Beziehung dient meist der Bestätigung der psychischen Normalität und legt damit bei Patienten, die eine solche Krankheitsvorstellung bevorzugen, Somatisierungsneigungen nahe (Franz/Bautz, 1990). Unseres Erachtens fördert eine solche Arzt-Patient-Beziehung generell Somatisierungen und Chronifizierungen im Sinne einer iatrogenen Schädigung. Aus dieser Perspektive lernt der Patient, dass er sich allein über körperliche Symptomberichte und die Präsentation von immer neuen Beschwerden der Aufmerksamkeit und Sorge des Arztes sicher sein kann. Das Inanspruchnahmeverhalten des medizinischen Versorgungssystems wäre nach diesem Verständnis weniger eine Folge von körperlichen Beschwerden, vielmehr könnte die körperliche Beschwerdenverarbeitung und -ausbildung eine Konsequenz der Erfahrung im diagnostischen und therapeutischen Prozess sein (iatrogene Somatisierung, z. B. Simon, 1991). Das gehäufte Auftreten somatoformer Störungen in bestimmten Populationen wird zur Konsequenz einer gegebenen Organisation des Gesundheitssystems, was unter Ärzten kaum bekannt ist. Von psychoanalytischer Seite ist hier in besonderer Weise auf die spezielle Beziehungsdynamik zwischen Arzt und Patient hingewiesen worden (Beckmann, 1984). Im Einzelnen wurde abgeleitet, inwieweit bei Nichtbeachtung der emotional bestimmten Interaktionen zwischen Arzt und Patient die therapeutischen Bemühungen scheitern können (Übertragungs-/Gegenübertragungskollisionen). Der Patient, der eine gegebene Therapie in Anspruch nehmen will, muss auf dem Hintergrund seiner vorangegangenen Behandlungserfahrungen gesehen werden.

3.1.2.3 Persönlichkeitsmerkmale

Auf dem Hintergrund der psychodynamischen Theorie wird das Krankheitserleben wie auch die Krankheitsverarbeitung primär als eine Folge von charakteristischen Persönlichkeitsmerkmalen auf der Ebene von emotionalen, kognitiven, aber auch handlungsbezogenen Ressourcen bzw. Einschränkungen von Ressourcen gesehen.

Von besonderer Bedeutung ist in diesem Zusammenhang die Persönlichkeitsstruktur.

Dazu gehören die Dimensionen, wie sie in der Strukturachse beschrieben worden sind: Prozesse der Selbstwahrnehmung, der Belastbarkeit bzw. das Repertoire an Ich-Funktionen des Individuums, zu denen z. B. die Art der Abwehrmechanismen, die Frustrations- und Angsttoleranz (Steuerungsfähigkeit), die Realitätsprüfung und die Beziehungsfähigkeit zählen. Diese Funktionen beeinflussen die affektive und die kognitive Flexibilität oder die Rigidität des Patienten. Gesundheitsbezogene Einstellungen/Vorurteile stehen in einem engen Zusammenhang mit diesen Faktoren.

Weiterhin spielen Aspekte des Selbstbildes bzw. der Umgang mit dem Selbstbild unter den Bedingungen der Erkrankung eine wichtige Rolle. Hier ist von Bedeutung, ob der Patient in der Lage ist, sein Selbstbild trotz der Erkrankung aufrechtzuerhalten oder adäquat zu verändern. Personenmerkmale und intrapsychische Konfliktkonstellationen sind Einflussfaktoren, die nach psychodynamischer Auffassung auch ursächlich das Auftreten von Erkrankungen bestimmen und im Weiteren für das Krankheitserleben und die Krankheitsverarbeitung bedeutsam sind. Auch spezifische Beziehungserwartungen oder -modi, die in der Regel in einer Wechselbeziehung zu charakteristischen Persönlichkeitsmerkmalen, aber auch konflikthaften Motiven des Patienten stehen, können seine Veränderungserwartungen beeinflussen. Darüber hinaus können Geschlechts-, Alters- und Bildungsmerkmale einen Einfluss auf das Krankheitserleben wie auch die Krankheitsverarbeitung haben.

Hypothesen über die etwaigen individuellen motivationalen oder strukturellen Hintergrundbedingungen des Krankheitserlebens und der Krankheitsverarbeitung werden hier nicht explizit aufgegriffen. Diese Themenstellung wird eher von den anderen Achsen fokussiert bzw. im Integrationskapitel (3.6) diskutiert.

Prinzipiell strukturiert die Art der Persönlichkeit die emotionalen, kognitiven und handlungsrelevanten Voraussetzungen für das Krankheitserleben und die Ressourcen für die Krankheitsverarbeitung zu einem gewichtigen Anteil. Dies gilt für die psychischen, die psychosomatischen und die organischen Krankheiten. Bei den für diese Prozesse relevanten Persönlichkeitsmerkmalen handelt es sich in der Regel um Traitvariablen; gleichzeitig bieten jedoch die Persönlichkeitscharakteristika den Rahmen dafür, inwieweit situative Faktoren (Statevariablen) auf die Art des Krankheitserlebens und der Krankheitsverarbeitung einen wichtigen Einfluss nehmen können.

Im Folgenden sollen krankheits- bzw. behandlungsbezogene Merkmale expliziert werden, die konstituierend für die Achse I sind und in der Regel in einem engen Zusammenhang zu relevanten Persönlichkeitsmerkmalen stehen.

3.1.2.4 Relevante theoretische Konstrukte der Achse I

Leidensdruck

Bereits Freud sieht den Leidensdruck als notwendige Voraussetzung für die Teilnahme eines Patienten an einer Therapie an. Der »nächste Motor der Therapie ist das Leiden des Patienten und sein daraus entspringender Heilungswunsch« (Freud, 1925 (1913)) formuliert er später und sieht diesen als notwendige Voraussetzung für die Therapiemotivation an. Heigl (1977) schreibt dem Leidensdruck eine wichtige prognostische Funktion zu. Dabei sei zu prüfen, »ob der Patient in erster Linie an seinen realen Behinderungen bzw. seinen Symptomen leidet oder an der irrealen, rein subjektiven Bedeutung seines Symptoms. Im letzteren Fall handelt es sich um eine schwerere Neurose« (Heigl, 1977, S. 40). Hier kommt neben der quantitativen Gewichtung des Leidensdrucks (wie viel Leidensdruck weist der Patient auf?) noch eine qualitative Perspektive (die Art des Leidensdrucks) hinzu, bei der gefragt wird, worunter der Patient primär leidet.

Diese Unterscheidung sei für die Frage der Therapieindikation oder der Therapieprognose von besonderer Relevanz, da sich aus der Art des Leidensdrucks die Veränderungserwartung des Patienten ableiten würde. Aus einer traditionellen psychoanalytischen Sicht heraus fragt Heigl, ob der Patient seine Persönlichkeit verändern will oder auf der Basis eines neurotisch-irrealen Leidensdrucks nur seine Symptomatik verändern will. Als Beispiel führt Heigl hier an, dass auf dem Hintergrund einer narzisstischen Persönlichkeit und der damit verbundenen hohen Kränkbarkeit, ein geringfügiges Symptom bei einem Patienten einen hohen Leidensdruck bewirken könne, ohne dass dieser einen Wunsch ausbilden würde, seine Persönlichkeit zu verändern.

Wir teilen nicht die »wertende« Perspektive, die hier aus dem psychoanalytischen Krankheits- und Persönlichkeitskonzept entspringt, sehen jedoch die Differenzierung des Leidensdrucks in eine quantitative und qualitative Dimension als bedeutsam für die Therapieplanung an. Ein gewisses »quantitatives« Ausmaß an

Leidensdruck ist sicherlich eine relevante Voraussetzung dafür, dass ein Patient überhaupt Veränderung und Hilfestellung aufsucht. Was er verändern möchte, steht dann eher in einem Zusammenhang damit, worunter der Patient leidet.

Im Prozess der Therapieplanung werden wir in der Regel am subjektiven Leiden des Patienten anknüpfen müssen und mit ihm gemeinsam Ansätze zur Veränderung – und d. h. in der Regel eben auch Minimierung des Leidensdrucks – suchen. Selbstverständlich können sich im Prozess der Therapie, verbunden mit Entwicklungsprozessen aufseiten des Patienten, die Art seines Leidensdrucks und damit auch seine Behandlungsziele verändern.

Krankheitskonzept

Grundlegende Untersuchungen zu Laienmodellen wurden in den 80er-Jahren vorgelegt (Bishop, 1987; Millstein/Irwin, 1987; Rutter/Calnan, 1987). Zahlreiche Studien beschäftigten sich mit kausalen Attribuierungen oder Erklärungsmodellen oder den Vorstellungen über die Ursachen psychischer Erkrankungen (Brewin/Furnham, 1986; Furnham, 1984; Rippere, 1981).

Furnham und Wardley (1990) fanden einen deutlichen Zusammenhang der Therapiemotivation mit Einstellungen und Überzeugungen bezüglich des Sinns, der Wirksamkeit und des konkreten Ablaufs von Psychotherapie. Die Untersuchung laienhafter Konzepte und Einstellungen bezüglich der Wirksamkeit und des praktischen Vollzugs von Psychotherapie stehen nach den genannten Autoren in enger Beziehung zu Laientheorien hinsichtlich der Ursachen psychischer Erkrankungen. Sowohl bei der Entscheidung für eine psychotherapeutische Behandlung als auch während der Teilnahme an einer Psychotherapie sind Erwartungen wesentliche Determinanten des Inanspruchnahmeverhaltens.

Zwischen Patient und Therapeut diskongruente Erklärungsmodelle für die bestehende Störung, die im Interaktionsprozess zwischen Arzt und Patient keinen Ausdruck finden oder nicht wahrgenommen werden, tragen zu einer verringerten Therapieakzeptanz bei. Deshalb ist es beispielsweise für die Indikationsstellung wichtig, dass der Therapeut eine Vorstellung vom Krankheitskonzept des Patienten gewinnt.

Die Rezeption bzw. Integration kognitionspsychologischer Konzepte zur Organisation des Krankheits- bzw. Inanspruchnahmeverhaltens erfolgte im Bereich der Psychoanalyse zunehmend in den 80er-Jahren. Beispielsweise wiesen Rosin (1981) oder Streeck und Kollegen (1986) auf die Bedeutung des Krankheitserklärungsmodells für die Therapieerwartungen, die subjektive Einsicht in die Behandlungsbedürftigkeit, die Auswahl der Behandlungsziele und Therapieverfahren und die Gestaltung der Patientenrolle hin. Das jeweilige Erklärungsmodell ermöglicht dem Patienten nach Rosin das Verständnis seiner Störung und gestattet ihm, eine Verbindung von Symptomen zu ätiologischen Vorstellungen herzustellen. Die subjektiven Krankheitstheorien des Patienten stellen wesentliche, die Inanspruchnahme von Psychotherapie beeinflussende Vorstellungen dar. Becker (1984) unterscheidet zwischen vorbewussten oder unbewussten Krankheitstheorien und weist auf die Wichtigkeit einer sensiblen Wahrnehmungsbereitschaft des Arztes hinsichtlich unbewusst-magischer Krankheitsvorstellungen hin. Hierin sieht der Autor eine Voraussetzung für die akzeptanzfördernde Annäherung der Krankheitstheorie des Arztes und des Patienten. Becker sieht in der subjektiven Wahrnehmung und Einstellung des Patienten zu Krankheit und Gesundheit einen der wichtigsten Einflussfaktoren für das Gesundheits- bzw. Akzeptanzverhalten von Patienten.

Ahrens (1982) untersuchte das Krankheitsmodell unterschiedlicher Patientengruppen. Ein eher auf externale oder somatische Faktoren ausgerichtetes, stressorientiertes Erklärungsmodell bestand bei psychosomatisch und somatisch erkrankten Patienten. Neurotische Patienten wiesen eher internale Kontrollüberzeugungen und ein an psychologischen Faktoren orientiertes Erklärungsmodell auf. Entsprechend unterschieden sich die neurotischen Patienten in ihren Therapieerwartungen (persönlichkeitsbezogene Hilfsangebote, kritisches Konsultationsverhalten) von den psychosomatisch erkrankten Patienten (somatisch-medikamentöse Therapieangebote, geringere Konsultationslatenz, sehr seltener Arztwechsel).

Mit Zurückhaltung ließe sich resümieren, dass ein an psychologischen Faktoren oder sozialen (interaktionellen) Faktoren orientiertes Krankheitskonzept mit positiven Psychotherapieerwartungen und mit der Bereitschaft zur Inanspruchnahme psychotherapeutischer Hilfe korreliert. Von daher ist die Einschätzung des patientenseitig bestehenden, bewussten krankheitsbezogenen Erklärungsmodells auch bedeutsam für die Indikationsstellung und Prognose einer psychotherapeutischen Behandlung.

Persönliche Ressourcen

Als persönliche Ressourcen gelten alle Persönlichkeitseigenschaften und die daraus abgeleiteten Fähigkeiten des Patienten, die ihm helfen, seine Krankheit/Störung bzw. Symptome und Probleme und deren Folgen konstruktiv und adaptiv zu bewältigen. Das bedeutet hier, dass zwischen ich-strukturell verankerten Persönlichkeitsmerkmalen und deren psychosozialen Manifestationen in der Krankheitsbewältigung unterschieden wird. Zu den (gesundheitsrelevanten) persönlichkeitsstrukturell verankerten Merkmalen zählen aus psychodynamischer Sicht im Wesentlichen: autonome Selbstwertregulation, Objektkonstanzerleben, flexible Impulskontrolle, Frustrations- und Konflikttoleranz und Affektdifferenzierung.

Die Ausprägung dieser Persönlichkeitsmerkmale wird differenziert eingeschätzt auf der Strukturachse. Im Kontext der hier zu erfassenden persönlichen Ressourcen interessieren ausschließlich die verhaltensbezogenen Umsetzungen dieser Persönlichkeitsmerkmale wie sie beispielsweise in gesundheitspsychologischen Konzepten (Schwarzer, 1996) ihren Niederschlag gefunden haben. Zu diesen gehören: Selbstwirksamkeitserleben, aktiver und gesunder Lebensstil, Genussfähigkeit, adaptive Beziehungsgestaltung, Fähigkeit zum Alleinsein, Distanzierungsfähigkeit, Entspannungsfähigkeit, optimistische Lebenseinstellung, Leidensfähigkeit, sozialkommunikative und emotionale Kompetenzen.

Offenheit

Offenheit wird hier verstanden als Offenheit einer Person für eine psychologische Betrachtung von Ursachen und die Bedeutung bestehender körperlicher, seelischer und verhaltensgebundener Symptome. Offenheit bezeichnet dementsprechend als grundsätzlich vorhandene Ressource die Fähigkeit und Neigung psychisch erkrankter Patienten, sich auf eine psychosoziale Genese ihrer Beschwerden einzulassen. Die Bedeutsamkeit eigener Gedanken, Gefühle und unbewusster oder alter Reaktions-, Verarbeitungs- und Beziehungsmuster für den Erkrankungsprozess wird zumindest grundsätzlich anerkannt (individueller Aspekt), und der Patient ist in der Lage und daran interessiert, sich hierüber mit einem psychodynamisch arbeitenden Therapeuten sprachlich zu verständigen und sich mit Deutungen auseinander zu setzen (interpersonaler Aspekt).

Offenheit – englisch »psychological mindedness« – wurde mit Begriffen wie psychologische Einsichtsfähigkeit, Introspektionsfähigkeit oder self-awareness umschrieben. Silver (1983) definierte Offenheit (»psychological mindedness«) als »Wunsch des Patienten, mögliche Bedeutungen und Ursachen seiner inneren und auf äußere Zusammenhänge bezogenen Erfahrungen zu erkennen, sowie als Fähigkeit hierbei innere, seelische Einflüsse und nicht nur äußere Fakten zu betrachten…[und] nach Möglichkeit die Zusammenhänge zwischen Gedanken, Gefühlen und Verhalten zu verstehen«. Empirisch operationalisiert und messbar ist dieses Konstrukt mittels eines von McCallum und Piper (1997) vorgeschlagenen und validierten videogestützten Ratingverfahrens (PMAP).

In der psychodynamisch-tiefenpsychologischen Literatur und Forschung gilt der Grad der Offenheit eines Patienten als prädiktiv für einen Therapieerfolg (McCallum et al., 2003). Offenheit ist damit ein wesentliches Kriterium zur Stellung einer psychodynamisch orientierten Behandlungsindikation, da Patienten fähig sein müssen, sich der auf Einsichtszuwachs abzielenden Techniken psychodynamischer Psychotherapie zu bedienen, um überhaupt zu profitieren. Technik und Verfahren der psychodynamischen Psychotherapie zielen darauf ab, dem Patienten Einsicht zu vermitteln, in welcher Weise seine Beschwerden mit intrapsychischen Konflikten zwischen Wünschen, Ängsten und Abwehr/Bewältigungsverhalten zusammenhängen, um sich auf der Basis eines vollständigeren Selbstbildes neue Verhaltensoptionen zu erschließen.

Dieser Prozess wird u. a. durch Deutung aktueller Beschwerden/Verhaltensweisen außerhalb und innerhalb der therapeutischen Beziehung vor dem Hintergrund unbewusster, biografisch tief verankerter Wahrnehmungs-, Verarbeitungs- und Verhaltensmuster in Gang gehalten. Deshalb stellt die grundsätzliche Fähigkeit und das Interesse eines Patienten, mithilfe erklärender und Zusammenhänge herstellender Hinweise (Deutungen) des Therapeuten aktuelle Probleme, Gedanken, Gefühle und Verhalten mit alten Mustern zu verknüpfen, eine wichtige Voraussetzung für eine erfolgreiche psychodynamische Behandlung dar (Appelbaum, 1973).

In diesem Zusammenhang kann auch das Krankheitsmodell des Patienten von Bedeutung sein, da es den Abstimmungsprozess zwischen Patient und Therapeut auch hinsichtlich des mehr oder weniger offenen Umgangs des Patienten mit deutenden Hinweisen beeinflussen kann. Ein psychologisches, interaktionsbezogenes Erklärungsmodell ist eher mit positiven Psychotherapieerwartungen und mit der Bereitschaft zur Inanspruchnahme psychotherapeutischer Hilfe und dem Bestehen relativ reifer Ich-Funktionen (wie Fähigkeit zur Selbstreflexion, Introspektion) korreliert. Von daher kann für die Einschätzung der Offenheit auch das patientenseitig bestehende Krankheitsmodell (prärational, rigide, magisch etc.) bedeutsam sein.

Bei der operationalen Bestimmung des Konstruktes wurden mittels der entsprechenden Itemabstufungen sowohl individuelle Patientenmerkmale (Interesse an Einsichtsgewinn, Krankheitsmodell) wie auch interpersonale Aspekte (Umgang mit Deutungen) berücksichtigt.

Psychosoziale Unterstützung

Psychosoziale Unterstützung wird von uns als eine interaktionelle Variable angesehen, bei der Aspekte der Persönlichkeit mit Umgebungsfaktoren (Familie, Bekanntenkreis, professionelle Helfer) in eine Wechselbeziehung zueinander treten.

Nach dem kognitiv-transaktionalen Stresskonzept ist soziale Unterstützung als Ressource anzusehen. Soziale und persönliche Ressourcen sind protektive Faktoren, die als Ressource der sozialen Umwelt den Stressanforderungen gegenüber zu stellen sind und einen eigenen Konstruktcharakter aufweisen (Lazarus, 1991, 1993). Ihre Funktion ist, den Coping-Prozess zu moderieren, d. h. zu erleichtern oder zu beschleunigen. Im Kontext der Achse I betrachten wir Krankheit/Störung unter dem Stressaspekt, d. h. sie erfasst, wie soziale Unterstützung bei der Bewältigung der Krankheit/Störung bedeutsam werden kann. Die soziale Ressource kann an zwei Stellen des Stressgeschehens Einfluss nehmen: zum einen auf die Einschätzung der Bedrohlichkeit der Krankheit bzw. Störung (Situationsanforderungen), zum anderen unmittelbar auf den Bewältigungsprozess.

Bei der sozialen Unterstützung müssen begrifflich strukturelle und funktionale Aspekte unterschieden werden. Strukturelle Aspekte werden in der sozialen Integration angesprochen. Diese erfassen Größe (Anzahl der verfügbaren Personen, Häufigkeit der Kontakte) und Aspekte der Struktur (Dichte und Dauer der Kontakte, Zusammensetzung der Gruppe von verfügbaren Personen) des sozialen Netzes, über das jemand verfügt bzw. in das jemand eingebettet ist. Der Gegenpol zur sozialen Unterstützung wird dann als soziale Isolation bezeichnet.

Soziale Integration stellt eine wichtige Voraussetzung für soziale Unterstützung dar und ein Potenzial für positive aber auch negative Interaktionen. Dieser quantitativ-strukturelle Aspekt der sozialen Unterstützung i. S. des sozialen Rückhaltes hat sich in der Gesundheitsforschung als von nur begrenztem Wert erwiesen (Leppin/Schwarzer, 1997). Der qualitativ funktionale Aspekt der sozialen Unterstützung bezeichnet demgegenüber Interaktionen, bei denen es darum geht, ein leidvolles Problem eines Hilfsbedürftigen durch einen Helfer zu verändern oder erträglicher zu machen (Schwarzer, 1996). Die sozialen Interaktionen können auf verschiedene Inhalte bezogen sein. Es kann emotionale, instrumentelle oder informative Unterstützung geleistet werden (z. B. Zuwendung, Trost geben vs. Arbeiten erledigen, Güter besorgen vs. Informationen und Ratschläge geben). Empirisch lässt sich belegen, dass eine geringe Korrelation zwischen strukturellen Netzwerkmaßen und funktionellen Unterstützungsmaßen bestehen (Pierce et al., 1996). Ein wichtiger Unterschied ist die wahrgenommene vs. der erhaltenen Unterstützung. Einmal handelt es sich um den kognitiven Aspekt, d. h. die Überzeugung von Verfügbarkeit des sozialen Rückhaltes, zum anderen um einen verhaltensbezogenen Aspekt, d. h. wie oft bzw. in welcher Qualität Unterstützung stattfand. Diese Aspekte lassen sich wiederum aus unterschiedlichen Perspektiven operationalisieren, einmal subjektiv/retrospektiv zum anderen aus der Beobachterperspektive.

Helfer-, Empfänger-, und Beobachterperspektive stimmen nur bedingt überein (Leppin/Schwarzer, 1997), wobei die kognitiv wahrgenommene Ebene des Empfängers am meisten beforscht ist. Dieser Perspektive kommt auch besondere Bedeutung im Rahmen des verstärkten Interesses über die Wirkung von sozialen Unterstützungen in engen Beziehungen und Sozialbindungen zu (Stroebe/Stroebe, 1995). Unter diesem Aspekt wird auch hervorgehoben, dass soziale Unterstützung kein passiver, sondern ein aktiver interaktioneller Prozess ist.

Es lässt sich festhalten, dass soziale Integration als distale Einflussgröße zu betrachten ist, die, wie epidemiologische Studien zeigen, Risikoverhalten vermindern kann, sei es durch das Empfinden, sozialen Rückhalt zu haben und dazuzugehören, sei es über die soziale Kontrolle, die darüber ausgeübt wird.

Die wahrgenommene soziale Unterstützung liegt demgegenüber näher am Stress- bzw. Krankheitsgeschehen und wirkt als proximale Einflussgröße unmittelbar auf den Verarbeitungsprozess ein. Möglicherweise geschieht dies über Beeinflussung der psychischen Befindlichkeit und Affektivität, was dann gesundheitsförderliches Verhalten stärken und günstige Einflüsse auf neuroendokrine Prozesse nehmen kann. Andererseits wird die wahrgenommene soziale Unterstützung durch Beziehungsmodi oder auch Bindungsstile des Individuums beeinflusst und stellt deshalb tendenziell ein Persönlichkeitsmerkmal dar.

Unter dem Aspekt der Psychotherapieeignung und des Auffangens der damit verbundenen Belastungen interessiert unserer Meinung nach weniger, ob potenziell ein soziales Netz vorhanden ist, sondern stärker, ob aktuell auch unter der störungsbedingt eingeschränkten Wahrnehmung des Patienten ein solches Netz gesehen wird und der Patient sich in der Lage fühlt, dieses für sich bei Bedarf zu mobilisieren. Von daher interessieren die integrativen Sichtweisen des Patienten hierzu. Es interessiert primär, inwieweit das soziale Netz im Patienten repräsentiert ist und inwieweit er Zugang zu diesen sozialen Ressourcen hat.

Sekundärer Krankheitsgewinn

Traditionellerweise wird in der Psychoanalyse zwischen dem »primären« und »sekundären« Krankheitsgewinn unterschieden. In der Symptombildung finden aus der Sicht der Triebpsychologie die unerwünschten Triebregungen ein gewisses Ausmaß an Befriedigung, was zu einer Spannungsreduktion führt. Weiterhin erfährt das Individuum eine Erleichterung dadurch, dass die »verpönten« Triebregungen nicht direkt in der Außenwelt ausagiert werden. Laplanche und Pontalis (1991) sehen im primären Krankheitsgewinn die eigentliche »Motivation zur Neurose«.

Demgegenüber wird der sekundäre Krankheitsgewinn als Produkt aller Gratifikationen aufgefasst, die das Individuum durch seine Erkrankung – mehr oder weniger »bewusst« – erhält. Dazu können unterstützende oder entlastende Reaktionen aus dem Umfeld des Individuums gehören; aus einer verhaltenstherapeutischen Perspektive wird das fehlangepasste Verhalten (im Fall der neurotischen Entwicklung) durch positive psychosoziale Konsequenzen verstärkt.

In der Erkrankung und der u. U. damit verbundenen Entlastung von Anforderungen am Arbeitsplatz können andauernd bestehende konflikthafte innerpsychische Motive wie z. B. die »Verweigerung« von als unrechtmäßig erlebten Anforderungen befriedigt werden: »Racheimpulse« oder »Wiedergutmachungswünsche« werden ausagiert. Weiterhin können regressive Motive und Wünsche in der Erkrankung und deren Chronifizierung ausgelebt und befriedigt werden.

Mit der Übernahme der Krankenrolle sind regelhaft eine Reihe von Gratifikationen verbunden (z. B. die Arbeitsunfähigkeit, die Rente wegen verminderter Erwerbsfähigkeit, emotionale Zuwendung im privaten Umfeld und im Gesundheitssektor), die tendenziell geeignet sind, das Individuum zum Festhalten an der Erkrankung und der Krankenrolle zu motivieren. Das Individuum wird sowohl im privaten als auch im beruflichen Umfeld von einer Vielzahl von sozialen Verpflichtungen entlastet, die während der Erkrankung von Institutionen der medizinischen Versorgung übernommen werden (Horn et al., 1984).

Bei chronischen Erkrankungen kommt den Verarbeitungsprozessen eine bedeutsame Rolle zu. Diese werden durch individuelle Fähigkeiten oder Ressourcen, aber auch durch soziale Kontextbedingungen, zu denen die Bedingungen des familiären und privaten Umfeldes, des beruflichen Umfeldes aber auch des Gesundheitssystems bzw. des Systems der sozialen Sicherung (z. B. Rentenversicherer) strukturiert.

Die Krankheitsverarbeitungsprozesse können dabei durchaus auf dem Hintergrund von »Kosten-Nutzen-Abwägungen« maladaptiv verlaufen, wenn z. B. mit der Chronifizierung von Erkrankungen die Entlastung aus stressigen Arbeitsplatzbedingungen verbunden ist oder die materielle und soziale Perspektivlosigkeit und die Gefahr der Stigmatisierung eines Arbeitslosen durch eine Berentung wegen verminderter Erwerbsfähigkeit durch die erlangte soziale Sicherung (trotz Hartz IV) und die Umdefinition der gesellschaftlichen Zuschreibungsprozesse gemildert wird.

Gerade für psychische und psychosomatische Erkrankungen hat die Anzahl an Arbeitsunfähigkeitstagen seit 1995 erheblich zugenommen, bei gleichzeitigem Absinken der AU-Zeiten für Patienten mit anderen Erkrankungen; letztere ist nach einhelliger Meinung insbesondere durch den erhöhten Druck auf den Arbeitsmarkt motiviert.

Bei den Berentungen wegen verminderter Erwerbsfähigkeit liegen die psychischen und psychosomatischen Störungen an erster Stelle. Diese Entwicklung ist sicherlich angesichts eines sich drastisch veränderten Arbeitsmarktes und der damit verbundenen unsicheren Arbeitsperspektive vielfach auch durch Aspekte des sekundären Krankheitsgewinns motiviert.

Weiter ist zu beachten, dass der Krankheitsgewinn oftmals nicht allein für den Betroffenen erfolgt, sondern die Erkrankung auch für das familiäre Bezugssystem unter unterschiedlichen Perspektiven eine positive Bedeutung aufweisen kann (materielle Entlastung, soziale Sicherung, Erhöhung der sozialen Akzeptanz durch den Wegfall der Stigmatisierung).

Die Entstehungsbedingungen des sekundären Krankheitsgewinns sind an komplexe Interaktionen zwischen unterschiedlichen gesellschaftlich Gruppen oder Institutionen sowie dem konkreten Individuum gebunden. Dabei kommen unterschiedliche Wertesysteme, sozialpolitische und materielle Interessen zum Tragen. Dies lässt sich am Beispiel von Chronifizierungsprozessen aufzeigen, bei denen vielfach die behandelnden Ärzte den Patienten arbeitsunfähig schreiben oder ihm raten, einen Rentenantrag zu stellen, weil sie ihn von belastenden Arbeitsbedingungen oder der Situation der Arbeitslosigkeit entlasten möchten. Dieses Verhalten kann durch Mitgefühl und den Wunsch dem Patienten eine praktische Unterstützung zu geben, wie auch das Bedürfnis, den Patienten »zufrieden zu stellen« motiviert sein. Ärzte der Bundesagentur für Arbeit, die Probleme mit der Vermittlung von Arbeitsplätzen für leistungsgeminderte Arbeitssuchende haben, unterstützen oder fördern den Wunsch nach Rente ebenfalls häufig und orientieren sich dabei oftmals primär an den eingeengten Vermittlungsmöglichkeiten ihrer Institution.

Bestens bekannt ist im Bereich der medizinischen Rehabilitation, dass Patienten, die bereits einen Rentenantrag gestellt haben, nur wenig Veränderungsmotivation aufweisen und entsprechend nur selten von Rehabilitationsmaßnahmen profitieren.

Das Konzept des sekundären Krankheitsgewinns weist tendenziell eine stigmatisierende und entwertende Bedeutung für den Patienten auf, wenn diesem von einem behandelnden Arzt oder einem Gutachter ein die Erkrankung aufrechterhaltender Krankheitsgewinn zugeschrieben wird. Letztlich muss berücksichtigt werden, dass Krankheitsfolgen immer auch unterschiedliche Bedeutungsinhalte für den Betroffenen und sein Umfeld aufweisen. Ein und derselbe Faktor, z. B. die Berentung, kann subjektiv einmal im Sinne eines Gewinns über die soziale und materielle Sicherung und zum anderen als Verlust, über das »Herausfallen« aus sozialen Kontexten und den Verlust der beruflichen Identität gewertet werden.

Welche subjektive Bedeutungshaftigkeit Krankheitsfolgen letztlich in der aktuellen Situation oder in unterschiedlichen Phasen des Krankheitsverlaufs haben, muss im Einzelfall sorgfältig geprüft werden. Dabei hängt diese Bewertung sicherlich von den Beurteilungsmaßstäben ab, die wir anlegen.

Veränderungsmotivation

Die Behandlungsmotivation konstituiert sich auf dem Hintergrund der oben für das Krankheitserleben und die Veränderungserwartungen herausgearbeiteten Faktoren. Das Spektrum an möglichen Behandlungserwartungen umfasst grundsätzlich alle Formen paramedizinischer, medizinischer oder psychotherapeutischer Behandlungsverfahren. Die Patienten können jedoch auch jegliche Behandlung ablehnen oder zur Teilhabe an unterschiedlichen Behandlungsmethoden (z. B. somatische Behandlung und Psychotherapie) motiviert sein.

Insgesamt ist in der Forschung der Begriff der Psychotherapiemotivation weitgehend vernachlässigt worden. Insbesondere liegen kaum empirische Arbeiten auf der Grundlage der Operationalisierung des Konstruktes vor. Wie auch beim Coping finden sich kognitive Erklärungsmodelle der Psychotherapiemotivation (z. B. Krause, 1966; Künzel, 1979) und Modelle, bei denen sowohl affektive als auch kognitive Aspekte der Behandlungsmotivation berücksichtigt werden (Muck/Paal, 1968; Schneider et al., 1989). Nach Schneider lässt sich die Psychotherapiemotivation als ein sich prozesshaft herausbildendes Merkmal verstehen, das über unterschiedliche affektive und kognitive miteinander interagierende Faktoren strukturiert wird. Die vorrangig affektiven Anteile werden durch den Leidensdruck und den Krankheitsgewinn repräsentiert und bilden relevante Elemente des Krankheitserlebens ab. Der Leidensdruck des Patienten stellt die Voraussetzung oder das Motiv dafür dar, dass ein Individuum mit einer seelischen oder körperlichen Erkrankung Möglichkeiten der Veränderungen aktiv aufsucht.

Der Patient bildet auf diesem Hintergrund eine subjektive Theorie (Krankheitskonzept) über die Genese der Störung aus, entwickelt Einstellungen gegenüber etwaigen Behandlungsverfahren und sucht problemrelevante Informationen. Die Entwicklung der subjektiven Krankheitstheorie, der allgemeinen Behandlungseinstellungen und Veränderungsmotivation werden sowohl durch Persönlichkeitsmerkmale als auch Aspekte der Erkrankung und soziale und medizinische Kontextvariablen beeinflusst, wie wir sie oben beschrieben haben.

Schneider und Klauer (2001) haben beispielsweise für Patienten mit somatoformen Störungen zeigen können, dass sich diese primär in ihren Krankheitskonzepten und ihren Behandlungserwartungen an organmedizinischen Verfahren orientieren.

Gerade psychotherapeutische Verfahren stellen hohe Ansprüche an die Belastbarkeit des Patienten, seine Frustrations- und Angsttoleranz sowie seine Introspektions- oder Reflexionsfähigkeit (Offenheit). Allerdings unterscheiden sich die verschiedenen psychotherapeutischen Maßnahmen in Bezug auf die von ihnen geforderten Patientenvoraussetzungen deutlich (siehe Nübling, 1992; Rudolf/Stille, 1984; Schneider, 1990; Schneider et al., 1989).

Grundsätzlich lässt sich die Behandlungsmotivation eines Patienten danach differenzieren – und wir haben diese Klassifikation bei der Operationaliserung der Achse I beibehalten –, inwieweit er eher eine am somatischen Behandlungsmodell orientierte Erwartung aufzeigt, eher für Psychotherapie motiviert ist oder Unterstützung bei der Bewältigung sozialer Problemstellungen aufsucht.

3.1.2.5
Zur Operationalisierung des Krankheitserlebens und der Behandlungsvoraussetzungen in der OPD

Auf dem Hintergrund der hier dargelegten Modellvorstellung zum Krankheitserleben und den Behandlungsvoraussetzungen haben wir die Modifikation der Achse I vorgenommen.

Ein wichtiges Ziel der Überarbeitung der Achse I bestand darin, ein hohes Ausmaß an Praxisnähe und -relevanz zu erreichen. Zentral ist die Aufgabe der Achse I therapierelevante Aussagen für unterschiedliche klinische Kontexte und Aufgabenstellungen herauszuarbeiten. Auf diesem Hintergrund entstand die Idee der Differenzierung der Achse I in ein Basismodul und weitere Module.

In der klinischen Arbeit mit der Achse I der OPD-1 hat sich vielfach gezeigt, dass gerade im Konsil- und Liaisondienst erst einmal die Frage abzuklären ist, ob der Patient grundsätzlich einer vertieften psychosomatisch-psychotherapeutischen Diagnostik bedarf. Diese Problemstellung wird entweder von den behandelnden Ärzten der unterschiedlichen Fachdisziplinen abgeklärt – soweit sie für diese Art der psychosomatischen Basisdiagnostik genügend qualifiziert sind – oder durch den psychosomatischen Konsil- und Liaisonarzt. Erst nach dieser Indikationsstellung wird der Patient dann einer ausführlichen psychosomatisch-psychotherapeutischen Diagnostik (Erstgespräch und ggf. Testdiagnostik) unterzogen, als deren Ergebnis ggf. die differenzielle Indikation zur Psychotherapie gestellt wird. Um diesem sukzessiven Prozess in der Diagnostik und Indikationsstellung gerecht zu werden, haben wir in der OPD-2 die Achse I in ein Basismodul sowie eine Vertiefung für spezifische Fragestellungen für den Bereich der Psychotherapie aufgegliedert.

Um die Anwendung der Achse I auch problemzentrierter für andere spezielle psychotherapeutische Arbeitsfelder (z. B. die Arbeit mit Suchtpatienten oder forensischen Patienten) zu gestalten, besteht die Möglichkeit, aufbauend auf der Basisversion weitere spezielle Versionen zu erarbeiten, die zusätzlich zum Basismodul verwendet werden können. Aus dem unter **Tabelle 4-1** abgebildeten Schema (Kap. 4.1, S. 146) ist zu ersehen, wie zusätzliche Module mit dem Basismodul verzahnt werden. Als erstes Beispiel ist bereits das Psychotherapie-Modul genannt worden. Inzwischen liegt auch ein Modul für den Bereich der Forensik vor, um die besonderen Bedingungen dieser Patientengruppe abbilden zu können. Dieses Modul ist in **Tabelle 4.1** als Beispiel für ein kontextgebundenes Zusatzmodul integriert.

Bei der Operationalisierung sind die Merkmalsbereiche so formuliert worden, dass sie sowohl für Patienten mit psychischen als auch für solche mit psychosomatischen und somatischen Krankheiten Geltung haben können.

Da die konkrete differenzielle Indikationsstellung zu einer (psycho)therapeutischen Maßnahme nicht allein auf der Grundlage der Informationen der Achse I vorgenommen wird, sondern einen integrativen Entscheidungsprozess darstellt, in den die Informationen und Befunde aus allen fünf Achsen der OPD eingehen, wird sie zum Abschluss des OPD-Gesamtratings vorgenommen werden.

3.1.2.6 Veränderungen der Achse I von OPD-1 zu OPD-2

Die Achse »Krankheitserleben und Behandlungsvoraussetzungen« der OPD-2 hat sich gegenüber der OPD-1 in relevanten inhaltlichen und formalen Punkten geändert.

Auf der inhaltlichen Ebene war ein stringenterer – stärker theoretisch verankerter – Aufbau der Achse I, aber auch eine systematischere Exploration spezieller Merkmale unser Ziel. Dabei haben wir für die »objektivierende« Beurteilung der Schwere der Störung zwei international eingeführte Beurteilungsskalen integriert, die für den psychosozialen Bereich (GAF) und den Bereich körperlicher und funktioneller Beeinträchtigungen (EQ-5D) eine bessere Systematik, aber auch den Vergleich mit Ergebnissen aus anderen Studien, die mit diesen Instrumenten arbeiten, ermöglichen.

Die Achse I umfasst dann im Weiteren die Aspekte des Krankheitserlebens, der Krankheitsdarstellung, der Krankheitskonzepte sowie der Veränderungsmotivation, die jeweils sowohl somatische, psychische oder psychologische und soziale Charakteristika aufweisen können.

Da für die Frage der differenziellen Indikationsstellung auch die Veränderungsressourcen und etwaige Veränderungshemmnisse eine große Relevanz aufweisen, haben wir diese Merkmalsbereiche gegenüber der OPD-1 aufgeweitet und spezifiziert.

Zur besseren und eindeutigeren Anwendbarkeit der Achse I bei der Indikationsfrage haben wir ein systematisches Auswertungsschema vorgeschlagen, das Kriterien der Entscheidungsfindung beinhaltet (siehe Kap. 4.1).

Die Hauptziele für den Anwendungsbereich bei der Achsenmodifikation bestanden darin, die Aussagekraft der Achse I für die differenzielle Indikationsstellung zu erhöhen, eine Differenzierung für die Indikationsstellung zur weiterführenden psychosomatischen Diagnostik/Beratung und zur Psychotherapie im engeren Sinne zu ermöglichen und auch spezifische Probleme bzw. Fragen der Indikationsentscheidung klären zu können, die sich in speziellen klinischen Bereichen wie z. B. der Arbeit mit Suchtpatienten oder mit forensischen Patienten ergeben können. Um diesem Anspruch gerecht werden zu können, haben wir die Achse I als ein modular aufgebautes Baukastensystem entwickelt, dass neben einem Basismodul, spezifische Module (das Psychotherapiemodul, das Forensikmodul) umfasst. Zukünftig können je nach klinischem oder wissenschaftlichem Bedarf weitere Module für spezielle Problemstellungen entwickelt werden. Als erstes Buch der Reihe »Anwendungen der OPD-2« ist 2013 das Modul zu den Abhängigkeitserkrankungen erschienen (Arbeitskreis OPD-Abhängigkeitserkrankungen, 2013).

In der praktischen Arbeit mit der Achse I wird das Basismodul obligatorisch eingesetzt und ein oder mehrere Zusatzmodule fakultativ nach Bedarf. Mit dem Basismodul lässt sich insbesondere die Frage klären, inwieweit bei einem Patienten überhaupt eine vertiefende psychosomatisch-psychotherapeutische Diagnostik und Intervention angezeigt ist. Diese Fragestellung ergibt sich insbesondere im Feld des Konsil- und Liaisondienstes. Soweit eine psychotherapeutische Behandlung angezeigt ist, wird das Psychotherapiemodul ebenfalls bearbeitet, das erste Hinweise für eine differenzielle Psychotherapieindikation zulässt.

3.2 Achse II – Beziehung

Die Diagnose dysfunktionaler Beziehungsmuster ist von essenzieller Bedeutung für die Psychotherapie: Störungen zwischenmenschlicher Beziehungen bilden einen wichtigen Teil der Klagen, mit denen Patienten Psychotherapeuten aufsuchen; sie formen die Übertragungsangebote von Patienten und prägen die entstehende therapeutische Beziehung, in der sich biografisch bedeutsame Beziehungsfiguren reinszenieren; sie werden dadurch zum Material und Gegenstand der therapeutischen Arbeit, die solche Szenen aufgreift und dem Patienten aufzuzeigen versucht; sie sind schließlich jener Bereich, in dem der therapeutische Fortschritt besonders deutlich sichtbar und erlebbar wird.

Die Beziehungsdiagnostik in der OPD bezieht sich sowohl auf das vom Patienten selbst wahrgenommene problematische Beziehungsverhalten als auch auf jene Beziehungsaspekte, die andere (d. h. auch der Untersucher) in der Begegnung mit dem Patienten erleben.

3.2.1 Einleitung

Interpersonelles Verhalten wird von allen wichtigen psychotherapeutischen Schulen als ein wesentlicher Faktor bei der Entstehung und Aufrechterhaltung psychischer Störungen anerkannt. Wie ein Mensch seine Beziehungen zu anderen lebt und erlebt, ist besonders in der psychodynamischen Psychotherapie von zentraler Bedeutung. Intrapsychische Konflikte tragen wesentlich zu dysfunktionalem Beziehungsverhalten bei, während umgekehrt von der spezifischen Art der Beziehungsgestaltungen auf intrapsychische Konflikte zurückgeschlossen werden kann. Darüber hinaus sind Beziehungsmuster stets auch Ausdruck der strukturellen Möglichkeiten und Einschränkungen eines Patienten, wenn sie z. B. Steuerungsschwächen offenbaren oder dem Schutz bestimmter Vulnerabilitäten dienen.

Die Beziehungsdiagnostik im Rahmen der operationalisierten psychodynamischen Diagnostik greift dieses komplexe Geschehen an der Schnittstelle der intrapsychischen und interpersonellen Ebene auf. Sie stützt sich dabei überwiegend auf beobachtbares und beschreibbares Beziehungsverhalten. Dazu gehören jedoch auch ausdrücklich jene Beziehungsaspekte, die der Untersucher in der Begegnung mit dem Patienten erlebt, d. h. im Beziehungsangebot des Patienten und in seiner Gegenübertragung wahrnimmt.

Beziehungsverhalten verstehen wir als Ausdruck der Dynamik zwischen mehr oder weniger bewussten Beziehungswünschen, den damit verbundenen intrapsychisch wirksam werdenden Ängsten des Patienten und den Befürchtungen, wie das Gegenüber auf die Wünsche reagieren könnte. Die Ängste und Befürchtungen können dabei sowohl konfliktgebunden als auch strukturbedingt sein. Habituelles Beziehungsverhalten kann dann als überdauernde psychosoziale Kompromissbildung zwischen Wünschen und Befürchtungen in Beziehungen verstanden werden. Als habituelles Beziehungsverhalten wird also diejenige interpersonelle Einstellung beschrieben, die bei einem Patienten nach außen hin als dominant und mehr oder weniger durchgängig wirksam erscheint. Als dysfunktionales habituelles Beziehungsmuster wird eine spezifische – für den Patienten leidvolle – Konstellation bezeichnet, die sich aus seinem habituellen Beziehungsverhalten und den typischen Reaktionsweisen seiner Sozialpartner ergibt.

Im klinischen Erstgespräch erhält man diagnostische Informationen über das Beziehungsverhalten des Patienten aus seinen Erzählungen von Beziehungsepisoden mit wichtigen Anderen. In diesen Alltagsepisoden kristallisieren sich besonders fest gefügte und sich wiederholende Beziehungserfahrungen heraus. Zusätzlich lassen sich während des Gesprächs Informationen daraus gewinnen, dass sich zwischen Patient und Untersucher ein Übertragungsgeschehen entfaltet. Anhand der Reaktionen und Impulse, die der Untersucher bei sich beobachtet, kann er Rückschlüsse darauf ziehen, wie sich andere in der Begegnung mit dem Patienten fühlen und eventuell verhalten. Auf diese Weise wird das Gegenübertragungserleben als Instrument für die Beziehungsdiagnostik genutzt. Die Diagnostik des habituellen Beziehungsverhaltens umfasst insofern immer diese beiden Perspektiven: diejenige des Patienten und diejenige der Anderen, darunter auch des Untersuchers.

3.2.2 Beziehungserfahrungen und ihre intrapsychische Organisation

Entwicklungspsychologisch gesehen werden Beziehungserfahrungen auf vielfältige Weise gemacht, durch verschiedene Wahrnehmungsmodalitäten vermittelt und teils im prozeduralen (z. B. als Bindungsmuster: Ainsworth et al., 1978), teils im episodischen Gedächtnis gespeichert. Vieles spricht dafür, dass subjektive Erfahrungen in hohem Maße durch emotionales Erleben organisiert werden. Was und mit welcher jeweils spezifischen Bedeutung etwas erinnert wird, hängt unter anderem davon ab, mit welchen Gefühlstönungen und -intensitäten die Erinnerung in Vergangenheit und Gegenwart verknüpft ist (Stern, 1985). Subjektiv organisierte Erinnerungs- und Bedeutungsstrukturen gehen modulierend in das Umgehen mit aktuellen sowie antizipierten Beziehungsinformationen ein. Beziehungserfahrungen, insbesondere mit den relevanten Bezugspersonen der Kindheit und Jugend kristallisieren sich auf der intrapsychischen Ebene zu verinnerlichten Objektbeziehungen (Selbst- und Objektrepräsentanzen). Dabei sind diese verinnerlichten Bilder in einen Kontext von subjekt- und objektbezogenen Gefühlen, Wünschen, Erwartungen, Befürchtungen und habituellen interpersonellen Transaktionen eingebunden. In der Tradition von Jacobson (1964) und Mahler (Mahler et al., 1975) begreift Kernberg (1992) solche »Selbst-Objekt-Affekt-Einheiten« als primäre Determinanten der intrapsychischen Strukturbildung. Diese verinnerlichten Schemata stellen die subjektive Verarbeitung zwischenmenschlicher Erfahrungen und Interaktionen dar und nicht die »objektive Realität«. Als Kompromissbildungen können sie auch der Abwehr dienen, wenn bestimmte Beziehungen mit unangenehmen Affekten oder Ängsten verbunden sind. Bei der Herausbildung solcher Schemata ist die verlässliche Redundanz bestimmter (nicht nur) kindlicher Beziehungserfahrungen von besonderer Wichtigkeit. Sie ist z. B. in der frühen Entwicklung Voraussetzung für das Erreichen der »Objektkonstanz« und später der personalen »Identität« (vgl. Achse »Struktur«).

Während Kernberg die frühe Ich-Bildung als Abgrenzung des primär undifferenzierten Selbst vom mütterlichen Primärobjekt beschreibt, sehen Stern (1985) und Emde (1988) das Kind als ein von Anbeginn an von der Bezugsperson getrenntes, affektives, aktives und steuerndes Wesen. Sie begreifen seine Entwicklung als Abfolge zunehmend komplexer werdender intersubjektiver Regulationsprojekte des Selbst im Austausch mit der betreuenden Person. In dieser Tradition steht auch die in den letzten Jahren breit rezipierte Bindungstheorie, die davon ausgeht, dass Kinder in Anpassung an die Interaktionsangebote ihrer frühen Bezugspersonen überdauernde Verhaltensstile entwickeln, mit denen sie die Nähe zu Sicherheit gewährenden Erwachsenen aufrechterhalten wollen. Diese Muster etablieren sich in Form »innerer Arbeitsmodelle von Bindung«, die transaktionell verstärkt oder modifiziert werden (z. B. Bowlby, 1988).

Kinder identifizieren sich nicht nur mit der betreuenden Person und den familiären Beziehungen und Funktionen, sie beeinflussen und verändern diese auch von Anfang an. Das Kind identifiziert sich also mit Beziehungsmustern, zu deren Konstituierung es selbst maßgebend beigetragen hat (Cierpka, 1992). Da die erinnerten Beziehungserfahrungen im Übrigen auch widersprüchliche Selbst- und Objektbilder enthalten, sind sie wesentlich an der Ausgestaltung der intrapsychischen Konflikte beteiligt (vgl. Achse »Konflikt«). Dahlbender (2002) lieferte unter Verwendung der OPD-Achsen empirische Belege für die klinische Hypothese, dass die Schwere der Psychopathologie das Resultat lebensgeschichtlich prägender Erfahrungen ist, die in Form mentaler Beziehungsrepräsentanzen gespeichert sind; sie können zu dysfunktionalen Erlebens- und Handlungsbereitschaften disponieren, die auch die psychotherapeutische Veränderbarkeit limitieren können.

3.2.3 Interpersonelle Ausgestaltung intrapsychischer Konflikte und Strukturen

In aller Regel ist der Mensch daran interessiert, mit seinem Gegenüber eine Situation herzustellen, die von Sicherheit, persönlichem Wohlbefinden und Vertrauen gekennzeichnet ist. Die Interaktionspartner möchten die Kommunikationssituation so konstellieren, dass diese basalen Anforderungen gewährleistet sind und das innerpsychische Gleichgewicht für jeden der Beteiligten erhalten bleibt. Unter dieser Voraussetzung können Beziehungswünsche am ehesten in die Beziehung eingebracht werden.

Wenn die Beziehungsgestaltung misslingt, kann das vielfältige Ursachen haben. Klinisch machen wir oft die Übertragung, d. h. das Erleben einer aktuellen Beziehung unter dem Blickwinkel vergangener Beziehungserfahrungen, dafür verantwortlich, dass das Erleben und Verhalten in Beziehungen verzerrt erscheint (Freud, 1925 (1912)). Übertragungsprozesse, denen unbewusste Wünsche zugrunde liegen, bestimmen maßgeblich, in welche Position ein Patient in zwischenmenschlichen Beziehungen gerät und in welche Rolle er u. U. andere Menschen bringt. In jüngerer Zeit konnten Albani und Kollegen (2002a) bspw. zeigen, dass Schweregrad einer psychischen Erkrankung und Ausprägung negativer zentraler Beziehungsmuster eng zusammenhängen. Ein wichtige Rolle dabei dürften strukturelle Empfindlichkeiten spielen, die u. a. dazu führen, dass die emotionale Selbstregulierung situativ leichter versagt; dann werden abrupte defensive Reaktionen notwendig, die die Interaktion erschweren und Beziehungen auf Dauer stark belasten (Rudolf/Grande, 2002). Unter Verwendung der OPD-Achsen konnte Dahlbender (2002) empirisch an einer Stichprobe junger Frauen in stationärer Psychotherapie einen hierarchischen Zusammenhang modellieren, wonach internalisierte Beziehungsmuster das Resultat von intrapsychischen Konflikten und deren Abwehr bzw. Meisterung sind, die ihrerseits wiederum in der psychischen Struktur gründen.

Je eingeschränkter ein Mensch in seinen Ich-Fähigkeiten und Abwehrmöglichkeiten ist, desto mehr ist er darauf angewiesen, Interaktionen möglichst so zu gestalten, wie er sie bereits kennt, um das Ausmaß neuer und überfordernder Erfahrungen zu limitieren. Er wird versuchen, auch dann vertraute Situationen herzustellen, wenn diese in der Vergangenheit wenig glücklich verlaufen sind. Je geringer die Möglichkeiten zur Organisation und Integration von neuen und manchmal auch widersprüchlichen Informationen sind, desto eher besteht die Notwendigkeit, die Situation mit dem Gegenüber so zu konstellieren, dass die eigenen Fantasien, Wünsche und Handlungsmuster mit dem anderen mehr oder weniger gleichförmig verwirklicht werden. Bei Patienten beobachten wir deshalb häufig, dass sie mit ihren Bezugspersonen relativ stabile und gleich bleibende Themata, Handlungsbereitschaften, Gefühle und Fantasien zu realisieren versuchen. Es gilt also: je rigider und extremer das Erleben und Verhalten eines Subjektes in Beziehungssituationen ist und je mehr diese Beziehungskonfigurationen »automatisiert« außerhalb seines Bewusstseins operieren, desto wahrscheinlicher ist ihre Fortsetzung und Perpetuierung (Cierpka et al., 1998).

Die Gestaltung von Beziehungen kann bis hin zur Desintegration führen, wenn Patienten nur über inkonstante, widersprüchliche bzw. dichotome Beziehungen verfügen, wie dies z. B. bei Borderline-Persönlichkeitsstörungen der Fall ist. Eine adäquate Wahrnehmung der Wünsche und Bedürfnisse anderer sowie der situativen Rahmenbedingungen ist dann kaum möglich. Es gelingt dann u. U. in der Diagnostik nur noch schwer Beziehungsmuster zu identifizieren; bei psychotischen Patienten mit fragmentierten Objektbeziehungen kann dies sogar unmöglich werden.

Interpersonelle Flexibilität ist andererseits dann gegeben, wenn ein Patient vielfältige und differenzierte Beziehungen gestalten kann. Diese Flexibilität ist entscheidend von der Fähigkeit des Ichs abhängig, zwischen den inneren Bedürfnissen des Individuums, den Anforderungen des Über-Ichs und der Umwelt zu vermitteln; dies setzt eine ausreichend gute Integriertheit der Struktur voraus. Abwehrmechanismen (Freud, 1987 (1936)) schützen dabei das Ich in dieser Funktion und tragen wesentlich zur Stabilität des inneren Gleichgewichts bei. Im positiven Fall gelingt es, sich mehr oder weniger in die Erlebniswelt anderer einzufühlen, deren Wünsche, Befürchtungen und Verhaltensstrategien etc. wahrzunehmen. Ein derart ausgestatteter Mensch verfügt über mehr Fähigkeiten, seine sozialen Beziehungen in Abhängigkeit von situativen Rahmenbedingungen zu regulieren.

Flexibilität kann sich in der Beziehungsdiagnostik darin ausdrücken, dass der Patient auf ein breites Repertoire von Möglichkeiten zur Beziehungsgestaltung zurückgreifen kann und dass es Interaktionspartner gibt, die nicht in der typischen, vom Patienten als dysfunktional beschriebenen Weise reagieren. Der Untersucher sollte – unabhängig vom zentralen Anliegen der Beschreibung dysfunktionaler Muster – nach solchen Ausnahmen Ausschau halten, da sie Ausdruck von gesunden Anteilen bzw. Ressourcen des Patienten sind.

3.2.4 Die Diagnostik von Übertragungsbereitschaften

Wie oben angedeutet, basiert die psychodynamische Diagnostik zentral auf der Annahme, dass in der therapeutischen Kontaktaufnahme von Patienten unbewusst ein zentrales Beziehungsmuster induziert wird, das dem Therapeuten eine bestimmte Übertragungsrolle zuweist (vgl. das Konzept der Rollenübernahme von Sandler, 1976). Diese ist der von signifikanten Bezugspersonen nachgebildet. Krause und Mitarbeiter definieren Übertragung als »einen spezifischen Satz von Verhaltensweisen, mit denen Sozialpartner dazu gebracht werden, sich konkordant zu spezifischen unbewussten Erwartungen zu verhalten« (Hans et al., 1986). Hiermit ist auch das angesprochen, was König (1982) als den »interaktionellen Anteil der Übertragung« beschreibt. Aufseiten des Patienten handelt es sich oft um kompromisshaftes Verhalten, in das sowohl Wünsche und Impulse als auch Ängste und Befürchtungen und deren Abwehr eingehen. Die subjektiv verarbeiteten Erfahrungen in zwischenmenschlichen Beziehungen werden als Bereitschaft verinnerlicht, bestimmte Übertragungskonstellationen zu realisieren (sog. Übertragungsbereitschaft). In zwischenmenschlichen Beziehungen kann das neurotische Verzerrungsmoment dazu beitragen, dass maladaptive Teufelskreise entstehen, persönliche Erwartungen von vornherein zum Scheitern verurteilt sind und eine negative Selbsteinschätzung resultiert (Strupp/Binder, 1993). Die neurotische Übertragung in der Psychotherapie ist dadurch gekennzeichnet, dass der Patient selektiv auf einen bestimmten Aspekt des Verhaltens und der Persönlichkeit bei anderen und besonders beim Therapeuten achtet und sich unbewusst so verhält, dass er Reaktionen hervorruft, die sich mit seinen Erwartungen decken (Gill/Hoffmann, 1982). Die therapeutische Aufgabe besteht darin, einen interpersonellen Raum zu schaffen, in dem der Therapeut eben nicht wie erwartet reagiert (Weiss/Sampson, 1986), dem Patienten ggf. seine Übertragungsbereitschaft deutet und ihm zu neuen Erfahrungen in einer geschützten Beziehung verhilft. In kritischer Reflexion muss dabei berücksichtigt werden, dass auch Übertragungsbereitschaften des Therapeuten einen – im ungünstigen Fall verzerrenden – Einfluss auf die therapeutische Interaktion haben können.

3.2.5
Zum Verhältnis von Übertragung und (Re-)Inszenierung

Historisch gesehen entwickelte sich der Übertragungsbegriff aus dem Konzept der Verschiebung. Dabei werden Erfahrungen vom ursprünglichen Objekt auf ein anderes Objekt verschoben (bzw. energetische Besetzungen von einer inneren Objektrepräsentanz auf eine andere verlagert). Übertragung galt in diesem Konzept als Abwehr, als Schutz des Ichs vor dem Erinnern der pathogenen frühen Objektbeziehungen (Bettighofer, 1998). Noch lange nach Freuds behandlungstechnischer Schrift (Freud, 1925 (1912)) wurde die Übertragung als einseitiger Vorgang verstanden, der sich nur auf den Patienten bezieht. Gill (1982) im angloamerikanischen und Thomä (1981) im deutschen Sprachraum gehörten zu den ersten Autoren, die den Standpunkt vertraten, dass in jeder therapeutischen Situation sowohl Patient als auch Therapeut im Sinne einer »interaktionellen Symmetrie« (Ermann, 1992) dazu beitragen, die jeweils aktivierte Übertragung mitzugestalten. Der Begriff der Inszenierung bezieht sich explizit auf den interaktionellen Aspekt der Aktualisierung der generalisierten Interaktionsschemata in der therapeutischen Beziehung. Die »Inszenierung« findet in der angloamerikanischen Literatur am ehesten eine Entsprechung in dem Begriff des Enactment. Jacobs (1999) meint mit Enactment diejenigen Verhaltensweisen in der Therapeut-Patienten-Beziehung, die als Reaktion auf Konflikte und Fantasien aufkommen, welche im Fortgang der therapeutischen Arbeit bei beiden geweckt wurden. Diese Verhaltensweisen sind sowohl mit dem Zusammenspiel von Übertragung und Gegenübertragung als auch (über die Erinnerung) mit Gedanken, Fantasien und interpersonellen Erlebnissen aus der Vergangenheit verknüpft. Jacobs betont explizit, dass diese Definition des Enactment auch Aspekte des Re-Enactment, also der Wiederbelebung von Bruchstücken der seelischen Vergangenheit beinhaltet. Auch andere Autoren (Sandler, 1983; Stolorow, 1992) betonen den relationalen Charakter der Übertragung, der nur unter Berücksichtigung des gesamten intersubjektiven Beziehungsfeldes verstanden werden könne. Die OPD-Beziehungsdiagnostik orientiert sich sehr am konkreten Erleben und Verhalten in interpersonellen Situationen und lässt sich konzeptuell auf das Konzept der Re-Inszenierung (also des Re-Enactment) anwenden. In diesem Sinne beinhaltet »Reinszenierung« nicht nur Übertragungsphänomene, sondern auch die szenische Umsetzung der Übertragung in der aktuellen Beziehungsgestaltung (die per definitionem nicht einseitig sein kann). Reinszenierung als zentrales Konzept psychodynamischer Psychotherapie lässt sich empirisch bestätigen (Stasch et al., 2002) und weist einen hohen behandlungstechnischen Nutzen auf, da durch die Art und Weise der Reinszenierung Rückschlüsse auf zugrunde liegende Übertragungsbereitschaften des Patienten und damit auf intrapsychische Repräsentanzen von Beziehungserleben möglich sind (Stasch, 2004).

3.2.6 Empirische Ansätze zur Erforschung von Beziehungsmustern

Eine Theorie habitueller dysfunktionaler Beziehungsmuster hat, wie überzeugend sie im Einzelnen auch immer sein mag, im klinischen Alltag kaum praktische Bedeutung, wenn es nicht gelingt, diese Muster zuverlässig zu identifizieren. Zahlreiche Forscher und Kliniker bemühen sich seit Anfang der 70er-Jahre, systematische Formulierungen für die Beschreibung bzw. Abbildung von interpersonellen Problemen unter psychodynamischen Gesichtspunkten zu erarbeiten (Übersicht bei Schauenburg/Cierpka, 1994).

Um den Rahmen abzustecken, innerhalb dessen wir unseren Vorschlag für ein beziehungsdiagnostisches Instrument erarbeitet haben, werden im Folgenden vor allem diejenigen Verfahren geschildert, die der psychoanalytischen und der interpersonellen Tradition entstammen. Verwiesen sei nur auf die Arbeiten aus der Sozialpsychologie (z. B. SYMLOG; Bales/Cohen, 1982), aus der Familienforschung (Übersicht bei Cierpka, 2003; Cierpka et al., 2005) und der Verhaltenstherapie (z. B. Caspar, 1989). Für eine operationalisierte psychodynamische Beziehungsdiagnostik im beschriebenen Sinn sind die folgenden Methoden besonders wichtig und einflussreich:

1. »Strukturale Analyse Sozialen Verhaltens – SASB« (Benjamin, 1974; Benjamin, 1982; Tress et al., 1990; Tress, 2000)
2. »Zentrales Beziehungskonfliktthema – ZBKT« (Luborsky/Crits-Christoph, 1998)
3. »Plan-Diagnose« (Weiss/Sampson, 1986)
4. »Rollen-Beziehungskonflikt-Konstellationen« (Horowitz, 1991)
5. »Erleben der therapeutischen Beziehung durch den Patienten – PERT« (Hoffmann/Gill, 1988) und
6. »Zyklisch maladaptive Muster – CMP« (Strupp/Binder, 1993).

Allen Methoden gemeinsam ist, dass der Beobachtungsfokus immer auf zwischenmenschlicher Interaktion liegt. Dabei reicht das Spektrum von der mikroskopischen Untersuchung einzelner Sprechakte (SASB) über die Beschreibung einzelner Komponenten der Interaktion (Wünsche, Befürchtungen, Reaktionen der Objekte und deren Folgen für das Selbst im ZBKT oder CMP) zu Konstellationen intrapsychischer und interpersoneller Schemata (Horowitz) bis hin zu Instrumenten, die komplexe Übertragungsvorgänge in psychodynamischen Therapien erfassen wollen (z. B. »Plandiagnose«, PERT).

Alle Verfahren gehen von der Existenz eines oder eventuell mehrerer zentraler interpersoneller Muster bei einem Patienten aus. Das klinische Urteil ist Bestandteil aller dieser Verfahren, wobei das Ausmaß der erforderlichen interpretativen Schlussfolgerung variiert. Grundsätzlich verhält es sich so, dass mit der Zunahme an Komplexität auch der Anteil subjektiver Schlussbildung (»Level of Inference« nach Luborsky/Crits-Christoph, 1998) zunimmt, was sich entsprechend auf die Güte der Interrater-Übereinstimmung auswirkt. Je abstrakter die zu beurteilenden Kategorien sind, desto schwieriger ist es, eine hohe Übereinstimmung zu erreichen.

Die »Strukturale Analyse Sozialen Verhaltens – SASB« (Benjamin, 1974; Benjamin, 1982, 1993) erlaubt eine differenzierte und gleichzeitig reliable Abbildung auch komplexer Beziehungsereignisse. Die Methode kann u. a. dazu verwendet werden, Stereotypien im beobachtbaren dyadischen Interaktionsprozess zu identifizieren und relativ invariante interpersonelle und intrapsychische Verhaltensmuster von Personen darzustellen. Für die Einschätzung mit SASB grundlegend ist die Zuordnung von Beziehungsakten zu den beiden orthogonalen Dimensionen Liebe-Hass (Affiliationsachse) und Kontrolle-Unterwerfung (Interdependenzachse), die die Achsen eines Kreises bilden. SASB wurde in der Tradition der interpersonellen Kreismodelle (Leary, 1957) entwickelt.

Bei Luborskys Methode des zentralen Beziehungskonfliktthemas (ZBKT) werden vom Patienten berichtete Beziehungsepisoden untersucht und die darin enthaltenen Wünsche, die Reaktionen der anderen auf diese Wünsche und die Reaktion des Subjekts auf die anderen erfasst. Diese drei Elemente bilden häufig die interpersonelle Grundstruktur von Erzählungen (»Narrativen«). Schwierigkeiten bei diesem Verfahren ergeben sich daraus, dass sich unbewusste Wünsche meist nicht unmittelbar aus dem beobachtbaren Verhalten ableiten lassen, während die vordergründig sichtbaren Motive im Vergleich zu den zugrunde liegenden komplexen intrapsychischen Vorgängen (aus denen sie hervorgehen) oft trivial erscheinen.

Für die SASB- und die ZBKT-Methode liegen inzwischen eine ganze Reihe von Untersuchungen vor, die deren Reliabilität und Validität zeigen (vgl. Albani et al., 2003; Schauenburg/Cierpka, 1994).

Die Methode des zyklischen maladaptiven Musters (CMP) (Strupp/Binder, 1993) hat unsere Konzeption der OPD-Beziehungsdiagnostik ebenfalls beeinflusst. Bei diesem Modell wird auch von einer neurotischen Wiederholung von Kindheitskonflikten ausgegangen, wobei der bestimmende Einfluss eines Kernkonfliktes angenommen wird. Die Intention ist im Wesentlichen praktisch. Entsprechend einem interpersonellen Verständnis von Übertragung (z. B. Gill, 1982) soll die therapeutische Arbeit ganz wesentlich das Beziehungsgeschehen zwischen Patient und Therapeut berücksichtigen. Bezüge zu früheren Lebenszusammenhängen treten hinter das aktuelle Beziehungsverhalten zurück. Das zyklische maladaptive Muster enthält deshalb eine starke Handlungsorientierung und verwendet überwiegend aktionsbezogene Formulierungen. Beschrieben wird, mit welchen Erwartungen und Gedanken jemand in eine Interaktion hineingeht, welche Reaktionen er beim Gegenüber hervorruft und wie diese seine Überzeugungen zur eigenen Person und zu anderen prägen bzw. bestätigen. Ein zyklisch maladaptives Muster ist also als eine sich wiederholende Sequenz von interpersonellen Ereignissen definiert, die in einer sich selbst verstärkenden Schleife zusammengeschlossen sind. Dieses Modell wird in unserem Manual in den Anweisungen zur beziehungsdynamischen Formulierung aufgegriffen. Aus der ZBKT-Tradition und dem CMP wurden die Kategorien »Reaktion des Subjekts« und »Reaktion des Objekts« entlehnt, außerdem die systematische Verwendung von Beziehungsepisoden als Materialgrundlage der Diagnostik. Die interpersonellen Kreismodelle, darunter vor allem die Strukturale Analyse Sozialen Verhaltens (SASB), dienten als heuristische Grundlage für die Generierung der zur Erfassung des habituellen Beziehungsverhaltens erforderlichen Items bzw. Itemlisten.

3.2.7 Konzept der Beziehungsdiagnostik in der OPD

Im Folgenden soll das Konzept der OPD-Beziehungsdiagnostik kurz skizziert werden; die Details folgen im Manual (Kap. 4). Das Ziel ist die Identifizierung des habituellen dysfunktionalen Beziehungsmusters eines Patienten. Dysfunktionale Beziehungsmuster können als spezifische interpersonelle Konstellationen verstanden werden, in denen sich Verhaltensweisen eines Patienten mit denjenigen seiner Interaktionspartner zu einer repetitiven Gestalt verschränken. Diese Konstellationen können grundsätzlich aus der Erlebensperspektive des Patienten und aus derjenigen der anderen (seiner Interaktionspartner) beschrieben werden; aus jeder dieser Perspektiven können außerdem sowohl die Verhaltensweisen des Patienten als auch diejenigen seiner Objekte betrachtet werden. Aus diesen Unterscheidungen ergeben sich vier analytische Einheiten, die wir als interpersonelle Positionen bezeichnen:

- Wie der Patient sich selbst erlebt: Hier liegt der Fokus auf dem Beziehungsverhalten des Patienten. Beschrieben wird dasjenige interpersonelle Verhalten, das der Patient bei sich immer wieder erlebt und in seinen Beziehungsschilderungen mehr oder weniger durchgängig darstellt.
- Wie der Patient andere erlebt: Hier geht es um jenes Beziehungsverhalten, das der Patient bei seinen Interaktionspartnern immer wieder erlebt und u. U. beklagt.
- Wie andere den Patienten immer wieder erleben: Hier wird erfasst, wie andere (auch der Untersucher) den Patienten immer wieder erleben. Diese Perspektive erfasst in der Regel mehr als dasjenige, welches der Patient selbst beschreiben kann, d. h. auch die ihm unbewussten Aspekte seines Beziehungsangebots.
- Wie andere sich gegenüber dem Patienten immer wieder erleben: Hier wird erfasst, welche Reaktionen der Patient beim Gegenüber im Sinne eines Rollenangebots induziert. Dieses Element entspricht dem Vorgehen der psychoanalytischen Gegenübertragungsdiagnostik (vgl. Mertens, 1993; Thomä/Kächele, 1989).

Diese vier interpersonellen Positionen werden in einer beziehungsdynamischen Formulierung so miteinander verbunden, dass ein psychologisch stimmiger Zusammenhang entsteht, der die Dysfunktionalität und die Stabilität des Beziehungsmusters erklärt. In dieser Formulierung wird nachgezeichnet, wie der Patient im Widerspruch zu seiner eigenen Erlebensperspektive seine Beziehungen faktisch (unbewusst) so gestaltet, dass er andere immer zu Antworten verleitet, die er als leidvoll, enttäuschend oder bedrohlich wahrnimmt.

3.2.7.1 Kategorien interpersonellen Verhaltens

Der Anspruch einer Operationalisierung psychodynamischer Diagnostik macht erforderlich, dass die Beschreibung der interpersonellen Positionen in einer standardisierten Form geschieht. Dazu dient eine Itemliste, die auf der Grundlage eines sog. Zirkumplexmodells interpersonellen Verhaltens generiert wurde. Zirkumplexmodelle gehen davon aus, dass Menschen ihr Beziehungsverhalten so ausrichten, dass damit ein bestimmter Status definiert bzw. eine gewünschte Nähe eingerichtet wird. Gemeinsam ist diesen Modellen, dass jedes interpersonelle Verhalten auf einer Kreisfläche (siehe **Abb. 3-1**) angeordnet wird, die durch zwei orthogonale und bipolare Dimensionen gebildet wird, welche diese beiden basalen Kategorien (Status/Nähe) repräsentieren: Kontrolle (dominant/kontrollierend vs. submissiv/unterwürfig) und Affiliation (liebevoll/zugewandt vs. feindselig/distanziert). Verschiedenste Qualitäten interpersonellen Verhaltens sind als Mischungsverhältnisse dieser beiden Grunddimensionen und damit als Orte auf der durch sie gebildeten Kreisfläche bestimmbar. Diese zirkumplexen Modelle – und die aus ihnen abgeleiteten Messinstrumente – sind innerhalb der Persönlichkeitspsychologie, der Sozialpsychologie und der klinischen Psychologie gut untersucht und validiert (Wiggins, 1991). Neue Arbeiten belegen ihre Bedeutung für die Erfassung relevanter Persönlichkeitsvariablen in der Psychotherapieforschung (Gurtman, 2004). Darüber hinaus bilden sie auch das Kerngerüst von dimensionalen Modellen, die für die interpersonale Beschreibung von Persönlichkeitsstörungen entwickelt werden (Widiger/Simonson, 2005).

Abbildung 3-1 zeigt die aktive und die reaktive Ebene des Beziehungsverhaltens in zwei Kreisen. Dieser Unterscheidung liegt eine Weiterentwicklung des interpersonellen Kreismodells zugrunde, die auf Benjamin (1974) zurückgeht und die das von uns verwendete Modell wesentlich bestimmt hat. In jeder der beiden Kreisflächen bildet die waagerechte Achse die Dimension der Affiliation, in der es um die Thematik der Zuneigung und freundlichen Annäherung auf dem rechten Pol bzw. um Ablehnung oder feindliche Annäherung auf dem linken Pol geht. Die senkrechte Achse entspricht der Dimension der Interdependenz, deren Pole durch das Thema der Autonomie und Selbstbehauptung einerseits und der Kontrolle und Unterwerfung andererseits gebildet werden.

Die genaue Betrachtung der Items macht die innere Ordnung der Kreismodelle deutlich (vgl. Benjamin, 1993): Einander gegenüber liegende Verhaltensweisen bezeichnen gegensätzliches Verhalten, die auf den 45-Grad-Winkeln liegenden Kategorien bezeichnen jeweils Beziehungsqualitäten, die Mischungen der Dimensionen Affiliation und Kontrolle darstellen. Das Ausmaß von Freundlichkeit/Feindseligkeit oder von Kontrolle/Unterwerfung ist an diesen Orten jeweils geringer als an den Extrempolen der beiden Achsen. Interpersonelle Verhaltenweisen, die im oberen und unteren Kreis an jeweils identischer Position notiert sind, stehen im komplementären Verhältnis zueinander. Das bedeutet, dass sie jeweils als Beziehungsangebot und Antwort zueinander passen. Daneben gibt es komplexe Beziehungsformen, in denen unterschiedliche oder sogar einander widersprechende Beziehungsmodi kombiniert sind. Diese lassen sich in der Weise verstehen, dass zwei oder mehrere Kategorien simultan realisiert sind.

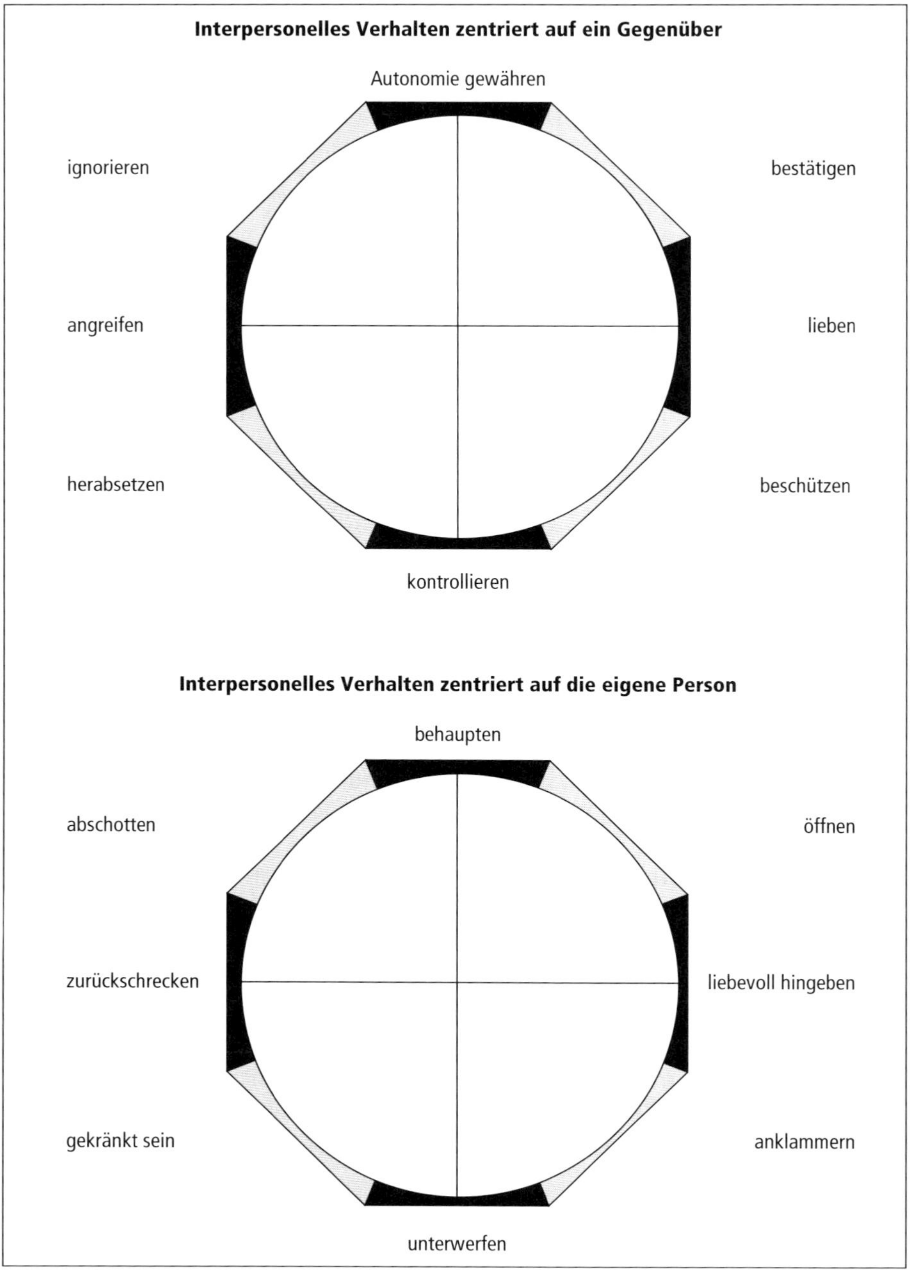

Abbildung 3-1: Die beiden Ebenen des interpersonellen Kreismodells (nach Benjamin, 1974).

3.2.8 Zusammenfassung

Die Einschätzung des Beziehungsverhaltens eines Patienten erfolgt im Anschluss an ein klinisch-diagnostisches Gespräch. In diesem sollte sich herauskristallisieren, welches zentrale dysfunktionale Beziehungsmuster der Patient in seinen verschiedenen Lebensbereichen immer wieder herstellt. Dieses Muster wird durch die Untersuchung von vier interpersonellen Positionen erfasst, d. h. durch die Beschreibung des Verhaltens des Patienten und seiner Interaktionspartner aus zwei Erlebensperspektiven, nämlich aus derjenigen des Patienten selbst und aus jener der anderen (Objekte). Bei der Beschreibung wird eine Standardliste von Beziehungsitems verwendet, die aus einem an Benjamin (1974, 1993) angelehnten Zirkumplexmodell generiert wurde. Durch eine beziehungsdynamische Formulierung werden die vier Positionen schließlich so miteinander verbunden, dass der dysfunktionale Charakter des Musters verstehbar und dessen Persistenz erklärt wird.

3.3 Achse III – Konflikt

3.3.1 Was sind Konflikte?

Konflikt (lateinisch: Zusammenstoß) meint in seiner allgemeinen Bedeutung das Zusammentreffen unterschiedlicher Positionen innerhalb einer Person (innerer Widerstreit von Motiven, Wünschen, Werten und Vorstellungen) oder zwischen mehreren Personen (Brockhaus, 1990). Konflikte sind universelle Phänomene. In der Psychologie wird der Konflikt übereinstimmend als das Aufeinandertreffen entgegengesetzter Verhaltenstendenzen (Motive; Bedürfnisse; Wünsche) definiert. Die Entstehung von Konflikten wird in unterschiedlichen Theorien, wie z. B. der biologischen Verhaltenstheorie, der feldtheoretischen Konflikttheorie oder der Theorie der kognitiven Dissonanz, different begründet. Für ein psychodynamisches Verständnis ist das Konzept des Konfliktes entscheidend. Seit Freud wird im psychodynamischen Denken den inneren Konflikten eines Menschen ein zentraler Stellenwert zugewiesen. Zusammen mit Breuer beschreibt Freud in den Studien über die Hysterie (Freud, 1952 (1895)) Konflikte als den ursächlichen Faktor in der Entstehung von Neurosen, wobei Konflikte als »Unverträglichkeit im Vorstellungsleben«, also mit den Normen, Werten und Gedanken nicht zu vereinbarende Vorstellungen beschrieben werden. Diese peinlichen Vorstellungen unterliegen der Verdrängung, werden abgewehrt und sind damit unbewusst. Freud begründet die Universalität der Konflikte mit dem Widerspruch zwischen Lustprinzip und der äußeren Realität. Im Falle eines gelungenen Umgangs mit solchen Konflikten lernt das Ich, zwischen den inneren und äußeren Ansprüchen zu vermitteln. Ist das Ich dazu nicht in der Lage, kommt es zu unbewussten neurotischen Konflikten. In Übereinstimmung mit der kognitiven Theorie handelt es sich also hierbei um »dysfunktionale Konflikte«, d. h. Konflikte, die die Entwicklung eines Menschen behindern, indem sie ihm (Abwehr-)Kraft abfordern oder das zwischenmenschliche Zusammenleben stören.

Psychodynamische Konflikte sind somit innere, unbewusste Konflikte und müssen abgegrenzt werden von äußeren oder inneren konflikthaften Belastungen. Innerseelische, unbewusste Konflikte spielen bei der Entstehung psychischer und psychosomatischer Störungen eine entscheidende Rolle. Aber auch äußere und innere bewusste Konflikte können, sofern sie anhalten und intensiv genug sind, zu Störungen führen und in diesem Sinne konflikthaft wirken (Heuft et al., 1997a, b; Hoffmann/Hochapfel, 1995; Schüßler, 1995).

Unbewusste intrapsychische Konflikte sind unbewusste innerseelische Zusammenstöße entgegengerichteter Motivationsbündel, beispielsweise der basale Wunsch nach Versorgung und der basale Wunsch, autark zu sein.

Oder eine andere Illustration des hier aufgedeckten Zusammenhangs: »Wenn ich mich ganz auf einen anderen Menschen einlasse, werde ich über kurz oder lang enttäuscht, die dann entstehende Trennungsangst oder den Trennungsschmerz kann ich nicht aushalten; aus diesen Gründen habe ich Abwehrmöglichkeiten entwickelt, die Beziehung zu einem anderen Menschen niemals so intensiv werden zu lassen, dass ich von dieser Beziehung abhängig werden könnte« (Mertens, 1992). Diese innere Spannung, die Gegensätzlichkeit der festgefahrenen Motivbündel, die sich in Schach halten und über lange Zeiten bestehen, führen zu einer erhöhten Anspannung. Das Konzept psychodynamischer Konflikte basiert auf der Grundannahme einer dynamischen, unbewussten seelischen Aktivität, also der Annahme, dass menschliches Verhalten fortlaufend durch unbewusste Gedanken, Wünsche und Vorstellungen beeinflusst wird. Ein zeitlich überdauernder Konflikt bedeutet darüber hinaus die Fixierung in einem rigiden und unauflösbaren Entweder-oder, ohne dass es zu einer Lösung und Entscheidung kommt.

Konflikthafte Belastungen hingegen sind bewusst und grundsätzlich einer Verarbeitung und Lösung zugänglich. Dührssen (1981) spricht in diesem Sinne von »normalen und antinomischen« Konflikten. Sie versteht hierunter innerseelische oder zwischenmenschliche Schwierigkeiten, die den Beteiligten bewusst sind, wie beispielsweise der lustbetonte Wunsch, gut zu essen, und das gleichzeitige Motiv, aus ästhetischen oder gesundheitlichen Gründen schlank zu bleiben. Als antinomischen Konflikt beschreibt sie die durch äußere Gründe unaufhebbare Gegensätzlichkeit, z. B. den Wunsch einer Frau nach Ehe und Familie gegenüber dem Wunsch nach beruflicher Karriere, bei der nur durch Verzicht eine Lösung erreicht werden kann.

Der zeitlich überdauernde, psychodynamische Konflikt ist hingegen gekennzeichnet durch festgelegte Erlebnismuster eines Menschen, die in entsprechenden Situationen immer wieder zu ähnlichen Verhaltensmustern führen, ohne dass dies dem Menschen bewusst wäre und ohne dass er sie aus eigener Willensanstrengung überwinden könnte (»neurotische Fixierung«). Die Frage der willentlichen Beeinflussbarkeit hilft vor allem, psychodynamisch wirksame Konflikte von Simulation oder Aggravation zu unterscheiden.

Von welchen unbewussten Prozessen gehen wir aus, und kann man Unbewusstes überhaupt erfassen? Freud selbst benutzte das Konzept des Unbewussten in drei unterschiedlichen Auslegungen. Er beschrieb das Unbewusste erstens dynamisch als das verdrängte Unbewusste, welches nicht nur das Es, sondern auch Teile des Ichs und des Über-Ichs, also unbewusste Triebimpulse, Abwehrhaltungen und Konflikte einschließt. Zweitens erklärt er das Unbewusste aus den unbewussten Anteilen des Ichs, Anteile die nicht verdrängt sind, sondern immer unbewusst verbleiben. Drittens bezeichnete Freud mit dem Vorbewussten all jene Gedanken und Gefühle, die grundsätzlich dem Bewusstsein zugänglich sind, aber in der Regel unbewusst bleiben (Freud, 1925 (1915)).

Was ist nun über das Unbewusste gesichert? Welches Unbewusste ist anzunehmen? Der überwiegende Teil der Gehirnaktivitäten erfolgt unbewusst, diese unbewussten Aktivitäten sind weder vorbewusst, noch sind sie ein dynamisches Unbewusstes (s. o.). Auch die Kognitionswissenschaften berücksichtigen heute im erheblichen Ausmaß unbewusste Prozesse (Posner/Rothbart, 1989). Alle psychischen Prozesse sind in ihrem Wesen unbewusst, d. h., der Mensch kann nicht verfolgen, auf welche Weise sein Gehirn arbeitet und wie Erinnerung oder Sprache ablaufen. Die Informationsverarbeitung erfolgt in symbolischer und subsymbolischer Verarbeitung, wobei nur die symbolische Verarbeitung unserem Bewusstsein zugänglich ist. Diese kann verbal und bildhaft erfolgen. Entsprechend dieser Informationsverarbeitungswege werden Informationsspeicher oder Gedächtnisuntergruppen als deklaratives (explizites) versus prozedurales (implizites) Gedächtnis unterschieden. Letzteres bezeichnet Verhaltensweisen oder Gewohnheiten, die wir unbewusst anwenden. Die Erfahrungen unseres Lebens verdichten sich in immer wiederkehrenden interaktionellen Bezügen vom Beginn unserer Entwicklung über das ganze Erwachsenenleben. In diese Interaktionen gehen sowohl die bewussten und unbewussten Anteile des Objektes (der Beziehungs- und Interaktionspartner) als auch das Erleben des Objektes mit seinen Motiven und Emotionen ein und prägen in der Folgezeit das weitere Erleben und Handeln des Individuums. In diesen immer wiederkehrenden erlebten Interaktionen und Episoden bauen sich kognitiv-affektive Schemata auf, die Stern (1985) als »Representations of Interactions that have been Generalized (RIGS)« bezeichnete. Elterliche Konflikte übertragen sich somit mittels bewusster und unbewusster Handlung der Eltern in Gesten und Fantasien und schlagen sich in den Interaktionsrepräsentanzen bzw. in Handlungs-, Wahrnehmungs- und Affektmustern des Kindes nieder.

Unbewusste Prozesse können erschlossen und operationalisiert werden, sei es das dynamisch Verdrängte oder das implizit-unbewusst Erlernte. Aber nicht nur Unbewusstes muss erschlossen werden, auch Bewusstes! Zu dem bewussten Erleben des Patienten hat ein Therapeut ebenfalls keinen direkten Zugang, sondern er ist darauf angewiesen, was der Patient berichtet und wie er sich verhält. Sowohl Bewusstes wie Unbewusstes müssen somit durch Mitteilungen und indirekte Indikatoren vom Beobachter erschlossen werden. Wenn Unbewusstes sich in allen Handlungen und wesentlichen interpersonellen Beziehungen äußert, ist eine Erfassung sowohl im intrapsychischen als auch im interpersonellen Rahmen notwendig und möglich: Beziehungsmuster und Beziehungsschemata sind intrapsychisch repräsentiert und äußern sich interaktionell. Beziehung und Übertragung bleiben damit keine Phänomene mehr, die nur an die analytische Situation gebunden sind, vielmehr ermöglichen sie die Darstellung von grundlegenden konflikthaften Beziehungsmustern und strukturellen Problemen als Ausdruck unbewusster oder vorbewusster Gegebenheiten. Während der Konflikt überwiegend unbewusste maladaptive kognitiv-emotionale Schemata umfasst, weist der Begriff der strukturellen Störung auf eine grundlegende Störung der kognitiv-prozedural-emotionalen Verarbeitung hin (zur Übersicht siehe Schüßler, 2002).

Konflikte innerhalb der klassischen analytischen Entwicklungstheorie

Psychodynamische Konflikte wurden mit der Entwicklung des Instanzen-Modells durch Freud im Wesentlichen als intersystemische Konflikte, also Konflikte zwischen Ich und Es, Ich und Über-Ich, Ich und Realität angesehen. Später wurden noch intrasystemische Konflikte, also Konflikte z. B. zwischen unterschiedlichen Komponenten des Über-Ichs hinzugefügt.

Die traditionelle psychoanalytische Theorie versucht, einige wenige Konflikte mithilfe der Konzepte von Libido und Aggression zu beschreiben, ihre Entstehung einer psychosexuellen Entwicklungsstufe zuzuordnen und damit zu einer spezifischen Beziehung von Triebkonflikten und Neurosentypen zu gelangen. Dieser Versuch muss heute als gescheitert angesehen werden, zumindest was die eindeutige Zuordnung von Symptomneurosen zu einer Entwicklungsstufe anbelangt (z. B. Zwang zur analen Phase). Wir können nicht davon ausgehen, dass Individuationskonflikte nur in der sog. »oralen« Entwicklungsphase entstehen bzw. in der »analen« Entwicklungsphase nur Aggressions- bzw. Autonomiekonflikte. Auch sind »ödipale« Konflikte nicht auf die phallisch-ödipale Phase begrenzt, sondern beginnen bereits mit der Symbolisierungs- und Rollenfähigkeit des Kindes (Dornes, 1993; Hoffmann/Hochapfel, 1995; Schüßler/Bertl-Schüßler, 1992). Auch wenn davon auszugehen ist, dass alle Motivationssysteme von Beginn bis Ende des Lebens wirksam sind (Stern, 1995), so entfalten sie sich doch erstens in Abhängigkeit von den Reifungsschritten (Ich-Funktionen, Selbstentwicklung, Symbolisierung) und zweitens sind gewisse Motivationssysteme in spezifischen Entwicklungsphasen bedeutsamer als in anderen (z. B. Identitätsbildung und Konflikte in der Pubertät). Die wechselseitige Beeinflussung in der Entwicklung und die Wechselwirkung der Motivationssysteme im Hier und Jetzt hat als erste Anna Freud (1965) mit den Entwicklungslinien (vgl. Kap. 3.3.3) zu beschreiben versucht – obwohl sie fest in dem Libido-Aggressions-Triebsystem verankert blieb.

Zum Verhältnis von Konflikt und Struktur

Das Vorhandensein innerer, unbewusster, zeitüberdauernder Konflikte ist an bestimmte Ich-strukturelle Voraussetzungen geknüpft, ohne die ein solcher Konflikt- und Verarbeitungsprozess nicht möglich ist. Bestehen deutliche Ich-strukturelle Störungen, kommt es nicht zur Ausprägung derartiger klassischer Konflikte in Schwellensituationen oder durch innere und äußere Auslöser (»Auslöse-Situationen«; Dührssen, 1954/55). Es reichen in der Regel bereits objektiv geringergradige konflikthafte Belastungen, um zu Störungsbildern zu führen. Konflikt und Struktur stellen also für die Pathogenese eine Ergänzungsreihe dar und bedingen sich gegenseitig. Dies gilt auch für den biografischen Hintergrund von zeitüberdauernden Konflikten auf der einen und strukturellen Störungen auf der anderen Seite. Biografische Konflikte erwachsen aus einer konflikthaften Beziehungserfahrung, also wiederkehrenden Beziehungsmodi, die bis hin zu Traumatisierungen gehen können. Die Folgen extremer Traumata in der kindlichen Entwicklung werden sich aber mit Wahrscheinlichkeit überwiegend als strukturelle Defizite nachweisen lassen, also als Entwicklungsbehinderungen und -verzögerungen (Defizite).

Neurotische dysfunktionale Konflikte setzen damit folgende Konstellation voraus:

- das Vorherrschen verinnerlichter, unbewusster Konflikte, die zu dysfunktionalem Verhalten und Erleben bis hin zu Symptomen führen
- die Fähigkeit zur basalen Affektregulation und
- die Fähigkeit zur basalen Selbstregulation (Fonagy, 2005).

Da Konflikt und Struktur Pole einer klinischen Ergänzungsreihe darstellen (Mentzos, 1991), verhalten sich Konflikt und Struktur wie Figur und Hintergrund oder wie ein auf der Bühne (Struktur) aufgeführtes Theaterstück (Konflikt): Die Bühne ist Voraussetzung für die Aufführung (vgl. Kap. 3.6). Im klinischen Alltag treffen wir zahlreiche Wechselwirkungen von strukturellen und konflikthaften Bedingungen an. Eine Vernachlässigung in der Kindheit kann unter Umständen dadurch nachhaltig wirken, dass sie die integrative Lösung der aufeinander folgenden Entwicklungsaufgaben beeinträchtigt (Struktur). Dadurch wird die Balance bzw. das Überwinden und die Integration der Motivationsentwicklung blockiert oder verunmöglicht. So beeinträchtigen traumatische Trennungen in der Entwicklung die Bewältigung des Themas Individuation versus Abhängigkeit – mit der Folge, dass vor dem Hintergrund der strukturellen Defizite zugleich ein konflikthaftes Geschehen vorliegt (Pendeln zwischen Abhängigkeit und forcierter Selbstständigkeit). Hierbei handelt es sich jedoch nicht um einen eigentlichen unbewussten Konflikt, sondern um ein im Wesentlichen dem Patienten bewusstes konflikthaftes Geschehen, das wir zur Abgrenzung Konfliktschema nennen. Kurz: Bei gering integrierter Struktur werden selbstverständlich alle Motivationssysteme oft genug dysfunktional und widersprüchlich angesprochen, es besteht jedoch kein umschriebenes stabiles Konfliktmuster.

Es kann damit eine dimensionale Linie gezeichnet werden von der subklinischen Konfliktspannung (persönliche Eigenschaften eines Menschen im Erleben und im Umgang mit Motivationswidersprüchen) über die neurotischen Konflikte (repetitive dysfunktionale, interpersonelle und intrapsychische Muster) hin zu Konfliktschemata bei gering integrierter Struktur. Der Begriff Schema beschreibt die globale Einordnung (z. B. das Schema Gebäude beinhaltet, dass Dach und Wände vorliegen) und meint als Konfliktschemata die globale und unscharfe Mustererkennung:

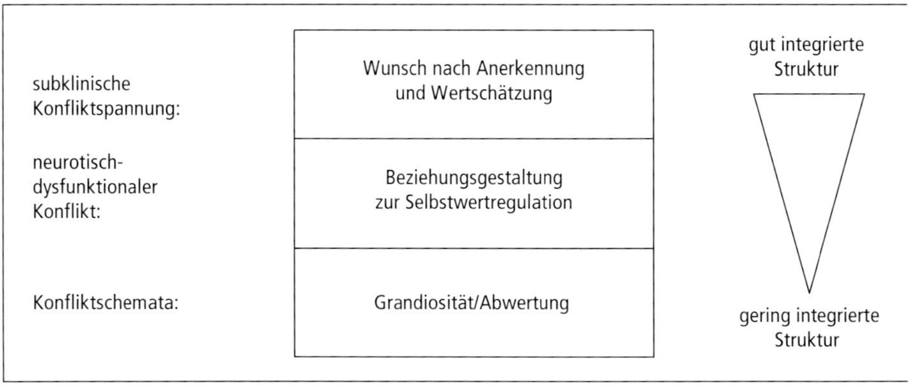

Abbildung 3-2: Ebenen-Modell des Selbstwert-Konfliktthemas in Relation zur Struktur

Es liegt ein konflikthaftes Geschehen vor, bei genauer Analyse wird jedoch deutlich, dass die spezifisch-stabile Ausprägung fehlt. Modellhaft lässt sich dies in einem »Sandwich« abbilden und sei am Beispiel der Selbstwertkonflikte veranschaulicht.

So ist jedem Menschen der Wunsch nach Anerkennung und Wertschätzung – ebenso wie die Fähigkeit, andere wertzuschätzen – eigen. Die jeweilige kulturelle und individuelle Sozialisation hat zu entsprechenden persönlichen Lösungen und inneren Mustern geführt, die immer wieder zu Konfliktspannungen führen (z. B. alltägliche Kränkungen belasten das Selbstwertgefühl usf.), welche im Wesentlichen adaptiv bewältigt werden können.

Beim neurotischen Konflikt haben sich biografisch ungeeignete oder einseitige »Entweder-oder-Lösungen« (dysfunktional) entwickelt (z. B. aktive übermäßige Kompensation, aktiver Modus der Konfliktverarbeitung). In Situationen, in denen der genannte Selbstwertbereich angesprochen wird, führt dies repetitiv zu immer wieder ähnlichen Bewältigungsmustern mit den dazugehörigen Affekten (z. B. narzisstische Wut; Abwertung anderer).

Bei gering integrierter Struktur besteht kein stabiles Selbstsystem, das Konfliktschema Selbst- versus Objektwert wechselt zum Teil abrupt zwischen Grandiosität und Abwertung oder Selbstunwert und Idealisierung bei oft minimalen Herausforderungen. Kränkende Beschimpfungen des Gegenübers können dann aber genauso im Dienste der Abwehr von Trennungsängsten stehen etc. Die motivationalen Intentionen der Konfliktschemata sind dann keinen stabilen Konfliktmustern mehr zuzuordnen.

Konfliktspannung, Konfliktmuster und Konfliktschemata sind sowohl interpersonelle Ereignisse (z. B. Kränkung durch andere) als auch innerpsychische Ereignisse (Vorstellungen, Gefühle, Fantasien, wie z. B. die Fantasie alle Zähne zu verlieren). Unter erheblicher bis schwerer Belastung (life-event) entwickelt ein erheblicher Anteil der Menschen vor dem Hintergrund ihrer persönlichen Erlebnis- und Verhaltensmuster (Konfliktspannung) einen konflikthaft anmutenden Motivationswiderspruch. Diese konflikthafte Belastung (Aktualkonflikt) ist von neurotischen, repetitiven Konfliktmustern abzugrenzen. Zur Verdeutlichung sei genannt: Ein Mann wies in seinem bisherigen Leben eine adaptive Verarbeitung der Konfliktspannung Versorgung versus Autarkie (wobei dieser Bereich in seinem Leben hohe Bedeutung besaß) auf. Nach schwerer Krebserkrankung strebt dieser Mann jetzt nur noch nach passiver Versorgung. In der klinischen Situation wird der Untersucher von dem konflikthaften Verhalten beeindruckt, die Anamnese verdeutlicht jedoch, dass bisher kein neurotisches Konflikterleben und -verhalten bestand!

Die repetitiven Konfliktmuster des Erlebens und Verhaltens führen einerseits in auslösenden Situationen zu Symptomen, andererseits gestalten sie bei starker Ausprägung eine konflikthafte Persönlichkeit bis hin zur Persönlichkeitsstörung

(z. B. abhängige Persönlichkeitsstörung). Dies wurde früher als »Charakterneurose« benannt oder heute – gemäß ICD-10 – als Persönlichkeitsstörung diagnostiziert. Auch hier gilt wieder die Berücksichtigung struktureller Kriterien! Die zwanghafte Persönlichkeit umfasst damit sowohl eine konflikthafte Persönlichkeit (neurotisch), bei der sich aus der nichtadaptiven Lösung, z. B. des Konfliktes Kontrolle versus Unterwerfung, eine klinisch relevante Beeinträchtigung des Erlebens und Verhaltens ergibt (bei fehlenden Symptomen) wie auch eine Persönlichkeitsstörung, die überwiegend strukturelle Defizite aufweist.

Konflikt und Diagnostik

Die diagnostische Identifizierung psychodynamischer Konflikte erfordert sowohl induktives als auch deduktives Vorgehen. Induktiv meint, ausgehend von beobachtbaren Phänomenen, eine Anzahl von sich wiederholenden Erlebens- und Verhaltensweisen, die durch die persönliche Geschichte des Patienten und den Lauf der Erkrankung zurückverfolgt werden können. Zugleich werden wir Zeuge der Bemühungen des Patienten, in seiner Lebensgeschichte diese Konflikte adaptiv (gelungene Lebensanpassung; Arbeitsproduktivität; persönliche Beziehungen) zu lösen (deduktive Betrachtung). Maladaptive Lösungen sind an ihrer Dysfunktionalität erkennbar. Sie führen zu sozialen Problemen (z. B. in der Partnerschaft), die mit klinischen Symptomen und/oder Störungen der Persönlichkeit verbunden sind.

Konflikt und Leitaffekt

Des Weiteren verdeutlichen sich Konflikte in der Untersuchungssituation in Übertragung und Gegenübertragung und den Leitaffekten (Heigl-Evers/Henneberg-Mönch, 1990), z. B. der narzisstischen Wut nach Kränkungen. Der Zusammenhang von Emotionen und Motivationssystemen bedarf der genaueren Betrachtung. Motive sind verbunden mit Emotionen (Krause, 1998). »Die Emotion ist die Realisierung der motivationalen Potenziale, wenn sie durch die passenden Reize ausgelöst wird« (Buck, 1988, S. 25). Dies gilt insbesondere für die Basisemotionen (Wut, Trauer, Furcht, Ekel, Interesse, Überraschung, Freude). Wut entsteht z. B. bei der Verhinderung eines Wunsches mit dem Ziel, das Hindernis der Wunscherfüllung zu beseitigen, Trauer wird ausgelöst durch den Verlust eines Objektes. Emotionen sind biopsychosoziale Regulationsmechanismen, die dem Überleben dienen. Emotionen geben Mitteilung zum eigenen Körper und Signal zum anderen (z. B. bei Wutwarnung vor dem Angriff). Emotionen besitzen Funktionen im Bindungsbereich (Freude, Trauer und Anhedonie), in der intersubjektiven Orientierung zur Welt (Neugier, Interessensverlust) oder Schutzfunktion (Überraschung, Furcht). Emotionen zeigen sich sowohl als kurzzeitige Affekte

(Wut), aber auch als Hintergrundemotionen (Damasio, 2003) oder als Stimmungen. Hintergrundemotionen sind länger dauernde Emotionen wie Anspannung, Entspannung, Nervosität, Mutlosigkeit, Niedergeschlagenheit, Erschöpfung, Vorfreude und manifestieren sich wie alle Emotionen in körperlichen Veränderungen, jedoch nicht im Gesichtsausdruck (Damasio, 2003). Lang anhaltende Emotionen werden als Stimmungen bzw. Verstimmungen (z. B. Depressionen) bezeichnet. Auch diese weisen dieselben körperlichen Reaktionen, die typisch für Emotionen sind, auf: Veränderungen im autonomen Nervensystem, Veränderung des endokrinen Systems und muskuloskeletale Veränderungen.

Aufbauend auf den primären Emotionen entwickeln sich komplexere – noch stärker in ihrer Entstehung durch sozial-interaktionelle Kontexte geprägte – soziale Emotionen: Sympathie, Scham, Stolz, Eifersucht, Neid, Dankbarkeit, Bewunderung und Verachtung. So benutzt die soziale Emotion Verachtung die körperlichen Muster der Basisemotion Ekel, die Ausgestaltung der Emotion Verachtung ist jedoch individuell-sozial geprägt. Schuld und Scham als soziale, konfliktbegründende Emotionen unterliegen ebenfalls erheblichen kulturellen und individuellen Prägungen (z. B. Scham- oder Schuld-betonte Kulturen). Schamgefühle zeigen einen Selbstdefekt an, wobei das Selbst in der Regel nicht der Täter ist. Sie führen zu Demütigung bis Wut und sind mit starken autonomen Reaktionen verbunden. Schuldgefühle ergeben sich aus moralischen (Über-Ich) Übertretungen, das Selbst ist Täter und Schuldgefühle führen zu Empörung und haben keine autonome Mitreaktion zur Folge (Krause, 1998). Ungeschehenmachen der Schuldgefühle erfolgt durch Selbstbestrafung und/oder Wiedergutmachung.

Emotionen bestehen aus mehreren Komponenten, von den motorischen, autonomen und Gesichtsmimikkomponenten bis hin zur Wahrnehmung (Gefühl) und Steuerung des Verhaltens. Gerade die Wahrnehmung von unerwünschten Emotionen unterliegt der Beeinflussung durch höhere psychische Funktionen (kortikale Zentren) und ist eine der wichtigsten Reifungsschritte des Menschen (Affektwahrnehmung und Regulation → Struktur). Ist diese Reifung gelungen, können Emotionen jedoch auch durch Abwehrmechanismen (Rationalisierung, Affektisolierung, Wendung gegen das Selbst usf.) umgeformt und verändert werden – bis hin zum Versuch der weitmöglichsten Abwehr (Verdrängung).

In besonderer Ausprägung führt dies zu Schwierigkeiten, überhaupt Gefühle und Bedürfnisse bei sich und anderen wahrzunehmen. Diese besondere Form der »Konfliktgestaltung« lässt sich als abgewehrte Konflikt- und Gefühlswahrnehmung definieren. Ein Leitaffekt fehlt hierbei selbstredend, gerade das Fehlen von Gefühlen ist für dieses Muster ja kennzeichnend. Die Abwehr der Gefühle zielt vorwiegend auf die generelle Vermeidung von anhedonischen Affekten hin. Damit wird die Schutzfunktion der abgewehrten Konflikt- und Gefühlswahrnehmung für das Ich und möglicherweise sogar das Selbst offensichtlich.

3.3.2 Was treibt den Menschen – von der Motivation zum Konflikt

Die aus Instinkten evolutionär erwachsenen Motivationssysteme sind biologisch begründet, besonders beim Menschen jedoch durch Lernerfahrung veränderbar und prägbar. Grundsätzlich ist anzunehmen, dass alle Motivationssysteme (außer den selbstbezogenen) mehr auf das Objekt als auf reine »Lust« ausgerichtet sind (Fairbairn, 1952). Die Entwicklung der Motivationssysteme (wie auch der Struktur) beim Menschen ist ein andauernder, lebenslanger Prozess, der eine Vergangenheit besitzt, im Hier und Jetzt aufscheint und in die Zukunft weist. Frühe Entwicklungsschritte und Beziehungen unterscheiden sich jedoch von späteren dadurch, dass sie formativ sind: Die interpersonelle Erfahrung in den ersten Beziehungen schafft Muster und Prototypen, wie man sich zu einem nahen fürsorglichen Objekt verhält und was hinsichtlich Befriedigung und Frustration zu erwarten ist (Emde, 2005; Stern, 1995). Diese intersubjektive Ausrichtung des Menschen schafft die Voraussetzung zur Verinnerlichung der individuellen Erfahrungen; ein Prozess, der über die ganze Kindheit und Jugend voranschreitet. Im Erwachsenenalter aktivieren ähnliche Beziehungserfahrungen diese Prototypen der Emotionsschemata »Selbst in Bezug zu anderen« (Stern, 1995). Sandler und Sandler (1978) übersetzten Trieb (oder Motivation) in einen repräsentierten Wunsch, der die erwünschte oder erwartete Reaktion eines signifikanten Objektes beinhaltet. Es bilden sich Muster von Wünschen mit Ziel und Handlung in Richtung anderer und in Beziehung zu sich selbst. Die Entwicklung aller seelischen Aktivität ist beziehungsbezogen und abhängig (Loewald, 1971) von der Internalisierung (Lernen) als dem die Entwicklung vorantreibenden Prozess. Wenn auch Motivation im Biologischen gründet und – wie bei der Sexualität – die Organlust wesentlich ist, so erhält die Sexualität ihre Bedeutung doch in der Erfahrung der Beziehungsmatrix. Wenn neurotische Konflikte eine hinreichende Struktur voraussetzen, ist ihre Entstehung weniger in den frühesten, sondern mehr mit dem Zuwachs strukturell-symbolischer Fähigkeiten in der späteren Kindheit und Jugend zu sehen.

In der allgemeinen Motivationspsychologie ist das Modell von Maslow (1970) am etabliertesten, es geht von einer Hierarchie der Bedürfnisse aus (zuerst Erfüllung der grundlegenden, dann erst Zuwendung zur nächsten Motivationsstufe). Grundlage bilden die biologischen Bedürfnisse (Nahrung, Sexualität), dann das Bedürfnis nach Sicherheit, das Bedürfnis nach Bindung (Bedürfnis nach Zugehörigkeit, in Verbindung mit anderen zu leben und geliebt zu werden) sowie das Selbstwertmotivationssystem (Selbstwertgefühl und Anerkennung von anderen). Ein weiteres Grundbedürfnis stellen die kognitiven Bedürfnisse dar (Bedürfnis nach Wissen, Verstehen und das Bedürfnis nach Neuem).

Die basalen Entwicklungsmotive der frühen Kindheit sind nach Emde (2005): Aktivität, Selbstregulation, soziale Orientierung, affektives Monitoring und kognitive Reifung. Zur Entwicklung der Motivationssyteme liefert die neurobiologische Grundlagenforschung bisher wenig Eindeutiges: »Motivation is thus a complex behavioral process that depends on controls provided both by internal stimuli homeostasis and by external incentives, the latter often dependent on learning. These stimuli together enable state-dependent selection and coordination of different sequences of behavior that have flexible anticipatory elements and more stereotyped terminal elements« (Squire et al., 2003, S. 1125). Wichtig ist die Feststellung, dass das Verhalten (terminal elements) beim Menschen durch Lernen – unbewusst recht individuell – festgelegt erscheint. Panksepp (1998) sieht fünf fundamentale neurobiologische Motivationssysteme: Seeking-System (Neugier), Lust-System (Sexualität), Rage-System (Selbstbehauptung), Fear-System (Sicherheit), Separation Distress (Bindung) mit dem Sub-System Care (Fürsorge).

Aufbauend auf der Entwicklungsbiologie und -psychologie gibt es unterschiedliche Konzeptionen der Motivationssysteme. Lichtenberg (1989) beschreibt vor dem Hintergrund der neurobiologischen und Kleinkindforschung fünf elementare voneinander abgegrenzte Motivationssysteme, die auf Verhaltensweisen basieren, welche von Geburt an eindeutig beobachtet werden können:

1. die Notwendigkeit, physiologische Bedürfnisse zu befriedigen
2. das Bedürfnis nach Bindung
3. das Bedürfnis nach Selbstbehauptung und Exploration
4. das Bedürfnis nach Widerspruch oder Rückzug
5. das Bedürfnis nach sinnlichem Vergnügen oder sexueller Erregung.

Jedes funktionale Motivationssystem ist biologisch begründet. Affekte sind von zentraler Bedeutung, da sie – neben der Sprache und im Verein mit ihr – das entscheidende Mittel in der Kommunikation zwischen Menschen sind. Jedes funktionale Motivationssystem geht von angeborenen und erlernten Interaktionsmustern aus. Später wird jedes System aufgrund der intersubjektiven, interaktionellen Erfahrung gestaltet. Eine günstige Entwicklung führt zur Stabilität. Bestehen erhebliche Dissonanzen zwischen den Motivationsbedürfnissen, den Wünschen und den Befriedigungen, bilden sich konflikthafte Muster heraus.

König (1988) versucht in seinem Motivationsmodell Konzepte der psychoanalytischen Triebtheorie, der Ich-Psychologie und der Objektbeziehungstheorie miteinander zu vereinigen. Sein Modell unterscheidet zwischen dem Wunsch nach Vertrautem und dem Wunsch nach Neuem als »basalem Beziehungswunsch« einerseits und den Wünschen nach Verschmelzung, Anerkennung, Versorgtsein, Kontrolle und nach Anerkennung der eigenen Geschlechtseigenschaften als »zentralen Beziehungswünschen« andererseits.

Das am besten ausgearbeitete Motivationsmodell stammt von Bischof (1985). Es verbindet Erkenntnisse aus der Ethologie mit psychodynamischen Ansätzen. Bindungswünsche mit Streben nach Sicherheit und Unternehmungslust mit Streben nach Erregung stehen am Anfang, es folgen Neugier, Bedürfnis nach Selbstwirksamkeit und Sexualität. Bischof zeigt, dass die Motivationen einander bedingen, miteinander verwoben sind oder sich gegenseitig hemmen können (familiäre Vertrautheit verhindert Sexualität: Inzesttabu).

Fasst man in einer biopsychosozialen Theorie die bisherigen Darstellungen zusammen, so steht am Anfang der Entwicklung das Bedürfnis nach physiologischer Befriedigung, Selbsterhalt und Regulierung mit der Ausrichtung auf die intersubjektive Welt (Neugier, Erregung, Sicherheit). Hier findet sich die intentionale Phase von Schultz-Henke (1931) wieder mit dem Leitthema des gerichteten Kontakts zur Umwelt.

Es folgen Bindungsbedürfnisse (Bowlby, 1969; Harlow, 1971) mit den Wünschen nach Nähe und Geborgenheit, Sicherheit, Zugehörigkeit, dem Erfahren von Fürsorge, Intimität und Zärtlichkeit. Die Bindungstheorie von Bowlby mit der Aussage, dass das biologisch verankerte Bedürfnis nach Bindung auf den Zustand der Sicherheit abzielt, ist damit zwar ein wesentlicher, aber nicht der vollständige Anteil dieses motivationalen Komplexes. Diesem Motivationssystem stehen die Bestrebungen und Wünsche nach Eigenständigkeit, Selbstständigkeit, Selbstbehauptung, Selbst-zu-Besitzen (Kontrolle, Macht) entgegen.

In der Folge entwickelt sich das Bedürfnis nach Selbstbewertung mit dem Selbstwertgefühl im dritten und vierten Lebensjahr, abhängig und aufbauend auf der Selbstentwicklung wie sie Stern (1985) mit dem auftauchenden Selbst, dem Kern-Selbst, dem subjektivem Selbst und dem verbalen Selbst (»Ich«) entworfen hat (Schüßler/Bertl-Schüßler, 1992). Selbstwert und Objektwert stehen in Ergänzung, der Objektwert erwächst aus gelungenen positiven Objekterfahrungen.

In der späten Kindheit und Pubertät findet die Selbstentwicklung mit der Identitätsbildung einen (natürlich nicht endgültigen) Abschluss. Ziel ist eine eindeutige, möglichst widerspruchsfreie Identität mit Selbsterhalt, Selbstbehauptung, Selbstbewusstsein und sozialer Kompetenz zu erlangen. Das Motivationssystem Fürsorge (Brutpflege) und Altruismus entfaltet sich in enger Wechselwirkung mit der Über-Ich-Entwicklung.

Das sexuelle Motivationssystem beginnt mit den Vorformen körperlicher Lust und der Entwicklung der Geschlechtsidentität (Mann/Frau in Beziehung zu den Eltern und sozialen Netzwerken) in der Kindheit und zielt ab der Pubertät auf sexuelle Aktivität und Verführung, sexuelle Schau- und Zeigelust hin.

Die Wechselwirkung mit anderen Motivationssystemen sei anhand der Sexualität verdeutlicht: Ein Gelingen des sexuellen Motivs ohne vorherige gelungene Bindung oder gesicherte Selbstentwicklung ist schwer möglich (Bischof, 1985). Auf diesen basalen Motivationssystemen bauen vielfältige soziokulturelle und individuell spezifische soziale Emotionen (s. o.) auf. Die wechselseitige Beeinflussung in der Entwicklung und die Wechselwirkung der Motivationssysteme im Hier und Jetzt hat als erste Anna Freud (1987 (1936)) mit den Entwicklungslinien zu beschreiben versucht:

- von der infantilen Abhängigkeit zum erwachsenen Liebesleben (biologische Einheit, Liebe nach dem Anlehnungstypus, Stufe der Objektbeziehung, ambivalente Beziehung der anal-sadistischen Phase, ödipale Phase, Latenzperiode, Vorpubertät, Pubertätsphase)
- zur körperlichen Selbstständigkeit (vom Säuglingsstadium zum eigenständigen Essen, von der Reinlichkeitserziehung zur Reinlichkeit, von der Unverantwortlichkeit zur Verantwortlichkeit für den eigenen Körper)
- der Weg vom Egoismus zur Teilnahme an der menschlichen Gesellschaft
- der Weg von der Autoerotik zum Spielzeug und vom Spiel zur Arbeit.

Diese Entwicklungslinien werden von äußeren (später verinnerlichten) Konflikten verändert. In ihrer zeitlichen Abfolge benannte Anna Freud:

- Angst vor Vernichtung bei Verlust der mütterlichen Fürsorge (Trennungsangst, Angst vor Objektverlust)
- Angst vor Liebesverlust (nach Herstellung einer konstanten Beziehung)
- Angst vor Kritik und Strafe (während der anal-sadistischen Phase)
- Kastrationsangst (in der phallisch-ödipalen Phase).

Diese Entwicklung kann bildhaft als das Weben eines Teppichs gesehen werden: Ein Faden (Motivationssystem) beginnt, er verknüpft sich mit anderen, sie bilden am Ende zusammen ein individuelles Muster, die Fäden bedingen einander und beeinflussen einander. Bischof hat Vergleichbares in einem komplexen Flussdiagramm dargestellt (Bischof, 1985, S. 467).

3.3.3 Bisherige Ansätze zur Konfliktdiagnostik

Das Fehlen von klaren Definitionen und einer systematischen Anleitung zur Erstellung von Konfliktdiagnosen und psychodynamischen Formulierungen (Psychodynamik) ist für die klinische und wissenschaftliche Weiterentwicklung der Psychodynamischen Psychotherapie ein großer Nachteil und wird allgemein beklagt. Weisman beschrieb bereits 1959 drei grundlegende Eigenschaften, die eine psychodynamische Konfliktformulierung erfüllen sollte (Weisman, 1959):

1. die psychodynamische Formulierung muss von deskriptiven (phänomenologischen) und psychodynamischen Beobachtungen ausgehen
2. die Sprache der psychodynamischen Formulierungen muss präzise sein und allgemeine Verstehbarkeit und Standardisierung erlauben
3. die psychodynamische Konfliktformulierung muss sich aus einem klinischen Interview erschließen lassen.

Der ausführlichste und einflussreichste Versuch, psychodynamische Konflikte und ihre Formulierung systematisch und umfassend zu konzeptualisieren, geht auf Anna Freud zurück. Mit ihren Kollegen der Hampstead Klinik (Eissler et al., 1977) entwickelte sie ein »Diagnostic-Profile«, das die Triebwunschbreite, die Ich-Gestaltung und Über-Ich-Positionen mit den dazugehörigen Fixierungs- und Regressionspunkten der Konflikte umfasste. Die Anwendung dieses Instruments blieb jedoch beschränkt; zum einen aufgrund seines erheblichen Umfangs und zum anderen wegen seiner ausschließlichen Bezugnahme auf die klassische psychoanalytische Theorie. Mehr Anwendung fand die Bestimmung des Entwicklungsbildes von Anna Freud (1968).

Psychodynamisches Entwicklungsbild nach A. Freud

- Ursache der Untersuchung
- Beschreibung des Kindes
- Familienhintergrund und Kindheitsgeschichte
- Umwelteinflüsse
- Entwicklungsdaten mit Triebentwicklung:
  - Libido (Libidoentwicklung, Libidoverteilung, Objektlibido)
  - Aggression (Ausmaß, Form, Richtung)

- Ich-, Über-Ich-Entwicklung (Ich-Funktionen, Ich-Abwehr)
- Fixierungspunkte und Regression
- Konflikte (äußere, verinnerlichte und tiefe innere Konflikte)
- Allgemeine Eigenschaften und Haltungen
- Diagnostische Kategorien.

Um die Aufarbeitung zentraler Konflikte – ausgehend vom klinischen Material – haben sich in der Folgezeit insbesondere Malan (1979) sowie Strupp und Binder (1993) im Rahmen ihrer Kurzzeittherapien bemüht. Beiden Ansätzen ist die Annahme gemeinsam, dass die gegenwärtigen Probleme des Patienten eine Wiederholung des zentralen Konflikts zwischen gewissen Wünschen und Ängsten sind. Die Bedeutung struktureller Faktoren wird dabei häufig übersehen. Die Formulierungen stützen sich auf drei Elemente: den Wunsch (Impuls), die dazugehörige Angst und die Abwehr, die sich in der Lebensgeschichte, den gegenwärtigen Problemen und der Übertragung verdeutlichen.

Dann versuchte Perry (1990), psychodynamische Konflikte in seinen »Psychodynamic Conflict Rating Scales« zu objektivieren. Psychodynamische Konflikte umfassen in seiner Definition die wichtigsten Wünsche und die dagegenstehenden Ängste des Menschen, also die Art und Weise, wie ein Mensch versucht, diese Konflikte zu vermeiden, und gegenüber welchen Belastungen er vulnerabel ist. Perry beschrieb 14 Konflikte, z. B. den Wunsch, andere zu beherrschen, den Objekthunger, die Angst vor Verschmelzung, den Konflikt um sexuelles Vergnügen versus Schuld oder den Konflikt um Pseudounabhängigkeit. Für jeden dieser Konflikte liegt eine kurze Beschreibung vor; beispielgebend sei hier der Konflikt Pseudounabhängigkeit (Counterdependent): »Individuals with this conflict feel the need to maintain autonomy by disavowing their own dependency needs. Their vulnerabilities lie chiefly in fears of loss of control and autonomy at times when dependency or affection feelings and wishes arise toward others.«

Die Reliabilität dieses Instrumentes ist bisher nicht hinreichend überprüft. In einer klinischen Anwendungsstudie trennten die definierten Konflikte verschiedene diagnostische Gruppen jedoch recht gut (Perry et al., 1989a; Perry et al., 1987; Perry et al., 1989c). Bei Perry geht in diese Konfliktformulierungen jedoch nicht nur der Konflikt mit seinen bewussten und unbewussten Manifestationen ein, sondern auch die strukturelle Anpassung. Eine klare diagnostische Trennung ist somit schwer möglich.

Die dargestellten Anforderungen von Weisman bezüglich der idealen Eigenschaften, die ein psychodynamisches Erfassungsinstrument besitzen sollte, wurden – jenseits der OPD – am besten vom Karolinska Psychodynamic Profile (KAPP; Weinryb/Rössel, 1991) erfüllt. Von diesem Verfahren werden die Qualität der interpersonellen Beziehungen, spezifische Aspekte der Persönlichkeit, der Affektdifferenzierung, der Körperwahrnehmung, der Sexualität und der sozialen Bedeutung erfasst.

Als Konflikte werden beschrieben:

1. intimacy and reciprocity
2. dependency and separation
3. controlling personality traits
4. alexithymic traits
5. conceptions of bodily appearance and their significancy for self-esteem
6. sexual satisfaction
7. sense of belonging
8. feeling of being needed.

Diese psychodynamischen Grundkonflikte werden phänomenologisch definiert. Als Beispiel sei die Kategorie »Dependency and Separation« mit ihren drei Lösungsentwürfen aufgeführt:

»The ability to establish mature dependency relationships and the ability to grieve and work through the loss of important persons, ideals, parts and functions of the body as well as material possessions

1. Can establish mature dependency relationships.
2. Can establish dependency relationships.
3. Can only establish infantile dependency relationships.«

Am Beispiel dieser Kategorie zeigt sich eher eine Beurteilung der Struktur, weniger eine Konfliktbeurteilung. Die Interraterreliabilität für das KAPP wurde bisher leider nur an wenig Untersuchern (fünf Rater) überprüft, die dabei erreichten Reliabilitäten lagen jedoch mit 0,72 bis 1,00 sehr hoch. Das Instrument ist auch ins Deutsche übersetzt (Weinryb et al., 1999).

3.3.4 Konflikte in der OPD

Vor dem Hintergrund dieser theoretischen und empirischen Grundlagen wurden für die OPD die folgenden Definitionen »zeitlich überdauernder Konflikte« ausgearbeitet:

1. Individuation versus Abhängigkeit
2. Unterwerfung versus Kontrolle
3. Versorgung versus Autarkie
4. Selbstwertkonflikt
5. Schuldkonflikt
6. Ödipaler Konflikt
7. Identitätskonflikt (Identität versus Dissonanz).

Diese Auswahl ist auf der einen Seite traditionell psychodynamisch. Das gilt besonders für den Abhängigkeits-, den Dominanz-, den Schuld- und den ödipalen Konflikt. Sie ist aber auch neu in der Herausarbeitung sonst wenig gewürdigter, klinisch aber relevanter Motivationssysteme und Konflikte, vor allem des Konflikts Versorgung versus Autarkie und der unseres Erachtens traditionell unterbewerteten »reinen« Identitätskonflikte.

Versorgung versus Autarkie geht oft im Konflikt von Individuation versus Abhängigkeit auf. Das entspricht sowohl der Freud'schen wie der behaviouristischen Annahme, dass die emotionale Bindung Folge des Versorgungserlebens ist. Nach Bowlby (1969) ist Bindung (und in ihrer Folge das Abhängigkeitserleben) jedoch ein genuines Motivationssystem, evolutionäres Erbe aller Primaten und der meisten Säugetiere. Diese Theorie, die auch in der Psychoanalyse schon Vorläufer hatte, muss heute als gesichert angesehen werden. Auch klinisch – hat man sich erst einmal mit der Differenzierung vertraut gemacht – ist die Unterscheidung von Abhängigkeits- und Versorgungsbedürfnissen unvermeidbar. Genauso lassen sich die Bedürfnisse nach Individuation und Autarkie unterscheiden. Auch die Selbstwertkonflikte werden unseres Erachtens weiterhin in ihrer pathogenen Bedeutung unterschätzt. Dazu trägt wohl bei, dass es sich im Verständnis Kohuts (1971) bei diesen eher um »intrasystemische Spannungen« und nicht um intrapsychische Konflikte handelt. Das gleiche Schicksal der Unterbewertung ihrer distinkten Rolle in der Pathogenese teilen die Identitätskonflikte, die gewöhnlich unreflektiert den Selbstwertkonflikten im Sinne eines »narzisstischen Sammeltopfs« zugeschlagen werden.

Auch die Entwicklungsabfolge und Häufigkeit der von uns ausgewählten Konfliktkonstellationen ist unterschiedlich. Höchste Häufigkeit hat wohl der Abhängigkeits-Individuations-Konflikt.

Unsere Konfliktdefinitionen beziehen sich erklärtermaßen nicht auf traditionelle psychoanalytische entwicklungspsychologische Annahmen. Vielmehr folgen sie basalen Motivationssystemen – und es besteht, obwohl inter- wie auch intrasystemische Konflikte angesprochen werden, auch kein Bezug zum klassischen psychoanalytischen Drei-Instanzenmodell (Es, Ich und Über-Ich). Traditionelle psychoanalytische Termini werden aufgrund dieser Loslösung von entwicklungspsychologischen Annahmen und aufgrund schulenspezifischer Vieldeutigkeit im Weiteren so oft wie möglich vermieden (z. B. Termini wie analer oder oraler Konflikt). Das hier vertretene Konfliktmodell benutzt als Grundeinheit die konflikthafte Interaktionserfahrung eines Menschen. Diese Erfahrungen können von der Phänomenologie (Oberfläche) erschlossen und bis hin zu ihrer unbewussten Bedeutung abgeleitet werden.

In Ergänzung zu diesen »zeitlich überdauernden Konflikten« stehen vor dem Hintergrund von einschneidenden Lebensveränderungen und Belastungen die Aktualkonflikte (konflikthafte Belastungen). Angesprochen sind hier Belastungen, die aufgrund ihrer Schwere häufig einen Widerstreit von Gefühlen, Vorstellungen und Erleben auslösen, also »konflikthaft« erscheinen, ohne dass aber ein biografisch determinierter, überdauernder unbewusster Konflikt vorliegt. Obwohl Anna Freud dezidiert auch äußere Konflikte berücksichtigte (A. Freud, 1965), hat sich in der klassischen Psychoanalyse der Akzent so weit zu den inneren oder verinnerlichten verschoben, dass praktisch die Relevanz äußerer Konflikte verschwand. Begründet wurde dies in der Regel mit dem Hinweis, äußere Konflikte könnten scheinbar dynamisch nur wirksam werden, wenn sie eine innere (konflikthafte) Entsprechung (»Repräsentanz«) hätten – also letztlich doch innere oder verinnerlichte Konflikte seien. Dies ist richtig und falsch zugleich: Natürlich trifft jede außerordentliche Belastung eines Menschen auf alle seine motivationalen und strukturellen Bedingungen – waren diese Bewältigungen bisher funktional, so handelt es sich bei der aktuellen Konfliktdynamik jedoch nicht um ein zeitübergreifendes neurotisches Geschehen (Heuft et al., 1997a, b).

3.3.5 Ähnlichkeiten und Unterschiede der Konfliktachse in OPD-1 und OPD-2

Die weitere inhaltliche operationale Klärung der Konflikte (Ergänzung der Lebensbereiche Körper/Sexualität) und die verbesserte inhaltliche Abgrenzung (Individuation/Abhängigkeit anstelle Autonomie/Abhängigkeit in OPD-1) sind wichtige Fortentwicklungen. Die Fundierung der neurotischen Konflikte über die psychoanalytische Libidotheorie hinaus – in einem Motivations-Entwicklungsmodell – ist Ziel der OPD-2. Sie erlaubt in einem Kontinuumsmodell von Konfliktspannung über die repetitiven neurotischen Konflikte hin zu Konfliktschemata bei strukturellen Störungen eine verbesserte Erfassung und Abgrenzung der Bereiche Konflikt und Struktur.

3.4 Achse IV – Struktur

3.4.1 Der Strukturbegriff

Als Struktur wird deskriptiv die geordnete Zusammenfügung von Teilen in einem Ganzen verstanden; zur Erklärung von Strukturen lassen sich Regeln ihres Funktionierens und ihrer Entstehungsgeschichte heranziehen.

In diesem Sinne wird der Strukturbegriff in vielen unterschiedlichen Disziplinen verwendet, z. B. in Begriffen wie »die erdgeschichtliche Struktur des Rheingrabens, die molekulare Struktur eines Kristalls, die Altersstruktur der Bevölkerung, die Herrschaftsstruktur einer Gesellschaft, die Struktur von Texten, Zeichensystemen, Sprachen, Kommunikation«.

Um Strukturen als sinnvoll und zweckmäßig zu verstehen, erfolgt in der Regel ein Rekurs auf ihre Entwicklungsgeschichte, d. h. auf die Entstehung ihres Aufbaus und Funktionierens unter historisch zurückliegenden Bedingungen. Da über Funktion, Aufbau und Geschichte von Strukturen stets Hypothesen gebildet werden, haben Strukturen, die nicht dem Augenschein oder der direkten Untersuchung zugänglich sind, den Charakter von Modellen und erklärenden Konstrukten. Diese können nur im Rahmen von theoretischen Annahmen formuliert werden. Daher sind solche Strukturmodelle stets auf bestimmte Theorien bezogen und in deren Begriffssprache abgefasst. Der Umgang mit Strukturbegriffen erfordert daher auch die ständige kritische Überprüfung der sie begründenden theoretischen Annahmen.

Strukturen lassen sich meist als Zusammensetzung von Substrukturen und diese ihrerseits als Teil von übergeordneten Gefügen in einem Netzwerk von Einflussgrößen verstehen. Sie stellen ein Ensemble von Informationen dar, das seinerseits Erfahrungen und ihre Verarbeitung organisiert. Hier liegt die Nähe zum Systembegriff, der seinerseits die dynamischen Prozesse des homöostatischen Ausgleichs im Sinne von Regelkreisen und das Wirksamwerden nichtlinearer Prozesse betont.

3.4.2
Der psychologische Strukturbegriff

Struktur im psychologischen Sinne bezeichnet das ganzheitliche Gefüge von psychischen Dispositionen. Sie umfassen alles, was im Erleben und Verhalten des Einzelnen regelhaft, repetitiv abläuft (bewusst oder bewusstseinsfern). Struktur begründet den zeitüberdauernden, persönlichen Stil (Shapiro, 1965), in dem der Einzelne immer wieder seine intrapsychischen und interpersonellen Gleichgewichte herstellt. Die unbeeinträchtigte Struktur besitzt die flexible und kreative Verfügbarkeit über Funktionen, die intrapsychisch und interpersonell regulierend bzw. adaptiv wirken.

Struktur ist nicht starr und unveränderlich, sondern zeigt lebenslang Entwicklungsprozesse. Gleichwohl ist die Veränderungsgeschwindigkeit dieser Prozesse so langsam, dass der Eindruck von Konstanz überwiegt; hier ist die Berührungsstelle zu Begriffen wie Identität, Charakter oder Persönlichkeit. Um einer zu statischen Konzeption von Struktur entgegenzuwirken, sei auf die Argumente verwiesen, die es nahe legen, Struktur unter dynamischen Gesichtspunkten zu betrachten: Psychische Strukturen sind, aus einer Entwicklungsperspektive betrachtet, dynamisch, da sie sich lebensgeschichtlich bilden. Zwar gründen sie auf genetisch verankerten Persönlichkeitsdispositionen, werden aber während der Kindheit erst geformt und unterliegen im Verlauf der Lebensentwicklung mehr oder weniger großen Veränderungen. Psychische Strukturen sind Dispositionen und als solche nicht beobachtbar; sie realisieren sich nur in konkreten, aktuellen Situationen, von denen aus auf überdauernde Strukturmerkmale zurückgeschlossen wird (situationsdynamische Analyse von Strukturen). Solche Rückschlüsse sind niemals erschöpfend; die Beschreibung von Persönlichkeitsstrukturen ist immer vorläufig und unabgeschlossen (erkenntnislogische Einschränkung der Stabilitätsannahme). Zudem impliziert der Strukturbegriff eine zeitüberdauernde Stabilität, die ihm auf der psychologischen Ebene nur eingeschränkt zukommen dürfte: Auf der Hintergrundsannahme von lebenslang möglichem Wachstum der Persönlichkeit beinhaltet der Strukturbegriff auch Aspekte von Entwicklungsdynamik mit einem zeitlichen, wenn auch langsamen Veränderungspotenzial (slow-change-Modell). Strukturen verändern sich durch die Integration neuer Informationen, stellen damit erneut Regelhaftigkeit her, bis sie sich durch Integration neuer Informationen erneut verändern.

3.4.3 Der psychoanalytische Strukturbegriff

Wie auch in anderen Wissenschaften lässt sich in der psychoanalytischen Literatur kein einheitlicher Strukturbegriff finden. In der historisch gewachsenen Diskussion lassen sich jedoch mehrere Schwerpunkte unterscheiden:

Das topografische Strukturmodell: Freud spricht, z. B. in »Das Ich und das Es« (Freud, 1923a) oder in den »Neuen Vorlesungen« (Freud, 1933), von den »Strukturverhältnissen der seelischen Persönlichkeit«, wenn er das Zusammenspiel von Ich, Es und Über-Ich beschreibt. Anliegen dieses Strukturmodells ist es nicht, einzelne Inhalte zu beschreiben, sondern das Zusammenspiel verschiedener Inhalte, das Regelwerk des psychischen Funktionierens in der Topografie des »psychischen Apparats«, beispielsweise um die Systeme Bewusst/Unbewusst zu unterscheiden.

Die Charakterstruktur: Hier handelt es sich um Begriffe, die in einer reduzierten Form Typologien von charakterlichen Haltungen beschreiben. Dabei sind die Typologien theoretisch fundiert, also aus der Metapsychologie und Entwicklungspsychologie abgeleitet (orale Persönlichkeit, analer Charakter etc.; vgl. Abraham, 1925). Als diagnostische Kategorie bildet der Begriff der Charakterneurose einen Gegentypus zu dem der Konfliktneurose. Es bestehen Übergänge zu dem, was in den zeitgenössischen Diagnosensystemen als Persönlichkeitsstörung beschrieben ist.

Die Neurosenstruktur: Im neurosenpsychologischen Konzept von Schultz-Hencke (1951) wird von der hysterischen, zwanghaften, depressiven, schizoiden Neurosenstruktur gesprochen. Es handelt sich dabei um ein triebtheoretisches Konzept, welches die charakterlichen Folgeerscheinungen bestimmter Triebverdrängungen beschreibt. In der Regel wird klinisch ein Nebeneinander von mehreren Strukturanteilen (z. B. depressiv-hysterische Neurosenstruktur) diagnostiziert (vgl. Schwidder, 1972a, 1972b).

Die Ich-Struktur: Nach den Ausformulierungen der psychoanalytischen Ich-Psychologie (Hartmann, 1960) wurde es möglich, Ich-Funktionen zu systematisieren (Bellak/Hurvich, 1969) und später auch zu operationalisieren, sodass sich daraus eine Einschätzung ich-strukturellen Funktionierens (»Ich-Stärke, Ich-Schwäche«) ableiten ließ.

Die Struktur der Objektbeziehungen: Die psychoanalytische Theorie der Internalisierungsprozesse mit ihren Reifungsschritten der Errichtung von Objektrepräsentanzen und Selbstrepräsentanzen wurde von Kernberg systematisch dargelegt und bezogen auf die Störungen der Persönlichkeit klinisch-therapeutisch nutzbar gemacht (Clarkin et al., 2004a; Kernberg, 1976, 1977, 1980, 1984). Kernbergs Bemühung war es, möglichst viele bewährte psychoanalytische Konzepte zu integrieren und sie als Kriterien für das Funktionsniveau der Persönlichkeit zu nutzen.

3.4.4 Die Entwicklungspsychologie der Struktur

Besondere Bedeutung für das Verständnis des Strukturkonzepts gewann in den letzten Jahrzehnten die Säuglings- und Kleinkindforschung, die auf dem Hintergrund der akademischen Entwicklungspsychologie, aber auch der Bindungsforschung durchgeführt und mehr und mehr von Psychoanalytikern aufgegriffen wurde (Dornes, 1997; Emde, 1981; Fonagy et al., 2002; Fonagy/Target, 1997; Gergely, 2002; Grossmann et al., 1989; Lichtenberg, 1983; Papoušek, 1989; Stern, 1979, 1985). Die Befunde betonen die angeborene objektsuchende Aktivität des Säuglings und seine früh entwickelte Kompetenz, den betreuenden Erwachsenen in soziale Interaktionen einzubinden. In diesen lustvollen Interaktionsspielen sind auch die Vorgänge der körperlichen Versorgung und der Ernährung einbezogen, welche die klassische Theorie (im Sinne der Oralität bzw. der frühen libidinösen Beziehung) in den Vordergrund gestellt hatte. In diesen frühen Entwicklungsabschnitten beginnt sich das Ich zu organisieren, das sich interessiert, handlungsbereit und emotional auf das Nicht-Ich, d. h. die Welt der Objekte ausrichtet (intentional-kommunikative Funktion des Ichs; Rudolf, 1977). Die repetitiven Interaktionen zwischen dem Säugling und seinen verfügbaren, emotional fördernden Objekten beinhalten die Einübung der strukturellen Funktionen speziell durch die Erfahrung des empathischen Verstanden- und angemessenen Behandeltwerdens. Die Entwicklung der Struktur des Selbst ist dann vorläufig abgeschlossen, wenn das Ich sich selbst zum Objekt nehmen und sich damit reflexiv auf sich selbst beziehen kann. Die damit verknüpfte Eröffnung eines seelischen Binnenraums und die beginnende begrifflich-symbolische Repräsentation der Erfahrungswelt lässt sich etwa ab dem 18. Lebensmonat beobachten. Die Arbeitsgruppe von Fonagy betont hier die Aspekte der zunehmenden Psychisierung und Mentalisierung, welche schließlich in der Verfügbarkeit über die selbstreflexive Funktion zum Ausdruck kommt (Fonagy et al., 2002). In der ständigen Beziehung zur Objektwelt differenziert sich einerseits die steuernde, organisierende Funktion des Ichs, ferner entstehen Bilder des Selbst und der wichtigen Objekte (die Selbstrepräsentanzen und die Objektrepräsentanzen). Die Objekte werden als vom Selbst getrennt erlebt, wieder erkannt, affektiv besetzt und verinnerlicht. Die von den wichtigen Objekten erfahrenen emotionalen Einstellungen und insbesondere die affektiv besetzten Interaktionen zwischen Kind und Bezugsperson färben nicht nur deren Bild und die Einstellungen zu ihr, sondern auch das Bild des Selbst sowie den Selbstwert. Die Struktur des Selbst und die Struktur der Objektbeziehungen reifen also in intensiver Verflechtung. Das Selbst gewinnt zunehmend an Kohärenz, Abgegrenztheit und Fähigkeit der Selbstorganisation. Damit einhergehend festigt sich die Objektbindung an die Sicherheit gebenden Anderen. Die Sicherheit der Objektbindung begünstigt wiederum die Entwicklung der Selbstautonomie, welche in weiteren Schritten dazu führt, dass das erstarkte Selbst sich von den Objekten zu lösen und sich mit ihnen auseinander zu setzen beginnt. Am Ende der Entwicklung steht ein autonomes Selbst, das ein Gefühl von Identität ausgebildet hat und das sein Selbstbild und seinen Selbstwert sowie seine Steuerungs- und Handlungsfähigkeit immer wieder regulieren kann.

3.4.5 Zur Operationalisierung von Struktur in der OPD

Die OPD bemüht sich um eine Integration der beschriebenen psychodynamischen Strukturkonzepte (in Anlehnung an Rudolf, 1993); sie verzichtet dabei so weit als möglich auf die Verwendung tradierter psychoanalytischer Begriffe, um stattdessen das Verhalten und Erleben von Patienten möglichst beobachtungsnah zu erfassen. Das führt zu einer funktionalen Beschreibung der Struktur als Selbst in seiner Beziehung zu den Objekten (Rudolf, 2002a; Rudolf et al., 1995).

Ähnlich wie alle psychischen Vorgänge zugleich körperlich ablaufen und dadurch einen scheinbaren Dualismus begründen, lassen sich alle strukturellen Funktionen sowohl auf das psychische Innen wie auf das soziale Außen, d. h. auf das Selbst und auf die Objekte beziehen.

Die Struktur des Selbst: Das Selbst ist gekennzeichnet durch seine reflexive Funktion (Selbstreflexion): Das Ich nimmt sich selbst zum Objekt der inneren Wahrnehmung. Es gewinnt dadurch ein Selbstbild und in der Konstanz und Kohärenz ein Erleben der Identität. Das Selbst sieht sich von anderen bewertet und bewertet sich selbst (Selbstwert). Es integriert alle psychischen Funktionen und Dispositionen zu einem Ganzen, und es reguliert die Innenvorgänge (Affektregulierung, Impulssteuerung, Selbstwertregulation). Die Verfügbarkeit über eine flexible Abwehr unter Bezug auf ein internalisiertes Normensystem ist ein Teil des Regulationsgeschehens.

Als Niederschlag der wichtigen Beziehungserfahrungen erfolgen von klein auf Internalisierungsprozesse, welche nicht nur ein inneres Bild der wichtigen Objekte (Objektrepräsentanzen) errichten, sondern auch das Selbstbild gestalten (Selbstrepräsentanzen).

Der Bezug auf die internalisierten, ausreichend guten Objekte ist mit entscheidend für die Funktion der Selbststeuerung und Affektregulierung, speziell der Selbstberuhigung und Selbsttröstung. Der selbstreflexive Bezug zur eigenen inneren Welt bedeutet strukturell auch die Fähigkeit zur inneren Kommunikation, zum inneren Dialog, wobei die eigene Emotionalität, die eigene Bedürfniswelt, die Fantasiewelt und die Erfahrungen des körperlichen Erlebens von besonderem Gewicht sind.

Der Bezug auf die Objekte: Alle genannten Selbstaspekte finden ihre Entsprechung in der Beziehung zu den äußeren Objekten. Entwicklungspsychologisch bilden die Beziehungserfahrungen die Grundlage für die Entwicklung und Regulierung des Selbst. Parallel zur reflexiven Wahrnehmung des Selbst lässt sich die realistische Wahrnehmung der Objekte beschreiben. Realistisch im erwachsenen Sinne wird sie durch die sichere Differenzierung von Selbst und Objekt, durch die Abgrenzung beider und die Akzeptanz, dass das Objekt unabhängig vom Selbst eine eigene Realität besitzt.

Die Entsprechung zu den Vorgängen der Selbststeuerung betrifft die strukturelle Fähigkeit, Beziehungen so zu gestalten, dass eigene und fremde Interessen angemessen berücksichtigt und auch zugleich eine emotional bedeutsame Beziehung vor eigenen störenden Impulsen und Affekten geschützt werden kann. Dazu gehört auch die Fähigkeit zu antizipieren, wie andere reagieren werden.

Die Tatsache, dass andere als abgegrenztes Objekt erlebt werden können, erfordert es, da man mit ihnen nicht eins ist und man nicht alles voneinander weiß, sich kommunikativ verständlich zu machen. Das geschieht auf dem Wege des emotionalen Ausdrucks, der den anderen erreichen muss bzw. des emotionalen Berührtwerdens durch den anderen; dabei spielt die Fähigkeit, sich vorübergehend in die Innenwelt des anderen hineinzuversetzen (Empathie) eine entscheidende Rolle.

Struktur kann somit nach OPD auf vier Dimensionen beschrieben werden, welche jeweils den Bezug zum Selbst und den Bezug zu den Objekten unterscheiden:

Selbstwahrnehmung und Objektwahrnehmung
- Fähigkeit, sich selbstreflexiv wahrzunehmen
- Fähigkeit, andere ganzheitlich und realistisch wahrzunehmen

Steuerung des Selbst und der Beziehungen
- Fähigkeit, eigene Impulse, Affekte und den Selbstwert zu regulieren
- Fähigkeit, den Bezug zum anderen regulieren zu können

Emotionale Kommunikation nach innen und außen
- Fähigkeit zur inneren Kommunikation mittels Affekten und Fantasien
- Fähigkeit zur Kommunikation mit anderen

Innere Bindung und äußere Beziehung
- Fähigkeit, gute innere Objekte zur Selbstregulierung zu nutzen
- Fähigkeit, sich zu binden und sich zu lösen

3.4.6 Struktur und strukturelle Störung: Unterschiedliche Integrationsniveaus

Die entwicklungspsychologische Sichtweise versteht die Struktur des Erwachsenen als Ergebnis eines Reifungsprozesses mit zunehmender Differenzierung und Integration, die vor allem auch durch die zunehmende »Psychisierung« gekennzeichnet ist. Dabei handelt es sich um den Aufbau der intrapsychischen Repräsentanz der äußeren Objektwelt (Objektrepräsentanz) sowie der Erfahrungen und Einstellungen des Selbst im Umgang mit der Objektwelt (Selbstrepräsentanz, Interaktionsrepräsentanz). Ungestörtheit der Struktur bedeutet, dass der Einzelne über diesen psychischen Binnenraum verfügen und ihn mittels intrapsychischer Prozesse so regulieren kann, dass auch interpersonelle Beziehungen in befriedigender Weise hergestellt und aufrechterhalten werden können. Struktur ist in hohem Maße individuell ausgestaltet, nicht nur bezüglich der Einschränkungen und Schwächen, sondern auch bezüglich der Ressourcen und Stärken, die der Einzelne entwickelt hat.

Strukturelle Störung kann bedeuten, dass im Sinne eines Entwicklungsdefizits bestimmte strukturelle Differenzierungen und Integrationsschritte nicht erfolgt sind. Das Selbst vermag weder autonom zu sein noch sich selbst ausreichend zu regulieren noch sich zu reflektieren; eine verlässliche Bindung an haltgebende Andere konnte nicht entwickelt werden.

Im Falle der strukturellen Vulnerabilität hat sich die Struktur zwar entwickelt, aber sie ist nicht stabil genug ausgebildet, sodass in Situationen innerer und äußerer Belastung strukturell verankerte Funktionen verloren gehen und affektive Spannungszustände und Desintegrationszustände aktiviert werden.

Differentialdiagnostisch wichtig ist die Unterscheidung der habituellen strukturellen Fähigkeit, von solchen Auffälligkeiten, wie sie in akuten Belastungssituationen auftreten können. Emotional belastende Realkonflikte (z. B. Beziehungskrisen, Auseinandersetzungen oder belastende Lebensereignisse) können in Verbindung mit Schlafmangel, starken körperlichen Anstrengungen, übermäßigem Genuss von Alkohol, Nikotin, Medikamenten, Drogen etc. regressive Prozesse in Gang setzen, welche als strukturelle Auffälligkeit imponieren (z. B. Verlust der affektiven Selbststeuerung und Selbstwertregulation, Zweifel an der eigenen Identität, Kommunikationsabrisse, projektive Vermischungen von Selbst und Objekt etc.). Diese aktuellen Belastungsreaktionen und die evtl. dadurch ausgelösten strukturellen Labilisierungen sind nicht Gegenstand der Einschätzung des Strukturniveaus. Dieses betrifft vielmehr die zeitlich überdauernde, für den Betreffenden typische Funktionsweise seiner Struktur während der zurückliegenden ein bis zwei Lebensjahre.

Die Logik der strukturellen Niveauunterschiede wird in der Literatur auf unterschiedlichen theoretischen Grundlagen verwendet. Kernbergs strukturelles Interview (Kernberg, 1977, 1981) etwa unterscheidet zwischen neurotischem, Borderline- und psychotischem Strukturniveau und gibt eine deskriptive Operationalisierung der Ebenen, die sich vor allem über die Identität, die Abwehr und die Realitätsprüfung definieren. In anderem Zusammenhang unterscheidet Kernberg unterschiedliche Strukturniveaus (higher level, intermediate level, lower level, psychotic), wobei als Kriterien der Einschätzung das Über-Ich, die Ich-Identität, die Realitätsprüfung, die Triebentwicklung, die Abwehr, Charakterzüge, Objektbeziehungen und Affekte verwendet werden (Kernberg, 1970, 1998, 2001). Ein differenziertes System, auf einer ähnlichen psychoanalytischen Logik gründend, beschreiben Lohmer und Kollegen (1992). Auch ihr Ziel ist es, zwischen neurotischem Niveau, mittlerem Strukturniveau und Borderline-Störungen unterscheiden zu können über die Beurteilung von Art und Pathologie der Objektbeziehungen, Ich-Struktur und Abwehrmechanismen, Über-Ich-Entwicklung, Qualität der Angst und Arzt-Patient-Beziehung.

Die von der OPD vorgeschlagene Graduierung strukturellen Niveaus unterscheidet vier Stufen:

- gutes strukturelles Integrationsniveau
- mäßiges strukturelles Integrationsniveau
- geringes strukturelles Integrationsniveau
- desintegriertes Strukturniveau.

Die Operationalisierung der Niveauunterschiede findet sich in Kapitel 4.4.2. Die für Forschungs- und Ausbildungszwecke entwickelte Struktur-Checkliste (Rudolf et al., 1998) wurde für OPD-2 adaptiert und findet sich im Anhang.

3.4.7 Strukturelle Diagnostik

Die im Patienten bereitliegenden strukturellen Muster manifestieren sich im interaktionellen Handeln. Das bedeutet für die Diagnostik, dass der Untersucher etwas von der Struktur seines Patienten in der unmittelbaren Situation der Begegnung erlebt und dass er aus den Schilderungen des Patienten über dessen Alltagsleben und seine Lebensgeschichte ein Bild von seiner Struktur gewinnt. Erleichtert wird die strukturelle Diagnostik durch die Möglichkeit, mit dem Patienten über die Verfügbarkeit seiner strukturellen Funktionen zu sprechen und ihn selbst ein Bild seines typischen Erlebens und Verhaltens geben zu lassen.

Das Erkennen von psychischer Struktur ist notwendig an Kommunikation und Interaktion gebunden. Voraussetzung für die Einschätzung struktureller Aspekte ist ein diagnostisches Interview, welches eine Selbstdarstellung des Patienten in der Beziehung zum Untersucher erlaubt. Um die Phänomene reflektieren und interpretieren zu können, benötigt der Untersucher Grundkenntnisse über die Theorie der Persönlichkeit und diagnostische Erfahrungen. Er sollte möglichst Selbsterfahrung besitzen, um im Erleben und Bewerten der eigenen Gegenübertragung zwischen Beobachtung und Introspektion wechseln zu können.

Die diagnostische Einschätzung der Struktur orientiert sich nicht an den akuten krankheitswertigen Störungen, sondern an der zugrunde liegenden strukturellen Bereitschaft, wie sie im interaktionellen Handeln der letzten ein bis zwei Jahre sichtbar wird; akute Störungen bestimmen nicht die Struktureinschätzung, sie haben die Bedeutung von Indikatoren für strukturelle Bereitschaften.

3 4.8 Erfahrungen mit der Strukturachse und ihre Weiterentwicklung zu OPD-2

Da bereits die ersten Therapiestudien erkennen ließen, dass unter psychotherapeutischen Behandlungen keine massiven Veränderungen der OPD-Befunde (Wegfall der Konflikte, deutliche Erhöhung des Strukturniveaus) erzielt werden können, arbeitete die Heidelberger Arbeitsgruppe im Weiteren mit der Logik der fokusbezogenen Umstrukturierung (Grande et al., 2000; Grande et al., 2001). Dazu werden OPD-Foki aus der Beziehungs-, Konflikt- und Strukturachse definiert und die Intensität ihrer therapeutischen Bearbeitung, Bewusstwerdung, Verantwortungsübernahme und Integration eingeschätzt. Dies geschieht mithilfe der Heidelberger Umstrukturierungsskala (Rudolf et al., 2000). Mit Umstrukturierung ist dabei nicht allein eine Veränderung im Strukturbereich, sondern eine nachweisbare Wandlung in der gesamten Persönlichkeitsorganisation, d. h. auf allen OPD-Achsen gemeint.

Die Definitionen der OPD-Strukturachse und die zugehörigen Instrumente erlaubten im klinisch-psychotherapeutischen Bereich eine sorgfältigere diagnostische Erfassung struktureller Probleme und lenkten die Aufmerksamkeit auf eine gezielte psychotherapeutische Bearbeitung dieser Themen, sodass dem Schwerpunkt der konfliktaufdeckenden psychodynamischen Therapien der Bereich der strukturbezogenen dynamischen Psychotherapie zur Seite gestellt werden konnte. Diese Erfahrungen wurden mehr und mehr angewendet und konzeptualisiert

(Horn/Rudolf, 2002; Rudolf, 2002b, 2002c) und schließlich als Therapiemanual einer OPD-basierten strukturbezogenen psychodynamischen Therapie veröffentlicht (Rudolf, 2004b). In diesem Buch sind, auf das Thema Struktur zugeschnitten, bereits wichtige Aspekte von OPD-2, speziell der Therapieplan und die fokusbezogene Therapiedurchführung auf der Grundlage der OPD-Diagnostik, enthalten. In diesem Zusammenhang fanden klinische Erfahrungen mit forensischen Patienten Eingang in eine Revision der Struktur-Checkliste, speziell im Bereich des desintegrierten Niveaus (Rudolf, 2004b). Eine große Anzahl von Studien zur Reliabilität und Validität des Strukturniveaus (Rudolf/Doering, 2012) findet sich in dem Handbuch zur Strukturdiagnostik (Doering/Hörz, 2012).

3.4.9 Ähnlichkeiten und Unterschiede der Strukturachse in OPD-1 und OPD-2

Von den sechs Strukturdimensionen von OPD-1 betrafen die ersten drei das Selbst (Selbstwert, Selbststeuerung, Abwehr) und die anderen drei den Bezug zu den Objekten (Objektwahrnehmung, Kommunikation, Bindung). Die 21 Items der Heidelberger Fokusliste waren diesen Dimensionen zugeordnet. Der praktische Umgang mit den Strukturfoki und speziell die Erfahrungen der fokusbezogenen Psychotherapie legten es nahe, den inneren Zusammenhang der Items nochmals zu überdenken. Als Ergebnis wurde eine Systematik vorgelegt, welche vier grundlegende strukturelle Dimensionen benennt: die Fähigkeit zur Wahrnehmung, zur Steuerung, zu emotionaler Kommunikation und zur Objektbeziehung; in jeder Dimension wird eine Ausrichtung auf das Selbst und auf die Objekte unterschieden (Rudolf, 2004, S. 161). Herausgenommen wurde die strukturelle Funktion der Abwehr, die weniger verhaltensnah beobachtet werden kann und stärker theoriegeleitet eingeschätzt werden muss. Sie findet sich jetzt als ergänzendes Modul im Anhang.

Auf das so gebildete Gerüst der vier strukturellen Dimensionen mit ihrer Ausrichtung auf das Selbst und die Objekte ließen sich die Fokuspunkte von OPD-1 ohne Mühe verteilen, einige Items wurden ergänzt. Nach den ersten Erfahrungen mit diesem System wurden für die endgültige Fassung von OPD-2 gegenüber der Veröffentlichung von 2004 geringfügige inhaltliche Verschiebungen vorgenommen. Diese erfolgten nicht zuletzt im Hinblick auf die Zielsetzung von OPD-2, möglichst all jene Merkmale zu berücksichtigen, die für die geplante und durchzuführende Psychotherapie relevant sind.

3.5 Achse V – Psychische und psychosomatische Störungen

3.5.1 Einleitung

Mit der Achse V sollen die syndromal-deskriptiven Diagnosen nach dem Kapitel V (F) der ICD-10 diagnostisch abgebildet werden. Dabei sind für die klinische Dokumentation und klinisch-wissenschaftliche Fragestellungen die Forschungskriterien zu verwenden. Um eine Kompatibilität mit dem operationalisierten Konzept des DSM-Systems zu wahren, wurde ein Ansatz gewählt, der auf Achse Va die Erfassung der psychischen Störungen und auf Achse Vb die Erfassung der Persönlichkeitsstörungen (Kategorien F60 und F61) der ICD-10 vorsieht. Für die besonderen Erfordernisse in der Psychosomatischen Medizin und Psychotherapie wurde der Klassifikationsansatz für psychosomatische Störungen (Kategorie F54) erweitert und differenziert.

3.5.2 Theoretischer Hintergrund

Das Kapitel V (F) der ICD-10 (Dilling/Freyberger, 2001; Dilling et al., 1993; Dilling et al., 1994; WHO, 1993a, 1993b, 1993d) operationalisiert den Bereich psychischer Störungen nach deskriptiven Prinzipien auf der Grundlage vergleichsweise einfach definierter psychopathologischer Zeit- und Verlaufskriterien. Bei diesen Merkmalen liegt das Schwergewicht ganz eindeutig auf relativ einfach zu beobachtenden oder explorierbaren Daten. Komplexere psychopathologische Phänomene oder Aspekte des Erlebens, die einen höheren Grad theoretischer oder interpretativer Abstraktion erfordern, werden weitgehend vernachlässigt. Bestimmte Kombinationen dieser Kriterien konstituieren unter Befolgung von Verknüpfungsregeln (Algorithmen) einzelne Diagnosen. Dabei werden Unterteilungen nach dem Schweregrad als fester Bestandteil diagnostischer Verknüpfungsregeln zumindest bei den affektiven und den Angststörungen verankert. Die Bedeutung diagnostischer Restkategorien (Fxx.8x und Fxx.9x), in denen Patienten diagnostisch abgebildet werden, denen keine spezifische Störung zugeordnet werden kann, wird in einem gestuften hierarchischen System fester Bestandteil dieses Klassifikationsansatzes.

Mit den Klassifikationssystemen des DSM-III und IV wurde nicht nur das Neurosenkonzept aufgegeben, sondern darüber hinaus ein stark an biologisch-psychiatrischen Prinzipien orientiertes Klassifikationsprinzip etabliert, das die Validität diagnostischer Kategorien gegenüber der Reliabilität vernachlässigt (Schneider/

Freyberger, 1990; Schneider et al., 1995; Schneider/Hoffmann, 1992). Nicht zuletzt aufgrund der deutlich verbesserten Reliabilität (Freyberger et al., 1990a; Freyberger et al., 1995; Freyberger et al., 1990b; Schneider/Hoffmann, 1992) führt ein derartiger Ansatz zu einer besseren Kommunizierbarkeit von Diagnosen und zu einer präziseren Erfassung der Symptomatologie (Freyberger et al., 1992; Stieglitz et al., 1992), was zumindest für die wissenschaftliche Anwendung eine bessere Vergleichbarkeit von Stichproben sichert, die in den verschiedenen Bereichen der psychologischen Medizin erhoben werden.

Entsprechend der unterschiedlichen Anwendungsbereiche steht die ICD-10 innerhalb einer sog. »family of instruments« in verschiedenen, auch für den Bereich der Psychotherapie und Psychosomatik relevanten ICD-10-Manualen und -Instrumenten zur Verfügung:

1. als sog. klinisch-diagnostische Leitlinien für den klinischen Gebrauch, die aufgrund relativ offen formulierter diagnostischer Kriterien (»Leitlinien«) dem Anwender einigen diagnostischen Spielraum lassen

2. als sog. Forschungskriterien für die wissenschaftliche Anwendung, die, vergleichbar dem DSM-III-R (APA, 1987) bzw. dem DSM-IV (APA, 1994), über striktere diagnostische Kriterien zu einer stärkeren Stichprobenhomogenisierung beitragen sollen

3. als sog. Kurzfassung für den Gebrauch in der Verwaltung im Rahmen des systematischen Verzeichnisses der gesamten ICD-10 (WHO, 1993d). In diesem Text sind neben kurz gefassten Beschreibungen des Kapitels V (F) die diagnostischen Kategorien für die anderen (somatischen) Kapitel der ICD-10 zu finden, sodass hierdurch die Verschlüsselung somatischer Erkrankungen möglich wird

4. als sog. Primary Health Care Classification (PHC) für die Verwendung in der primären Gesundheitsversorgung (Müßigbrodt et al., 1994; WHO, 1993c). In diesem Manual werden für 24 diagnostische Hauptgruppen neben diagnostischen Kriterien therapeutische Richtlinien formuliert.

Ferner liegen zahlreiche strukturierte (z. B. »Schedules for Clinical Assessments in Neuropsychiatry (SCAN)«, Gülick-Bailer/von Maurer, 1994; WHO, 1993e) und standardisierte (z. B. »Composite International Diagnostic Interview (CIDI)«, WHO, 1991; Wittchen/Semmler, 1992) diagnostische Interviews vor, mit denen der Gesamtbereich psychischer Störungen und spezifische Störungsfelder (Mombour et al., 1994; Zaudig/Hiller, 1993) erfasst werden können und die teilweise eine computerisierte Diagnosenstellung erlauben. Können diese Interviewansätze für wissenschaftliche Untersuchungen nicht zu verleugnende Vorteile bringen, so führt die besondere Symptomorientierung bei der Erfassung diagnostischer Merkmale zu einer Bedeutungsminderung psychodynamischen Materials, einer mindestens partiellen Ausgrenzung des Beziehungsaspekts mit den entsprechenden Folgen für den Behandlungsprozess und die Ausbildung. Dabei stellt die Ebene der Symptomatik durchaus auch eine relevante diagnostische Dimension dar. Sie erlaubt uns die Formulierung von Hypothesen über die Art der Erkrankung und ist im Kontext der Psychotherapie eine wichtige zu reflektierende Variable. Auch wenn wir in unserem therapeutischen Handeln nicht primär symptomorientiert arbeiten, stellt innerhalb der psychoanalytisch orientierten Psychotherapie die Symptomreduktion ein relevantes Ziel der Behandlung dar.

Die ICD-10 folgt entsprechend dieser Symptom- und Syndromorientierung auch in ihrer inneren Struktur dem deskriptiven Ansatz. Klassifiziert wird mit einem alphanumerischen System: Während der Buchstabe F das psychiatrische Kapitel innerhalb der Gesamt-ICD-10 kennzeichnet, werden mit einer ersten Ziffer (Fx) die Abschnitte beschrieben, in denen unter theoretischen oder phänomenologischen Aspekten die Störungsgruppen angeordnet sind:

- F0 organische, einschließlich symptomatischer psychischer Störungen
- F1 psychische und Verhaltensstörungen durch psychotrope Substanzen
- F2 Schizophrenie, schizotype und wahnhafte Störungen
- F3 affektive Störungen
- F4 neurotische, Belastungs- und somatoforme Störungen
- F5 Verhaltensauffälligkeiten mit körperlichen Störungen und Faktoren
- F6 Persönlichkeits- und Verhaltensstörungen
- F7 Intelligenzminderung
- F8 Entwicklungsstörungen
- F9 Verhaltens- und emotionale Störungen mit Beginn in der Kindheit und Jugend

Mit der dritten Stelle (Fxx) wird die diagnostische Hauptgruppe (z. B. F40 phobische Störung), mit der durch einen Punkt abgetrennten vierten Stelle die diagnostische Kategorie (z. B. F40.0 Agoraphobie) und mit einer fünften Stelle eine weitere Differenzierung, häufig anhand von Schweregradmerkmalen, gekennzeichnet (z. B. F40.00 Agoraphobie ohne Panikstörung).

3.5.3
Multiaxiale Diagnostik in der Psychiatrie

Die Weltgesundheitsorganisation (WHO) hat für den psychiatrischen Bereich ein eigenes multiaxiales System zur ICD-10 vorgelegt (Siebel et al., 1994), das auf Achse II die skalenbezogene Erfassung sozialer Funktionseinschränkungen in verschiedenen Bereichen (gemäß der WHO Disability Diagnostic Scale: WHO-DDS) vorsieht. In Anlehnung an Konzepte der Life-Event-Forschung sollen auf Achse III umgebungs- und situationsabhängige Einflüsse/Probleme der Lebensführung und Lebensbewältigung abgebildet werden, die im Zusammenhang mit der Entstehung und Aufrechterhaltung der Symptomatik stehen. Diese sind aus dem Kapitel (Z) »Faktoren, die den Gesundheitszustand beeinflussen und zur Inanspruchnahme von Gesundheitsdiensten führen« der ICD-10 zusammengestellt worden.

Im DSM-IV wurden analoge Achsen realisiert. Der Achse II der ICD-10 entspricht die bereits im DSM-III und DSM-III-R vorhandene, aber jetzt modifizierte Global Assessment of Functioning Scale (GAF). Der Achse III der ICD-10 entspricht im DSM-IV ein analoges Kodierungsschema zu psychosozialen und umgebungsbezogenen Problemen. Im Anhang des DSM-IV wurden zusätzlich Achsen publiziert (Defense Functioning Scale; Global Assessment of Relational Functioning Scale, Social and Occupational Functioning Assessment Scale). Diese Achsen sollten verwendet werden, sofern bei Forschungsfragestellungen die Vergleichbarkeit mit psychiatrischen Referenzstichproben gewährleistet werden soll (vgl. Mezzich, 2005).

3.5.4
Konstruktion und Operationalisierungen der Achse V in der OPD

Ziel der Arbeitsgruppe war es, das Kapitel V der ICD-10 in der jetzt vorliegenden Fassung an die Erfordernisse der Diagnostik in der Psychiatrie und Psychosomatik zu adaptieren. Dabei wurde Wert darauf gelegt, die mit diesem operationalen Ansatz erreichbare bessere Kommunizierbarkeit und Vergleichbarkeit der Diagnosen nicht durch Veränderungen zu gefährden. Daher mussten sowohl zur Diagnosenstellung und Dokumentation als auch zur Ausdifferenzierung problematischer diagnostischer Kategorien neue Konzepte erarbeitet werden.

3.5.4.1 Diagnosenstellung und Komorbiditätsprinzip

Die ICD-10 folgt der generellen Regel, so viele Diagnosen zu verschlüsseln, wie für die Beschreibung des klinischen Bildes notwendig sind. Als Hauptdiagnose soll dabei die Kategorie verschlüsselt werden, der die größte aktuelle Bedeutung zukommt oder die als sog. »Lebenszeitdiagnose« die höchste Relevanz besitzt. Weitere Diagnosen im Sinne von Zusatz- oder Nebendiagnosen sind damit explizit erwünscht (vgl. Dilling et al., 1993).

Im Kontext des Komorbiditätsprinzips bedeutet dies, wie breitere Anwendungsstudien zur ICD-10 zeigen (Dittmann et al., 1992; Freyberger et al., 1995; Schneider et al., 1993), dass je Patient im Mittel etwa drei bis vier, in Extremfällen sogar acht bis zehn deskriptive Diagnosen gestellt werden müssen, ohne dass in einem theoretischen Bezugsrahmen ätiologische oder pathogenetische Vorstellungen eingehen. Problematisch erscheint dies z. B. im Bereich der Persönlichkeitsstörungen, bei denen infolge überlappender Kriterien häufig gleich mehrere Kategorien erfüllt sind bzw. zahlreiche Zusatzdiagnosen gestellt werden müssen, die nach klassischem Verständnis der betreffenden Störung inhärent sind.

Für die Dokumentation von Haupt- und Zusatzdiagnosen im Bereich der Psychosomatik/Psychotherapie sollen für den klinischen Gebrauch neben einer Hauptdiagnose nicht mehr als drei weitere Diagnosen verschlüsselt werden. Als Hauptdiagnose sollte dabei prinzipiell die Diagnose gelten, die unter klinischen und psychodynamischen Gesichtspunkten die höchste Relevanz besitzt. Weitere Diagnosen sollten nur dann verschlüsselt werden, wenn sie zum Verständnis des Gesamtbildes entscheidend beitragen oder verlaufsmodifizierende Aspekte abbilden. Für Forschungsfragestellungen, bei denen eine am Komorbiditätsprinzip orientierte Vergleichbarkeit mit psychiatrischen Untersuchungen gewünscht wird, wird vorgeschlagen, bis zu fünf weitere Diagnosen zu verschlüsseln und nach streng deskriptiven Prinzipien vorzugehen. Nur in diesem Zusammenhang sollte der Einsatz von diagnostischen Instrumenten erwogen werden, wobei sich neben den oben genannten Interviews noch sog. Diagnosenchecklisten anbieten, die auch post hoc verwendbar sind (vgl. etwa Dittmann et al., 1995; Hiller et al., 1990; Stieglitz et al., 1992). Während für die klinische Dokumentation die klinisch-diagnostischen Leitlinien verwendet werden sollten, sind für Forschungsfragestellungen, bei denen eine Stichprobenhomogenisierung von Relevanz ist, die Forschungskriterien zu verwenden. Für die Dokumentation körperlicher Erkrankungen steht das systematische Verzeichnis der ICD-10 zur Verfügung (DIMDI, 1994).

Im Gegensatz zum DSM-III-R (APA, 1987) und DSM-IV (APA, 1994) sieht die ICD-10 für den klinischen Gebrauch die gleichzeitige Verschlüsselung der Diagnosen psychischer und somatischer Erkrankungen auf einer Achse vor, während das DSM-System die somatischen Störungen und die Persönlichkeitsstörungen auf eigenständigen Achsen abbildet. Um vor allem für den wissenschaftlichen Gebrauch eine Vergleichbarkeit mit dem DSM-Ansatz zu gewährleisten, werden die syndromalen ICD-10-Diagnosen auf Achse Va, die Persönlichkeitsstörungen nach ICD-10 auf Achse Vb und die somatischen Erkrankungen auf Achse Vc kodiert. Dabei sollten nicht mehr als zwei Persönlichkeitsstörungen der ICD-10-Kategorien F60 und F61 diagnostiziert werden, wobei auch hier zwischen Haupt- und weiterer Diagnose zu differenzieren ist. Dieser Ansatz ist mit den Entwicklungen im Bereich der (psychiatrischen) multiaxialen ICD-10-Diagnostik kompatibel, da sich dort zunehmend eine diesbezügliche Klassifikation durchzusetzen scheint. In den Dokumentationsbögen ist dabei gesondert zu spezifizieren, ob klinisch die Achse Va oder die Achse Vb im Vordergrund steht.

Vor dem Hintergrund des mit dem multiaxialen Systems zur Operationalisierten Psychodynamischen Diagnostik angestrebten Ansatzes muss allerdings darauf hingewiesen werden, dass die Persönlichkeitsstörungsdiagnosen nach ICD-10 rein deskriptiv verwendet werden sollen, sodass diese parallel zu den Strukturdiagnosen auf Achse IV zu erfassen sind. Mit diesen deskriptiven Diagnosen werden nach psychoanalytischem Verständnis im Wesentlichen persistierende Störungen des Sozialverhaltens erfasst.

Um für Forschungsfragestellungen eine gleichzeitige Erfassung von DSM-IV-Diagnosen zu ermöglichen, wurde in dem Dokumentationsbogen die Option aufgenommen, zusätzlich Diagnosen nach DSM-IV zu verschlüsseln. Bezüglich der Reihenfolge und Gewichtung der Diagnosen sollte dabei genauso vorgegangen werden wie bei der Diagnostik nach ICD-10.

3.5.4.2 Voraussetzungen für die Achse-V-Diagnostik

Wie die bisherigen Anwendungs- und Reliabilitätsstudien gezeigt haben (vgl. etwa Dittmann et al., 1992; Freyberger et al., 1990a; Freyberger et al., 1995; Schneider et al., 1993), ist für die angemessene und reliable Verwendung der deskriptiven Diagnostik nach ICD-10 ein Training notwendig. Dieses kann innerhalb von Arbeitsgruppen selbstorganisiert geleistet werden, wobei unter der Voraussetzung der genauen Kenntnis des entsprechenden Manuals exemplarisch Patienten anhand von Live-Interviews oder Videoaufzeichnungen diagnostischer Gespräche für jeden einzelnen ICD-10-Abschnitt diagnostisch eingeschätzt und diskutiert werden sollten. Hierfür liegen inzwischen eine Reihe ergänzender Materialien vor, die innerhalb von Seminaren berücksichtigt werden können (Freyberger/Dilling, 1993; Freyberger et al., 1993a, 1993b; Schneider/Freyberger, 1994). Darüber hinaus werden von verschiedenen Arbeitsgruppen ICD-10-Trainingsseminare angeboten (Ansprechpartner: H.J. Freyberger oder W. Schneider), in denen die deskriptive Diagnostik nach einem entwickelten Curriculum systematisch trainiert werden kann.

3.5.4.3 Zukünftige Entwicklungen der ICD- und DSM-Diagnostik

Seit der Veröffentlichung von ICD-10 und DSM-IV sind zahlreiche weitere Studien zur Reliabilität und Validität der in den Systemen enthaltenden diagnostischen Kategorien veröffentlicht worden. Sowohl die American Psychiatric Association als auch die Weltgesundheitsorganisation haben inzwischen international arbeitende Arbeitsgruppen etabliert, die die vorliegenden empirischen Befunde sichten und Revisionsvorschläge für ICD-11 und DSM-V erarbeiten sollen (Mezzich/Berganza, 2005). Neben zahlreichen Veränderungen insbesondere diagnostischer Kriterien und einzelner Störungskategorien zeichnen sich für die Psychosomatik und Psychotherapie relevante konzeptionelle Veränderungen ab: nicht nur im Bereich der Persönlichkeitsstörungen (vgl. Widiger/Simonson, 2005), sondern auch für die Klassifikation von Angststörungen, depressiven und Somatisierungsstörungen zeigt sich, dass neben dem kategorialen Ansatz der Systeme auch dimensionale Modelle Anwendung finden werden. Dies schließt wahrscheinlich auch die vermehrte Berücksichtigung sog. subsyndromaler Störungen mit ein, wie sie etwa in der ICD-10 mit den Kategorien der gemischten Angststörungen (F41.2 und F41.3) sowie der rezidivierenden kurzen depressiven Störungen (F38.10) bereits eingeführt wurden. Vor allem im Bereich der multiaxialen Diagnostik werden mit hoher Wahrscheinlichkeit Ansätze vorgestellt, mit denen sich Gesundheitsressourcen erfassen lassen, die für den Verlauf und die Behandelbarkeit psychischer Störungen eine große Bedeutung besitzen (Mezzich, 2005).

3.5.5 Ergänzungen und Klärungen diagnostischer ICD-10-Kategorien im Zusammenhang mit der OPD

In drei Bereichen wurden für die Psychosomatik und Psychotherapie Ergänzungen der Diagnostik nach ICD-10 vorgenommen. Bei den Persönlichkeitsstörungen (F60) wurde die narzisstische Persönlichkeitsstörung aufgrund ihrer besonderen theoretischen wie klinischen Bedeutung unter der Kodierungsnummer F60.81

aufgenommen. Um die innere Konsistenz des deskriptiven Klassifikationsansatzes der ICD-10 zu wahren, wurden die diagnostischen Kriterien des ICD-10-Forschungskriterienmanuals herangezogen.

Die zweite Ergänzung bezieht sich auf die Ausdifferenzierung der Kategorie F54 (psychische Faktoren und Verhaltenseinflüsse bei anderenorts klassifizierten Erkrankungen), mit denen die psychosomatischen Erkrankungen im engeren Sinne innerhalb des Kapitels V der ICD-10 abgebildet werden sollen. Die ICD-10 verfolgt dabei das Konzept, diese Erkrankungen primär in den somatischen Kapiteln zu klassifizieren. Die nicht weiter unterteilte Kategorie F54 ist als Zweitkategorie zu verwenden, wenn psychische Störungsanteile vorliegen, die nicht die Kriterien einer anderen psychischen Störung aus dem Kapitel V erfüllen. Das von uns in Anlehnung an einen Vorschlag von v. Wietersheim und Jantschek (1994) entwickelte Konzept sieht vor, mit den ersten drei Ziffern die Kategorie F54 zu nutzen, mit der vierten Stelle die Symptomwahl zu kennzeichnen und mit der fünften Stelle die Art der psychosomatischen Wechselwirkung zu klassifizieren. Auf diese Weise sollen auf deskriptivem Niveau differenziertere diagnostische Aussagen sowohl über die Symptomatik wie auch über ätiologische und pathogenetische Zusammenhänge gewonnen werden. Mit empirischen Untersuchungen könnte nachgewiesen werden, inwieweit eine Annäherung an biopsychosoziale und psychodynamische Modelle zu erreichen ist.

Die dritte Ergänzung betrifft ein erweitertes Verständnis von Anpassungsstörungen und posttraumatischen Belastungsstörungen. Sowohl Anpassungsstörungen wie posttraumatische Belastungsstörungen sind Störungen, bei denen ein enger zeitlicher Zusammenhang besteht

a) zwischen einem traumatisierenden Ereignis von außergewöhnlicher Schwere (diagnostische Leitlinien ICD-10) oder

b) nach einer entscheidenden Lebensveränderung, einem belastenden Lebensereignis oder auch einer schweren körperlichen Erkrankung (»Anpassungsstörung« gemäß der ICD-10).

Die beiden Störungen unterscheiden sich damit durch die Schwere der individuellen Belastung im Vorfeld. Bei beiden Störungen spielt jedoch die individuelle Vulnerabilität eine erhebliche Rolle: Auch bei schweren Traumatisierungen entwickeln nicht alle Betroffenen eine posttraumatische Belastungsstörung und ebenso führen erhebliche Belastungen (z. B. ein akuter Herzinfarkt) nicht bei allen Betroffenen – sondern nur bei etwa 20 bis 30 % der Menschen – zu einer (depressiven) Anpassungsstörung.

Im Gefolge einer traumatischen Belastung kommt es unter den Bedingungen der akuten Lebensgefahr, Hilflosigkeit und Handlungsverlustes zum Zusammenbruch der Abwehr und einer strukturellen Regression – wiederum jedoch abhängig von der prämorbiden Persönlichkeitskonstellation. Insofern ist die traumatische Auslösesituation zwar überindividuell vergleichbar und führt bei allen Betroffenen kurzzeitig zu Reaktionen. Die Entwicklung einer posttraumatischen Belastungsstörung ist jedoch auf dem Hintergrund der persönlichen Auseinandersetzungen und Bewältigungsmöglichkeiten zu verstehen.

Anpassungsstörungen mit ihren körperlichen und/oder seelischen Symptomen folgen relativ schwerwiegenden äußeren Ereignissen, die jedoch nicht das Ausmaß einer existenziellen traumatischen Bedrohung erreicht haben. Mehr noch als bei der posttraumatischen Belastungssituation schaffen die inneren Vulnerabilitäten und Ressourcen eines Patienten die Voraussetzungen für die Entstehung einer Anpassungsstörung. Die Wahrscheinlichkeit für das Entstehen einer Anpassungsstörung bestimmt sich damit aus:

1. dem Ausmaß der inneren motivationalen Konfliktspannung und der äußeren Belastung sowie
2. der verfügbaren (Vulnerabilitäten) Abwehrstruktur, Resilienz, sozialen Unterstützung und anderem).

Im Allgemeinen wird eine verminderte Belastungsfähigkeit als Vulnerabilität bezeichnet. Sie bestimmt sich erstens aus der motivational bestimmten Konfliktspannung, zweitens aus den lebensgeschichtlich entwickelten strukturellen Fähigkeiten, drittens aus dem sozialen Netzwerk sowie (viertens) den individuell biologischen Bedingungen des Menschen (z. B. angeborene Minderbegabung, demenzielle Prozesse im Alter usf.). Die hier gemeinten motivationalen Konfliktvulnerabilitäten können mit den strukturellen und biologischen ineinander greifen. Eine Anpassungsstörung kann sich somit aus unterschiedlichen Bedingungen zusammenfügen, sie kann aber auch nur aus struktureller oder biologischer Vulnerabilität erwachsen. Erhebliche und schwerste Belastungen führen bei vielen Menschen zu Anpassungsstörungen im Sinne eines Aktualkonfliktes (konflikthafte Belastung), d. h. es vermittelt sich klinisch ein konflikthafter Motivationswiderspruch – dieser ist jedoch Folge der Belastung und nicht Folge eines repetitiv-dysfunktionalen Konfliktmusters.

In der ICD-10 ist die Diagnose einer Anpassungsstörung (depressive Anpassungsstörung, ängstliche Anpassungsstörung usf.) nur vorgesehen, wenn »keines der Symptome in diesen Fällen schwer genug oder an sich so markant ist, dass es eine spezifische Diagnose rechtfertigt«. Anders ausgedrückt: Bestehen mittelschwere depressive Symptome, sollte nach dieser diagnostischen Vorgabe die Diagnose einer depressiven Störung – nicht einer Anpassungsstörung – vergeben werden, d. h. Anpassungsstörungen sind hiermit eine Restkategorie, in der Regel leichterer Schwere. Dieses diagnostische Vorgehen ist empirisch schlicht falsch. Besteht eine Anpassungsstörung und eine mittelschwere depressive Symptomatik, sollte die Diagnose einer Anpassungsstörung vergeben werden können, was nach ICD-10-Logik nicht möglich ist. Anpassungsstörungen sind nach ICD-10 damit immer »leichte« Störungen.

Prinzipiell sollte bei der gemeinsamen Diagnostik nach ICD-10 und OPD darauf geachtet werden, keine automatischen »Querdiagnosen« zu stellen, also nicht jede zwanghafte Persönlichkeitsstörung nach ICD-10 ist gleichzeitig strukturell gering integriert (OPD-Achse »Struktur«). Vielmehr ist auch bei einer Persönlichkeitsstörung ein Konflikthintergrund, der sich in der Persönlichkeit niedergeschlagen hat, mit einzubeziehen.

3.6 Konzeptuelle Zusammenhänge und Wechselwirkungen der Achsen

3.6.1 Prozess der Gewinnung und Integration des diagnostischen Materials

Für den diagnostischen Prozess auf der Grundlage der OPD lassen sich zwei gegenläufige Bewegungen nachzeichnen. Der Weg zur Gewinnung und Aufnahme des diagnostischen Materials beginnt bei Aspekten, die die grundlegende Zugänglichkeit des Patienten für eine diagnostische Exploration betreffen und Teile dessen ausmachen, was in der Achse I »Krankheitserleben und Behandlungsvoraussetzungen« beschrieben wird. Wichtig sind hier z. B. das Krankheitsmodell des Patienten und seine Offenheit für eine psychologische Herangehensweise an seine Beschwerden. Die Untersuchung schreitet dann fort zu den Beziehungserfahrungen des Patienten, die als diagnostischer Zugang zur Psychodynamik von zentraler Bedeutung sind und zu deren detaillierter Exploration in dem OPD-Interview gezielt angeleitet wird. Sowohl aus den Beziehungsschilderungen als auch der unmittelbar wahrnehmbaren Beziehungsgestaltung des Patienten lassen sich seine typischen interpersonellen Inszenierungen bzw. Arrangements entnehmen, die in der Achse II abgebildet werden. Diese Beziehungsmuster stellen gleichsam eine Oberfläche dar, in der sich seine Konfliktbereitschaften niederschlagen, die in der Begegnung mit anderen kompromisshaft bewältigt werden. Die Qualität dieser Bewältigung schließlich lenkt den Blick auf die funktionelle Ausstattung des Patienten, d. h. auf seine strukturellen Möglichkeiten und Einschränkungen, die einen mehr oder minder haltbaren Rahmen für das dynamische Spiel der psychischen Kräfte zur Verfügung stellen.

Der Weg zur Integration des diagnostischen Materials führt in die umgekehrte Richtung. Er beginnt bei den strukturellen Voraussetzungen. Diese stellen nach dem Verständnis der Autoren eine grundlegende diagnostische Dimension dar, die die Qualität und den Charakter der übrigen durch die OPD beschriebenen Merkmale wesentlich (mit)bestimmt. Das Ausmaß der strukturellen Beeinträchtigung beeinflusst und begrenzt das Gewicht, das lebensgeschichtlich erworbene Konfliktdispositionen bei der Entstehung und Aufrechterhaltung von Beschwer-

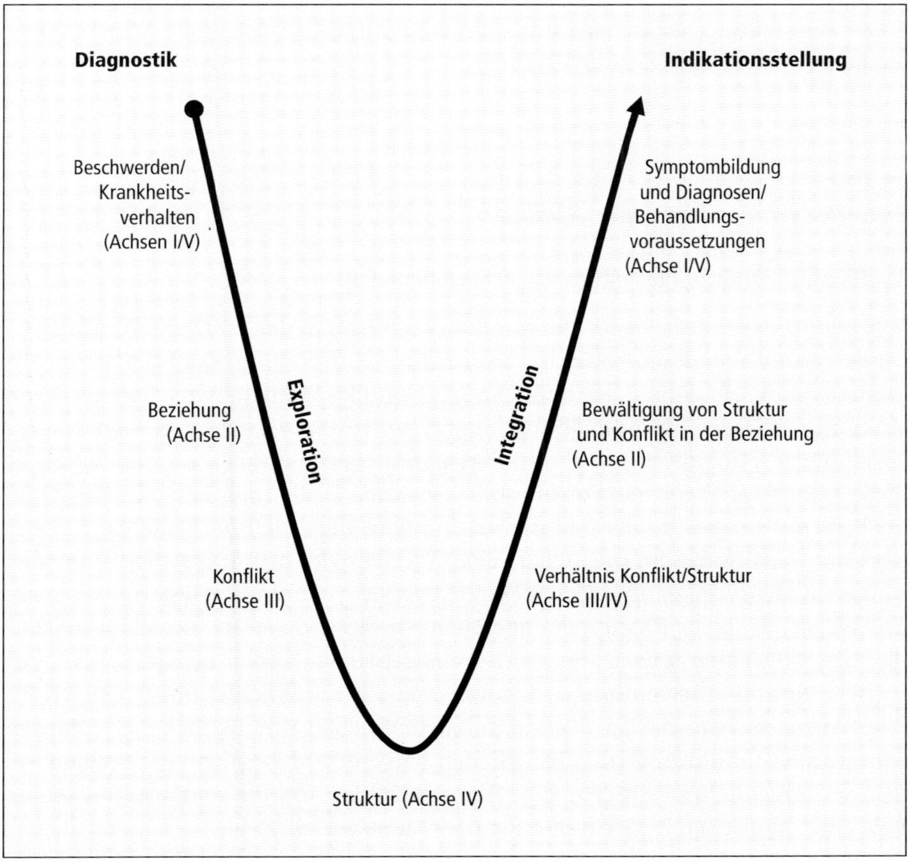

Abbildung 3-3: Gewinnung und Integration des diagnostischen Materials

Legende: Darstellung des diagnostischen Prozesses, beginnend links oben mit der Sammlung und Aufnahme des diagnostischen Materials bis zur Prüfung der strukturellen Voraussetzungen, dann von dieser Basis ausgehend die Integration der achsenbezogenen Befunde zu einem kohärenten Gesamtbild als Grundlage der Indikationsstellung.

den haben können. Es prägt die habituellen Beziehungsmuster, die bei stärkerer struktureller Einschränkung zunehmend ineffizient und brüchig werden, sodass die Aufnahme dauerhafter Beziehungen schließlich überhaupt misslingt. Die strukturelle Verfasstheit eines Individuums bestimmt weiter, ob die »Krankheit« bedeutungsvoll im Sinne der neurotischen Symptombildung ist oder ob die Art, Vielfalt, Heftigkeit und Wechselhaftigkeit der Beschwerden anzeigt, dass basale psychische Funktionen beeinträchtigt sind und die Regulierungsmöglichkeiten des Betroffenen ständig überfordert werden. Alle diese Punkte berühren schließlich die Voraussetzungen und Möglichkeiten einer eventuellen psychotherapeutischen Behandlung, die der Art und dem Gewicht der strukturellen Schwierigkeiten konsequent angepasst werden muss.

3.6.2 Zum Zusammenhang der Achsen

Konflikt und Struktur (Verhältnis der Achsen III und IV)

Wie bereits dargestellt, ist für die Konfliktdiagnostik in der OPD ein Kontinuum-Modell grundlegend, das klinisch relevante Konflikte von sog. Konfliktthemen abgrenzt (vgl. 3.3.1). Durch die Bezeichnung Konfliktschemata wird dem Umstand Rechnung getragen, dass bei gering integrierter bzw. desintegrierter Struktur der psychischen Funktionen zwar Konfliktspannungen gefunden werden können, diese jedoch keine für das Störungsbild prägende Bedeutung haben, so wie dies bei besserer Integration der Fall ist. Sie sind vom Inhalt her oft vielfältig und wenig konturiert, wechseln möglicherweise innerhalb des diagnostischen Interviews in ihrer Bedeutsamkeit und lassen keine klare, überdauernde »Gestalt« erkennen. Mit Bezug auf solche Phänomene sprechen wir deshalb anstatt von lebensbestimmenden Konflikten schwächer von Konfliktschemata. Lebensbestimmende neurotische Konflikte setzen hingegen voraus, dass verinnerlichte, unbewusste Konflikte vorherrschen, die zu dysfunktionalem Erleben und Verhalten bis hin zu Symptomen führen und dass Fähigkeiten wie jene zur basalen Affektregulation und Selbstregulation verfügbar sind (Fonagy, 2005). Konflikt und Struktur stellen Pole einer klinischen Ergänzungsreihe dar (Mentzos, 1991).

Ähnlich wie bei der Konfliktdiagnostik lässt sich auch ein Kontinuum der strukturellen Integration mit den Polen einer sicheren Verfügbarkeit struktureller Funktionen und Fähigkeiten einerseits und schweren Funktionseinschränkungen andererseits darstellen. Wenn ein Patient über die Funktionen problemlos verfügt, werden sie gewöhnlich nicht Gegenstand des diagnostischen Interesses und bilden stattdessen den Hintergrund für das Konfliktgeschehen, auf das sich die Aufmerksamkeit vor allem richtet. Wenn die Funktionen andererseits eingeschränkt sind oder versagen, wird der diagnostische Blick von den Inhalten des konfliktdynamischen Geschehens (den unbewussten Motiven, Ängsten und der Abwehr) ab- und auf die strukturelle Ausstattung des Patienten hingelenkt. Konflikt und Struktur verhalten sich wie Inhalt und Form, d. h. sie beziehen sich auf das »Warum« und das »Wie« einer Störung. Wenn die Struktur trägt, dominieren Inhalt und Bedeutungen, wenn sie fragil ist, treten die gestörten Funktionsabläufe in den Vordergrund.

Eine Bühnenmetapher (Rudolf/Grande, 2002) veranschaulicht das Gesagte: Man stelle sich vor, man gehe ins Theater und habe keinerlei Vorwissen zu dem Stück. In diesem Fall würde man unwillkürlich nach einem dramatischen Inhalt suchen, der das Handeln der Figuren auf der Bühne erklärt, d. h. nach den konfligierenden Motiven und Handlungsstrategien der Protagonisten. Dies entspricht der Konfliktorientierung. Man setzt dabei als selbstverständlich voraus, dass die Aufführung nicht durch Einwirkungen gestört oder gar bestimmt wird, die mit dem Inhalt des Stücks nichts zu tun haben: z. B. lockere Bühnenbilder oder Kulissen, die gemieden werden müssen, falsch gestellte oder brüchige Möbel, unvorbereitete oder ungeeignete Mitspieler usw. Im Falle einer strukturell bedingten Problematik wäre die Suche nach einem dramatischen Geschehen, welches das Geschehen auf der Bühne verstehbar macht, erfolglos. Man wäre fortwährend durch unpassende Vorgänge irritiert und würde schließlich realisieren, dass dort zwar ein Spiel versucht wird, dieses aber durch funktionale Beeinträchtigungen des Bühnenaufbaus oder der Protagonisten so gestört wird, dass ein schlüssiger Inhalt nicht entstehen kann. Das wäre der Moment, in dem sich jene Rahmenelemente in den Vordergrund drängen würden, die sonst den selbstverständlichen Hintergrund der Handlung bilden und ihr eigentlich problemlos dienen sollten. Dies entspricht einer Strukturorientierung.

Wenn eine Störung vorliegt, können dysfunktionale Konflikte und Struktureinschränkungen mit unterschiedlichem Gewicht dafür verantwortlich sein. Überwiegt das Gewicht der strukturellen Problematik auf dem geringen bzw. desintegrierten Strukturniveau, sind Konfliktanzeichen häufiger den sog. Konfliktschemata zuzuordnen, die (im Bild gesprochen) lediglich den »Versuch einer Aufführung« darstellen und zum Verständnis der Störung wenig beitragen. Konfliktanforderungen können in solchen Fällen zwar als Anlass für das Sichtbarwerden einer Strukturauffälligkeit eine Rolle spielen, wenn durch sie einzelne strukturelle Funktionen angesprochen und dabei überfordert werden; als Überforderungsanlass sind sie jedoch diagnostisch nachrangig im Vergleich zu der dabei offenbar werdenden Vulnerabilität der Struktur, die das eigentliche Problem des Patienten darstellt. Bei besserer struktureller Ausstattung nimmt die Bedeutung der Konflikte zu, die dann (gleichsam als latentes Skript) das Geschehen auf der Bühne zunehmend bestimmen und dadurch sinnvoll bzw. verstehbar machen. Am häufigsten hat man es freilich mit Mischformen zu tun, die u. U. hohe Anforderungen an den Diagnostiker stellen. Allerdings lassen sich die in der OPD definierten Strukturniveaus und Konflikttypen nicht beliebig kombinieren. Wie Grande und Kollegen (1998b) in einer Untersuchung an 100 stationär behandelten Patienten gezeigt haben, kommen einzelne OPD-Konflikte (v. a. Abhängigkeit vs. Autonomie) bei einem geringeren Integrationsniveau der Struktur vor und sind somit auch bei »brüchiger Kulisse« diagnostizierbar, während andere Konflikte in der Regel erst bei mäßiger (z. B. Versorgung vs. Autarkie) oder guter Integration (ödipale Konflikte) auftreten.

Die Bühnenmetapher kennzeichnet die strukturelle Verfassung eines Patienten als mehr oder weniger einseitige Voraussetzung für die Möglichkeit der Ausgestaltung von konflikthaftem Geschehen. Unter anderen Gesichtspunkten erscheinen Struktur und Konflikt jedoch eher in einem wechselseitigen Bedingungsverhältnis. Dies gilt zunächst unter einem Entwicklungsaspekt. Es ist davon auszugehen, dass bestimmte Formen der Konfliktverarbeitung – z. B. psychosoziale Arrangements, Vermeidungen oder rigide Abwehrhaltungen – dazu führen, dass sich strukturelle Funktionen nur unzureichend entwickeln oder im Lauf der Zeit nur noch eingeschränkt verfügbar sind. Einschränkungen, die zu einem Zeitpunkt als Konfliktlösung im Sinne der Kompromissbildung imponieren, können zu einem späteren Zeitpunkt Zeichen eines strukturellen Unvermögens (d. h. einer beeinträchtigten oder unentwickelten psychischen Funktion) sein. Für den Auftrag des Diagnostikers ist diese Art der Wechselwirkungen jedoch nicht relevant. Er bildet grundsätzlich das Ergebnis solcher Prozesse ab und prüft für die aktuelle Verfassung einer Person, ob prinzipiell verfügbare Funktionen lediglich konfliktbedingt beeinträchtigt sind oder ob sie als strukturelle Ausstattung insgesamt fehlen bzw. nur begrenzt verfügbar sind.

Zu einem weiteren Aspekt führt die Überlegung, dass als strukturell imponierende Einschränkungen gleichwohl konfliktdynamisch verstanden werden können, wenn strukturelle Fähigkeiten durch besonders heftige Konflikte überfordert werden oder vulnerable Bereiche der Struktur unter Konfliktdruck nachgeben. Auch eine intakte Bühne ist nicht für jede Art von Spiel gerüstet. Noch weiter geht die Vorstellung, dass strukturelle Fähigkeiten im Zuge einer unbewussten, aktiven Bewältigungs- bzw. Abwehrleistung aufgegeben werden können, um auf diesem Wege regressiv eine (im Kern neurotische) Konfliktlösung zu erreichen (zurückgehend auf das Konzept der Ich-Regression, Freud, 1916). Diese Modelle haben erhebliche behandlungspraktische Konsequenzen, wenn sie implizieren, dass vermittels einer konfliktbezogenen, d. h. deutenden Herangehensweise strukturelle Funktionen wiederhergestellt werden können, von deren prinzipieller Verfügbarkeit dann allerdings ausgegangen werden muss. Auch wenn die Unterscheidung im einzelnen Fall schwierig sein mag, geht die Strukturdiagnostik der OPD eher in Abgrenzung zu solchen Modellen davon aus, dass sich im Fall konfliktbedingter Einschränkungen positiv zeigen lassen muss, dass eine strukturelle Leistung von einem Patienten grundsätzlich erbracht werden kann. Dies gelingt gewöhnlich in Bereichen, die von Konflikten weniger belastet sind. Gerade wenn ein massives Konfliktgeschehen vermutet wird, sollte im diagnostischen Material gleichsam nach einzelnen »Fenstern« gesucht werden, durch die hindurch exemplarisch beobachtbar ist, was ein Patient tatsächlich kann. Je besser die dann sichtbaren Fähigkeiten sind, desto umfangreicher wird der Bereich jener Einschränkungen, von denen angenommen werden darf, dass sie nicht Anzeichen eines strukturbedingten Unvermögens sind, sondern vom Patienten durch seinen Umgang mit inneren Konflikten (unbewusst) bewirkt werden.

Zur Bewältigung von Konflikt und Struktur in Beziehungsmustern (Verbindungen zu Achse II)

Nach unserem Verständnis sind habituelle Beziehungsmuster, die in der Außenperspektive als dysfunktional erscheinen, primär adaptive Regulierungsleistungen im zwischenmenschlichen Bereich, mit denen Patienten eine Bewältigung sowohl ihrer Konfliktneigungen als auch ihrer strukturellen Vulnerabilitäten versuchen. Ziel ist es dabei, interpersonelle Situationen so zu steuern, dass ein möglichst großes Maß an Befriedigung interpersoneller Bedürfnisse und Interessen bei gleichzeitig ausreichendem Schutz für das Selbst erreicht wird. Das sich daraus ergebende habituelle Beziehungsverhalten wird oft als Kompromissbildung zwischen Wünschen und Befürchtungen konzeptualisiert (z. B. Luborsky, 1988). Aus der Perspektive der Operationalisierten Psychodynamischen Diagnostik ist jedoch zu beachten, dass sich die Schutzmaßnahmen nicht nur auf jene Befürchtungen beziehen, die aufgrund konflikthafter Wünsche bestehen, sondern auch auf strukturbedingt erlebte Ängste und Bedrohungen (Rudolf, 2000). Darüber hinaus ist zu berücksichtigen, dass im Beziehungsverhalten u. U. verschiedene Konfliktdispositionen und/oder strukturelle Empfindlichkeiten gleichzeitig bewältigt werden. Wenn diese Möglichkeiten beachtet werden, ergeben sich eine Reihe von Prinzipien, die bei der Gestaltung von Beziehungsmustern zur Wirkung kommen:

Einfache Kompromissbildungen: Bei in erster Linie konfliktbedingten Störungen können Beziehungsmuster als Kompromissbildungen zwischen Wunsch und Befürchtung verstanden werden. Beispiel: Ein Patient erlebt seine Versorgungswünsche unbewusst als unerträglich für andere, befürchtet deren Zurückweisung und präsentiert sich deshalb als besonders unbedürftig. Seine Kompromissbildung besteht darin, dass er sich um andere intensiv kümmert, in der unbewussten Erwartung, sich dadurch mittelbar ein Anrecht auf Zuwendung zu erwerben.

Konfliktverschränkungen: Komplexere Konstellationen mit dem Charakter einer Kompromissbildung entstehen, wenn zwei oder mehrere Konfliktdispositionen verschränkt sind. Im gerade beschriebenen Beispiel kann eine zusätzliche Konfliktthematik im Bereich von Kontrolle bzw. Unterwerfung dazu führen, dass die altruistische Einstellung einerseits als dienstbar und pflichtgebunden imponiert, wobei aber die Hilfeleistungen für andere zugleich unbewusste Kontrollbedürfnisse befriedigen.

Schutz struktureller Vulnerabilitäten: Bei strukturell bedingten Störungen können Beziehungsmuster die Aufgabe übernehmen, besonders vulnerable Punkte eines Patienten zu schützen, die in der Begegnung mit anderen berührt werden. Auch solche Muster lassen sich als Kompromissbildungen beschreiben, wobei hier jedoch objektbezogene Bedürftigkeiten jeglicher Art in unspezifischer Weise mit Ängsten und Bedrohungen in Spannung geraten, die durch die Überforderung struktureller Funktionen im Kontakt mit anderen Menschen auftreten. Ängste dieser Art entstehen z. B. in Situationen sich anbahnender Nähe, Abhängigkeit und Intimität oder umgekehrt im Falle einer drohenden Nichtverfügbarkeit wichtiger Objekte. Darüber hinaus stellen Leistungsanforderungen überhaupt eine Belastungsprobe für die strukturellen Funktionen dar.

Konflikt-Struktur-Verschränkungen: Eine weitere, klinisch bedeutsame Konstellation entsteht, wenn strukturelle Schwächen mithilfe von Beziehungsfiguren kompensiert werden, die oberflächlich betrachtet primär konflikthaft motiviert zu sein scheinen. So kann z. B. bei einem Beziehungsmuster, das von einer Kontrollthematik geprägt ist, leicht übersehen werden, dass sich mithilfe des ständigen Machtkampfs strukturbedingte Näheängste (beispielsweise bei unsicherer Selbst-Objekt-Differenzierung) wirksam bewältigen lassen. Häufig sind strukturelle Einschränkungen auch mit massiven Selbstwertproblemen verbunden, sodass damit gekoppelte Motive (Neid, Ressentiments, Rivalität) den Beziehungen eine konflikthafte Prägung geben können.

Bei der Analyse dysfunktionaler Beziehungsmuster ist weiter zu berücksichtigen, dass Patienten bei ihren Bewältigungsleistungen jeweils nur jene Fähigkeiten zur Anwendung bringen können, über die sie strukturell verfügen. So kann sich z. B. ein Beziehungsmuster, das durch einen ausgeprägten Konflikt im Bereich von Unterwerfung/Kontrolle geprägt ist, in seiner Ausgestaltung deutlich unterscheiden, je nachdem wie gut die Fähigkeiten zur Empathie oder Impulskontrolle entwickelt sind. Die strukturelle Verfassung eines Patienten bestimmt seine Beziehungsgestaltungen somit in zweifacher Weise, zum einen über die Vulnerabilitäten, die in der Begegnung mit anderen geschützt werden müssen, zum anderen über die funktionale Ausstattung, die zur Bewältigung sowohl von Konfliktdispositionen als auch von strukturellen Vulnerabilitäten verwendet werden kann.

Wie von verschiedenen Autoren gezeigt worden ist, funktionieren Beziehungsmuster wie maladaptive, sich selbst verstärkende Zirkel (Schacht/Henry, 1994; Strupp/Binder, 1984). Diese Zirkel bedingen ihre Stabilität, Aufdringlichkeit und Widerständigkeit gegenüber Veränderungsversuchen. Den Kern dieser Zirkel bilden unbewusste, dysfunktionale Überzeugungen hinsichtlich der eigenen Person und anderer Menschen, die sich als Resultat der individuellen Beziehungsgeschichte verfestigt haben und gleichsam als Führungsgröße funktionieren: Beziehungen werden unbewusst so arrangiert, dass das Gegenüber dazu gebracht wird, die unbewusste Überzeugung zu bekräftigen (Anchin, 1982; Strupp/Binder, 1984). Diese Betrachtungsweise bildet eine wichtige Ergänzung zu den oben erläuterten Prinzipien, weil sie die Entstehung und Aufrechterhaltung dysfunktionaler Beziehungsmuster gewissermaßen in situ erklärt. Im Falle schwerer struktureller Beeinträchtigungen ist allerdings damit zu rechnen, dass die maladaptiven Zirkel unorganisierter (z. B. sprung- und wechselhafter) erscheinen, weil die emotionale Selbstregulierung situativ schneller versagt und abrupte defensive Reaktionen erforderlich werden. In Fällen eines ausgeprägten Strukturmangels kann dann der Eindruck entstehen, dass ein konturiertes, sich repetitiv darstellendes Beziehungsmuster kaum existiert und sich eher ein Muster abrupter Beziehungsabbrüche diagnostizieren lässt, das sich ständig wiederholt.

Wege der Symptombildung (Verbindungen zu Achse V: »Psychische und psychosomatische Störungen«)

Aufgrund der bisherigen Ausführungen lassen sich folgende Wege der Symptomentstehung beschreiben (vgl. auch Rudolf, 2000, S. 137). Im konkreten Fall ist davon auszugehen, dass mehrere dieser Prinzipien zusammenwirken und Symptome insofern mehrfach determiniert sind:

- Bezogen auf die Störungen mit konfliktdynamischem Hintergrund muss differenziert werden zwischen einer neurotischen, konflikthaften Persönlichkeit und Menschen mit repetitiv-neurotischen Konflikten. Bei der konflikthaften Persönlichkeit kommt es im Rahmen der ausgeprägten motivationalen Spannung dauerhaft zu einer klinisch relevanten Beeinträchtigung des Erlebens und Verhaltens etwa aufgrund ausgeprägter Vermeidungshaltungen, Rigidität oder Ängstlichkeit. Die damit verbundenen Einengungen des Erlebens, der zwischenmenschlichen Beziehungen und des Handlungsspielraums können dabei so erheblich sein, dass sie Symptomwert gewinnen. Ein Beispiel wäre die Zwanghafte Persönlichkeitsstörung mit fehlenden Symptomen, aber relevanten Erlebens- und Verhaltensstörungen. Ein wichtiger Aspekt der konflikthaften Persönlichkeit ist das für sie charakteristische habituelle dysfunktionale Beziehungsmuster, in dem konfliktbezogene Wünsche und Ängste kompromisshaft bewältigt werden, wobei die Art dieser Bewältigung symptomwertig ist.

- Der traditionelle neurotische Konflikt geht einher mit klinischen Symptomen, die sich intrapsychisch oder/und interpersonell auswirken. In Versuchungs- und Versagungssituationen, Schwellensituationen und Situationen mit inneren und äußeren Auslösern (Auslösesituationen) kommt es zu Verstärkungen der motivationalen Ambivalenzen und dadurch zur Labilisierung und zum Zusammenbruch einer bis dahin gelungenen Ausbalancierung. Es kommt zur Ausbildung von Symptomen, die sich als Kompromissbildungen zwischen den konfligierenden Kräften (Wünschen, Ängsten und Abwehr) verstehen lassen und deshalb unter psychodynamischen Gesichtspunkten den positiven Aspekt einer adaptiven Leistung aufweisen.

- Die Merkmale im Kontext einer strukturellen Störung, die nicht durch Bewältigung »maskiert« werden, können u. U. für sich genommen eine symptomwertige Ausprägung annehmen. Dazu gehören beispielsweise Impulsdurchbrüche, Affektüberflutung, Verzerrungen in den Objektwahrnehmungen oder eine ausgeprägte Kränkbarkeit. Symptome dieser Art sind vor allem bei den sog. »dramatischen« Persönlichkeitsstörungen (DSM-IV, Cluster B) häufig anzutreffen, z. B. bei der Borderline-Persönlichkeitsstörung.

- Strukturelle Vulnerabilitäten liegen selten offen zutage, da sie durch Verarbeitungsprozesse umgestaltet und so erträglich gemacht werden. Wie im letzten Abschnitt beschrieben, ist es ein wichtiges Ziel solcher Verarbeitungsprozesse, die Beziehungen zu anderen Menschen derart zu regulieren, dass ein ausreichender Schutz für das Selbst und seine Empfindlichkeiten garantiert wird. Die auf diesem Wege entwickelten Verarbeitungsmuster können jedoch das Verhalten und Erleben auf eine Weise prägen, die selbst symptomwertig ist. Dies ist z. B. bei schizoiden oder narzisstischen Beziehungsgestaltungen der Fall. Im Unterschied zu dem oben angesprochenen Konzept der »konflikthaften Persönlichkeit« geht es hier um defensive, auf den Schutz struktureller Vulnerabilitäten angelegte Formen der Bewältigung, während sich die konflikthafte Persönlichkeit als komplexe, charakterlich verfestigte Form der Kompromissbildung präsentiert, in der aktive, trieb- bzw. wunschgeleitete Strebungen und deren Abwehr eingearbeitet sind. Die möglichen Verschränkungen zwischen strukturellen Empfindlichkeiten und Konfliktbereitschaften in den habituellen Beziehungsmustern wurden im letzten Abschnitt beschrieben.

- Wie Rudolf (2000, S. 137) hervorhebt, entstehen Symptome schließlich häufig aufgrund einer Labilisierung der Bewältigung. Kompensatorische Bewältigungsleistungen kosten Kraft, führen auf die Dauer zur Erschöpfung und halten deshalb den im Lebenslauf unvermeidlich auftretenden Veränderungen und Belastungen häufig nicht stand. Der Zusammenbruch der Bewältigung führt zu Symptombildungen unterschiedlicher Art: beispielsweise zu akuten und dramatischen Symptomen wie im Falle der suizidalen Krisen bei narzisstischen Persönlichkeiten oder etwa zu chronischen Symptombildungen z. B. bei Patienten mit einer Somatisierungsstörung.
- Wenn die akuten Belastungen, die den Einbruch der Bewältigung hervorrufen, erheblich oder extrem sind, kann die Einschätzung begründet sein, dass eine klinisch auffällige Störung ohne das äußere Ereignis nicht entstanden wäre. In diesem Fall liegt eine Anpassungsstörung im Sinne der konflikthaften Belastung (bzw. eines Aktualkonfliktes) vor, d. h. es vermittelt sich durch die Belastung ein konflikthafter Motivationswiderspruch, der eine Erkrankung nach sich zieht. Entsprechend dem Konzept des Aktualkonflikts in der OPD wird dabei vorausgesetzt, dass die Störung in diesem Fall nicht Folge eines repetitiven Musters mit sowohl lebensbestimmendem als auch dysfunktionalem Charakter ist.

Diese Prinzipien der Symptombildung sind bei der Entstehung der Störungsbilder wirksam, die auf der Achse V »Psychische und psychosomatische Störungen« diagnostiziert werden. Man erkennt, dass es wiederum das Gewicht der neurotischen Konflikte einerseits und der strukturellen Einschränkungen andererseits ist, das für die Art der resultierenden Störung eine maßgebliche Rolle spielt. Rudolf (2004b, S. 177 ff.) stellt dieser Logik folgend eine Typologie von Störungen vor, beginnend mit neurotischen Konflikten auf gutem Strukturniveau bis hin zu strukturellen Störungen auf desintegriertem Niveau, denen schwerste Persönlichkeitsstörungen und schwere Perversionen zuzurechnen sind.

Krankheitserleben und Behandlungsvoraussetzungen (Verbindungen zu Achse I)

Das Krankheitserleben wie die Veränderungserwartungen sind vielfach determiniert und leiten sich nicht nur aus den in der OPD aufgeführten psychologischen Merkmalsbereichen (Struktur, Konflikt und Beziehung) ab. Neben den personalen Variablen, von denen die OPD-Merkmale eine Auswahl darstellen, wird das

Krankheitserleben wie die Veränderungsmotivation von psychosozialen Kontextfaktoren in ihrer Interaktion mit den persönlichen Charakteristika beeinflusst. Dazu zählen gesellschaftliche krankheits- und behandlungsbezogene Normen und Werte, die über das persönliche soziale Netz des Patienten, die Medien oder auch durch die Behandler vermittelt werden.

Bei der Diagnose des Krankheitserlebens und der Behandlungsvoraussetzungen werden zahlreiche Merkmale erfasst, die widerspiegeln, wie ein Patient sich im Verhältnis zum Untersucher positioniert, d. h. welche Erwartungen er an ihn hat und welche Aufgaben er ihm zuweist. Indirekt sind damit seine habituellen Beziehungsbereitschaften angesprochen, sodass eine engere Verbindung zur OPD-Beziehungsdiagnostik grundsätzlich besteht. Diese Verbindung lässt sich jedoch inhaltlich nicht näher bestimmen, da die Diagnose der habituellen dysfunktionalen Beziehungsmuster individualisiert erfolgt. Verbindungen zur Achse I müssen daher fallbezogen untersucht werden, sie lassen sich in allgemeiner Form nicht ohne Weiteres erörtern. Es ist aber z. B. zu erwarten, dass Patienten mit einem vorherrschenden Beziehungsverhalten im Sinne von »sich fügen/unterwerfen« entsprechende Erwartungen – wie etwa eine direktive therapeutische »Anwendung« – an den Behandler herantragen; oder dass Patienten mit Rückzugsneigungen mehr Schwierigkeiten beim Aufbau einer verbindlichen Arbeitsbeziehung haben und deshalb weniger compliant sind.

Bezüglich der Achse III »Konflikt« können Verbindungen jedoch beschrieben werden. Bei dieser Achse bildet der Umgang mit Krankheit einen jener Bereiche, für die im OPD-Manual Kriterien explizit formuliert werden. Damit ist eine Schnittstelle unmittelbar gegeben. In dem Manual werden für jeden der Konflikte spezifische Komplikationen dargestellt, die sich in der Begegnung mit der Krankheit und Behandlern typischerweise einstellen. Dabei wird jeweils ein passiver und ein aktiver Modus der Verarbeitung unterschieden: Im passiven Modus herrschen regressive Formen der Konfliktverarbeitung vor, im aktiven Modus stärker reaktionsbildende, kontraphobische oder kompensatorische Formen. Beim Vergleich dieser Kriterien für die verschiedenen Konflikte wird deutlich, dass der vorherrschende Modus der Konfliktverarbeitung für das Krankheitserleben und als Behandlungsvoraussetzung eine bedeutsame Rolle spielt.

Allgemein lässt sich sagen, dass Patienten mit einem überwiegend passiven Konfliktmodus (unabhängig von der Art des Konflikts) ihr Leiden und ihre Beschwerden deutlicher hervorheben und den Behandler in eine aktive, verantwortliche Rolle bringen. Das lässt erwarten, dass sie wahrscheinlicher Beschwerden angeben, deren Ursachen außerhalb ihrer Verantwortung und Einflussmöglichkeiten liegen. Das Krankheitskonzept sollte daher häufiger somatische oder soziale (externale) Belastungsfaktoren enthalten, die Behandlungserwartung entsprechend eher auf eine somatische Behandlung ausgerichtet sein. Wenn eine Psychotherapie gewünscht wird, verbindet sich mit ihr wahrscheinlicher die Vorstellung einer aktive Unterstützung bzw. Beratung. Aufgrund der passiven Haltung besteht grundsätzlich das Risiko, dass Momente eines sekundären Krankheitsgewinns an der Aufrechterhaltung der Störung in einem relevanten Umfang mitwirken.

Im Falle eines über die verschiedenen Konflikte dominierenden aktiven Modus bestehen Risiken anderer Art. Die betreffenden Patienten erleben ihre Erkrankung eher als Bedrohung ihrer Autonomie, Selbstverfügung und Kontrolle. Sie neigen dazu, dieser Bedrohung gegenzusteuern, indem sie ihre Schwierigkeiten bagatellisieren, Hilfestellungen ablehnen oder den Behandler kontrollieren. Wenn sie ein somatisches Krankheitsmodell präferieren, dann hat dies möglicherweise den Zweck, die für den Fall einer psychologischen Herangehensweise antizipierte Hinterfragung und Verunsicherung abzuwehren. Wenn sie eine Psychotherapie befürworten, werden sie eventuell eine Behandlungsform bevorzugen, die sie als steuerbar erleben oder die ihnen die Kompetenzen zu übermitteln verspricht, mit denen sie ein Gefühl von Selbstverfügbarkeit zurückerlangen können. Geeignet dazu sind Verfahren, die die Vermittlung von Fertigkeiten versprechen, eventuell auch einsichtsorientierte Behandlungen, die nach Vorstellung der Betroffenen eine kognitive Kontrolle bzw. Selbstkontrolle ermöglichen.

Die Achse »Krankheitserleben und Behandlungsvoraussetzungen« weist sicherlich eine Vielzahl von Verbindungen mit der Achse IV »Struktur« auf. Grundsätzlich steht zu erwarten, dass sich alle in der Strukturachse enthaltenen Dimensionen mehr oder weniger auf das Krankheitserleben auswirken. Zentral für die Behandlungsvoraussetzungen im Bereich der psychischen oder psychosomatischen Störungen ist die Frage, inwieweit der Patient seine Problemstellungen eher auf der psychischen und/oder auf der somatischen Ebene erlebt. Dies hängt neben der Art der Beschwerden und Probleme entscheidend von der Fähigkeit zur Selbstwahrnehmung ab. Inwieweit ein Individuum einen Zugang zu seiner »Innenwelt« entwickelt hat oder entwickeln kann, wird u. a. davon bestimmt, ob und in welcher Art Affekte psychisch organisiert sind. Unserer Auffassung nach ist eine »lebendige Innenwelt«, in der Affekte und psychische Themen/Konflikte/Motive oder Ambivalenzen zugelassen werden können, zuallererst der Ausdruck einer relativ »guten« Struktur. Von der Fähigkeit zur Selbstwahrnehmung hängt es wesentlich ab, welche Vorstellungen sich ein Patient von seinen Schwierigkeiten macht und welche Krankheits- und Veränderungsmodelle er entwickelt. Dabei spielt auch die Bereitschaft des Individuums eine erhebliche Rolle, sich auf kognitive oder affektive Dissonanzen einzulassen. Als weitere wichtige Strukturdimension ist damit die Fähigkeit zur Selbststeuerung angesprochen, die die Funktionen der Affekttoleranz, der Selbstwertregulierung sowie der Impulssteuerung umfasst. Die Steuerungsfähigkeit des Patienten bildet darüber hinaus eine Grundlage für behandlungsförderliche Eigenschaften wie Ausdauer und Durchhaltevermögen.

Krankheitserleben und Behandlungsvoraussetzungen werden schließlich auch durch die Art der Symptomatik (Achse V) beeinflusst. Körpernahe Beschwerden legen grundsätzlich erst einmal ein somatisch ausgerichtetes Krankheitskonzept nahe. Wenn die Attribuierung auf das Somatische durch die Ärzte bzw. durch körpermedizinische diagnostische und therapeutische Maßnahmen weiter bestärkt wird, kann es zu einer entsprechenden Verfestigung dieses Konzepts und der sich daran anknüpfenden somatischen Behandlungserwartungen kommen; in diesem Fall wäre zu erwarten, dass »der Körper« und »die Behandlung« zu jenen Agierfeldern werden, auf denen sich die individuellen Konflikte, Beziehungsmuster und strukturellen Schwierigkeiten darstellen.

4 Manualisierung der Achsen nach OPD-2

4.1 Achse I – Krankheitserleben und Behandlungsvoraussetzungen

Die OPD-Achse I ist modular aufgebaut, im Basismodul werden auf 19 Items die gegenwärtige Schwere und Dauer der Störung, das Krankheitserleben, die Krankheitsdarstellung und die Krankheitskonzepte des Patienten sowie Veränderungsressourcen und -hemmnisse abgebildet. Im Psychotherapiemodul und/oder weiteren Modulen können dann noch spezifische Items zur Beurteilung herangezogen werden. Das Psychotherapiemodul bildet den Wunsch des Patienten nach einer spezifischen Psychotherapie und Offenheit für eine Psychotherapie sowie den sekundären Krankheitsgewinn ab.

Beispielhaft wird hier auch ein kontextspezifisches Modul abgebildet. Ein Forensikmodul, welches zurzeit entwickelt wird, bietet die Möglichkeit, die besonderen Bedingungen von forensischen Patienten genauer zu untersuchen.

In der **Tabelle 4-1** Modulübersicht ist die Verzahnung der Zusatzmodule mit dem Basismodul exemplarisch dargestellt.

Tabelle 4-1: Achse I Modulübersicht

Basisversion	Psychotherapie-modul	Modul Forensik
Objektivierende Bewertung der Erkrankung/des Problems		
1. Gegenwärtige Schwere der Störung/des Problems		
1.1 Schwere der Symptomatik		
1.2 GAF		
1.3 EQ-5D		
		1.F1 Art und Schweregrad der Paraphilie
		1.F2 Art und Schweregrad der Störung durch psychotrope Substanzen
		1.F3 Art, Schweregrad und Häufigkeit von delinquentem und/oder antisozialem Verhalten
		1.F4 Form und Art der Unterbringung
		1.F5 Freiwilligkeit der Behandlung
2. Dauer der Störung/des Problems		
2.1 Dauer der Störung		
2.2 Alter bei Erstmanifestation der Störung		
		2.F1 Alter bei Erstmanifestation von antisozialem Verhalten
		2.F2 Alter bei der ersten Verurteilung/Jugendstrafe oder dokumentierter antisozialer Handlung
Krankheitserleben, -darstellung und -konzepte des Patienten		
3. Krankheitserleben und Krankheitsdarstellung		
3.1 Leidensdruck		
3.2 Darstellung körperlicher Beschwerden u. Probleme		
3.3 Darstellung psychischer Beschwerden u. Probleme		

Basisversion	**Psychotherapie-modul**	**Modul Forensik**
3.4 Darstellung sozialer Probleme		
		3.F1 Darstellung des Tatverhaltens und/oder antisozialer Verhaltensweisen
4. Krankheitskonzepte des Patienten		
4.1 An somatischen Faktoren orientiertes Krankheitskonzept		
4.2 An psychologischen Faktoren orientiertes Krankheitskonzept		
4.3 An sozialen Faktoren orientiertes Krankheitskonzept		
5. Veränderungskonzepte des Patienten		
5.1 Gewünschte Behandlungsform (körperliche Behandlung)		
5.2 Gewünschte Behandlungsform (psychotherapeutische Behandlung)		
	5.P1 Symptomreduktion	
	5.P2 Reflektierend-motivklärend/konfliktorientiert	
	5.P3 Emotional-supportiv	
	5.P4 Aktiv-anleitend	
5.3 Gewünschte Behandlungsform (sozialer Bereich)		
		5.F1 Einstellung zur Unterbringung
		5.F2 Einstellung zur Behandlungsauflage
		5.F3 Einstellung zum Behandlungsziel (Reduktion von antisozialen Verhaltensweisen)

Basisversion	Psychotherapie-modul	Modul Forensik
Veränderungsressourcen/Veränderungshemmnisse		
6. Veränderungsressourcen		
6.1 Persönliche Ressourcen		
6.2 (Psycho-)Soziale Unterstützung		
	6.P1 Offenheit	
		6.F1 Offenheit – Anerkennung des Einflusses von psychischen Faktoren auf das Tatverhalten/antisoziale Verhalten
		6.F2 Offenheit – Anerkennung des Einflusses von Tatverhalten/antisozialem Verhalten auf die nachfolgende psychische Verfassung
7. Veränderungshemmnisse		
7.1 Äußere Veränderungs-hemmnisse		
7.2 Innere Veränderungs hemmnisse		
	7.P1 Sekundärer Krankheitsgewinn/problemaufrecht-erhaltende Bedingungen	
		7.F1 Komorbidität
		7.F2 Psychosoziale Vorteile durch Tatverhalten/antisoziales Verhalten
		7.F3 Psychosoziale Vorteile durch Zwangsmaßnahmen und eingeschaltete Dienste
		7.F4 Instrumentalisierung von psychischer Störung im Hinblick auf Tatverhalten/antisoziales Verhalten

4.1.1 Gegenwärtige Schwere der Störung/des Problems

4.1.1.1 Schwere der Symptomatik

Definition

Die Beurteilung des Schweregrades des somatischen und psychischen Befundes soll sowohl bei organischen als auch bei psychosomatischen und psychischen Erkrankungen vorgenommen werden. Es sollen hier jedoch auch psychische Probleme beurteilt werden, die nicht im Sinne einer psychischen Störung klassifiziert werden können (nach ICD-10). Zum Beispiel Partnerschaftsprobleme, relevante interpersonelle Konflikte im Arbeitsbereich, massive Anpassungsprobleme im sozialen Umfeld (z. B. kriminelles Verhalten).

Bei der Beurteilung geht es ausschließlich um die Einschätzung des Befundes bzw. der Beeinträchtigungen im somatischen, psychischen und sozialen Bereich, unabhängig von der Art der vorliegenden Grunderkrankung. Also: Befund geht vor Nosologie!

Beurteilt werden soll die aktuelle Schwere der Störung bzw. des Problems.

Operationalisierung

Der Schweregrad der psychischen und/oder somatischen Störung hängt ab von der Art, dem Ausmaß und dem Chronifizierungsgrad der Störung bzw. Symptomatik.

Bei der Beurteilung der somatischen Beschwerden geht es um die aktuelle körperliche Symptomatik, Einschränkung der körperlichen Funktionsfähigkeit bzw. Behinderung. Dabei sollen die aktuell vorliegenden körperlichen Beeinträchtigungen eingeschätzt werden. Diese können dem Schweregrad der körperlichen Erkrankung entsprechen, müssen es aber nicht.

Die Schwere der psychischen Symptomatik bzw. Problemstellungen ist einerseits verbunden mit den individuellen aus ihr resultierenden intrapsychischen Belastungen und zum anderen mit Problemen auf der Ebene der psychosozialen Anpassung. Zum Beispiel kann das Erleben massiver Angstattacken zum einen den Betroffenen extrem belasten (intrapsychisch), zum anderen kann die Angststörung auch aufgrund des Vermeidungsverhaltens zu nachhaltigen Einschränkungen auf der Verhaltens- und Beziehungsebene führen. Von Bedeutung für die Beurteilung des Schweregrades der psychischen Störung ist somit das Ausmaß an Integration bzw. Desintegration der Persönlichkeit und ihrer Möglichkeiten der sozialen Anpassung (Beruf, Freizeit, Familie).

Als Zeitfenster, auf das sich die Beurteilung bezieht, sollte in der Regel die letzte Woche vor Interviewdurchführung verwendet werden.

Merkmalsabstufungen und Ankerbeispiele

Stufe 0 Nicht/kaum vorhanden	Die körperlichen und seelischen Symptome weisen nur ein geringes Ausmaß auf. **Beispiel** Ein Patient mit einer leichten Angststörung, die mit Gefühlen von Ängstlichkeit und Besorgtheit verbunden ist und auf der körperlichen Ebene nur wenig Zeichen einer vegetativen Erregung aufweist.
Stufe 2 Mittel	Der Patient weist entweder im psychischen oder im körperlichen Bereich oder auf beiden Ebenen relevante Symptome und Beeinträchtigungen auf. **Beispiel** Ein Patient mit einer Angststörung, die mit deutlichen Angstzuständen, leichten Gefühlen der Derealisation und Depersonalisation sowie einem deutlichen Vermeidungsverhalten verbunden ist. Auf der körperlichen Ebene hat er während der häufiger auftretenden Angstzustände erhebliche Zeichen der vegetativen Überstimulation (Tachykardie, Schweißigkeit, Schwindel etc.)
Stufe 4 Sehr hoch	Der Patient weist erhebliche körperliche und/oder seelische Symptome auf. **Beispiel** Ein Patient mit einer generalisierten Angststörung, bei der es immer wieder zu intermittierend auftretenden, panikartigen Attacken kommt. Er weist ein hohes Ausmaß an »Grundangst« auf, die eigentlich immer vorhanden und auch mit vegetativen Symptomen verbunden ist. Auf diesem Hintergrund ist er massiv bezüglich seiner Aktivitäten eingeschränkt und zeigt eine deutliche Rückzugs- und Vermeidungstendenz. Während der unregelmäßig auftretenden Panikzustände hat er Todesängste, Angst, verrückt zu werden, und weist massive körperliche Symptome der Angst auf.

4.1.1.2 Global Assessment of Functioning (GAF)

Definition

Die GAF (Global Assessment of Functioning)-Skala, entspricht der Achse V des DSM-IV (Sass et al., 2001). Hier wird das allgemeine Funktionsniveau in den psychischen, sozialen und beruflichen Funktionsbereichen beurteilt.

Operationalisierung
Die Beurteilung des Funktionsniveaus bezieht sich auf den aktuellen Zeitraum (letzte Woche). Die psychischen, sozialen und beruflichen Funktionen werden dabei auf einem hypothetischen Kontinuum von psychischer Gesundheit bis Krankheit gedacht. Beurteilt wird der Maximalwert des Funktionsniveaus.

100–91 = Optimale Funktion in allen Bereichen

90–81 = Gute Leistungsfähigkeit auf allen Gebieten

80–71 = Höchstens leichte Beeinträchtigung

70–61 = Leichte Beeinträchtigung

60–51 = Mäßig ausgeprägte Störung

50–41 = Ernsthafte Beeinträchtigung

40–31 = Starke Beeinträchtigung in mehreren Bereichen

30–21 = Leistungsunfähigkeit in fast allen Bereichen

20–11 = Selbst- oder Fremdgefährlichkeit

10– 1 = Ständige Gefahr oder anhaltende Unfähigkeit

0 = Unzureichende Informationen

Maximalwert der letzten 7 Tage [_] [_] [_]

4.1.1.3
EQ-5D

Definition
Der EQ-5D ist ein Gesundheitsfragebogen, der eine eindimensionale Maßzahl zur Lebensqualität zur Verfügung stellt. In der Originalversion wurde der EQ-5D von der EuroQol-Gruppe als Selbstberichtsinstrument entwickelt (Rabin/de Charro, 2001). Die fünf Dimensionen des Original EQ-5D sind hier als Fremdratinginstrument umformuliert worden.

Operationalisierung
Es soll auf fünf Dimensionen angegeben werden, welche Aussagen den Gesundheitszustand des Patienten beschreiben. Hierbei ist von dem aktuellen Gesundheitszustand (Zeitpunkt der Untersuchung) des Patienten auszugehen (Rabin/de Charro, 2001).

Tabelle 4-2: EQ-5D

1. Beweglichkeit/Mobilität	
Der Patient hat keine Probleme herumzugehen.	[_]1
Der Patient hat einige Probleme herumzugehen.	[_]2
Der Patient ist ans Bett gebunden.	[_]3

2. Für sich selbst sorgen	
Der Patient hat keine Probleme, für sich selbst zu sorgen.	[_]1
Der Patient hat einige Probleme, sich selbst zu waschen oder anzuziehen.	[_]2
Der Patient ist nicht in der Lage, sich selbst zu waschen oder anzuziehen.	[_]3

3. Allgemeine Tätigkeiten (z. B. Arbeit, Studium, Hausarbeit, Familien- oder Freizeitaktivitäten)	
Der Patient hat keine Probleme, seinen alltäglichen Tätigkeiten nachzugehen.	[_]1
Der Patient hat einige Probleme, seinen alltäglichen Tätigkeiten nachzugehen.	[_]2
Der Patient ist nicht in der Lage, seinen alltäglichen Tätigkeiten nachzugehen.	[_]3

4. Schmerzen/körperliche Beschwerden	
Der Patient hat keine Schmerzen oder Beschwerden.	[_]1
Der Patient hat mäßige Schmerzen oder Beschwerden.	[_]2
Der Patient hat extreme Schmerzen oder Beschwerden.	[_]3

5. Angst/Niedergeschlagenheit	
Der Patient ist nicht ängstlich oder deprimiert.	[_]1
Der Patient ist mäßig ängstlich oder deprimiert.	[_]2
Der Patient ist extrem ängstlich oder deprimiert.	[_]3

4.1.2 Dauer der Störung/des Problems

4.1.2.1 Dauer der aktuellen Problematik

Die zeitliche Dauer der geschilderten Beschwerden/Probleme ist sowohl für die Beurteilung des Schweregrades einer Störung als auch für die Prognose einer auf Veränderung abzielenden Maßnahme von Interesse. Es sollten hier nur die vom Patienten angegebenen Hauptbeschwerden bzw. das Hauptproblem klassifiziert werden. Bei einer zeitlich länger andauernden chronifizierenden Störung treten in der Regel dysfunktionale Anpassungsprozesse auf der somatischen, psychischen und sozialen Ebene auf (z. B. bei chronischen Schmerzerkrankungen), die eine eigene Dynamik entwickeln und sowohl die persönliche Integration als auch die psychosoziale Anpassung des Individuums (beispielsweise berufliche Leistungsfähigkeit) nachhaltig beeinflussen können.

Die Angabe der Dauer soll in diesem Zusammenhang einen Hinweis auf das Ausmaß an Chronifizierung geben.

< 6 Monate	6–24 Monate	2–5 Jahre	5–10 Jahre	> 10 Jahre

4.1.2.2 Alter bei Erstmanifestation der Erkrankung

Hier soll das Alter angegeben werden, in dem das gegenwärtige Problem bzw. die Erkrankung erstmalig aufgetreten ist. Das Erstmanifestationsalter kann Hinweise auf eine Chronifizierung der Erkrankung geben, muss es aber nicht. So liegt sicher kein chronisches Leiden vor, wenn bspw. ein Patient erstmals im Alter von 20 Jahren und dann erst wieder im Alter von 50 Jahren an einer agoraphobischen Symptomatik leidet.

4.1.3 Krankheitserleben, Krankheitsdarstellung und Krankheitskonzepte des Patienten

4.1.3.1 Leidensdruck

Definition

Hier wird das subjektive Leiden des Patienten, dem eventuell seine Therapiemotivation entspringt, dokumentiert. Der Leidensdruck ergibt sich meist aus der Schwere der Symptomatik, Art und Folgen der Diagnose, den Behandlungsprozeduren, die angewendet werden, aber auch den individuellen und gesellschaftlichen Einstellungen zur Erkrankung (Stigmatisierung). Ein Patient mit einem hohen Leidensdruck leidet stark unter den aufgeführten Aspekten seiner Erkrankung. Wichtig ist hier die Betonung des Subjektiven. So ist ein hoher Leidensdruck auch dann festzustellen, wenn der Patient nur eine geringe Symptomatik hat, subjektiv aber ein großes Leiden angibt. Der Leidensdruck sollte entweder vom Patienten verbalisiert werden, oder er ist dem Untersucher aus dessen Verhalten wahrnehmbar. Für das Rating des verbal nicht geäußerten (z. B. verleugneten, bagatellisierten) Leidensdrucks ist ein hohes Maß an Eindeutigkeit erforderlich! Dem Leidensdruck kommt eine wichtige motivationale Funktion bei der Herausbildung der Behandlungserwartungen und der Behandlungskooperation des Patienten zu.

Operationalisierung

Zu beurteilen ist der subjektiv vom Patienten erlebte Leidensdruck, unabhängig davon, ob dieser mit dem »objektiven« Leiden korrespondiert. Wichtig ist, dass der momentane Leidensdruck beurteilt wird. Als Beurteilungszeitraum sollte der letzte Monat veranschlagt werden. In der Regel werden bei der Beurteilung des Items sowohl körperliche als auch seelische Aspekte berücksichtigt. Je stärker die Symptome in die verschiedenen Funktionsbereiche der Persönlichkeit des Patienten integriert sind, umso weniger wird das Selbsterleben des Patienten beeinträchtigt sein. Während der Untersuchung ist hier von Interesse, wie der Patient seinen Leidensdruck berichtet und wie sich dieses in Mimik/Gestik und/oder auf der Verhaltensebene darstellt. Wenn das Leidensgefühl bagatellisiert/dissimuliert bzw. dramatisiert/aggraviert erscheint und man dabei den soziokulturellen Hintergrund des Patienten bedenkt, soll der Untersucher versuchen, diesen Eindruck durch tiefer gehende Fragen oder weitergehende Beobachtungen zu verifizieren. Sind verbale und nonverbale bzw. szenische Darstellung diskrepant, gewichtet man nach dem überwiegenden Eindruck bzw. nach dem vorherrschenden Modus.

Merkmalsabstufungen und Ankerbeispiele

Stufe 0 Nicht/kaum vorhanden	Diese Stufe wird geratet, wenn ein Patient im Interview kein Leidensgefühl erkennen lässt. Dies kann dann der Fall sein, wenn der Patient keine erkennbaren Zeichen äußert; jedoch kann dies auch bei einem Patienten der Fall sein, der aufgrund innerer Anforderungen (»Ein Junge weint nicht«) Anzeichen emotionaler Beteiligung rigoros unterdrückt. Kognitive Beschäftigung mit Belastungen oder Problemen ist nicht vorhanden. **Beispiel** Ein Patient mit einer Partnerschaftsproblematik im Rahmen einer depressiven Krise der Ehefrau empfindet wegen dieser Probleme keine Einschränkungen in seinem Leben, daher seien auch keine Behandlungsmaßnahmen nötig. Er lehnt es ab, weiterer Diagnostik zuzustimmen, weil er sich insgesamt nicht belastet fühle.
Stufe 2 Mittel	Mittlerer Leidensdruck liegt vor, wenn der Patient unter der Erkrankung und den damit verbundenen Beeinträchtigungen und Belastungen deutlich gelitten hat und/oder noch aktuell leidet. **Beispiel** Bei einer Patientin mit hartnäckigen Schlafstörungen und beruflichem Stress fällt dem Arzt auf, dass sie ihn häufig aufsucht und den Tränen nahe ist; dadurch vermittelt sie, ohne dies anzusprechen, dass sie Abhilfe durch eine Medikamentenverschreibung wünscht.
Stufe 4 Sehr hoch	Hoher Leidensdruck folgt auf eingreifende innere und äußere/situative Belastungen (z. B. Angst, massive Symptomverschlechterung, extrem belastende Behandlungsprozeduren, völliger Wegfall sozialer Unterstützung) – andererseits kann sich auch eine Diskrepanz zwischen Anlass und ausgedrücktem Leiden zeigen. Der Patient ist dabei mit allen ihm zur Verfügung stehenden Mitteln inhaltlichen und affektiven Ausdrucks bemüht, Hilfe bei anderen zu suchen, indem er ihnen, auch gestisch/szenisch (z. B. parasuizidale Handlung), permanent sein Leiden ausdrückt und/oder auf sofortige Abhilfe dringt. **Beispiel** Die Patientin mit wiederholten Attacken von heftigster Panik berichtet, in ihren Gedanken und Gefühlen davon vereinnahmt und von Angst vor der Angst gequält zu sein. Sie kann nicht still sitzen, sondern läuft mit angstverzerrtem Gesicht durch den Untersuchungsraum und fordert mit sich überschlagender Stimme eine Spritze und sofortige Verlegung per Notarzt in eine Klinik, weil sie diesen Zustand selbst nicht länger ertragen könne.

4.1.3.2
Darstellung körperlicher Beschwerden und Probleme

Definition
Hier wird erfasst, in welchem Ausmaß der Patient körperliche Leidensaspekte seiner Störung(en) beispielsweise in Form von körperlichen Beschwerden, Symptomschilderungen, Erklärungsversuchen über die Entstehung oder die Beeinflussung bzw. Behandlung seiner Erkrankung(en) im Interview zum Ausdruck bringt bzw. welche Aufmerksamkeit er ihnen schenkt.

Operationalisierung
Während der Untersuchung ist hier von Interesse, inwieweit der Patient körperliche Aspekte in der Interaktion verbal berichtet und/oder szenisch darstellt. Es geht ausschließlich um die Präsentation der Beschwerden, das Ausmaß der psychischen bzw. sozialen Symptomdarstellung ist unerheblich für die Beurteilung der körperlichen Symptomdarstellung. Sind verbale und nonverbale bzw. szenische Darstellung diskrepant, gewichtet man nach dem überwiegenden Eindruck bzw. nach dem vorherrschenden Modus.

Merkmalsabstufungen und Ankerbeispiele

Stufe 0 Nicht/kaum vorhanden	Diese Stufe wird geratet, wenn in der Darstellung des Patienten körperliche Beschwerden und Probleme überhaupt nicht vorkommen oder nur ein geringes Ausmaß aufweisen. Beurteilt werden soll nur das Ausmaß an körperlich anmutenden Beschwerden, unabhängig davon, welche Grunderkrankung (somatisch oder psychisch) bei dem Patienten vorliegt. **Beispiel** »Ich weiß gar nicht, ob ich hier überhaupt richtig bin? Die zu Hause haben gesagt, ich soll mal zum Doktor gehen, weil was mit dem Bauch nicht in Ordnung wäre.«, erwidert der Patient auf die Eröffnungsfrage des Interviewers. Der Untersucher muss aus dem Patienten herausfragen, dass er seit vier Monaten Bauchschmerzen hat, gegen die er bislang nichts unternommen hat, weil er dachte, dass es »schon nicht so schlimm« sei. Schließlich bekommt er im Gespräch Stück für Stück die Schmerzanamnese und die relevanten medizinischen Daten zusammen. Vergeblich bemüht er sich aber, psychosoziale Krankheitsaspekte zu ventilieren. Der Patient scheint gar nicht zu verstehen, was der Untersucher von ihm in Erfahrung bringen möchte: »Es ist doch alles in Ordnung.«
Stufe 2 Mittel	Diese Stufe wird geratet, wenn ein Patient seinen körperlichen Klagen und Problemen und/oder den vermeintlich körperlichen Ursachen seiner Beschwerden verbal/gestisch/szenisch deutlichen Raum gibt, ohne davon überwiegend bzw. ausschließlich in Anspruch genommen zu sein.

Beispiel

»Seit drei Wochen fühle mich nicht wohl. Ich leide unter Magenschmerzen, Übelkeit und habe anfangs auch ein paar Mal erbrochen. Das Essen und der Kaffee schmecken mir nicht mehr. Ich habe jetzt drei Kilo abgenommen, und mit dem Schlafen ist es wegen der Schmerzen auch schlechter als sonst«, beantwortet der Patient die Eröffnungsfrage des Untersuchers. Ein wenig besorgt wirkend, fügt er dann bestimmt hinzu: »Ich möchte, dass Sie mal gründlich nachgucken, in meinem Alter könnte es ja auch mal was Ernstes sein!« Problemlos kommt er der Bitte des Untersuchers nach und berichtet sachlich die wesentlichen medizinischen Fakten. Mühelos gelingt es dem Interviewer, die momentane psychosoziale Situation des Patienten zu klären. Dabei kann der Patient dem Untersucher verständlich machen, dass er sich gegenwärtig in einer beruflichen Umbruchsituation befindet, die ihn belastet.

Stufe 4
Sehr hoch

Diese Stufe wird geratet, wenn bei einem Patienten die Darstellung körperlicher Klagen und Probleme und/oder körperliche Erklärungsansätze verbal/gestisch/szenisch während der Untersuchung ohne nennenswerte Aufforderung durch den Untersucher dominieren.

Beispiel

»Ich bin fix und fertig, ich bin platt. Ich schaffe das nicht mehr. Ich bin jetzt fünfzig und der zusätzliche Bereitschaftsdienst, der gibt mir den Rest. Ich pack das nicht mehr!«, platzt der Patient in das Gespräch. Mit einer Leidensmiene berichtet er fast unaufgefordert und detailliert seine vollständige medizinische Krankengeschichte, schildert ausführlich verschiedenste Körperbeschwerden, erzählt eingehend von zahlreichen Behandlungen und stellt wiederholt Vermutungen über deren körperliche Auswirkungen an. Er berichtet besonders eindringlich und engagiert von einer Bauchoperation und den Besonderheiten/Schwierigkeiten/ Komplikationen seiner Genesung. Mit vorwurfsvollem Unterton erläutert er, dass seither in seinem Bauch alles durcheinander ist, nichts mehr richtig funktioniert und er gar nichts mehr machen kann. Dem Untersucher gelingt es nur bruchstückhaft zu klären, dass der Patient unter rezidivierenden Bauchschmerzen leidet und wie diese ihn im Alltag »wahnsinnig« einschränken. Vergeblich bemüht er sich darum, psychosoziale Krankheitsaspekte zu beleuchten. Unermüdlich ist der Patient mit seinen körperlichen Beschwerden beschäftigt. Immer wieder streicht er mit beiden Händen über seinen Bauch und spricht: »Ich sag's Ihnen, alles dreht sich um den Bauch – und der macht nicht mehr mit!«

4.1.3.3 Darstellung psychischer Beschwerden und Probleme

Definition

Hier wird erfasst, in welchem Ausmaß der Patient psychische Leidensaspekte seiner Störung(en) beispielsweise in Form von psychischen Beschwerden, Symptomschilderungen, Erklärungsversuchen über die Entstehung oder die Beeinflussung bzw. Behandlung seiner Erkrankung(en) im Interview zum Ausdruck bringt bzw. welche Aufmerksamkeit er ihnen schenkt.

Operationalisierung

Während der Untersuchung ist hier von Interesse, erstens inwieweit der Patient psychische Aspekte in der Interaktion verbal berichtet und/oder szenisch darstellt und zweitens inwieweit das vom Patienten mitgeteilte Leiden dem Untersucher auch adäquat nachvollziehbar wird oder inwieweit es gegebenenfalls als bagatellisiert/dissimuliert bzw. dramatisiert/aggraviert erscheint, wenn man den soziokulturellen Hintergrund des Patienten bedenkt. Das Ausmaß der körperlichen bzw. sozialen Symptomdarstellung ist unerheblich für die Beurteilung der psychischen Symptomdarstellung. Sind verbale und nonverbale bzw. szenische Darstellung diskrepant, gewichtet man nach dem überwiegenden Eindruck bzw. nach dem vorherrschenden Modus.

Merkmalsabstufungen und Ankerbeispiele

Stufe 0 Nicht/kaum vorhanden	Diese Stufe wird geratet, wenn in der Darstellung des Patienten psychische Beschwerden und Probleme überhaupt nicht vorkommen oder nur ein geringes Ausmaß aufweisen. Durch die Erkrankung selbst, durch psychische Abwehr- oder Anpassungsleistungen wie auch durch Medikation und/oder Behandlungsmaßnahmen kann ein Patient trotz Vorliegen einer psychischen Erkrankung seelischen Prozessen keinen oder nur wenig Raum lassen. **Beispiel** Der Patient ist nach Angaben der Ehefrau seit vier Monaten bedrückt, seit einer Woche gehe er nicht mehr zur Arbeit und »verkrieche« sich im Haus. Die Fragen des Untersuchers zur psychischen Anamnese blockt der Patient ab: »Ich bin gesund!« Auf Nachfragen berichtet der Patient ausführlich von seinem schwer einstellbaren Diabetes mellitus: »Die Ärzte haben gesagt, ich soll mir schon mal eine neue Niere bestellen. Sonst ist aber alles in Ordnung bei mir. Ich habe keine seelischen Probleme.« Er verstehe nicht, wieso seine Ehefrau darüber so ärgerlich sei, dass er nicht viel reden würde und in Ruhe gelassen werden wolle.
Stufe 2 Mittel	Eine mittlere Ausprägung findet sich bei Patienten, die der Darstellung psychischer Beschwerden und Probleme und psychischer Ursachen ihres Befin-

dens verbal/gestisch/szenisch deutlichen Raum geben, der jedoch nicht überwiegend davon beansprucht wird. Der Patient mag diese psychischen Inhalte selbst auch wahrnehmen und kann Erleichterung durch diese Perspektive erleben.

Beispiel
Die sichtlich ängstliche und dysphorisch wirkende Patientin berichtet, sich seit drei Monaten nicht wohl zu fühlen, zu nichts mehr Lust zu haben und Angst vor großen Menschenansammlungen zu verspüren; sie müsse sich sogar zwingen, mit dem Hund hinauszugehen, was sie früher gerne gemacht habe. Wenn sie vor dem Fernseher sitze, rausche alles an ihr vorbei, »weil sich im Kopf ständig die Rädchen drehen«. Spontan fügt sie hinzu: »Man hat ja schon mal Probleme, aber so etwas kenne ich gar nicht. Ich habe schon überlegt, was mir auf das Gemüt geschlagen ist, vielleicht ist es die Pubertät meiner Tochter.« Im Folgenden verlässt sie dieses Thema und kommt wegen ihrer ausführlich berichteten medizinischen Probleme nach geeigneten Interventionen des Untersuchers ambivalent darauf zurück.

Stufe 4
Sehr hoch

Bei Patienten, die auf dieser höchsten Stufe eingeschätzt werden, dominiert die Darstellung psychischer Symptome und Beschwerden. Die Symptome und Beeinträchtigungen werden als psychisch verursacht angesehen und diese Sichtweise wird im Interview dargelegt. Dies mag für den Untersucher als angemessen oder aber als völlig realitätsfremde Konstruktion erscheinen.

Beispiel
Der Patient wirkt höchst angespannt bei der Schilderung seiner depressiven Verstimmungen, die ihm auch wegen der Schlafstörungen mit Gedankenkreisen seit acht Wochen verunmöglichen, seinem Beruf als Handelsvertreter nachzugehen. Er befürchtete während der langen Autofahrten, sich nicht selbst beruhigen zu können – bis dahin habe ihm der Gedanke an seine frühere Psychotherapeutin immer geholfen. Diese drei Jahre dauernde Therapie habe ihm ermöglicht, einen gravierenden Partnerkonflikt zu lösen, und seit zehn Jahren sei er symptomfrei gewesen bis zur Trennung von seiner Ehefrau vor einem halben Jahr. Durch die Schilderung des Hintergrunds, mit Beginn in der Spätadoleszenz, entsteht das Bild eines von anderen abhängigen, sensiblen Menschen, dem es bis auf die aktuelle Krise überwiegend gelungen ist, psychische Symptome und deren Auslöser für sich verstehbar und nutzbar zu machen.

4.1.3.4 Darstellung sozialer Probleme

Definition

Hier wird erfasst, in welchem Ausmaß der Patient soziale Leidensaspekte seiner Störung(en) beispielsweise in Form von Klagen über soziale Belastungen in der Familie (z. B. Krankheit/Pflege eines Angehörigen), im Beruf (z. B. Bedrohung/ Verlust des Arbeitsplatzes, »Mobbing«), im Freundes- und Bekanntenkreis (z. B. Erkrankung, Todesfall, Trennung) oder sozial orientierte Erklärungsversuche über die Entstehung oder die Beeinflussung bzw. Behandlung seiner Erkrankung(en) im Interview zum Ausdruck bringt bzw. welche Aufmerksamkeit er ihnen schenkt.

Operationalisierung

Während der Untersuchung ist hier von Interesse, erstens inwieweit der Patient soziale Aspekte in der Interaktion verbal berichtet und/oder szenisch darstellt und zweitens inwieweit das vom Patienten mitgeteilte sozial attribuierte Leiden vom Untersucher auch adäquat nachvollziehbar wird oder inwieweit es gegebenenfalls als bagatellisiert/dissimuliert bzw. dramatisiert/aggraviert erscheint, wenn man den soziokulturellen Hintergrund des Patienten bedenkt. Das Ausmaß der körperlichen bzw. psychischen Symptomdarstellung ist unerheblich für die Beurteilung der sozialen Symptomdarstellung. Sind verbale und nonverbale bzw. szenische Darstellung diskrepant, gewichtet man nach dem überwiegenden Eindruck bzw. nach dem vorherrschenden Modus.

Merkmalsabstufungen und Ankerbeispiele

Stufe 0 Nicht/kaum vorhanden	Diese Stufe wird geratet, wenn in der Darstellung des Patienten soziale Leidensaspekte überhaupt nicht vorkommen oder nur ein geringes Ausmaß aufweisen. Je nach Krankheitsverlauf, psychosozialen Abwehr- oder Anpassungsleistungen und/oder Behandlungsmaßnahmen kann ein Patient trotz schwerster sozialer Belastungen sozialen Leidensaspekten keinen oder nur geringen Raum geben. **Beispiel** Ein Patient mit einer Depression infolge einer Krebserkrankung gibt an, im sozialen Bereich gäbe es keine Probleme. Seine Familie unterstütze ihn bei der Bewältigung seiner Krankheit. Eine berufliche Wiedereingliederung sei problemlos möglich, finanziell sei er gut abgesichert.
Stufe 2 Mittel	Diese Stufe wird geratet, wenn ein Patient seinen sozialen Belastungen und Problemen und/oder den vermeintlich sozialen Ursachen seiner Beschwerden verbal/gestisch/szenisch deutlichen Raum gibt, ohne davon überwie-

	gend bzw. ausschließlich in Anspruch genommen zu sein. Der Patient mag diese sozialen Inhalte selbst auch wahrnehmen und kann Erleichterung durch diese Perspektive erleben. Er nutzt dies aber nicht im Sinne des Verstehens zur Bewältigung seiner Störung oder Probleme für sich – andere Themen beanspruchen ihn daneben zusätzlich. **Beispiel** Ein Patient berichtet, nachdem er arbeitslos geworden sei, hätten sich depressive Verstimmungen und Angstzustände eingestellt. Die Arbeit sei für ihn immer ein sehr wichtiger Halt im Leben gewesen, in Zeiten von Arbeitslosigkeit würden seine Selbstzweifel, die ihn seit der Jugend plagten, immer sehr deutlich zunehmen.
Stufe 4 Sehr hoch	Diese Stufe wird geratet, wenn bei einem Patienten die Darstellung sozialer Belastungen und Probleme und/oder soziale Erklärungsansätze verbal/gestisch/szenisch während der Untersuchung ohne nennenswerte Aufforderung durch den Untersucher dominieren. **Beispiel** Ein 58-jähriger Patient berichtet, er sei verzweifelt und hoffnungslos, er könne nicht mehr schlafen. Die Probleme hätten mit seiner Kündigung vor drei Jahren begonnen, alle Bewerbungen seien mit Hinweis auf sein Alter abgelehnt worden. Er befürchte, sein Haus verkaufen zu müssen, wenn er nur noch Arbeitslosengeld II bekäme. Durch das fehlende Einkommen habe er sein Theaterabo kündigen müssen und sei aus dem Sportclub ausgetreten. Dadurch seien auch seine sozialen Kontakte immer mehr zurückgegangen.

4.1.4 Krankheitskonzepte des Patienten

4.1.4.1 An somatischen Faktoren orientiertes Krankheitskonzept

Definition

Dieses Item beschreibt das bewusste subjektive Modell, mit dem der Patient sich und anderen die Entstehung und den Verlauf seiner Erkrankung und Beschwerden erklärt.

Hiermit wird erfasst, inwieweit der Patient ein Krankheitsverständnis hat, das auf medizinisch-somatischen Erklärungszusammenhängen beruht; inwieweit sieht der Patient seine Beschwerden und Probleme durch körperliche Mängel, Gebrechen, krankhafte Prozesse, Mechanismen etc. verursacht oder beeinflusst.

Operationalisierung

Der Untersucher gewinnt im Gespräch mit dem Patienten einen Eindruck über das Krankheitsverständnis des Patienten. Dabei stützt sich der Untersucher zum einen auf spontan geäußerte Vorstellungen des Patienten über Auslösung und Entwicklung seiner Beschwerden, zum anderen erfragt der Untersucher gezielt die Vorstellungen des Patienten über Entstehung und Veränderung seiner Beschwerden und Probleme. Unerheblich ist, ob die Vorstellungen des Patienten medizinisch angemessen sind oder nicht. Es geht vielmehr darum, inwieweit der Patient überhaupt Vorstellungen über auslösende und ursächliche Zusammenhänge seiner Störung entwickelt hat und wie spezifisch diese sind.

Niedrige Ausprägungen auf der Skala bezeichnen ein wenig ausgebildetes somatisches Krankheitsverständnis bzw. lediglich vage Vorstellungen über auslösende somatische Faktoren, hohe Ausprägungen demgegenüber ein relativ spezifisches zusammenhängendes somatisches Krankheits- bzw. Störungsmodell.

Nicht erfasst wird hier, wie stark der Patient auf eine spezifische Krankheitsursachenerklärung fixiert ist. Diese ergibt sich aus dem Profil der drei Achsen.

Merkmalsabstufungen und Ankerbeispiele	
Stufe 0 Nicht/kaum vorhanden	Diese Stufe wird geratet, wenn ein Patient keinerlei auf körperliche Krankheitsursachen gerichtete Vermutungen zur Erklärung seiner Beschwerden äußert. Bei entsprechendem Nachfragen lehnt er eine körperliche Verursachung seiner Beschwerden ab. **Beispiel** Ein Patient mit einer chronischen Bronchitis wird von seinem Arzt wiederholt aufgefordert, seinen Konsum von 30 Zigaretten pro Tag aufzugeben. Er antwortet, dass das Husten nicht vom Rauchen kommen könne, sein Großvater und sein Vater hätten noch mehr geraucht und nie gehustet. »Die Männer in unserer Familie haben immer starke Lungen gehabt.«
Stufe 2 Mittel	Auf dieser Stufe sollen Patienten geratet werden, die eine körperliche Verursachung ihrer Beschwerden beispielsweise durch eine Infektion oder eine toxische Genese in Betracht ziehen, sich aber diesbezüglich nicht wirklich sicher sind. **Beispiel** Ein Patient schildert Symptome von Müdigkeit, Niedergeschlagenheit und morgendlicher Übelkeit. Er habe sich im Internet über das Burn-out-Syndrom informiert und hoffe jetzt, dass die Diagnose durch genaue Untersuchungen bestätigt oder verworfen werden könne.
Stufe 4 Sehr hoch	Der Patient ist davon überzeugt, dass körperliche Krankheitsursachen für seine symptomatischen Beschwerden verantwortlich sind. Er benennt hier

auch klare körperliche pathologische Wirkungszusammenhänge bis hin zu Diagnosen oder biophysikalischen äußeren Einflüssen.

Beispiel
Ein Patient gibt an, an einer Borreliose zu leiden. Er ist in einer Borreliose-Selbsthilfegruppe organisiert und drängt die behandelnden Ärzte immer wieder zu neuen Antibiotikatherapien. Einwände eines Behandlers, dass bei ihm weder typische Zeichen eines Zeckenbisses noch Antikörper gefunden worden sind, weist er mit ausgedruckten Internetberichten über seronegative Borreliose zurück.

4.1.4.2 An psychologischen Faktoren orientiertes Krankheitskonzept

Definition
Hiermit wird erfasst, inwieweit der Patient psychische und interpersonelle Aspekte für die Ausbildung und Entwicklung seiner Beschwerden und Probleme geltend macht und inwieweit er einem psychologischen Erklärungsansatz offen gegenübersteht. Sieht der Patient, dass eigene Einstellungen, Haltungen und Verhaltensweisen in Zusammenhang stehen mit der Ausbildung und Entwicklung seiner Beschwerden und Probleme, und/oder sieht er eigene Reaktionen in Verbindung mit seiner sozialen Umwelt.

Operationalisierung
Der Untersucher versucht, im Gespräch ein Bild zu gewinnen, inwieweit der Patient psychologischen Erklärungsansätzen zumindest im Ansatz offen gegenübersteht und Vorstellungen entwickelt hat, dass diese Faktoren Einfluss haben auf sein Krankheitsbild. (Interaktionen mit der Umwelt spielen hier dann eine Rolle, wenn sie nicht ausschließlich externalisierend gebraucht werden.)

Niedrige Ausprägungen auf der Skala bezeichnen ein wenig ausgebildetes psychologisches (psychosomatisches) Krankheitsverständnis und nur vage Vorstellungen über auslösende psychologische Faktoren, hohe Ausprägungen demgegenüber ein relativ spezifisches zusammenhängendes psychisches Krankheits- bzw. Störungsmodell. Nicht erfasst wird hier, wie stark der Patient auf eine spezifische Krankheitsursachenerklärung fixiert ist. Diese ergibt sich aus dem Profil der drei Achsen.

Merkmalsabstufungen und Ankerbeispiele

Stufe 0 Nicht/kaum vorhanden	Der Patient sieht keinerlei psychische/psychologische oder interaktionelle Ursachen zur Erklärung seiner Beschwerden, er schließt eine solche Möglichkeit auch auf Nachfragen kategorisch aus. **Beispiel** Eine Patientin schildert depressive Symptome, habe aber »keine Ahnung«, womit diese zusammenhängen könnten. Der Therapeut versucht, ihr die geschilderten Konflikte in der Partnerschaft als mögliche Ursache aufzuzeigen, was von der Patientin aber bestritten wird. »Mit meinem Mann habe ich schon so lange Probleme, warum sollte ich davon jetzt Depressionen bekommen?«
Stufe 2 Mittel	Der Patient ist nicht sicher, ob psychische, psychologische oder interaktionelle Faktoren an der Entstehung seiner Beschwerden ursächlich beteiligt sind. Er zieht diese Möglichkeit jedoch in Betracht und kann dem Interviewer auf entsprechende Hinweise auch folgen. **Beispiel** Der Therapeut deutet einem Diabetiker, der immer wieder seine Medikation »vergisst«, dass dies möglicherweise mit der unbewussten Ablehnung gegen die Mutter des Patienten, die ebenfalls an Diabetes litt, zusammenhängt. Der Patient, der zunächst daran dachte, die »Gedächtnisstörungen« seien Spätfolgen des Diabetes, kann die Deutung des Therapeuten gut nachvollziehen und berichtet im Folgenden, wie sehr ihn die kranke, fordernde Mutter als Kind angewidert habe.
Stufe 4 Sehr hoch	Der Patient ist davon überzeugt, dass psychische/psychologische oder interaktionelle Einflüsse auslösend und ursächlich wirksam für die von ihm beklagten Beschwerden sind. Der Untersucher wird durch den Patienten mit einem seelisch oder interaktionell orientierten Krankheitskonzept konfrontiert, das jedoch nach modifizierenden Hinweisen flexibel gehandhabt werden kann. Der Patient sieht sich hierbei durchaus auch als Teil vorhandener Beziehungskonflikte und reflektiert diesbezüglich seine eigenen Konfliktbeiträge. **Beispiel** Eine Patientin mit einer Agoraphobie schildert, dass sie vermute, die Ängste seien jetzt aufgetreten, um sie »wachzurütteln«, über ihr weiteres Leben nachzudenken. Sie lebe seit vielen Jahren in einer unbefriedigenden Partnerschaft, die sie nur wegen der Kinder aufrechterhalten habe. Eigentlich wolle sie sich trennen, habe aber große Angst davor allein zu leben.

4.1.4.3 An sozialen Faktoren orientiertes Krankheitskonzept

Definition

Hier wird erfasst, inwieweit der Patient Beschwerden und Probleme durch seine soziale Umwelt verursacht sieht. Dies kann sehr unspezifisch dargestellt werden (die Gesellschaft, das soziale System, »die da oben«), aber es können auch spezifische und konkrete Vorstellungen über die Einflussnahme sozialer Bedingungen und Menschen bestehen.

Operationalisierung

Der Untersucher macht sich ein Bild, in welchem Ausmaß der Patient soziale Systeme und Bedingungen (Arbeitslosigkeit, Arbeitsamt, Hartz IV, Arbeitsverdichtung) und Personen (»mobbende« Kollegin, degradierender Chef) als auslösend und verursachend für seine Beschwerden und Probleme ansieht und inwieweit er diese Einflussfaktoren – pauschal oder spezifisch – als auf ihn einwirkend sieht (Arbeitsplatz, Chef, Arbeitsdegradierung, ungünstige Arbeitsbedingungen etc.).

Niedrige Stufen bezeichnen vage Vorstellungen, dass der soziale Kontext Einfluss hat, die mittlere Stufe benennt Einflussnahmen im Sinne von Stressbelastung, mehr oder weniger allgemeine oder spezifische, hohe Ausprägungen bezeichnen vom Patienten als nicht mehr beeinflussbar erlebte Bedingungen und Personen.

Merkmalsabstufungen und Ankerbeispiele

Stufe 0 Nicht/kaum vorhanden	Der Patient sieht keinerlei soziale oder äußere Einflüsse seiner Umwelt als ursächlich verantwortlich für die Entstehung und den Verlauf der von ihm berichteten Beschwerden. Auch auf entsprechende Hinweise reagiert er ablehnend. **Beispiel** »Warum sollten meine Rückenschmerzen mit meiner Arbeitssituation zusammenhängen? Es ist ja eigentlich ganz gut, dass ich nicht Abteilungsleiter geworden bin, so muss ich mich auch nicht mit den ganzen unmotivierten Kollegen herumärgern«, beantwortet der Patient die Frage des Therapeuten nach Zusammenhängen zwischen dem Auftreten der Schmerzen und der nicht eingetretenen Beförderung.
Stufe 2 Mittel	Der Patient ist nicht völlig überzeugt davon, dass soziale Einflussfaktoren oder Einflüsse aus seiner Umgebung die von ihm berichteten Beschwerden ursächlich beeinflussen. Er zieht derartige Zusammenhänge aber durchaus in Erwägung und greift entsprechende Hinweise auf, wobei sich eigene und äußere Verursachungsbeiträge in etwa die Waage halten.

	Beispiel Nach Hinweisen des Therapeuten kann ein Patient Zusammenhänge zwischen dem Auftreten von Herzsensationen und der Arbeitslosigkeit bestätigen. »Ja, Sie haben schon Recht. Zwar war ich früher auch öfter arbeitslos, aber jetzt mache ich mir wohl doch mehr Sorgen, ob ich in meinem Alter noch einen Job finde. Und die Schulden kann ich eigentlich auch nicht so leicht abbezahlen, wie ich mir das eingeredet habe.«
Stufe 4 Sehr hoch	Der Patient macht ausschließlich soziale Einflüsse oder Einflüsse aus seiner Umwelt und Umgebung ursächlich verantwortlich für die Entstehung und den Verlauf der von ihm berichteten Beschwerden. Er ist überzeugt davon, dass die eigentlichen Ursachen seiner Beschwerden außerhalb seiner Person liegen, und benennt bestimmte verantwortliche oder äußere Stressoren. Auch auf relativierende Hinweise oder angebotene alternative Erklärungsmöglichkeiten hin ändert er seine Überzeugung diesbezüglich nicht. **Beispiel** »Da hat man sich Jahre lang den Buckel kaputtgeschuftet und jetzt soll das alles nicht mal anerkannt werden. Ich laufe von Gutachter zu Gutachter und immer wieder sagen die mir, dass meine Rückenschmerzen kein Grund für eine Rente wären. Ja, muss man denn erst halbtot angekrochen kommen? Die Politiker machen sich ein lustiges Leben und unsereiner soll dafür bezahlen, da kann man ja nur verzweifeln. Dieser Staat hat mich kaputtgemacht«, beantwortet der Patient heftig erregt die Eröffnungsfrage des Therapeuten.

4.1.5 Veränderungskonzepte des Patienten

4.1.5.1 Einschätzung der vom Patienten gewünschten Behandlungsform (körperliche Behandlung)

Definition

Hier wird erfasst, in welchem Ausmaß der Patient eine körperliche Behandlung zur Bewältigung seiner Störung/Probleme wünscht. Nicht beurteilt wird in diesem Item, ob diese Behandlung auch vom Rater als indiziert angesehen wird. Mit körperlichen Behandlungen ist hier gemeint, dass die Art der Intervention direkte körperliche Veränderungen bewirken soll, bspw. durch Medikamentengabe, medizinische Eingriffe (z. B. Operationen) oder physiotherapeutische Maßnahmen. Nicht dazu zählen körperzentrierte Interventionen im Rahmen von Psychotherapie (z. B. konzentrative Bewegungstherapie, Körperwahrnehmung).

Die in der Achse angeführten unterschiedlichen vom Patienten gewünschten Behandlungsformen sind nicht alternativ zu beurteilen. Dies bedeutet, dass ein Patient sich sowohl körperliche, als auch psychotherapeutische Behandlungen und/oder Unterstützung im sozialen Bereich wünschen kann.

Operationalisierung

Es soll in der Diagnostik auf direkt geäußerte Wünsche nach einer körperlichen Behandlung des Patienten geachtet werden. Daneben sind szenische Aspekte, die auf diesen Wunsch hindeuten, von Interesse. Beurteilt wird der aktuelle Behandlungswunsch des Patienten. Eine ausführliche Darstellung körperlicher Behandlungen in der Vergangenheit kann ein Hinweis auf einen starken aktuellen Behandlungswunsch sein.

Merkmalsabstufungen und Ankerbeispiele

Stufe 0
Nicht/kaum vorhanden

Diese Stufe wird geratet, wenn Patienten in den Interviews keinen Wunsch nach einer körperlichen Behandlung erkennen lassen. Dies kann dann der Fall sein, wenn der Patient einen ausschließlichen Wunsch nach einer Psychotherapie oder sozialen Unterstützung äußert, jedoch kann dies auch bei einem Patienten der Fall sein, der keinerlei Vorstellungen hat, welche Art von Behandlung ihm bei seinen Problemen helfen kann.

Beispiel
Ein Patient mit einer Colitis ulcerosa wünscht eine Psychotherapie, um die »seelischen Ursachen« und psychischen Folgen seiner Erkrankung herauszufinden. Eine medikamentöse Behandlung der Darmerkrankung lehnt er ab.

Stufe 2
Mittel

Eine mittlere Ausprägung findet sich z. B. bei Patienten, die eine körperliche Behandlung gleichgewichtig neben einer anderen Behandlungsform wünschen. Sie erachten eine Behandlungsform allein für nicht ausreichend zur Problembewältigung. Auch sollen auf dieser Stufe Patienten geratet werden, die von einer körperlichen Behandlung nicht vollständig überzeugt sind.

Beispiel
Ein Krebspatient erklärt sich nach langen Gesprächen mit einer Chemotherapie einverstanden. Er wünscht darüber hinaus auch Gespräche mit dem Stationspsychologen, da er davon ausgeht, dass er mit den Belastungen durch die Chemotherapie nur mit psychotherapeutischer Hilfe fertig werden kann.

Stufe 4
Sehr hoch

Mit »sehr hoch« werden Patienten bewertet, die eindeutig eine körperliche Behandlung wünschen. Beurteilt wird hier das Vorliegen einer sehr hohen Behandlungserwartung, unabhängig davon, ob diese vom Untersucher als angemessen angesehen wird. Diese kann sich bei Patienten finden, bei denen eine ausschließlich körperliche Behandlung indiziert ist, bei Patienten mit großem Widerstand gegen eine Psychotherapie, aber auch bei schlecht vorbereiteten und schlecht informierten Patienten, die keine andere Behandlungsmöglichkeit sehen. Selbstverständlich kann bei Vorliegen von psychosomatischen Erkrankungen oder auch Komorbidität von somatischen oder psychischen Erkrankungen ein ausgeprägter Wunsch nach einer somatischen Behandlung auch von psychotherapeutischen Behandlungswünschen begleitet werden.

Beispiel
Ein Patient mit einer Somatisierungsstörung wird zum Psychotherapeuten geschickt, lässt sich kaum auf das Interview ein und äußert am Schluss, er habe »nichts mit dem Kopf, sondern ständige Rückenschmerzen«. Ein vorgeschlagenes Schmerzbewältigungsprogramm lehnt er ab und äußert sich enttäuscht darüber, dass ihm keine hilfreiche neue Schmerzmedikation oder andere somatisch orientierte Schmerzbehandlungen empfohlen wurden.

4.1.5.2 Einschätzung der vom Patienten gewünschten Behandlungsform (psychotherapeutische Behandlung)

Definition
Dieses Item beurteilt den Wunsch des Patienten nach einer psychotherapeutischen Behandlung. Auch hier ist wieder nur der Wunsch, nicht die Angemessenheit dieses Wunsches zu beurteilen.

Operationalisierung
Es soll bei der Beurteilung des Wunsches nach Psychotherapie auf direkte Äußerungen dieses Wunsches, aber auch auf indirekte Hinweise, die den Wunsch nach Psychotherapie andeuten, geachtet werden. Dabei sind der Bildungsstand und die Struktur eines Patienten zu beachten, da diese Einfluss auf die Äußerung eines Wunsches nach Psychotherapie haben können. Eine Offenheit für Psychotherapie kann sich auch im Interesse, über persönliche und soziale Lebensbereiche zu sprechen, äußern.

Merkmalsabstufungen und Ankerbeispiele

Stufe 0 Nicht/kaum vorhanden	Diese Stufe wird geratet, wenn Patienten in den Interviews keinen Wunsch nach einer psychotherapeutischen Behandlung erkennen lassen. Dies kann einerseits dann der Fall sein, wenn der Patient einen ausschließlichen Wunsch

nach einer anderen Behandlungsform (z. B. körperlichen Behandlung) äußert, oder er andererseits keinerlei Vorstellungen hat, welche Art von Behandlung ihm bei seinen Problemen helfen kann.

Beispiel
Ein Patient mit einer Herzphobie lehnt eine angebotene Psychotherapie ab, er ist der Meinung, dass sein Herz geschädigt ist und dass man die Ursache dafür noch nicht gefunden hat. Er drängt auf eingreifende diagnostische Maßnahmen, Psychotherapie hält er für eine »gefährliche Zeitverschwendung«.

Stufe 2
Mittel

Eine mittlere Ausprägung findet sich bei Patienten, die eine psychische Behandlung gleichgewichtig neben einer anderen Behandlungsform wünschen. Sie erachten eine Behandlungsform allein für nicht ausreichend zur Problembewältigung.

Beispiel
Ein Schmerzpatient kommt mit dem Wunsch nach einer Schmerzbewältigungstherapie in die psychotherapeutische Ambulanz. Er will dort lernen, wie sich die Schmerzmedikation optimieren lässt. Psychotherapeutische Verfahren sieht er als hilfreich, aber als allein nicht ausreichend für die Behandlung seiner Schmerzen an.

Stufe 4
Sehr hoch

Mit »sehr hoch« werden Patienten bewertet, die in einer ausgeprägten und beständigen Weise eine psychotherapeutische Behandlung wünschen.
Dies könnte z. B. ein Hinweis auf eine gute Introspektionsfähigkeit und gutes Verständnis für psychologische Faktoren sein, kann aber auch daraus resultieren, dass Patienten Angst oder Widerstände vor einer Medikation oder eingreifenden somatischen Behandlung haben.

Beispiel I
Eine Patientin schildert eine agoraphobische Symptomatik und vegetative Angstsymptome. Sie sieht als Ursache dafür eine Partnerschaftsproblematik an und äußert zunächst den Wunsch nach einer verhaltenstherapeutischen Angstbehandlung in einer Gruppe, um die einschränkenden Symptome zu behandeln. Anschließend möchte sie in einer tiefenpsychologischen Einzeltherapie die konfliktreiche Partnerschaft bearbeiten.

Beispiel II
Ein anderer Patient berichtet über Herzrasen, Schweißausbrüche und Schwächegefühl in den Beinen. Er wünscht eine psychotherapeutische Angstbehandlung, da für ihn klar ist, dass ausschließlich unbewältigte Eheprobleme zu den Symptomen führen. Eine weiterführende Schilddrüsendiagnostik bei fraglicher Hyperthyreose lehnt er ab.

4.1.5.3 Einschätzung der vom Patienten gewünschten Behandlungsform (sozialer Bereich)

Definition

Hier wird erfasst, in welchem Ausmaß ein Patient Hilfe im sozialen Bereich wünscht. Dies kann zum Beispiel sozialarbeiterische Hilfe, Schuldnerberatung, Arbeitsvermittlung, Rentenberatung, Reha-Vermittlung oder Ähnliches sein. Auch der Wunsch nach Beratung in Einrichtungen, die keine Psychotherapie im engeren Sinne darstellen (Erziehungs-, Familienberatungsstellen), soll hier geratet werden.

Operationalisierung

Der Wunsch nach Behandlungsformen im sozialen Bereich wird sich kaum in szenischen Aspekten ausdrücken, sodass hier eher auf konkrete Äußerungen des Patienten im Interview geachtet werden muss. Gegebenenfalls sollte im Interview nachgefragt werden.

Merkmalsabstufungen und Ankerbeispiele

Stufe 0 Nicht/kaum vorhanden	Im Interview äußert der Patient keinerlei Wunsch nach einer Behandlung/Beratung im sozialen Bereich. Wieder kann dies entweder bedeuten, dass es keinen objektiven Bedarf gibt oder sich in der Ablehnung der Widerstand des Patienten zeigt. **Beispiel** Ein Patient lehnt in der Therapie alle Vorschläge einer Sozialarbeiterin ab, sich um berufliche Wiedereingliederungsmaßnamen zu kümmern, es wird im Verlauf der Therapie ein Rentenbegehren immer deutlicher.
Stufe 2 Mittel	Eine mittlere Ausprägung findet sich bei Patienten, die neben somatischer oder psychotherapeutischer Behandlung auch soziale Behandlung/Beratung wünschen. **Beispiel** Ein Borderlinepatient hat in der Therapie erkannt, dass seine häufigen Arbeitsplatz- und Wohnungswechsel, die zu erheblichen Schulden geführt haben, aus einer krankheitsbedingten Impulskontrollstörung resultieren. Neben der Bearbeitung in der Psychotherapie will er eine Schuldnerberatungstelle aufsuchen und an strukturierenden Wiedereingliederungsmaßnahmen im beruflichen Bereich teilnehmen.
Stufe 4 Sehr hoch	Mit »sehr hoch« sind Patienten zu raten, die nur den Wunsch nach sozialer Betreuung/Beratung äußern. Andere Behandlungsangebote werden von ihnen, auch wenn sie möglicherweise indiziert sind, nicht angenommen.

Beispiel
Ein Patient mit einer Herzphobie sucht immer wieder eine Erziehungsberatungsstelle auf, von der er sich »Tipps« im Umgang mit seiner anorektischen Tochter erhofft, die ihn »mit dem Hungern noch in den Herzinfarkt« treibe.

4.1.6 Veränderungsressourcen

4.1.6.1 Persönliche Ressourcen

Definition
Hier wird eingeschätzt, in welchem Ausmaß der Patient aktuell über gesundheitsförderliche störungsadaptive Fähigkeiten und Verhaltensweisen verfügt. Nicht beurteilt wird, inwieweit der Patient in der Vergangenheit solche Fähigkeiten besaß.

Ein Patient mit hohen persönlichen Ressourcen kann sich aktiv mit seiner Krankheit auseinander setzen und seinen vorhandenen Lebensstil beibehalten oder diesen sogar gesundheitsförderlicher gestalten. Er wird in seinem Selbstwirksamkeitserleben nur wenig durch die Krankheit und deren Folgen erschüttert und kann seine optimistische Grundeinstellung beibehalten und sich auch mit einer (schweren) Krankheit flexibel und emotional responsibel neue Lebensperspektiven erschließen.

Operationalisierung
Es soll im diagnostischen Gespräch auf die anpassungsfördernden, konstruktiven Bewältigungsaktivitäten geachtet werden, wie sie sich im Alltag des Patienten darstellen; ob und inwieweit er trotz bestehender Beeinträchtigungen sein Leben aktiv gestaltet (sich zutraut, dies zu tun). Es sollen nicht einzelne Bewältigungsmechanismen eingeschätzt werden, sondern eine globale Einschätzung der dem Patienten insgesamt zur Verfügung stehenden Bewältigungsressourcen vorgenommen werden. Im Interview ist hierbei Wert auf genaue Schilderung des alltäglichen Umgangs mit Belastung und Stress im Kontext der Störung und der Störungsfolgen zu legen. Die Einschätzung soll auf die letzen sechs Monate bezogen erfolgen.

Merkmalsabstufungen und Ankerbeispiele

Stufe 0 Nicht/kaum vorhanden	Diese Stufe wird geratet, wenn dem Patienten subjektiv und objektiv keinerlei oder fast keine persönlichen Ressourcen zur Verfügung stehen, seine Störung konstruktiv zu bewältigen. **Beispiel** Ein passiv regredierter, chronischer somatoformer Schmerzpatient, der sich gegenüber seiner Erkrankung als weitgehend hilflos und ausgeliefert erlebt und pessimistisch auf seine Krankheit zentriert ist, sich mit anderen nicht über andere Inhalte austauschen kann, seine bisherigen Aktivitäten drastisch eingeschränkt hat, sich nicht entspannen oder ablenken kann und jede Bewältigungsaktivität als nutzlos und unbrauchbar zurückweisen muss.
Stufe 2 Mittel	Eine mittlere Ausprägung persönlicher Ressourcen liegt vor, wenn der Patient in Teilbereichen trotz bestehender Beschwerden und Beeinträchtigungen seine aktive Lebensgestaltung aufrechterhalten kann und zum Teil auch kompensatorisch einzusetzen vermag. Er bemüht sich um die Erschließung krankheitsunabhängiger Lebensperspektiven. **Beispiel** Ein chronisch erkrankter Fibromyalgiepatient ist fähig, sich mittels körperlicher Übungen zu aktivieren. Er verfügt über Erfahrungen und Praxis in einem Entspannungsverfahren und beginnt, sich mit dem Weiterbestehen von Schmerzzuständen abzufinden, und ist nicht in seiner Lebensgestaltung auf das Schmerzerleben zentriert. Er kann sich ansatzweise vorstellen, weiter bestehende Beschwerden zukünftig in seiner Lebensperspektive zu integrieren.
Stufe 4 Sehr hoch	Mit »sehr hoch« werden Patienten bewertet, die über ein breites Spektrum ausgeprägter persönlicher Ressourcen zur Krankheitsbewältigung verfügen. Sie können trotz schwerer psychischer Belastung ein positives Lebensgefühl aufrechterhalten, sie verfügen über gesundheitsförderliche Lebensgewohnheiten und/oder initiieren diese. Hierzu können sie differenzierte emotionale Fähigkeiten und gute soziale Beziehungskompetenzen nutzen. **Beispiel** Eine Patientin mit einer Angststörung mit gelegentlichen Angstanfällen hat vielfältige Aktivitäten entwickelt, die Attacken durchzustehen (Ablenkung, Entspannung, Selbstberuhigung). Sie hat sich über die grundsätzlich nicht lebensbedrohliche Natur ihrer Erkrankung sehr gut informiert und hat das Gefühl, einen gewissen Einfluss auf die Symptomatik ausüben zu können. Sie ist auf die Anfälle vorbereitet und berücksichtigt sie in ihrem Alltag. Mit diesen Einschränkungen kann sie ihrem Beruf und ihren Freizeitaktivitäten im Wesentlichen weiter nachgehen. Mit ihrem Freund und einer Freundin kann sie über ihre Ängste sprechen.

4.1.6.2 (Psycho-)Soziale Unterstützung

Definition

Eingeschätzt wird, ob der Patient aktuell objektiv vorhandene Unterstützungsmöglichkeiten aus seinem sozialen Umfeld auch für sich wahrnehmen und mobilisieren kann. Bei der Einschätzung hat also der Rater formale Aspekte (Vorhandensein eines sozialen Netzes) wie auch subjektive Aspekte (Wahrnehmung und Nutzung verfügbarer Unterstützungsmöglichkeiten) der partnerschaftlichen, familiären und sozialen Unterstützung aufeinander zu beziehen.

Es interessieren demnach weniger objektive (strukturelle) Parameter des sozialen Netzes (Größe, formale Zusammensetzung), sondern von Interesse ist, ob der Patient aktuell sein Umfeld im Sinne einer Ressource bei der Bewältigung seiner Störung und Probleme für sich wahrnehmen und gebrauchen kann.

Operationalisierung

Erfasst werden zum einen die von außen erkennbaren sozialen Unterstützungsmöglichkeiten, zum anderen die vom Patienten wahrgenommene soziale Unterstützung und im Weiteren die Fähigkeit des Patienten, diese für sich zu nutzen. Diese Komponenten der sozialen Unterstützung werden aufeinander bezogen. Dabei finden auch verschiedene Inhalte der sozialen Unterstützung (instrumentelle, emotionale) Berücksichtigung.

Der Untersucher muss sich im Gespräch ein Bild machen, ob der Patient erstens zu einem früheren Zeitpunkt qualitativ wertvolle unterstützende Interaktionspartner an sich binden konnte und diese auch jetzt potenziell zur Verfügung stehen (formaler Aspekt); er muss einschätzen, ob der Patient zweitens unter den Bedingungen seiner aktuellen Störung einen Zugriff auf diese Unterstützungsquellen sehen kann (wahrgenommene soziale Unterstützung), und ob er drittens Verhalten zeigt, das diesen Personen gegenüber seine Hilfsbedürftigkeit deutlich werden lässt (Mobilisierung von sozialer Unterstützung). Das heißt, der Patient muss über seine Belastung sprechen können, um Hilfe bitten können, eine positive Resonanz auf Hilfsangebote zeigen und sich konstruktiv gegenüber den Hilfsangeboten verhalten.

In Bezug auf die Art der hilfreichen Austauschprozesse werden emotionale und instrumentelle Unterstützungen unterschieden. Emotionale Unterstützung beinhaltet zwischenmenschliche Nähe, Verständnis, Einfühlung, Zuneigung, Wertschätzung, Mitleid, Trost, unterstützende Gespräche, kontakthaltende Angebote, wie Telefonate, und Versicherung des Fortbestandes der Beziehungen trotz Krankheit. Dies kann auch Vermittlung von Informationen und Ratschlägen beinhalten, soweit dies als beziehungsstärkend erlebt wird. Instrumentelle Unterstützung heißt, dass andere Arbeiten für den Patienten erledigen, z. B. Besorgungen, Behördengänge machen, nachbarschaftliche Unterstützung gewähren, wie z. B. Blumen gießen. Dies kann auch Ratschläge und Vermittlung von Informationen beinhalten, soweit dies als Hilfe bei einer Problemlösung verstanden wird. Die informationelle Unterstützung soll nicht gesondert behandelt werden. Die Einschätzung soll auf die letzten sechs Monate bezogen erfolgen.

Merkmalsabstufungen und Ankerbeispiele

Stufe 0 Nicht/kaum vorhanden	Es sind keine/kaum Personen zu erkennen, von denen der Patient instrumentelle und/oder emotionale Unterstützung erhalten könnte, und der Patient macht deutlich, dass er es auch nicht für notwendig oder realisierbar hält, sich Unterstützungsmöglichkeiten zu erschließen. **Beispiel** Ein Patient mit narzisstisch-schizoider Problematik lebt isoliert in eigener Wohnung. Er duldet, dass ihm seine Mutter die Wäsche vorbeibringt, darüber hinaus bestehen keine Kontakte zur Familie. Der Patient ist geschieden und arbeitslos, mit den wenigen verbliebenen Freunden hat er sich zerstritten. Er will nur in Ruhe gelassen werden, alle wollen ihn doch nur manipulieren.
Stufe 2 Mittel	Es gibt Personen, von denen der Patient instrumentelle und/oder emotionale Unterstützung erhalten könnte. Der Patient nimmt diese auch wahr, hat auch gelegentlich Kontakt zu diesen Personen. Er kann diese Kontakte aber nicht im Sinne einer instrumentellen oder emotionalen Unterstützung zur Bewältigung seiner Störung oder Probleme für sich nutzen. **Beispiel** Ein Patient mit einer depressiven Störung nach dem Tod der Ehefrau hat sich zurückgezogen. Der Bekanntenkreis des Paares steht zwar zur Verfügung, sowohl was praktische Unterstützung (Hilfe beim Einkaufen, Hilfe im Haushalt) als auch emotionale Angebote betrifft (»kannst jederzeit zu uns kommen«). Der Patient lehnt jedoch aus Loyalität gegenüber dem verlorenen Objekt Hilfen ab. Wie er sich in Bezug auf den erlittenen Verlust aussprechen soll, weiß er nicht, sonst hat immer die Partnerin alles für ihn gesagt.
Stufe 4 Sehr hoch	Es sind mehrere Personen erkennbar, von denen der Patient instrumentelle und/oder emotionale Unterstützung erhalten kann. Der Patient ist in der Lage, diese Unterstützungsmöglichkeiten sowohl hinsichtlich instrumenteller als auch emotionaler Aspekte zur Bewältigung seiner Störung und Probleme aktiv zu erschließen und zu nutzen. **Beispiel** Eine Patientin mit einer Agoraphobie, die über einen engagierten Freundes- und Bekanntenkreis verfügt, kann sich aktiv an diesen wenden, um sich bei

gefürchteten Alltagsaktivitäten (z. B. Einkaufen, Weg zur Arbeit) zu entlasten. Sie kann sich insbesondere mit ihrer Mutter über ihre Ängste austauschen und fühlt sich von ihr sehr verstanden.

4.1.7 Veränderungshemmnisse

4.1.7.1 Äußere Veränderungshemmnisse

Definition

Für die Umsetzung der Veränderungsmotivation im Sinne der Therapieaufnahme sind Kontextvariablen von Bedeutung. Zu diesen gehören z. B. die Verfüg- und Finanzierbarkeit von Psychotherapie oder vertiefenden diagnostischen psychosomatischen Gesprächen zur Abklärung einer Psychotherapieindikation, soziale Hintergrundbedingungen (z. B. berufliche Situation), die eine Therapieaufnahme ermöglichen, sowie eine akzeptierende Haltung der Umwelt gegenüber einer weiterführenden psychosomatischen Diagnostik oder einer psychotherapeutischen Behandlung. Sind einzelne dieser Umgebungsfaktoren nur eingeschränkt oder gar nicht gegeben, so können diese als äußere Hemmnisse der Therapieaufnahme wirken. Der Patient wird im konkreten Fall eine Bilanz aus erwartetem Nutzen und Kosten der Therapieaufnahme vornehmen. Diese umfassen reale Hindernisse der Inanspruchnahme von psychosomatischen Kontakten oder einer Psychotherapie bzw. der Umsetzung der eigentlich vorhandenen Veränderungsmotivation. Dazu gehören beispielsweise die fehlende oder eingeschränkte Verfügbarkeit der speziell zu indizierenden Methoden oder die zu aufwendige Erreichbarkeit eines Psychotherapeuten bzw. Psychosomatikers. Auch die fehlende oder eingeschränkte Finanzierung kann der Umsetzung einer grundsätzlich vorhandenen Veränderungsmotivation entgegenstehen. Weitere äußere Hemmnisse können sein: drohender Verlust des Arbeitsplatzes oder fehlende Betreuungsmöglichkeiten für Kinder oder zu pflegende Angehörige bei Wahrnehmung einer stationären Psychotherapie. Auch eine Angst vor Stigmatisierung oder sozialen Konsequenzen kann vorrangig in äußeren Bedingungen, z. B. des Arbeitsplatzes, begründet sein.

Operationalisierung

Zu beurteilen ist, inwieweit die indizierten diagnostischen oder psychotherapeutischen Maßnahmen überhaupt verfügbar sind oder ob beispielsweise mit der Therapieaufnahme lange und damit schwer finanzierbare Fahrzeiten verbunden sind. Hinderlich kann auch eine fehlende oder eingeschränkte Finanzierung durch die Krankenkassen sein. Soziale Hemmnisse zeigen sich z. B., wenn der Patient fürchtet, durch die Psychotherapieteilnahme nennenswerte berufliche Nachteile zu bekommen (wie drohender Arbeitsplatzverlust bei stationärer Behandlung oder verminderte Beförderungsmöglichkeit), oder eine Mutter eine stationäre Behandlung nicht aufnehmen kann, weil sie keine Betreuungsmöglichkeit für ihre Kinder findet. Weiterhin ist von Bedeutung, inwieweit die Therapieaufnahme seitens des sozialen Netzwerkes akzeptiert wird; reale oder befürchtete Stigmatisierungen können hier als Hemmnisse wirken. Das Ausmaß der äußeren Hemmnisse resultiert aus der Stärke einzelner Hemmnisse oder aus dem Zusammenspiel mehrerer Hemmnisse.

Merkmalsabstufungen und Ankerbeispiele

Stufe 0 Nicht/kaum vorhanden	Es liegen keine relevanten äußeren Hemmnisse vor. **Beispiel** Ein Patient mit einer psychischen oder psychosomatischen Störung, der grundsätzlich veränderungs- und psychotherapiemotiviert ist, findet in seiner Region einen geeigneten Psychotherapeuten oder ein geeignetes psychotherapeutisches Setting. Die Frage der Kostenübernahme ist geklärt und die geplante Behandlung lässt sich angemessen und weitestgehend unproblematisch in seinen familiären und beruflichen Kontext integrieren.
Stufe 2 Mittel	Es liegen einzelne äußere Hemmnisse vor, die jedoch grundsätzlich lösbar sind. **Beispiel** Ein psychotherapiemotivierter Patient mit einer Angststörung findet in seiner Region keine indizierten ambulanten verhaltenstherapeutischen Behandlungsangebote und muss, um eine Behandlung aufzunehmen, relativ aufwendige und weite Anfahrtswege in Kauf nehmen. Alternativ könnte er eine stationäre Behandlung aufnehmen.
Stufe 4 Sehr hoch	Es liegen gravierende äußere Hemmnisse vor. **Beispiel I** Ein leitender Angestellter mit einer psychischen oder psychosomatischen Störung, der grundsätzlich für die Teilnahme an einer Psychotherapie motiviert ist, findet in seiner Region keinen geeigneten Psychotherapeuten und müsste nun alternativ eine stationäre Psychotherapie aufsuchen. Damit sind für ihn jedoch eine Reihe von gravierenden Problemen verbunden. So befürchtet der Patient, dass ihm durch eine erneute längere Fehlzeit, nach einer längeren Krankheitsphase wegen der Erkrankung, berufliche Nachteile bezüglich einer eventuell bevorstehenden Beförderung entstehen könnten. Darüber hinaus befürchtet er, dass seine Kollegen und sein Arbeitgeber herausfinden könnten, dass er unter psychischen Problemen leidet und dass ihm daraus berufliche und persönliche Nachteile entstehen könnten.

Beispiel II
Eine alleinerziehende Mutter zweier zehn und zwölf Jahre alter Kinder soll zur Behandlung einer gravierenden Angststörung eine stationäre Behandlung aufnehmen. Die Patientin ist grundsätzlich für eine derartige Maßnahme motiviert, sieht jedoch keine Möglichkeiten zur Aufnahme einer Behandlung, da sie niemanden hat, der sich in dieser Zeit umfassend und zuverlässig um ihre Kinder kümmern kann.

Beispiel III
Ein arbeitsloser Patient mit einer chronischen Schmerzstörung, die in relevanter Weise durch psychosomatische Faktoren beeinflusst wird, hat nach einer Reihe von »fehlgeschlagenen« somatischen Behandlungs- und Rehabilitationsmaßnahmen einen Rentenantrag gestellt. Einer ihm von einem psychosomatischen Gutachter vorgeschlagenen psychotherapeutisch-psychosomatischen Rehabilitationsmaßnahme würde er grundsätzlich offen gegenüberstehen, da er sich durchaus Hilfe durch diese vorstellen kann. Auf der anderen Seite befürchtet er jedoch, dass sein Rentenantrag bei einer Veränderung seiner gesundheitlichen Situation abgelehnt werden wird und er dann weiter in der sozial unsicheren Situation als Arbeitsloser oder gar Sozialhilfeempfänger verbleiben wird.

4.1.7.2 Innere Veränderungshemmnisse

Definition

Dieses Item umfasst »innere Hemmnisse« des Patienten, die sich aus seinen spezifischen psychischen Entwicklungslinien ergeben. Die umfassen z. B. charakteristische, psychodynamisch wirksame, unbewusste Konflikte, aber auch mögliche typische Merkmale der psychischen Struktur (wie eine eingeschränkte Steuerungsfähigkeit oder Belastbarkeit). Auf diesem Hintergrund kann beispielsweise ein relevanter Widerstand gegen Veränderungen entstehen, oder es können regressive Entwicklungen einsetzen, die eine Teilhabe an der Therapie erschweren oder verhindern.

Operationalisierung

Um etwaige innerpsychische Veränderungshemmnisse festzustellen, bietet sich an, nach intrapsychischen konflikhaften Motiven zu suchen, die eine Teilhabe des Patienten an einer Psychotherapie erschweren. Dazu können z. B. Individuations-Abhängigkeitskonflikte oder Kontroll-Unterwerfungskonflikte gehören. Des Weiteren bietet sich an, für die Frage der Therapiekooperation zu prüfen, inwieweit bestimmte strukturelle Merkmale sich gegen die Beteiligung des Patienten an einer Psychotherapie richten. Hemmnisse aufgrund von fehlenden emotionalen oder kognitiven Ressourcen können sich außerdem dann ergeben, wenn ein Patient eine reflektierend-motivklärende Therapie aufsuchen möchte, diese jedoch aufgrund einer eingeschränkten Introspektions- und Reflexionsfähigkeit nicht oder nur ungenügend nutzen kann. Auch eine fehlende innere Steuerungsfähigkeit und Belastbarkeit kann die Fähigkeit des Patienten, sich auf eine Behandlung einzulassen, nachhaltig beeinträchtigen. Daneben können narzisstische Motive eine vordergründig vorhandene Therapiemotivation negativ beeinflussen.

Merkmalsabstufungen und Ankerbeispiele

Stufe 0 Nicht/kaum vorhanden	Es sind keine inneren Hemmnisse vorhanden. **Beispiel** Ein junger Patient mit einer Angststörung weist eine gute Psychotherapiemotivation auf und zeigt sowohl gute affektive als auch kognitive Voraussetzungen für eine Psychotherapie und erscheint insgesamt angemessen belastbar. Für ihn stellt die geplante Psychotherapie eine Entwicklungschance dar, zu der er auch gegenüber seiner familiären und beruflichen Umwelt stehen kann.
Stufe 2 Mittel	Der Patient weist entweder eine Vielzahl »innerer Hemmnisse« auf oder einzelne Hemmnisse in einer hohen Ausprägung. **Beispiel** Ein Rechtsanwalt hat recht gute emotionale und kognitive Ressourcen, erhält jedoch durch seine Erkrankung einen komplexen und hohen Krankheitsgewinn. Dazu zählen z. B. eine Berufsunfähigkeitsrente sowie eine massive Entlastung bei alltäglichen unangenehmen Aufgaben durch seine Angehörigen.
Stufe 4 Sehr hoch	Es liegen eine Reihe ausgeprägter »innerer Hemmnisse« vor. **Beispiel** Ein Patient mit einer Somatisierungsstörung hat wenig Zugang zu psychosozialen Bedingungen seiner Erkrankung und ist insgesamt emotional wenig schwingungsfähig. Darüber hinaus erlebt er die Indikationsstellung zur psychosomatischen Diagnostik als kränkend. Er befürchtet, dass seine Umwelt ihn für »verrückt« halten wird, und steht so einer Psychotherapie ablehnend gegenüber.

4.1.5P
Veränderungskonzepte des Patienten (Psychotherapiemodul)

Hier geht es um die Veränderungsziele, die ein Patient aktuell anstrebt. Dabei muss berücksichtigt werden, dass sich die Veränderungsziele oder -wünsche von Patienten in Abhängigkeit von unterschiedlichen Einflüssen herausbilden. Die Entwicklung von Therapiezielen weist einen prozesshaften Charakter auf. Insbesondere können Erfahrungen in psychotherapeutischen Erstgesprächen oder auch der Psychotherapie zu einer Veränderung der vom Patienten angestrebten Ziele führen. Entsprechend besteht eine zentrale Aufgabe im Erstgespräch darin, mit dem Patienten an der Entwicklung von für ihn angemessenen Therapiezielen zu arbeiten. Aber auch im psychotherapeutischen Prozess selbst wird es häufig um die Bearbeitung und Entwicklung von für den Patienten angemessenen Zielen gehen. Die von uns akzentuierten Veränderungsmodi sind nicht alternativ zu sehen; ein Patient kann Veränderungswünsche gleichzeitig auf mehreren oder allen dieser Ebenen aufweisen.

4.1.5.P1
Symptomreduktion

Definition
In der Regel ist ein Patient mit einer psychischen oder psychosomatischen Störung insbesondere an der Beseitigung bzw. Reduktion seiner Symptomatik interessiert. Auf der anderen Seite kann ein Patient trotz vorhandener Symptomatik insbesondere an der Veränderung persönlicher Eigenschaften, Erlebensweisen, Beziehungs- und Verhaltensmuster interessiert sein. In vielen Fällen werden Patienten sowohl zu einer Symptomveränderung als auch für eine Veränderung personaler oder interaktionaler Faktoren motiviert sein. Die Art der Veränderungsziele sagt noch nichts darüber aus, ob der Patient grundsätzlich überhaupt für eine Psychotherapie motiviert ist oder für welche Art von Psychotherapie er motiviert ist. Diese Frage wird von den Items 17–20 aufgegriffen.

Operationalisierung
Die Art der Veränderungsmotivation lässt sich auf der Grundlage der Problemdarstellung des Patienten im Interview sowie der von ihm formulierten Veränderungsziele einschätzen. Neben den Gesprächsinhalten sind hier auch szenische Informationen (z. B. Art und Ausmaß der Symptompräsentation) für die Beurteilung der Veränderungsmotivation von Bedeutung.

Merkmalsabstufungen und Ankerbeispiele

Stufe 0 Nicht/kaum vorhanden	Der Patient möchte sich selbst verändern oder entwickeln. Der Veränderungsdruck der Symptomatik ist nicht so ausgeprägt. **Beispiel** Ein Patient mit einer eher leichten Schmerzproblematik ist insbesondere an einer psychotherapeutischen Bearbeitung oder Klärung von etwaigen mit seiner Symptomatik in Verbindung stehenden psychosozialen Bedingungen interessiert. Dazu können sowohl länger andauernde als auch aktuelle psychische Belastungen zählen. Eine rasche Änderung der Symptomatik ist für den Patienten momentan sekundär.
Stufe 2 Mittel	Dem Patienten ist sowohl die rasche und nachhaltige Reduktion seiner Beschwerden und Symptome bedeutsam als auch eine Bearbeitung oder Klärung der mit diesen Symptomen in Verbindung stehenden psychosozialen Belastungen. Er erwartet von der Behandlung, dass diese auf beide Seiten seiner Problemstellung gleichermaßen einwirkt. **Beispiel** Ein depressiver Patient hat einen Zugang zu seiner Abhängigkeitsproblematik und will dieses Lebensthema für sich bearbeiten. Darüber hinaus ist ihm eine möglichst rasche und nachhaltige Linderung seiner depressiven Symptome (Grübeln, Niedergeschlagenheit, inneres Unbeteiligtsein) wichtig.
Stufe 4 Sehr hoch	Ein Patient erwartet ausschließlich eine rasche und nachhaltige Reduktion seiner Symptome und ist darüber hinaus wenig an einer Bearbeitung anderer psychischer oder psychosozialer Belastungen interessiert. Dies kann darin begründet sein, dass der Symptomdruck so hoch ist, dass er keine Ressourcen aufweist, sich um andere potenziell veränderungswürdige Probleme zu kümmern, oder dass der Patient keinen oder nur einen geringen Zugang zu weiteren psychosozialen Belastungen aufweist. Aber es können auch Patienten mit einem durchaus differenzierten Problemzugang aufgrund einer umschriebenen aktuellen Situation nur zu einer raschen und umschriebenen Symptomreduktion motiviert sein. **Beispiel I** Ein Patient mit einer somatoformen Störung will ausschließlich die körperliche Symptomatik verändern, da er keinen Zugang zu weiteren psychosozialen Problembereichen hat. Er hat im Sinne des Konzeptes der »psychological mindedness« keinen oder nur einen geringen Zugang zu innerpsychischen Problembereichen. **Beispiel II** Ein Patient mit einer massiven Prüfungsangst steht kurz vor einer Prüfung. Aufgrund des hohen Drucks nach Symptomreduktion sind dem Patienten alle verändernden Maßnahmen recht, solange sie nur einen raschen Erfolg versprechen.

4.1.5.P2
Reflektierend-motivklärend/konfliktorientiert

Definition

Mit Bezug auf die psychodynamische Theorie ist hier von Interesse, inwieweit der Patient in der Therapie einen affektiven und kognitiven Zugang zu möglichen psychosozialen (psychodynamischen) Hintergründen seiner Symptomatik/Problemstellung erreichen möchte.

Diese können intrapsychische Motive und Konflikte sowie engere oder weitere Persönlichkeitsdimensionen, aber auch interpersonelle Problemstellungen umfassen.

Operationalisierung

Es wird beurteilt, inwieweit der Patient konflikthafte Erlebensbereiche und Motive sowie kognitive Einstellungen thematisiert und deren Veränderung mit therapeutischer Hilfe anstrebt. Bewertet wird die grundsätzliche Bereitschaft des Patienten unabhängig von seiner Fähigkeit. Der Patient sollte ein gewisses Ausmaß an Selbstreflexion sowie die Bereitschaft und Fähigkeit, sich auf eine enge therapeutische Beziehung und Prozesse der Regression einzulassen, aufgezeigt haben.

Merkmalsabstufungen und Ankerbeispiele

Stufe 0 Nicht/kaum vorhanden	Der Patient hat keine Motivation, einen affektiven oder kognitiven Zugang zu möglichen psychosozialen Hintergründen seiner Symptomatik zu erlangen. Seine inneren Haltungen gegenüber seiner Störung bleiben unreflektiert. Er hat kein Interesse an einer Identifizierung und Bearbeitung konflikthafter Lebensbereiche. Evtl. vom Therapeuten aufgezeigte Zusammenhänge zwischen Konflikten und Symptomatik weist der Patient zurück. **Beispiel** Ein Patient äußert explizit seinen Wunsch, »nicht so tief zu graben«, oder zeigt deutlichen (unbewussten) Widerstand, z. B. in Form von »vergessen« von erarbeiteten Zusammenhängen. Gründe können sein, dass der Patient keinen Zugang oder Angst vor intra- oder interpersonellen Belastungen hat.
Stufe 2 Mittel	Der Patient hat Interesse an psychosozialen/psychodynamischen Hintergründen seiner Symptomatik. Seine Motivation, etwas zu verändern, umfasst somit auch den affektiven und kognitiven Zugang zu den Hintergründen der Symptomatik. Der Patient wünscht, die Hintergründe zu verstehen und die konflikthaften Konstellationen zu lösen. **Beispiel** Ein Patient kann die psychosozialen/psychodynamischen Hintergründe der Symptomatik beschreiben und seine damit in Zusammenhang stehenden

	Emotionen und Affekte benennen. Er sieht unter anderem die motivklärenden Behandlungsangebote als wichtiges Mittel zur Konfliktlösung an.
Stufe 4 Sehr hoch	Der Patient will in besonderem Maße einen affektiven und kognitiven Zugang zu den Hintergründen seiner Symptomatik erreichen. Bei seiner Motivation, etwas zu verändern, steht der Wunsch, die Problemkonstellation mit den bedeutenden intra- und interpersonellen psychischen Aspekten zu verstehen, im Vordergrund. **Beispiel** Ein Patient nutzt seinen guten kognitiven und emotionalen Zugang zum Verständnis der Problematik und stellt selbstständig Zusammenhänge zur vordergründigen Symptomatik her. Das Verstehen der Konfliktkonstellation ist sein hauptsächliches Therapieziel.

4.1.5.P3
Emotional-supportiv

Definition

Beurteilt werden soll, in welchem Ausmaß der Patient in der Therapie vor allem emotionale Unterstützung und Entlastung, Trost oder Beistand sucht. Auch wenn eine Psychotherapiemotivation zu einer supportiven Maßnahme nicht unbedingt in einem Widerspruch zu einer reflektierend-motivklärenden Psychotherapie steht, sollte ein Patient, der vorrangig für eine supportive Psychotherapie motiviert ist, doch weniger an einer Bearbeitung innerer konflikthafter Motive interessiert sein.

Operationalisierung

Im diagnostischen Prozess ist darauf zu achten, inwieweit der Patient sich hilflos, abhängig und unterstützungssuchend zeigt oder direkt den Wunsch nach emotionalem Halt und Unterstützung bei der Bewältigung seiner Probleme einfordert.

Merkmalsabstufungen und Ankerbeispiele

Stufe 0 Nicht/kaum vorhanden	Eine Motivation, eine Therapie aufzusuchen, in der er emotionale Entlastung, Unterstützung, Trost oder Beistand bekommt, besteht bei dem Patienten nicht. Er hat entweder keinen Bedarf, kein Interesse an diesen Therapieelementen oder wehrt entsprechende Bedürfnisse ab. **Beispiel** Ein Patient nimmt in einer Krisensituation die Hilfe des Therapeuten oder des Pflegepersonals im stationären Rahmen nicht in Anspruch, da er emotional relativ gefestigt ist und/oder in seiner Umwelt genügend emotionale Unterstützung findet, sodass er Hilfe von therapeutischer Seite nicht bedarf.

Stufe 2 Mittel	Der Patient ist an einer emotionalen Entlastung und Unterstützung durch die Therapie interessiert, ist aber auch in der Lage, sich auf therapeutische Prozesse einzulassen, die andere therapeutische Schwerpunkte setzen, allerdings ist sein Wunsch nach diesen Therapieelementen nicht besonders stark ausgeprägt. **Beispiel** Ein Patient nutzt auch reflektierende und motivklärende Therapien, um sich emotional zu entlasten. Stellenweise fordert er die Therapeuten direkt oder szenisch zur Unterstützung seiner emotionalen Bedürfnisse auf.
Stufe 4 Sehr hoch	Dem Patienten ist hauptsächlich wichtig, in einer Therapie emotional entlastet zu werden, Trost und Beistand zu bekommen und das Gefühl zu haben, in der Beziehung zum Therapeuten emotional getragen und gestützt zu werden. Eine Therapie, in der supportive Elemente fehlen, lehnt er ab. **Beispiel** Ein Patient sucht immer wieder den Therapeuten oder das Pflegepersonal auf, um sich emotional zu entlasten. Es fällt ihm schwer, seine Spannungen ohne Hilfe von anderen zu reduzieren, deutende, interpretative und konfrontative Therapien überfordern ihn und führen unter Umständen zu einer Zunahme der Symptomatik.

4.1.5.P4
Aktiv-anleitend

Definition

Der Patient sucht zur Bewältigung seiner Probleme vorrangig eine aktive und anleitende Unterstützung. Seine Bereitschaft und gegebenenfalls auch Fähigkeit, sich reflektierend mit sich und seinen Problemen auseinander zu setzen, ist zum gegenwärtigen Zeitpunkt gering. Der Patient ist eher pragmatisch an Methoden zur direkten Verhaltensveränderung orientiert, als dass er in der Psychotherapie eine tiefgreifende emotionale Unterstützung durch den Therapeuten erwartet.

Operationalisierung

Beurteilt wird, inwieweit der Patient insbesondere aktive Hilfen zur Problembewältigung, die ihm z. B. in Form von Informationen und Übungen (wie Schmerzprogramm, Angstbewältigungsprogramm) durch den oder die Therapeuten vermittelt werden sollen, aufsucht. Dazu können auch Maßnahmen wie z. B. Entspannungstrainings, Selbstsicherheitstrainings, aktivierende Maßnahmen wie Krankengymnastik etc. gehören.

Merkmalsabstufungen und Ankerbeispiele

Stufe 0 Nicht/kaum vorhanden	Der Patient sieht aktiv-anleitende Maßnahmen für sich als nicht wichtig an. Dies kann im Fall eines gut reflektierenden Patienten durchaus angemessen sein, da er keine aktiv-anleitenden Maßnahmen braucht, kann aber in einem anderen Fall auch Ausdruck von interpersonellen Schwierigkeiten oder von Widerstand sein. **Beispiel** Ein narzisstisch gestörter Patient weigert sich an Therapiebausteinen teilzunehmen, bei denen er konkrete Handlungsanweisungen befolgen soll. Er begründet seine Ablehnung damit, dass diese Therapiebausteine »zu banal« seien und nicht zu seinem Problem gehören würden.
Stufe 2 Mittel	Der Patient erwartet in besonderem Maße Hilfe durch Informationsvermittlung, körperlich aktivierende Maßnahmen und therapeutische Maßnahmen, die auf direkte Verhaltensänderung orientiert sind. Therapien, in denen diese Elemente gänzlich fehlen, lehnt er ab, kann aber durchaus auch an Therapien teilnehmen, in denen aktivierende und anleitende Elemente nicht den Schwerpunkt bilden. **Beispiel** Ein Schmerz-Patient sucht gezielt Hilfe durch ein manualisiertes Schmerzbewältigungsprogramm. Sofern dort auch tiefer liegende Konflikte zur Sprache kommen, zeigt er aber durchaus Bereitschaft, an diesen weiter zu arbeiten.
Stufe 4 Sehr hoch	Der Patient erwartet ausschließlich Hilfe durch Maßnahmen, die ihn aktivieren, anleiten oder an ihm durchgeführt werden. Dazu zählen insbesondere körperzentrierte Behandlungen, wie Physiotherapie, pharmakologische Therapie, Trainings- und Problembewältigungsprogramme oder sozialarbeiterische Hilfe. Fehlen diese Elemente oder sind sie unterrepräsentiert, wird der Patient eine Therapie ablehnen. **Beispiel** Ein Patient mit einer Schmerzstörung äußert immer wieder den Wunsch nach Massage und Spritzen. Einzel- und Gruppentherapien werden von ihm lediglich genutzt, diese Wünsche zu wiederholen und ansonsten als nicht hilfreich bei dem »eigentlichen Problem« angesehen. Therapeuten und andere Mitarbeiter, die dem Wunsch nach Anleitung nachkommen, werden vom Patienten idealisiert.

4.1.6P Veränderungsressourcen

4.1.6.P1 Offenheit

Definition
Dieses Item erfasst die Offenheit des Patienten für eine psychologische, z. B. konflikt- und interaktionsbezogene Betrachtung der bestehenden psychischen/psychosomatischen Beschwerden. Es steht für die Ausprägung der Fähigkeit und Neigung des Patienten, sich grundsätzlich auf eine psychoreaktive Genese seiner Beschwerden einzulassen (individueller Aspekt) und sich mit diesbezüglichen Deutungen eines psychodynamischen Psychotherapeuten auseinander zu setzen (interpersonaler Aspekt).

Operationalisierung
Es soll eingeschätzt werden, inwieweit der Patient seelische Vorgänge (Wünsche, Gedanken, Gefühle) introspektiv sowie auch interpersonal wahrnehmen und äußern kann und einen Bezug zu seinen Beschwerden und Beeinträchtigungen herstellt. Wichtig hierfür ist, ob und wie ausgeprägt der Patient in der Lage ist, die Wahrnehmung auch eigener Anteile, einschließlich unbewusster seelischer und interpersoneller Prozesse, als bedeutsam und hilfreich für die Entwicklung eines erweiterten Verständnisses seiner Beschwerden zu erleben. Darüber hinaus soll beurteilt werden, ob eine Bereitschaft des Patienten besteht, mit Hinweisen der Interviewerin/des Interviewers (angemessene, d. h. keine impuls- sondern eher abwehrfokussierende Probedeutungen) auf mögliche Zusammenhänge zwischen inneren oder zwischenmenschlichen Vorgängen mit eigenen Problemen/Symptomen eher akzeptierend und konstruktiv umzugehen.

Im Interview ist darauf zu achten, ob und inwieweit der Patient Bezüge zwischen seinem inneren Erleben, seinen Gefühlen und Gedanken sowie seinen Beziehungen einerseits und seinen Beschwerden andererseits herstellt. Besonders geeignet zur Einschätzung dieser Bereitschaft sind daher Gesprächspassagen, in welchen der Patient das Entstehen oder die Veränderung seiner Symptome bezogen auf den psychosozialen Kontext, seine persönliche Biografie, Sexualität oder sein emotionales Erleben reflektieren könnte.

So sollte beim Erfragen von Details der Auslösesituation darauf geachtet werden, ob der Patient mit Ablehnung, Desinteresse, Verwunderung, Nachdenklichkeit oder erwachender Neugier auf das Interesse des Interviewers an den Einzelheiten der Auslösesituation oder kontextuellen Bezügen der Symptomatik reagiert; ob er eher passiv bleibt oder aktiv-explorativ mögliche Zusammenhänge beispielsweise mit zwischenmenschlichen oder sexuellen Konflikten auch selbst entwickelt. In gleicher Weise ist der Umgang des Patienten mit Hinweisen des Interviewers auf mögliche psychodynamische Zusammenhänge von Bedeutung. Zu beachten sind also Interesse und Bereitschaft des Patienten, mögliche psychodynamisch bedeutsame Zusammenhänge zu reflektieren, und auch szenische, emotionale, nonverbale und sprachliche Reaktionen auf deutende Hinweise.

Merkmalsabstufungen und Ankerbeispiele

Stufe 0 Nicht/kaum vorhanden	Der Patient kann keine/kaum Zusammenhänge zwischen inneren oder zwischenmenschlichen Vorgängen mit eigenen Problemen/Symptomen identifizieren und weist entsprechende Hinweise zurück. Er kann sich auch nach derartigen Hinweisen nicht vorstellen, dass entsprechende Zusammenhänge bedeutsam für ihn sein könnten. **Beispiel** Der Patient beschränkt sich ausschließlich auf die Schilderung vorwiegend körperlicher Beschwerden und bleibt auch bei der Schilderung von dysfunktionalen Beziehungen an äußeren Fakten haften. Der Patient hat keinen Zugang zu seiner eigenen Innenwelt (keine Introspektionsfähigkeit). Eine eigene Beteiligung an der Symptomentstehung wird zurückgewiesen, angemessene Probedeutungen werden nicht verstanden oder abgelehnt (»Die Schmerzen kommen und gehen, wie sie wollen, meistens ziehen sie genau hier an der Oberkante des Beckenknochens entlang zur Wirbelsäule und dann wieder zurück. Ich kann da überhaupt nichts machen, obwohl ich schon alles versucht habe. Mein Arzt hat mich mal gefragt, ob ich mir vorstellen könnte, dass das alles auch mit zu Hause zu tun haben könnte. Ich glaube, der ist genauso ratlos wie ich, dabei hat der doch studiert.«).
Stufe 2 Mittel	Der Patient benennt in differenzierter Weise intrapsychische Vorgänge (z. B. Wünsche, Gedanken, Gefühle), kann diese aber selber nicht mit eigenen Problemen/Symptomen in Beziehung setzen. Entsprechende Hinweise hierzu nimmt der Patient mit Erstaunen auf, ohne sie für ein erweitertes Symptomverständnis zu nutzen. **Beispiel** Der Patient schildert seine Beschwerden oder seine dysfunktionalen Beziehungen. Dabei gelingt es ihm, sein inneres Erleben mit einzubeziehen (»Manchmal kommt es mir vor, als würden meine Schmerzen schlimmer werden, wenn mir alles zu viel wird.«). Allerdings gelingt es ihm nicht, selbstständig zwischen seinen Beschwerden und seinem Erleben oder kontextuellen Einflüssen Zusammenhänge zu sehen. Hinweise auf derartige mögliche Zusammenhänge verunsichern den Patienten nicht, sondern er respektiert sie beispielsweise als autoritative Expertenmeinung, ohne sie aber weiterführend zu reflektieren.
Stufe 4 Sehr hoch	Der Patient beschreibt Zusammenhänge zwischen seinen Wünschen, Gefühlen und Gedanken einerseits und Symptomen/Verhaltensweisen anderer-

seits. Der Patient nutzt Hinweise des Therapeuten, um weitere Einsicht in sein Erleben und Verhalten zu finden, und kann dabei auch biografisch verankerte Verarbeitungs- und Verhaltensmuster erkennen.

Beispiel
Der Patient bezieht seine Beschwerden oder seine dysfunktionalen Beziehungen (introspektiv) ursächlich auf inneres Erleben, auch unter Rückgriff auf seine Biografie. Dabei kann er auch eigene widersprüchliche Wünsche, Gefühle, Gedanken in Betracht ziehen (»Die Schmerzen, die ich empfinde, wenn ich mich heute wieder mit der Pflege meines dementen Vater herumquäle, erinnern mich daran, wie sehr ich als Kind unter diesem Mann gelitten habe. Er blickt wie damals durch mich hindurch, obwohl ich mir so gewünscht habe, dass er mich auch einmal anschaut.«). Probedeutungen werden konstruktiv aufgegriffen und zur weiteren Selbstexploration genutzt.

4.1.7P Veränderungshemmnisse

4.1.7.P1 Sekundärer Krankheitsgewinn/problemaufrechterhaltende Bedingungen

Definition
Gemeint ist ein (unbewusster oder bewusster) Gewinn sozialer Vorteile des Patienten aus seiner Krankheit oder deren Folgen. Dieser drückt sich beispielsweise durch häufigere Krankschreibungen, verlängerte Krankenhausaufenthalte, häufige Kuren, Schonzeiten und Vermeidung von Aspekten des normalen Arbeitsalltags aus. Häufig führt auch die Tatsache des »Versichertseins« (z. B. Berufsunfähigkeitsrente, Ansprüche aus einer Unfallversicherung) dazu, dass Patienten bewusst oder unbewusst an einer Erkrankung oder deren Folgen festhalten, um Ansprüche aus der Versicherung zu erzielen. Patienten mit einem hohen sekundären Krankheitsgewinn tendieren im Vergleich zu anderen Patienten mit derselben Symptomatik zu einem stärkeren Vermeidungsverhalten gegenüber Anforderungen im oben genannten Sinn. Regression ist oft auch ein unbewusster Krankheitsbewältigungsversuch bei diesen Patienten.

Operationalisierung
Die Beurteilung, ob ein Ereignis (z. B. die Krankschreibung oder die Berentung) einen Krankheitsgewinn für einen konkreten Patienten darstellt oder nicht, ist entlang der »individuellen Bilanzierung« zu beurteilen. Diese individuelle Bilan-

zierung ist nicht nur bewusst, sondern kann durchaus unbewusst sein. Es ist darauf zu achten, inwieweit bestimmte Ereignisse, Erfahrungen o. Ä. für den Patienten unter dem Strich »Positives« darstellen. Häufig lassen sich bewusste oder unbewusste Intentionen des Patienten finden, um einen Krankheitsgewinn festzuhalten oder diesen weiter auszubauen. Dazu ist es hilfreich, die »kritischen« Ereignisse oder Charakteristika auf dem Hintergrund der individuellen Entwicklung und der psychosozialen Gesamtsituation zu bewerten. Sinnvoll ist es auch, einen Blick auf das soziale Netzwerk und dessen Interessen oder Bedürfnisse zu richten. Das Zeitfenster bezieht sich auf den bisherigen Krankheitsverlauf. Der »sekundäre Krankheitsgewinn« wird durch den Interviewer beurteilt, unabhängig davon, wie der Patient im Interview diesen vielleicht selbst darstellt. Es ist darauf zu achten, dass regelhafte Krankheitsfolgen wie z. B. Krankenhausaufenthalte, Krankschreibungen, Berentungen o. Ä. nicht automatisch als Krankheitsgewinn interpretiert werden. Liegt ein hoher Krankheitsgewinn vor, so ist dieser häufig für den Interviewer über die Gegenübertragung wahrnehmbar, die Patienten sperren sich häufig gegen Veränderungen der Situation.

Merkmalsabstufungen und Ankerbeispiele

Stufe 0
Nicht/kaum vorhanden

Ein sekundärer Krankheitsgewinn ist nicht feststellbar. Die vorhandene Krankheit hat für den Patienten ausschließlich negative Folgen. Ein Patient kann keinen oder kaum sekundären Krankheitsgewinn aufweisen, obwohl er durchaus durch seine Erkrankung soziale Entlastungen erfährt.

Beispiel I
Ein Patient leidet an einer schweren rezidivierenden Depression. Er hat aufgrund langer Krankheit seinen Arbeitsplatz verloren, ein Rentenantrag ist noch nicht genehmigt. Wegen der immer wieder auftretenden Depressionsphasen hat ihn seine Frau verlassen, Freunde haben sich zurückgezogen.

Beispiel II
Ein Patient wird auf Anraten und Antrag seines Arztes berentet, er wollte jedoch im Arbeitsprozess bleiben, da Anerkennung durch die Arbeit für ihn immer sehr wichtig gewesen ist.

Stufe 2
Mittel

Neben den Belastungen durch die Erkrankung liegen auch deutlich sichtbare bewusste und/oder unbewusste »Vorteile« vor, die die Krankheit oder das Problem aufrechterhalten.

Beispiel
Eine Patientin mit einer agoraphobischen Angststörung und Panikattacken erlebt diese als äußerst bedrohlich. Sie ist nicht mehr in der Lage, ohne Begleitung das Haus zu verlassen. Ihr Partner, von dem sie sich bisher zu wenig unterstützt gefühlt hat und der sich bisher nur um seine berufliche Karriere gekümmert hat, muss jetzt alle Einkäufe erledigen und die Kinder zur Schule bringen.

Stufe 4 Sehr hoch	Es zeigen sich in einzelnen Lebensbereichen erhebliche Vorteile durch die Erkrankung (z. B. finanzielle Vorteile, soziale Sicherung durch Rente und/oder Unterstützung durch Angehörige), oder in mehreren Lebensbereichen sind Vorteile erkennbar, die in der Summe einen großen Krankheitsgewinn darstellen. **Beispiel** Ein arbeitsloser Patient gibt nach einem Auffahrunfall »unerträgliche Kopfschmerzen« an, obwohl ärztlicherseits kein somatisches Korrelat gefunden wurde und das Leiden nicht nachvollziehbar erscheint. Er lässt sich immer wieder stationär einweisen und erhält dann erhebliche Zahlungen aus einer Krankenhaustagegeldversicherung, stellt einen Rentenantrag und verklagt den Unfallgegner auf Schadenersatz.

4.2 Achse II – Beziehung

4.2.1 Einleitung

Die OPD bietet zwei Formen der Beziehungsdiagnostik an, die konzeptuell eng miteinander verbunden sind, sich jedoch hinsichtlich des Ratingaufwandes unterscheiden: Die individualisierte Diagnose dysfunktionaler Beziehungsmuster bildet das Standardverfahren und gestattet es, die typischen interpersonellen Verstrickungen zwischen einem Patienten und seinen Beziehungspartnern differenziert zu beschreiben und als maladaptiv zyklisches Geschehen zu rekonstruieren. Das Verfahren fokussiert ausschließlich die dysfunktionalen Aspekte der Beziehungsgestaltung eines Patienten. Das Themen- und Ressourcen-Rating hingegen ermöglicht die Bestimmung von Beziehungsthemen, die für den Patienten entweder besonders problematisch sind oder aber von ihm besonders kompetent bewältigt werden. Dieses Rating ist zugleich einfacher und erlaubt eine orientierende Diagnostik, die für viele praktische Belange ausreichend ist.

Voraussetzung für beide Ratings ist ein klinisch-diagnostisches Gespräch nach den Leitlinien des OPD-Interviews (siehe Kap. 5). In die diagnostische Beurteilung werden die folgenden zwei Informationsquellen einbezogen:

- erstens die Beziehungserfahrungen, von denen der Patient im Interview berichtet. Seine Erzählungen machen anschaulich, wie er sich und andere in Interaktionen erlebt und wie diese typischerweise ablaufen.
- zweitens die szenisch-interaktionellen Informationen aus der direkten Interaktion zwischen Patient und Diagnostiker. Darin wird das Beziehungsverhalten des Patienten der unmittelbaren Beobachtung zugänglich. Neben dem beob-

achtbaren Beziehungsverhalten des Patienten können das eigene Erleben und die eigenen Reaktionen des Diagnostikers (Gegenübertragung) als Informationen genutzt werden.

4.2.2
Änderungen von der OPD-1 zur OPD-2

Die Achse II »Beziehung« hat ihre Grundstruktur bewahrt: Auch in der OPD-2 geht es darum, das zentrale, repetitive und dysfunktionale Beziehungsmuster eines Patienten aus zwei Blickwinkeln zu beschreiben, nämlich aus der Erlebensperspektive des Patienten und aus derjenigen seiner Interaktionspartner. Wie in OPD-1 wird eine Liste von Beziehungsitems vorgegeben, aus der die für den jeweiligen Fall zutreffenden Beschreibungen ausgewählt werden. Gleichzeitig wurden folgende Veränderungen und Erweiterungen vorgenommen:

- Die Zusammenstellung der Items in der Liste folgt stringenter der Zirkumplexlogik interpersonellen Verhaltens und nutzt die Struktur des Kreismodells konsequenter. Im Zuge dieser Anpassung werden die Iteminhalte leicht modifiziert und ihre Zahl von 30 auf 32 erhöht. Das Cluster der liebevollen Zuwendung ist wieder mit Items besetzt.
- Es gibt jetzt eine Anleitung, wie die beiden Erlebensperspektiven bzw. die anhand der Items beschriebenen interpersonellen Positionen zu einer beziehungsdynamischen Formulierung zusammengefasst bzw. integriert werden können. Diese Hilfestellung erlaubt es, die beziehungsdynamische Formulierung zu einem festen Bestandteil der Achse-II-Diagnostik zu machen (in OPD-1 noch optional).
- Für die Routine-Diagnostik wird eine Variante zur Verfügung gestellt, die mit geringerem Aufwand angewendet werden kann und sich auf die Feststellung der zentralen Beziehungsthemen eines Patienten beschränkt.
- Im Rahmen dieses Themen-Ratings können auch Beziehungsmodalitäten benannt werden, über die der Patient kompetent verfügt und die ihm als Ressourcen zur Verfügung stehen.

4.2.3 Das Standardverfahren

Die Beziehungsdiagnostik der OPD verwendet eine Reihe von Begriffen und methodischen Werkzeugen, die nachfolgend eingeführt und erklärt werden: die Erlebensperspektiven des Patienten und der anderen, die sog. interpersonellen Positionen, die Itemliste zur Beschreibung der Beziehungsaspekte, das hinter dieser Liste stehende Zirkumplexmodell sowie das Schema zur beziehungsdynamischen Formulierung.

4.2.3.1 Die Erlebensperspektiven

Entsprechend der beiden genannten unterschiedlichen Informationsquellen – die vom Patienten geschilderten Beziehungen und das im Untersuchungsgespräch wahrnehmbare Verhalten – wird bei der Erfassung des zentralen Beziehungsmusters zwischen der Erlebensperspektive des Patienten und derjenigen der anderen (d. h. auch des Untersuchers) unterschieden.

- Erlebensperspektive des Patienten (Perspektive A)
  Welche innere Vorstellung der Patient von seiner Beziehungsgestaltung hat, ergibt sich aus seinen Schilderungen zu Beziehungserfahrungen. Ihnen kann entnommen werden, welche Beziehungsaspekte er selbst in seinem eigenen Verhalten und dem seiner Interaktionspartner erleben und benennen kann. Der Untersucher soll diese Erlebensperspektive nachvollziehen und in seiner Beziehungsdiagnose abbilden.
- Erlebensperspektive der anderen – auch des Untersuchers (Perspektive B)
  Bei dieser Perspektive geht es um die Frage, wie andere (Interaktionspartner des Patienten) die Beziehungsangebote des Patienten immer wieder erleben und wie sie darauf reagieren. Bei der Beantwortung dieser Frage können unterschiedliche Informationen verwendet werden. Der Untersucher kann sich einmal in die vom Patienten geschilderten Objekte hineinversetzen und prüfen, wie er aus deren Perspektive den Patienten wahrscheinlich erleben und wie er auf ihn antworten würde. Er kann zweitens sein eigenes Erleben in der Begegnung mit dem Patienten untersuchen und sich über die Impulse und Gefühle Rechenschaft ablegen, die der Patient bei ihm auslöst. Er kann schließlich versuchen, sein eigenes Erleben und seine Vorstellungen über das Erleben anderer in Übereinstimmung zu bringen. Wenn dies in stimmiger Weise gelingt, dann

hat er mit einiger Sicherheit charakteristische Merkmale des dysfunktionalen Musters identifiziert. Wenn dies hingegen nicht gelingt, sind weitere Klärungen erforderlich: Der Untersucher muss dann prüfen, ob er eventuell wichtige Aspekte im Beziehungsangebot des Patienten übersehen hat oder in welcher spezifischen Weise der Patient seine Beziehungen verzerrt erlebt, sodass die Diskrepanz als Folge solcher Fehlwahrnehmungen erklärbar wird.

Der eben beschriebene Urteilsvorgang wird um eine zusätzliche Beobachtungsebene erweitert, wenn (z. B. im Forschungskontext) die Beurteilung auf der Grundlage eines Videos erfolgt. In diesem Fall kann der Untersucher erstens versuchen, die Erlebensperspektive der von dem Patienten geschilderten Objekte (d. h. der anderen) nachzuvollziehen; er kann zweitens das Verhalten des Interviewers auf dem Videoband und dessen Reaktionen prüfen; er kann schließlich drittens seine eigenen Gefühle und Impulse gegenüber dem Patienten beobachten. Auch in diesem Urteilskontext ist es notwendig, die verschiedenen Informationen zu integrieren und miteinander in Übereinstimmung zu bringen, um zu einer validen Einschätzung darüber zu kommen, wie Objekte generell den Patienten wohl immer wieder erleben und wie sie typischerweise auf ihn reagieren.

4.2.3.2 Die interpersonellen Positionen

Dysfunktionale Beziehungsmuster werden als spezifische Konstellationen von interpersonellen Verhaltensweisen a) des Patienten und b) der anderen (seiner Objekte) dargestellt. Dies gilt für beide Erlebensperspektiven, sodass sich vier interpersonelle Positionen unterscheiden lassen.

Positionen in der Erlebensperspektive des Patienten

- **Der Patient erlebt sich immer wieder so**, dass er (andere bzw. an andere) …
  Hier liegt der Fokus auf dem interpersonellen Erleben und Verhalten des Patienten. Beschrieben werden diejenigen Beziehungsmodi, die im Selbsterleben des Patienten als dominant und mehr oder weniger durchgängig wirksam erscheinen.
- **Der Patient erlebt andere immer wieder so**, dass sie …
  Hier wird auf die Verhaltensweisen der Objekte gegenüber dem Patienten fokussiert, so wie sie vom Patienten mehr oder weniger durchgängig erlebt und beschrieben werden.

Positionen in der Erlebensperspektive des Interviewers

- **Andere – auch der Untersucher – erleben**, dass der Patient (sie) immer wieder …
  Hier liegt der Fokus auf den Beziehungsangeboten des Patienten gegenüber anderen Personen – auch dem Untersucher. Beschrieben werden die Verhaltensweisen des Patienten, wie sie von anderen wahrgenommen werden.
- **Andere – auch der Untersucher – erleben sich gegenüber** dem Patienten immer wieder so, dass sie …
  Hier wird auf die Reaktionen, Impulse und Gefühle fokussiert, die der Patient bei anderen, d. h. auch beim Untersucher, auslöst. Es werden diejenigen Antworten beschrieben, die der Patient anderen vor allem nahe legt.

4.2.3.3 Die Itemliste

Die Beurteilung der Erlebensperspektiven wird mithilfe von Items vorgenommen, die in der in **Abbildung 4-1** wiedergegebenen Liste enthalten sind. In dieser Liste sind die vier interpersonellen Positionen durch vier Spalten repräsentiert, in denen Beziehungsmodi markiert werden können. Die Spalten, in denen das Erleben des Patienten abgebildet wird, sind hell unterlegt, diejenigen, in denen das Erleben der anderen erfasst wird, dunkel. Auf der linken Seite wird das Verhalten des Patienten, auf der rechten jenes seiner Objekte (der anderen) markiert. Die links bzw. rechts notierten Items sind inhaltlich identisch und unterscheiden sich lediglich bzgl. der grammatikalischen Form (je nachdem, ob der Patient oder die anderen das grammatikalische Subjekt bilden). Mithilfe der Liste können für jede der vier interpersonellen Positionen diejenigen Items markiert werden, die zur Beschreibung des dysfunktionalen Beziehungsmusters eines Patienten wichtig sind. Gewöhnlich reichen maximal drei Items aus, um jeweils eine der interpersonellen Positionen ausreichend zu erfassen.

Da dysfunktionales Verhalten beschrieben wird, weisen die Items eine pathologische Grundorientierung auf. Diese Orientierung wird bei einigen Items durch die Qualität (z. B.: Der Patient erlebt sich immer wieder so, dass er andere angreift/schädigt), bei anderen durch die Quantität bzw. Intensität (z. B.: Der Patient erlebt sich immer wieder so, dass er sich *besonders* kümmert/sorgt) zum Ausdruck gebracht.

Itemliste (Achse Beziehung)

Der Patient erlebt sich immer wieder so, dass er (andere/n) … Andere – auch der Untersucher – erleben, dass der Patient immer wieder (andere/n) …				Beziehungsthemen	Der Patient erlebt andere immer wieder so, dass sie … Andere – auch der Untersucher – erleben sich gegenüber dem Patienten immer wieder so, dass sie …			
O	□	1.	viel Freiraum lässt, alleine machen lässt	Freiraum lassen	O	□	1.	ihm viel Freiraum lassen, ihn alleine machen lassen
O	□	2.	wenig führt, Einflussnahme vermeidet	Andere anleiten	O	□	2.	ihn wenig führen, Einflussnahme vermeiden
O	□	3.	bewundert, idealisiert	Andere anerkennen	O	□	3.	ihn bewundern, idealisieren
O	□	4.	entschuldigt, Vorwürfe vermeidet	Verantwortlich machen	O	□	4.	ihn entschuldigen, Vorwürfe vermeiden
O	□	5.	mit seiner Zuneigung bedrängt	Zuneigung zeigen	O	□	5.	ihn mit ihrer Zuneigung bedrängen
O	□	6.	harmonisiert, Aggressionen vermeidet	Aggression zeigen	O	□	6.	harmonisieren, Aggressionen vermeiden
O	□	7.	sich besonders kümmert, sorgt	Sich kümmern	O	□	7.	sich um ihn besonders kümmern, sorgen
O	□	8.	sich aufdrängt, taktlos ist	Kontakt aufnehmen	O	□	8.	sich ihm aufdrängen, taktlos sind
O	□	9.	wenig Freiraum lässt, sich einmischt	Freiraum lassen	O	□	9.	ihm keinen Freiraum lassen, sich einmischen
O	□	10.	bestimmt, kontrolliert/Ansprüche stellt	Andere anleiten	O	□	10.	ihn bestimmen, kontrollieren/Ansprüche stellen
O	□	11.	klein macht, entwertet, beschämt	Andere anerkennen	O	□	11.	ihn klein machen, entwerten, beschämen
O	□	12.	Vorwürfe macht/beschuldigt	Verantwortlich machen	O	□	12.	ihm Vorwürfe machen/ihn beschuldigen
O	□	13.	seine Zuneigung entzieht	Zuneigung zeigen	O	□	13.	ihm ihre Zuneigung entziehen
O	□	14.	angreift/schädigt	Aggression zeigen	O	□	14.	ihn angreifen/schädigen
O	□	15.	vernachlässigt, im Stich lässt	Sich kümmern	O	□	15.	ihn vernachlässigen, ihn im Stich lassen
O	□	16.	übersieht, ignoriert	Kontakt aufnehmen	O	□	16.	ihn übersehen, ignorieren
O	□	17.	viel Freiraum/Selbstständigkeit für sich beansprucht	Sich entfalten	O	□	17.	viel Freiraum/Selbstständigkeit für sich beanspruchen
O	□	18.	trotzt, sich widersetzt	Sich einordnen	O	□	18.	ihm trotzen, sich widersetzen
O	□	19.	sich wichtig macht, in den Mittelpunkt stellt	Sich zur Geltung bringen	O	□	19.	sich wichtig machen, sich in den Mittelpunkt stellen
O	□	20.	jede Schuld von sich weist	Schuld anerkennen	O	□	20.	jede Schuld von sich weisen
O	□	21.	sich selbst verliert, wenn andere Zuneigung zeigen	S. auf Zuneigung einlassen	O	□	21.	sich selbst verlieren, wenn er Zuneigung zeigt
O	□	22.	sich wenig schützt, in Gefahr begibt	Sich schützen	O	□	22.	sich vor ihm wenig schützen, sich in Gefahr begeben
O	□	23.	sich anlehnt, sich anklammert	Sich anlehnen	O	□	23.	sich an ihn anlehnen, anklammern
O	□	24.	sich im Kontakt wenig abgrenzt, viel an sich heranlässt	Kontakt zulassen	O	□	24.	s. im Kontakt wenig abgrenzen, viel an sich heranlassen
O	□	25.	Eigenständigkeit vermeidet, Anleitung sucht	Sich entfalten	O	□	25.	Eigenständigkeit vermeiden, Anleitung suchen
O	□	26.	sich anpasst/sich zurücknimmt/aufgibt	Sich einordnen	O	□	26.	sich anpassen/sich zurücknehmen/aufgeben
O	□	27.	sich klein macht, sich selbst entwertet	Sich zur Geltung bringen	O	□	27.	sich klein machen, sich selbst entwerten
O	□	28.	sich die Schuld gibt	Schuld anerkennen	O	□	28.	sich die Schuld geben
O	□	29.	sich verschließt/flüchtet, wenn and. Zuneigung zeigen	S. auf Zuneigung einlassen	O	□	29.	sich verschließen/flüchten, wenn er Zuneigung zeigt
O	□	30.	sich besonders vor Angriffen schützt, auf der Hut ist	Sich schützen	O	□	30.	sich bes. vor seinen Angriffen schützen, auf der Hut sind
O	□	31.	sich wenig anlehnt, sich wenig bedürftig zeigt	Sich anlehnen	O	□	31.	sich wenig anlehnen, sich wenig bedürftig zeigen
O	□	32.	sich zurückzieht, abschottet, weggeht	Kontakt zulassen	O	□	32.	sich zurückziehen, abschotten, weggehen

Abbildung 4-1: Itemliste Beziehung

4.2.3.4
Das Zirkumplexmodell

Der Itemliste liegt ein Zirkumplexmodell interpersonellen Verhaltens zugrunde, das sich an Benjamin (1974; 1993) anlehnt. In diesem Modell (vgl. **Abb. 4-2**) werden interpersonelle Qualitäten auf zwei Kreisen angeordnet, von denen der obere aktive Beziehungsmodi enthält, die auf das Gegenüber gerichtet sind; die Items des unteren beschreiben reaktive bzw. intransitive (auf das Selbst gerichtete) Beziehungsmodi. Beide Kreise werden von einer horizontalen Achse mit den Polen »feindselig« (links) versus »freundlich zugewandt« (rechts) durchschnitten. Die vertikale Achse variiert im oberen Kreis zwischen einem Autonomie gewährenden Verhalten und Kontrolle, im unteren Kreis zwischen Verselbstständigung und Anpassung. Die spezifischen Mischungen zwischen diesen beiden Dimensionen der Affiliation (horizontale Achsen) und Interdependenz (vertikale Achsen) legen die exakte Position fest, der ein bestimmtes Beziehungsverhalten auf den Kreisen zugeordnet ist.

Achse 2

Die Auswahl und die Formulierung der Items folgen einer speziellen Logik, die wir hier kurz erläutern wollen. Zur Erläuterung betrachte man das Item 7 »sich besonders kümmern«, das im oberen Kreis unten rechts positioniert ist und eine Mischung von positiver Affiliation und Beeinflussung (negative Interdependenz) aufweist. Ihm gegenüber liegt das Item 15 »vernachlässigen« mit einer negativen Affiliation und einer positiven Interdependenz (im dem Sinne, dass der andere sich selbst überlassen wird). Diese beiden Items sind thematisch verwandt, denn sie beschreiben gegensätzliche Ausformungen eines gemeinsamen Beziehungsthemas, das man mit »sich kümmern« bezeichnen kann. Dieses Thema wird unter den beiden Items in Klammern benannt. In gleicher Weise sind auch alle übrigen (einander auf demselben Kreis gegenüberliegenden) Items einem gemeinsamen Beziehungsthema zugeordnet.

Die Logik des Modells impliziert weiter, dass Items, die im oberen und unteren Kreis an identischer Stelle positioniert sind, komplementäre Beziehungsqualitäten beschreiben. Das zu dem eben genannten Thema »sich kümmern« komplementäre Thema »sich anlehnen« wird durch die Items 23 »sich sehr anlehnen« und 31 »sich wenig anlehnen« auf dem unteren Kreis dargestellt. Es gibt somit zu jedem Itempaar eines Beziehungsthemas ein komplementäres Itempaar mit einem komplementären gemeinsamen Thema, das auf dem jeweils anderen Zirkumplex verortet ist. Das bedeutet, dass stets vier der insgesamt 32 Items beider Kreise thematisch miteinander verwandt sind; entsprechend gibt es acht komplementäre Themenpaare (wie z. B. sich kümmern/sich anlehnen).

Diese thematische Gruppierung der Items ergibt klinisch insofern einen Sinn, als man in dysfunktionalen Beziehungsmustern häufig mehrere Items eines Themenkomplexes vereinigt findet. Zur Erläuterung einige Beispiele: Eine Patientin

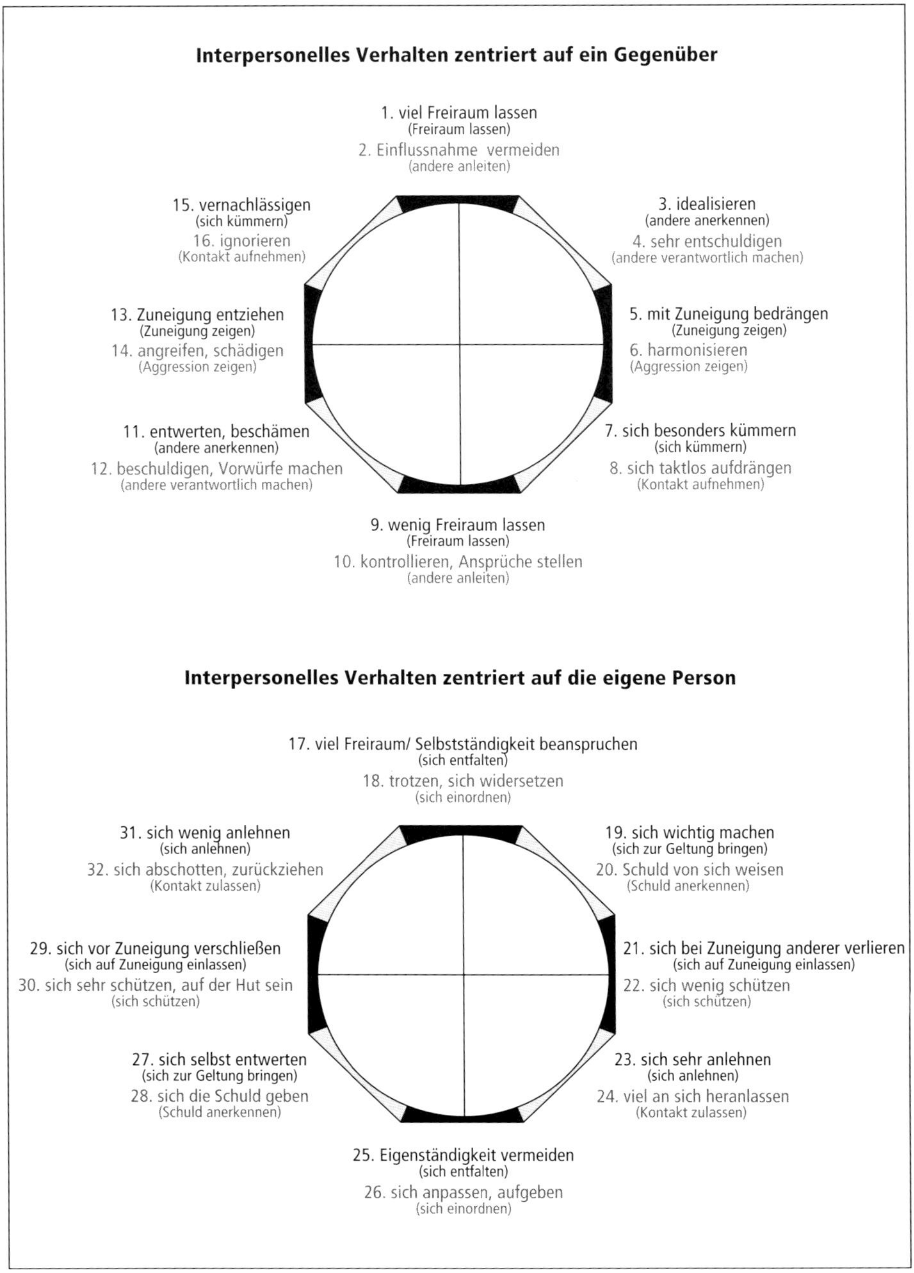

Abbildung 4-2: Das Zirkumplexmodell interpersonellen Verhaltens

kann die Erfahrung eigener Vernachlässigung (Item 15) so verarbeiten, dass sie sich wenig anlehnt (31) und sich andererseits besonders intensiv um andere kümmert (7), die sich ihrerseits an sie anlehnen (23) (Themenpaar: sich kümmern/sich anlehnen). Ein Patient mit einer Selbstwertproblematik kann ein Muster aufweisen, bei dem er sich sowohl selbst entwertet (27) als auch sich selbst besonders wichtig macht (19) und andere sowohl entwertet (11) als auch idealisiert (3) (Themenpaar: andere anerkennen/sich zur Geltung bringen).

4.2.3.5 Beziehungsdynamische Formulierung

Das Ziel der Diagnostik ist eine beziehungsdynamische Formulierung, die die vier interpersonellen Positionen miteinander verknüpft. Dadurch wird die rein deskriptive Erfassung des Beziehungsgeschehens zu einem dynamischen Verständnis erweitert und vertieft (vgl. Grande et al., 2004a). Bei der Herstellung der Verknüpfung ist das in **Abbildung 4-3** dargestellte Schema leitend, in das typische Verbindungen zwischen den Positionen eingezeichnet sind (vgl. auch Anhang 13.9, S. 480).

In der Erlebensperspektive der Patienten verläuft die Abfolge der Ereignisse typischerweise von rechts nach links (I. beziehungsdynamischer Zusammenhang):

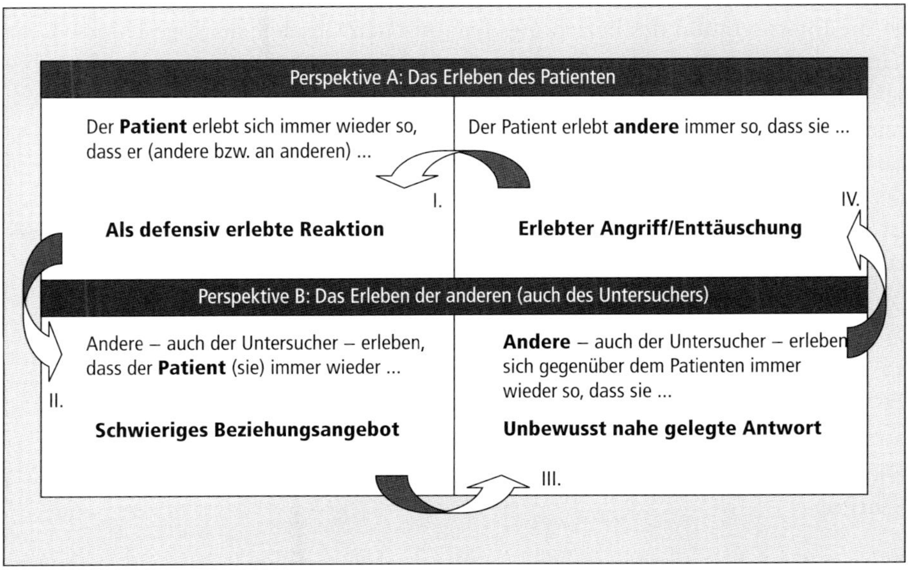

Abbildung 4-3: Schema der Beziehungsdiagnostik nach OPD

Die Patienten schildern wiederkehrende Beziehungsakte anderer, die enttäuschend, unangenehm oder feindselig sind und auf die sie in ihrem Erleben reagieren müssen. Dies bedeutet, dass in der Erlebensperspektive der Patienten anderen Personen häufiger aktive, der eigenen Person eher reaktive Verhaltensweisen zugeschrieben werden.

Aus der Perspektive der anderen und des Untersuchers verhalten sich die Dinge meistens gerade umgekehrt: Was der Patient als seine Reaktion auf das Objekt schildert, erscheint hier als ein problematisches Beziehungsangebot, welches das Gegenüber herausfordert, verwickelt, unter Druck setzt usw. Meistens sind es diese initiativen und aktiven Momente des eigenen Beziehungsverhaltens, die im Selbsterleben des Patienten ausgespart sind und eine charakteristische Differenz zwischen Selbst- und Fremdwahrnehmung bewirken (II. Zusammenhang).

Der dritte (III.) beziehungsdynamische Zusammenhang verbindet die beiden unteren Felder von links nach rechts. Der Patient legt mit seinem Beziehungsangebot bestimmte Reaktionen nahe, die in der Gegenübertragung als Gefühle, Fantasien und Handlungsimpulse erfahrbar werden.

Der Untersucher kann nun prüfen: Wie würde es der Patient erleben, wenn ich jenen Impulsen nachgeben würde, die er mir durch sein Beziehungsangebot nahe legt? Würde er mein Verhalten dann genauso wahrnehmen, wie er das Verhalten anderer Personen sonst immer wieder erlebt? Diese Frage betrifft den (IV.) Zusammenhang zwischen den Feldern rechts unten und rechts oben.

Wenn der zuletzt genannte Zusammenhang stimmig hergestellt werden kann, ist die Interpretation des beziehungsdynamischen Geschehens abgeschlossen. Sie kann in einer kompakten Formulierung zusammengefasst werden: Diese beschreibt einen sich selbst verstärkenden Zirkel und erklärt, wie der Patient durch seine Beziehungsangebote genau jene Reaktionen provoziert, die er eigentlich befürchtet und vermeiden möchte. Der stimmige Zusammenhang zwischen den in der Gegenübertragung erlebten Impulsen und dem Objekterleben des Patienten ist das entscheidende Kriterium dafür, ob die Diagnose des dysfunktionalen Beziehungsmusters gelungen ist.

4.2.3.6 Praktisches Vorgehen

Die Beziehungsdiagnostik im Standardverfahren erfordert vom Untersucher drei Schritte:

- Im ersten Schritt werden für jede der vier interpersonellen Positionen in den Listen zur Itemauswahl alle Items markiert, die für die Beschreibung des dysfunktionalen Musters infrage kommen. Dies sind die in der Erlebensperspektive des Patienten problematischen Beziehungsaspekte (bezogen auf sein eigenes Verhalten und das der anderen) sowie die in der Perspektive der anderen/des Untersuchers problematischen Aspekte (wieder bezogen auf das Verhalten des Patienten und das der anderen). Die Zahl der auszuwählenden Items ist bei diesem Schritt noch nicht begrenzt. Bei der Beurteilung ist darauf zu achten, dass nur die typischen und dysfunktionalen Verhaltensweisen markiert werden.

- Im zweiten Schritt werden für jede der vier Positionen die wichtigsten Items bestimmt und in das Auswertungsblatt aufgenommen (**Abb. 4-4**). Für jede Position dürfen dabei maximal drei Items ausgewählt werden. Um das dysfunktionale Beziehungsmuster möglichst prägnant zu erfassen, wird empfohlen, sich auf zwei oder sogar ein Item zu beschränken, wenn der betreffende Fall dies zulässt.
- Im dritten Schritt werden die in **Abbildung 4-3** markierten Verbindungen zwischen den interpersonellen Positionen hergestellt und in einer beziehungsdynamischen Formulierung zusammengefasst. Dabei ist zu prüfen, ob der Zusammenhang zwischen den Gegenübertragungsimpulsen und dem Objekterleben des Patienten schlüssig hergestellt werden kann, so wie es oben erklärt wurde. Wenn dies misslingt, kann es u. U. notwendig sein, die Auswahl der Items zu überprüfen und ggf. so zu korrigieren, dass der Beziehungszirkel überzeugend geschlossen werden kann (vgl. Auswertungsblatt Anhang 13.7, S. 474).

Achse 2

Bei der Itemauswahl ist zu beachten, dass neben dem Wortinhalt eines Items seine Positionierung in dem Zirkumplexmodell stimmen muss; das bedeutet, dass der zu erfassende Beziehungsaspekt denjenigen Ausprägungen der beiden Dimensionen Affiliation und Interdependenz entsprechen muss, die in der Position des Items auf dem Kreis repräsentiert sind. Dazu ein Beispiel: Ein Patient berichtet, dass er »aufgegeben« hat. Dieses Wort gehört zu Item 26, das dem Beziehungsthema »sich einordnen« zugeordnet ist. Der Kontext dieser Äußerung zeigt jedoch, dass dieser Patient in dem Sinne »aufgibt«, dass er sich nicht mehr länger um andere bemühen möchte und seiner eigenen Wege geht. In diesem Fall verselbstständigt er sich (positive Interdependenz) und entfernt sich zugleich von den anderen (negative Affiliation). Dieses Verhalten ist reaktiv und im unteren Kreis oben links positioniert. Der Blick auf die dort notierten Items ergibt, dass das Item 32 »sich zurückziehen« das Verhalten des Patienten zutreffend beschreibt und deshalb die korrektere Wahl darstellt.

Achse II – Beziehung

Perspektive A: Das Erleben des Patienten	
Der **Patient** erlebt sich immer wieder so, dass er (andere bzw. an andere) …	Der **Patient** erlebt andere immer wieder so, dass sie …
Item Nr. Text	*Item Nr. Text*
1. ______	1. ______
2. ______	2. ______
3. ______	3. ______

Perspektive B: Das Erleben der anderen (auch des Untersuchers)	
Andere – auch der Untersucher – erleben, dass der Patient (sie/ihn) immer wieder …	**Andere** – auch der Untersucher – erleben sich gegenüber dem Patienten immer wieder so, dass sie/er …
Item Nr. Text	*Item Nr. Text*
1. ______	1. ______
2. ______	2. ______
3. ______	3. ______

Abbildung 4-4: Auswertungsblatt Beziehung

4.2.3.7 Klinisches Fallbeispiel

Ein 32-jähriger Patient wird nach einem depressiv-suizidalen Einbruch zur stationären Therapie aufgenommen. Seine Freundin hatte ihn – aus seiner Perspektive ganz unerwartet und unerklärlich – nach einer etwa sechs Jahre dauernden Partnerschaft verlassen, als er wegen einer Erkrankung für einige Wochen in eine Klinik musste. Die Problematik seiner Beziehungsgestaltung wird in seinen Arbeitsverhältnissen deutlich: Er übernimmt wichtige und anspruchsvolle Aufgaben und meistert diese nach seinen Angaben gut, gerät aber dennoch immer wieder in Konflikte mit seinen Vorgesetzten. Diese korrigieren von ihm getroffene Entscheidungen ohne Rücksprache und ignorieren Verabredungen, die seinem Erleben nach verbindlich waren. Dies geschieht offenbar ganz willkürlich und kraft ihrer mächtigeren Position, was den Patienten empört und dazu bringt, sich stur zu stellen und die eigene Position um jeden Preis zu behaupten. Er fühlt sich dabei vollkommen im Recht. Die Situation eskaliert schließlich bis zu einem Punkt, an dem die Kündigung ausgesprochen wird bzw. der Patient seine Sachen einfach hinschmeißt.

Im direkten Kontakt wirkt er unbeweglich und unangreifbar wie ein Monolith, lässt sich durch Fragen und Zweifel praktisch nicht bewegen. Provokant wirkt auch eine geradezu generöse Gelassenheit, durch die man sich ihm gegenüber rasch ohnmächtig und unterlegen fühlt. In der Gegenübertragung verspürt man Impulse, einen Kampf um Macht und Kontrolle mit ihm aufnehmen zu wollen, resigniert aber angesichts seiner Unberührbarkeit rasch; am Ende dominiert der Wunsch, sich aus dem Kontakt zurückziehen zu wollen.

Die für dieses Beispiel ausgewählten Items sind in dem Auswertungsblatt enthalten, dass in **Abbildung 4-5** gezeigt wird. Mit Bezug auf das in **Abbildung 4-3** dargestellte Schema lassen sich folgende beziehungsdynamische Zusammenhänge formulieren:

Der Patient ist davon überzeugt, dass er seine Dinge gut macht und dass er ein Anrecht darauf hat, dass seine Leistung respektiert und anerkannt wird. Er erlebt aber, dass andere dies ignorieren (Item 16), ihn willkürlich dominieren (10) und

Achse II – Beziehung

Perspektive A: Das Erleben des Patienten

Der **Patient** erlebt sich immer wieder so, dass er (andere bzw. an andere) …			Der **Patient** erlebt andere immer wieder so, dass sie …		
	Item Nr.	*Text*		*Item Nr.*	*Text*
1.	**18.**	**sich widersetzt**	1.	**10**	**ihn bestimmen, kontrollieren**
2.	**32.**	**sich zurückzieht, weggeht**	2.	**16.**	**ihn ignorieren**
3.			3.	**14.**	**ihn schädigen**

Perspektive B: Das Erleben der anderen (auch des Untersuchers)

Andere – auch der Untersucher – erleben, dass der Patient (sie/ihn) immer wieder …			**Andere** – auch der Untersucher – erleben sich gegenüber dem Patienten immer wieder so, dass sie/er …		
	Item Nr.	*Text*		*Item Nr.*	*Text*
1.	**10.**	**bestimmt, kontrolliert**	1.	**18.**	**sich widersetzen**
2.	**17.**	**viel Selbstständigkeit beansprucht**	2.	**26.**	**aufgeben**
3.	**11.**	**klein macht, entwertet**	3.	**32.**	**sich zurückziehen**

Abbildung 4-5: Auswertungsblatt, Beispiel 32-jähriger Patient

eventuell für ihre Vorteile missbrauchen wollen (14). Er reagiert darauf, indem er unnachgiebig auf der eigenen Position beharrt (18) und schließlich einfach geht (32).

Nach außen hin erscheint jene Sturheit, die der Patient als völlig gerechtfertigte Antwort auf die Zumutungen vonseiten der anderen darstellt (17), als praktisch nicht verhandelbarer Dominanzanspruch (10); diesen vertritt er überlegen (11) und ohne jeden Selbstzweifel.

Der Patient macht andere dadurch wütend und verführt zu trotziger Gegenwehr (18), die jedoch ohne Wirkung bleibt und ihre Ohnmacht vertieft (26). Das bringt andere dazu, die Verhandlungen mit ihm abzubrechen und sich von ihm abzuwenden (32). (Der Untersucher kann sich in Identifizierung mit den Vorgesetzten des Patienten vorstellen, dass diese angesichts fruchtloser Verhandlungen schließlich dazu übergehen, Entscheidungen ohne Rücksprache mit ihm zu fällen; in ähnlicher Weise kann er sich vorstellen, dass seine Freundin für die Trennung eine Gelegenheit wählte, in der sie eine Auseinandersetzung umgehen konnte.)

Wenn andere den Kontakt mit dem Patienten abbrechen (32) und nicht mehr mit ihm verhandeln, dann bedeutet dies aus seiner Sicht des Geschehens, dass er wieder einmal ignoriert (11), hintergangen (14) und willkürlich dominiert (10) worden ist.

Dieser letzte (IV.) Zusammenhang ist stimmig und bestätigt damit die zur Beschreibung des dysfunktionalen Beziehungsmusters ausgewählten Items.

4.2.4 Das Themen- und Ressourcen-Rating

Der praktische Umgang mit der OPD zeigt, dass es Anwendungsbereiche gibt, in denen das Standardverfahren zu aufwendig und eine weniger komplexe Beziehungsdiagnostik für die jeweils praktischen Erfordernisse ausreichend ist. Dies ist z. B. der Fall, wenn in der Routinediagnostik problematische Aspekte der Beziehungsgestaltung eines Patienten lediglich orientierend erfasst werden sollen. Im Forschungskontext hängt es von der jeweiligen Fragestellung ab, ob eine individualisierte Erfassung von Beziehungsmustern sinnvoll ist. Mit dem Themen- und Ressourcen-Rating wird deshalb ein Instrument zur Verfügung gestellt, das die diagnostische Prozedur stark vereinfacht, dabei jedoch mit der Grundstruktur der individualisierten Diagnostik des Standardverfahrens vollständig kompatibel bleibt.

4.2.4.1 Beziehungsthemen

Die Verbindung lässt sich am leichtesten über das Zirkumplexmodell in **Abbildung 4-2** herstellen. Wie bereits erläutert, können jeweils vier Items aus diesem Modell einander thematisch zugeordnet werden. Zu dem Beziehungsthema »sich kümmern« z. B. gehören zwei polare Beziehungsformen, die jeweils problematische Abweichungen von einer angemessenen Form des »Sich-Kümmerns« beschreiben: »andere vernachlässigen« (Item 15) im Sinne eines Sich-zu-wenig-Kümmerns und »sich besonders kümmern« (Item 7) als Ausdruck eines Zuviel. Entsprechend lassen sich für das komplementäre Thema »sich anlehnen« im unteren Kreis zwei problematische Varianten formulieren (Items 31 »sich wenig anlehnen«, 23 »sich sehr anlehnen«). In der vereinfachten Beziehungsdiagnostik der OPD-2, dem sog. Themen- und Ressourcen-Rating, findet dieses Konzept einer angemessenen Beziehungsform mit problematischen Abweichungen in Richtung eines Zuviel und eines Zuwenig systematische Verwendung. Der Ratingbogen wird im Anhang 13.2.2 (S. 416) vollständig wiedergegeben. **Abbildung 4-6** zeigt einen Ausschnitt, in dem die beiden Themen bzw. Komplementärthemen »sich kümmern/sich anlehnen« und »andere anleiten/sich einordnen« dargestellt sind. Beide Themenpaare sind voneinander durch eine doppelte Linie grafisch abgesetzt.

In der mittleren Spalte werden die Beziehungsthemen als eine Kompetenz im Sinne eines angemessenen Verhaltens beschrieben. Wenn ein Patient über diese Kompetenz verfügt, besitzt er eine Beziehungsressource, die in der Spalte R (= Ressource) markiert wird. Beziehungsressourcen können therapeutisch genutzt werden; sie bilden eine intakte Basis, auf die sich der Therapeut in seiner Zusammenarbeit mit dem Patienten stützen kann. In den linken und rechten Spalten sind dysfunktionale Varianten der Beziehungsthemen in jeweils zweifacher Stufung beschrieben. Diese Abstufung macht es möglich, unterschiedlich ausgeprägte Abweichungen von dem funktionalen Verhalten zu beschreiben, so dass ein breiteres Spektrum auffälliger Beziehungsgestaltungen diagnostisch zugeordnet werden kann. Beim Rating erfolgt die Zuordnung zu den dysfunktionalen Varianten jedoch kategorial, d. h. ohne Berücksichtigung der Ausprägung. Aus diesem Grund ist in **Abbildung 4-6** ganz links und rechts pro Zeile nur jeweils eine Markierungsmöglichkeit vorgesehen.

Dysfunktionale Variante: „zu wenig“			P	Beziehungs-thema	R	Dysfunktionale Varianten: „zu viel“		
☐	sich um and. gar nicht kümmern, and. im Stich lassen	sich um and. wenig kümmern, and. vernachlässigen	☐	sich angemessen um and. kümmern, sorgen	☐	sich besonders um and. kümmern, sorgen	sich ständig um andere kümmern, sorgen	☐
☐	ganz unbedürftig sein, keinerlei Hilfe benötigen	sich wenig bedürftig zeigen, sich wenig anlehnen	☐	sich bedürftig zeigen, anvertrauen, anlehnen	☐	sich sehr bedürftig zeigen, sich sehr anlehnen	sich anklammern, sich sehr an andere hängen	☐
☐	vor jeglicher Einflussnahme auf a. zurückschrecken	Einflussnahme auf and. lieber vermei-den, wenig führen	☐	and. angemessen (rollengerecht) anleiten, führen	☐	kontrollieren, Ansprüche und Forderungen stellen	sehr kontrollieren, strenge Anspr. u. Forderungen stellen	☐
☐	sehr trotzig sein, sich jeglicher Regel widersetzen	rasch trotzig sein, sich gerne gegen and. auflehnen	☐	sich angemessen (rollengerecht) einordnen, einfügen	☐	sich rasch anpassen, sich rasch zurücknehmen	sich ganz unter-werfen, aufgeben, resignieren	☐

Abbildung 4-6: Themen- und Ressourcen-Rating

4.2.4.2
Praktisches Vorgehen

Die Beziehungsdiagnostik im Themen- und Ressourcen-Rating erfordert vier Schritte:

- Der Diagnostiker markiert zunächst in den beiden äußersten Spalten links und rechts alle dysfunktionalen Beziehungsmodi des Patienten, indem er prüft, ob eine der Beschreibungen auf den Patienten zutrifft. Die Zahl der Markierungen ist dabei noch nicht begrenzt.
- Anschließend entscheidet er, welche dieser Modi in Bezug auf die Störung des Patienten am bedeutsamsten sind, und markiert dann die dazu gehörenden Beziehungsthemen in der mit P (=Problem) gekennzeichneten Spalte. Auf diese Weise sind maximal zwei Themen zu markieren, die damit als Probleme ausgewählt sind.
- Nun kann eine Formulierung mit dem allgemeinen Format angefertigt werden: »Der Patient neigt dazu, [dysfunktionale Variante] anstatt [Beziehungsthema]«. Beispiel: »Der Patient neigt dazu, sich jeglicher Regel zu widersetzen, anstatt sich angemessen (rollengerecht) einzuordnen.« In dieser Formulierung werden das Problem und die therapeutische Zielsetzung deskriptiv benannt, so dass für die Behandlung eine Orientierung zur Verfügung steht.
- Schließlich wird geprüft, ob der Patient bei einem der Beziehungsthemen, für die keine Dysfunktion markiert wurde, über besonders gute Fähigkeiten verfügt. Wenn dies der Fall ist, wird diese Kompetenz in der Spalte R als Ressource vermerkt.

4.2.4.3
Gegenübertragung

Beim Themen- und Ressourcen-Rating wird im Unterschied zum Standardverfahren die Antwort der anderen (und des Untersuchers) auf den Patienten nicht explizit berücksichtigt. Dennoch spielt die Gegenübertragung bei der Festlegung der Problemthemen eine wichtige Rolle. Der Untersucher ist angehalten zu prüfen, welche Reaktionen der Patient ihm durch sein Beziehungsangebot nahe legt und welchem Thema diese Reaktionen zuzuordnen sind. Er kann z. B. im Bogen markieren, dass der Patient in Beziehungen intensiv klammert und dadurch andere unter Druck bringt; zugleich kann er feststellen, dass er verführt ist, den Patienten einfach gehen zu lassen und seine Not zu übersehen. Sowohl das Klammern als auch die dadurch bewirkten Abstoßungs- bzw. Vernachlässigungsimpulse gehören zum komplementären Themenpaar »sich kümmern/sich anlehnen« (vgl. Anhang 13.2.2). Dieses wird somit durch den Einbezug der Gegenübertragung als ein problematisches Beziehungsthema bestätigt.

4.2.4.4 Klinisches Fallbeispiel

In dem Beispiel des oben beschriebenen 32-jährigen Patienten wurde als wichtigstes Problem bestimmt: »Der Patient neigt dazu, trotzig zu sein und sich jeglicher Regel zu widersetzen, anstatt sich angemessen (rollengerecht) einzuordnen.« Als zweites und teilweise ähnliches Problemthema wurde gewählt: »Der Patient neigt dazu, alles auf seine Weise zu machen, anstatt sich gegenüber anderen in angemessener Weise frei und eigenständig zu entfalten.« Die in der Fallbeschreibung (**Abb. 4-5**) angeführten Gegenübertragungsreaktionen »sich widersetzen« (18) und »aufgeben« (26) bestätigen das erstgenannte Problemthema. Eine interpersonelle Ressource konnte bei diesem Patienten nicht markiert werden.

4.3 Achse III – Konflikt

Im Gegensatz zur kategorial/diskontinuierlichen Diagnostik der ICD-10 und des DSM zeigen fast alle empirischen Untersuchungen zu seelischen Phänomenen ein Kontinuum (z. B. der Schweregrad der Depression als Kontinuum von leicht bis schwer). Auch für die Konfliktdiagnostik ermöglicht das dimensionale Kontinuummodell, normale Konfliktspannungen als anthropologische Konstante von subklinischen Phänomenen im Übergang zu einem beschreibbaren, klinisch relevanten Konflikt abzugrenzen. Außerdem lässt sich das Schicksal von Konfliktschemata bei Menschen mit gering integrierter bzw. desintegrierter Struktur in diesem Kontinuummodell besser verstehen. Auch die strukturellen Einschränkungen folgen einem dimensionalen Modell von normalen Funktionen bis hin zu schweren Einschränkungen.

Jeder Mensch ist eingebunden in die grundsätzlichen motivationalen bewussten und unbewussten Auseinandersetzungen, die sein Leben mit sich bringt. Aufgrund der persönlichen Vorgeschichte besitzen diese Konfliktspannungen ihre eigene individuelle Prägung, die sich in den persönlichen Erlebens- und Verhaltensmustern widerspiegelt, ohne dass es zu klinischen Auffälligkeiten bzw. einer Behandlungsbedürftigkeit kommt. Traditionell wird dies im psychodynamischen

Relative Gesundheit		Neurotische Störung		Strukturelle Störung
(1.) Subklinische Konfliktspannung; ggf. »Persönlichkeitsakzentuierung« oder Neu auftretender motivationaler Konflikt ohne repetitiv-dysfunktionales Konfliktmuster	→	(1.) Neurotische Konflikte mit repetitiv dysfunktionalen interpersonellen und intrapsychischen Mustern	→	Zum Teil multiple, wechselnd relevante Konfliktschemata bei gering integrierter Struktur (OPD Achse IV)
(2.) Konflikthafte Belastung (Aktualkonflikt)	↘	(2.) Neurotische (konflikthafte) Persönlichkeitsstörung		

Abbildung 4-7: Ebenenmodell der Konflikte

Sprachgebrauch als Neurosenstruktur, d. h. als das Wechselspiel der durch die Biografie geprägten motivationalen Strukturen beschrieben. Diese Ebene liegt unterhalb einer klinischen Beschreibung, da weder Symptome noch sonstige Störungszeichen vorliegen. Im OPD-Interview würden solche Menschen auch konflikthafte, belastende Phasen ihres bisherigen Lebens nachzeichnen können, die zugehörigen Affekte in der konkordanten Gegenübertragung für den Untersucher stimmig erinnern können, und sie wären in der Lage, die Bewältigungs- bzw. Lösungswege solcher Konfliktspannungen darzulegen. Ein solches Belastungsepisoden-Interview würde es somit erlauben, etwa bei Felduntersuchungen Menschen ohne Symptome mit adäquater Konfliktwahrnehmung und Verarbeitung als »gesund« zu identifizieren. Unter erheblicher bis schwerer Belastung können diese Menschen einen konflikthaften Motivationswiderspruch und psychosomatische Symptome entwickeln, die syndromal als Anpassungsstörung zu verschlüsseln wären. Eine solche konflikthafte Belastung (Aktualkonflikt) ist damit abzugrenzen von dysfunktionalen lebensbestimmenden neurotischen Konflikten, die bereits in der Vorgeschichte aufscheinen.

Diese lebensbestimmenden dysfunktionalen Konflikte sind nachweisbar bei konflikthaften Persönlichkeitsstörungen und/oder bei Menschen mit repetitiv-neurotischen Konflikten. Bei der konflikthaften Persönlichkeitsstörung kommt es dauerhaft im Rahmen der ausgeprägten motivationalen Spannung zu einer klinisch relevanten (oft Ich-syntonen) Beeinträchtigung des Erlebens und Verhaltens (Beispiel: Zwanghafte Persönlichkeitsstörung mit fehlenden umschriebenen klinischen Symptomen, aber relevanten, oft heterogenen Erlebens- und Verhaltensstörungen). Dagegen geht der traditionelle neurotische Konflikt einher mit klinischen Symptomen, die sich intrapsychisch oder/und interpersonell auswirken. Diese Konflikte sind dysfunktional, »suboptimal« gelöst (primärer Krankheitsgewinn) und lassen sich im Lebenslauf als repetitive Konfliktmuster nachweisen (Wiederholungszwang; Rückgriff auf die Lerngeschichte). In Versuchungs- und Versagungssituationen, Schwellensituationen und Situationen mit inneren und äußeren Auslösern (Auslösesituationen) kommt es zu Verstärkungen der motivationalen Ambivalenzen. Bei einer bisher z. B. durch günstige äußere Umstände gelungenen Ausbalancierung der konflikthaften Ambivalenzen kommt es an dieser Stelle der Lebensgeschichte zum klinischen Symptom.

Für die Konflikt-Diagnostik bedeutsam sind die anamnestisch reaktivierbare und die aktuelle diagnostische Szene. In dieser wird die Konfliktdynamik interpersonell und intrapsychisch wirksam (Übertragung-Gegenübertragung), ist erlebensnah sowie verhaltensbestimmend und äußert sich je nach Konfliktthematik mit einem abgrenzbaren Leitaffekt. Der Diagnostiker hat in der Konfliktdiagnostik zusätzlich die Aufgabe, von der zwischen Patient und Diagnostiker erwachsenden neurotischen Konfliktspannung seine eigenen, ggf. bisher unreflektierten Konflikte, Vorurteile, Werthaltungen und Normen zu unterscheiden (Eigenübertragung; Heuft, 1990). Das Zeitfenster für die Beurteilung des Modus (aktiver vs. passiver Modus) umfasst die letzten Monate, in denen die biografisch nachweisbaren dysfunktionalen repetitiven Konfliktmuster in den erkennbaren Erlebens- und Verhaltensstörungen oder der neurotischen Symptomatik nachweisbar sind.

Bei gering integrierter bzw. desintegrierter Struktur der psychischen Funktionen lassen sich oft in vielen Beziehungsepisoden (siehe Kap. 3.6.2) alle oder fast alle Konfliktthemen erkennen, schwerpunktmäßig geprägt von der biografischen Gewordenheit des Individuums. Oft sind die Konflikthemen nur »unscharf« abgegrenzt, wechseln möglicherweise innerhalb des diagnostischen Interviews in ihrer Bedeutsamkeit rasch und lassen keine überdauernde »Gestalt« erkennen. Diese Beobachtung verdeutlicht, dass bei gering ausgeprägter Struktur(ierungsfunktion) keine umschriebenen, lebensbestimmenden, repetitiven Konflikte abgegrenzt werden können, sodass wir in diesen Fällen besser von Konfliktschemata sprechen.

Konflikt-Rating

In der klinischen Anwendung der Konfliktachse sollten nur die beiden wichtigsten Konflikte diagnostiziert werden. Das Zeitfenster für diese beiden wesentlichen Konflikte und den Modus des Hauptkonfliktes bezieht sich auf den Hier-und-Jetzt-Querschnitt, also auf die beiden aktuell in den letzten Monaten hervorstehenden Konflikte – wobei sich der Aspekt des Repetitiven selbstverständlich nur über die biografische Dimension im Interview sichern lässt. Auch beim Rating des Modus sollte nicht die vielleicht gut ausbalancierte Ambivalenz der letzten Jahre bewertet werden, sondern das Hier und Jetzt des aktuell manifestierten Konfliktes (z. B. auf längere Sicht gesehen besteht bei dem Patienten ein aktiver Modus des Konfliktes Versorgung versus Autarkie, in der klinischen Dekompen-

Fragen zur Abklärung der Voraussetzungen der Konfliktbeurteilung

A) Konflikte sind nicht einschätzbar, diagnostische Sicherheit fehlt.	ja	nein
B) Aufgrund geringer struktureller Integration handelt es sich bei den erkennbaren Konfliktthemen nicht um distinkte dysfunktionale Konfliktmuster als vielmehr um Konfliktschemata.	ja	nein
C) Wegen abgewehrter Konflikt- und Gefühlswahrnehmung ist die Konfliktachse nicht beurteilbar.	ja	nein
D) Konflikthafte Belastung (Aktualkonflikt) ohne wesentliche dysfunktionale repetitive Konfliktmuster.	ja	nein

E) Repetitiv-dysfunktionale Konflikte	nicht vorhanden	wenig bedeutsam	bedeutsam	sehr bedeutsam	nicht beurteilbar
1. Individuation versus Abhängigkeit	⓪	①	②	③	⑨
2. Unterwerfung versus Kontrolle	⓪	①	②	③	⑨
3. Versorgung versus Autarkie	⓪	①	②	③	⑨
4. Selbstwertkonflikt	⓪	①	②	③	⑨
5. Schuldkonflikt	⓪	①	②	③	⑨
6. Ödipaler Konflikt	⓪	①	②	③	⑨
7. Identitätskonflikt	⓪	①	②	③	⑨

Hauptkonflikt: ____________ **Zweitwichtigster Konflikt:** ____________

Modus der Verarbeitung des Hauptkonfliktes	vorwiegend aktiv	gemischt eher aktiv	gemischt eher passiv	vorwiegend passiv	nicht beurteilbar
	①	②	③	④	⑨

Abbildung 4-8: Ratingschema Konflikt

Achse 3

sation steht jedoch die überwiegend passive Seite im Vordergrund; dieser Modus wäre dann zu raten).

Das Ratingschema (**Abb. 4-8**) verdeutlicht die schrittweise Diagnostik auf der Konfliktachse. Die an das Ratingschema sich anschließenden Erläuterungen folgen dieser Reihenfolge und geben damit zugleich eine Anleitung für das Vorgehen.

Ein betroffener Lebensbereich entspricht der Ausprägung »wenig bedeutsam«, zwei Lebensbereiche wären dem Begriff »bedeutsam« zuzuordnen und drei oder mehr Bereiche sind bezüglich der Ausprägung als »sehr bedeutsam« einzustufen.

Ad A) Keine diagnostische Sicherheit

Es ist vor einem weitergehenden Konfliktrating zunächst zu prüfen, ob sich die Achse III überhaupt beurteilen lässt. Dies ist z. B. nicht der Fall, wenn mit einem Patienten mit einer akuten Belastungsreaktion nach einem schweren Verkehrsunfall 30 Minuten gesprochen wurde und ihm dabei lege artis die »Normalität« seiner psychischen Reaktionen kognitiv vermittelt wurde. Oder in Fällen, in denen das Material deshalb nicht ausreicht, weil der Patient sich weigerte, in der Untersuchung mitzuarbeiten (Rating: »ja«).

Ad B) Keine abgrenzbaren Konflikte

Wenn ein gering integriertes Strukturniveau vorliegt, sind i. d. R. keine abgrenzbaren Konflikte im Sinne der hier vorgelegten Operationalisierungen zu identifizieren. Bereits bei einer mäßig bis gering integrierten Struktur können vielfältige Konfliktschemata das Symptombild so weit bestimmen, dass auf ein Konfliktrating verzichtet werden muss (Rating: »ja«).

Ad C) Abgewehrte Konflikt- und Gefühlswahrnehmung

Weiterhin ist zu prüfen, ob eine abgewehrte Konflikt- und Gefühlswahrnehmung vorliegt.

Tabelle 4-3: Abgewehrte Konflikt- und Gefühlswahrnehmung

Abgewehrte Konflikt- und Gefühlswahrnehmung
Allgemeine Beschreibung
Es handelt sich um Menschen, die Konflikte in sich und in zwischenmenschlichen Beziehungen übersehen und Schwierigkeiten haben, Gefühle und Bedürfnisse bei sich und anderen wahrzunehmen. Dabei spielen kulturelle Einflüsse (Stigmatisierung durch psychische Symptome und Erkrankungen) eine große Rolle. Hierbei handelt es sich um eine übersteigerte Abwehr i. S. einer Schutz-

funktion mit dem Ziel, intrapsychische und interpersonelle Spannungen zu vermeiden und zu bewältigen. Aufgrund des Fehlens und Zurückdrängens der Affekte gibt es keinen Leitaffekt. Die Abwehr (Verdrängung; Rationalisierung; Isolierung; Verleugnung) zielt vorwiegend auf die Vermeidung von anhedonischen Affekten, die hedonischen Affekte sind in geringerem Ausmaß in die Abwehr einbezogen. Demzufolge bietet sich in der Untersuchungssituation wenig thematisierbares Konfliktmaterial.

In den Schilderungen dieser Menschen erscheinen ihr Leben und ihre Beziehungen zu anderen Menschen spannungsarm und stark von Konventionen bestimmt, obwohl der Untersucher durchaus Spannungen und Konflikte vermuten kann. Ihre Lebenssituation wird von ihnen dargestellt, als ob es nie Probleme gäbe. Eigenes Erleben und äußere Lebensumstände werden oft pauschal mit »alles ist normal« beschrieben. Es werden entweder kaum Gefühle und Konflikte im Bezug zu anderen Menschen genannt (»Es ist alles o.k., mir geht's gut.«; »Wir verstehen uns gut, es gibt keine Probleme!«) oder Konflikte werden technisch gelöst (»Ich krieg das schon alles hin!«; »Wir regeln das vernünftig.«). Intensivere Gefühle bei sich und anderen erscheinen als störend und als zu vernachlässigende Größe. Belastende Lebensumstände oder Ereignisse werden vorwiegend durch Aktivität bewältigt. Bei Versagen der individuellen Abwehrmöglichkeiten kommt es überwiegend zum Erleben und zur Präsentation somatischer Symptome. Psychische Symptome können vom Untersucher wahrgenommen werden, der Patient drängt sie jedoch in den Hintergrund. Manchmal wird auch Zufriedenheit dadurch spürbar, dass man ein »unaufgeregter Typ« ist.

Durch die affektiv gleichförmige Schilderung oder die rationalisierende Beschreibung wird es dem Untersucher erschwert, ein konturiertes Bild des Gesprächspartners und von dessen Innenleben zu gewinnen. In der Gegenübertragung entwickeln sich leicht Gefühle des Desinteresses und der Langeweile. In der Gegenübertragung können auch jene Gefühle entstehen, die diese Menschen aus ihrer Darstellung aussparen oder durch Sachlichkeit überdecken. Aufgrund der abwehrenden Darstellung des Patienten kann im Untersucher auch Ärger aufkommen. Im Hinblick auf eine Psychotherapie werden die Patienten oft als nicht motiviert und schwierig eingeschätzt.

Auch bei Menschen mit verminderten strukturellen Fähigkeiten vor allem der Selbst- und Objektwahrnehmung sowie der Selbststeuerung findet sich eine verminderte Gefühlswahrnehmung bei sich und bei anderen. Im Gegensatz zu strukturell gestörten Menschen, bei denen die anhedonischen Affekte deutlich spürbar überwiegen, finden sich diese Affekte bei Menschen mit abgewehrter Konflikt- und Gefühlswahrnehmung aufgrund einer aktiven Abwehrleistung gerade nicht.

Lebensbereiche

Herkunftsfamilie

Die Beziehungen werden gleichförmig, affektarm, sachlich und »unproblematisch« geschildert, selbst dann, wenn real schwierige Verhältnisse herrschen. Der Umgang miteinander ist durch Konventionen bestimmt. Auffällige Generationenkonflikte werden entweder negiert, oder die Menschen versuchen, sie auf einer sachlichen Ebene mit großem Einsatz zu lösen. Trennung von oder Verbleib in der Herkunftsfamilie verlaufen scheinbar wie selbstverständlich und ohne Reibungen.

Partnerschaft/Familie

Normalität und Funktionalität des Familienlebens stehen im Vordergrund des Berichts. Veränderungen der Beziehungen und vor allem Trennungen werden als Fakten berichtet. Partnerbeziehungen entstehen oft aus äußeren Gründen, da zu einem normalen Leben eben Mann/Frau/Kinder dazugehören.

Beruf

Im Arbeitsleben suchen diese Menschen oft Berufe mit ausgeprägter Sachbezogenheit. Sie können darin überdurchschnittlich erfolgreich sein, wenn die Beziehungen zu anderen Menschen funktionaler Ordnung unterliegen. Für sie selbst ist Leistung in Bezug auf sachliche Lösung von Arbeitsaufgaben wichtig. Von Kollegen und Vorgesetzten werden sie wegen ihrer Kompetenz und Sachorientierung geschätzt, geraten jedoch gelegentlich in für sie unverständliche Konflikte, da sie emotionale Beziehungen unzureichend berücksichtigen.

Soziales Umfeld

Auch das soziale Leben gestalten diese Menschen funktional unter aktiver Vermeidung emotionaler und konflikthafter Bereiche.

Besitz

Der Umgang mit Besitz wirkt funktional und sachbezogen (»Man muss mit dem zufrieden sein, was man hat!«; »Geld ist nicht alles!«). Nicht selten besteht zu materiellen Dingen eine spürbar gefühlshaftere Beziehung als zu lebenden Objekten.

Körper/Sexualität

Mit dem eigenen Körper wird sachlich-rational umgegangen. Der Körper soll funktionieren wie eine Maschine. Gefühlvolle, genussvolle Körperlichkeit ist kaum möglich, sexuelles »Funktionieren« kann als Ausdruck von Normalität wichtig sein. Veränderungs- und Alterungsprozesse werden verleugnet oder »zur Reparatur gegeben«.

Erkrankungen

Erkrankungen werden als schicksalhaftes Ereignis ohne große emotionale Beteiligung erlebt oder als Problem, das technisch zu lösen ist. Vordergründig besteht meist gute Compliance, die »Reparaturbemühungen« der Ärzte zu unterstützen. Ihrem somatischen Krankheitsverständnis folgend, werden technische Behandlungsmaßnahmen bevorzugt. Zu psychosozial-psychotherapeutischen Behandlungsmaßnahmen sind diese Menschen eher schwer zu motivieren.

Eingeschränkte Konflikt- und Gefühlswahrnehmung

Fall-Vignette: Die nichts wahrnehmende Frau

Frau A. (50 Jahre) wurde aus der gastroenterologischen Abteilung des Universitätsklinikums zugewiesen. Sie berichtete über seit ca. einem Jahr anhaltende abdominelle Beschwerden in Form von krampfhaften Schmerzen, Durchfall im Wechsel mit Verstopfung, häufigen Stuhlentleerungen, Schleimabgang. Die ausführliche gastroenterologische Abklärung habe kein beschwerdeerklärendes, organisches Korrelat erbracht: Es sei die Diagnose eines »Reizdarmsyndroms« gestellt worden.

Auf den Anlass der Vorstellung in der psychosomatischen Poliklinik angesprochen, antwortete Frau A., sie wisse gar nicht, was sie hier solle. Schließlich habe sie es »im Bauch, nicht im Kopf«. Bei ihr sei alles in Ordnung.

Sie sei Hausfrau, habe zwei Kinder, von denen der jüngere Sohn vor ca. einem Jahr ausgezogen sei. Auf die Frage, wie sie dies erlebt habe: »So ist das eben im Leben.« Der Ehemann sei

Elektroinstallateur und häufig auf Montage. Das mache ihr jedoch nichts aus, das sei eben sein Beruf. Ansonsten verstünden sie sich gut, in der Beziehung gebe es keine Probleme.
Sie habe ihre Arbeit im Haushalt, die sie möglichst gut und ordentlich verrichte. Ihr sei auch ein gutes Verhältnis zu den Nachbarn wichtig. Schon von ihren Eltern habe sie gelernt, dass es wichtig sei, mit allen Menschen gut auszukommen.
Nach dem Auszug ihres jüngeren Sohnes habe sie eine Arbeitsstelle in einer Bäckerei angenommen, sei dort jedoch vor Kurzem gekündigt worden. Die Kolleginnen, mit denen sie zusammenarbeitete, hätten sich über sie beschwert, wobei sie bis heute nicht verstehe, warum. Sie habe sich auch dort immer nur darum bemüht, ihre Arbeit möglichst ordentlich auszuführen, kein Interesse an den »Tratschereien« der Kolleginnen gehabt.
Sorgen bezüglich der abdominellen Beschwerden mache sie sich nicht. Sie sei sicher, die Ärzte würden die Ursache schon noch finden und beheben. Beim Untersucher entwickelte sich ein Gefühl von Langeweile, er unterdrückte mehrfach ein Gähnen.
In einer weiteren Untersuchungssitzung, die zusammen mit dem Ehemann der Patientin durchgeführt wurde, erfuhr der Untersucher, dass dieser seiner Frau vor Kurzem mitgeteilt habe, dass er eine außereheliche Beziehung habe und über eine Trennung nachdenke. Er habe versucht, mit seiner Frau darüber zu sprechen, jedoch wolle sie dies nicht wahrhaben. Es sei für ihn schon immer schwer gewesen, an seine Frau heranzukommen, sich ihr nahe zu fühlen: Sie verwende mehr Zeit und Interesse darauf, dass der Haushalt funktioniere, Haus und Garten picobello seien, statt etwas mit ihm gemeinsam zu unternehmen. Obwohl sie schon 30 Jahre verheiratet seien, wisse er wenig über die Vorgeschichte seiner Frau. Von ihrer Schwester habe er erfahren, dass sie als Kinder zwar oberflächlich versorgt wurden, jedoch wenig emotionale Zuwendung erfuhren und oft geschlagen wurden.

Ad D) Konflikthafte Belastung (Aktualkonflikt)

Vor einem Konfliktrating im engeren Sinne ist zuletzt noch zu entscheiden, ob sich die Symptomatik ganz überwiegend auf einen Aktualkonflikt zurückführen lässt.

Tabelle 4-4: Konflikthafte Belastung (Aktualkonflikt)

Konflikthafte Belastung (Aktualkonflikt)
Allgemeine Kriterien
Unter erheblicher bis schwerster Belastung entsteht ein durch eine konkrete innere oder äußere Anforderung hinreichend begründeter konflikthafter Motivationswiderspruch, der zur Erklärung der seelischen und/oder körperlichen Symptomatik im Sinne einer Anpassungsstörung des Patienten ausreicht (Zeitraum: die letzten sechs Monate). Nicht jede Lebensbelastung (wie z. B. Belastung durch Tod eines Ehepartners oder Ehescheidung) zieht eine konflikthafte Belastung nach sich. Maßgebend ist vielmehr die subjektive Bedeutung (verstehbar durch die vorbestehende motivationale Konfliktspannung) der Belastung. Die Wahrscheinlichkeit für das Entstehen einer Anpassungsstörung bestimmt sich aus:

(1.) dem Ausmaß der inneren motivationalen Konfliktspannung und der äußeren Belastung und

(2.) den verfügbaren Ressourcen (Vulnerabilität; Abwehr; Struktur; Resilienz; soziale Unterstützung u. a.).

Der Aktualkonflikt ist insofern ein echter Konflikt, als er sich innerhalb der menschlichen Motivationsantinomien (Individuation versus Autonomie, Versorgung versus Autarkie, Selbstwertregulation etc.) ausdrückt und die vorbestehende individuelle Konfliktspannung ausgestaltet. Entsprechend zeigen sich die ähnlichen Leitaffekte wie bei den repetitiv-dysfunktionalen Konflikten. Der Aktualkonflikt ist somit konflikthaft eingefärbt, da die motivationalen Grundmuster wie z. B. Individuation versus Autonomie oder Versorgung versus Autarkie das innere Erleben bestimmten, ohne dass aber ein Konflikt im vorgenannten Sinne als zeitlich überdauerndes dysfunktionales Muster vorliegt. Unabhängig davon können anders geartete dysfunktionale innere Konfliktmuster vorliegen.
cave: Wenn eine innere und/oder äußere Belastung ein biografisch repetitiv bzw. überdauernd nachweisbares dysfunktionales Konfliktmuster aktiviert und zur Symptombildung führt, handelt es sich um die Auslösesituation eines repetitiven motivationalen Konfliktes, nicht um eine konflikthafte Belastung.

Im Allgemeinen wird eine verminderte Belastungsfähigkeit als Vulnerabilität bezeichnet. Sie bestimmt sich erstens aus der motivational bestimmten Konfliktspannung, zweitens aus den lebensgeschichtlich entwickelten, strukturellen Fähigkeiten und dem sozialen Netzwerk sowie drittens den individuellen biologischen Bedingungen des Menschen (z. B. angeborene Minderbegabung, demenzielle Prozesse im Alter). Die hier gemeinten motivationalen Konfliktvulnerabilitäten können mit den strukturellen und biologischen ineinander greifen und erfüllen meist die Kriterien einer Anpassungsstörung nach ICD-10. Eine Anpassungsstörung kann jedoch auch bei ausschließlich struktureller oder biologischer Vulnerabilität entstehen (siehe Achse V).
Die konflikthafte Belastung ist abzugrenzen von einer Posttraumatischen Belastungsstörung (PTSD). Traumatische Situationen, die zu einer PTSD führen, sind die dimensional extremste Stufe einer Belastung. In diesen Fällen ist die psychische Belastung derart ausgeprägt (Überforderung der Ich-Funktionen, Abwehrmöglichkeiten etc.), dass ein motivationaler Konflikt sich kaum entwickelt, sondern die typischen klinischen Zeichen mit Intrusion, Gefühllosigkeit und Dissoziationen auftreten. Nicht alle traumatischen Situationen führen zu einer PTSD, sondern es ist wieder das Bedingungsgefüge von motivational bestimmter Konfliktspannung, strukturellen Fähigkeiten und individuellen biologischen Bedingungen des Menschen zu beachten.

Grundsätzlich ist ein passiver oder aktiver Modus der Belastungsverarbeitung möglich.

Modi/Typus/Leitaffekte/Gegenübertragung/Interaktion: entsprechen hinsichtlich der Ausprägung den bei den anderen Konflikten beschriebenen, je nachdem welches Motivationssystem angesprochen ist.

Passiver Modus	Aktiver Modus
Allgemeine Kriterien	
Bei schwerwiegenden Belastungen überwiegt in der Bewältigung und Abwehr die passive Verarbeitung in Form von Selbstrücknahme, Anpassung und Resignation.	Es herrschen aktive, abwehrbetonte und kontraphobische Erlebens-, Verhaltens- und Handlungsmuster vor.

Lebensbereiche

Die Kriterien für die einzelnen Lebensbereiche entsprechen in der Ausprägung den bei den anderen Konflikten beschriebenen Kriterien für den passiven Modus, je nachdem welches Motivationssystem angesprochen ist.	Die Kriterien für die einzelnen Lebensbereiche entsprechen in der Ausprägung den bei den anderen Konflikten beschriebenen Kriterien für den aktiven Modus, je nachdem welches Motivationssystem angesprochen ist.

Aktualkonflikt – Passiver Modus

Fall-Vignette: Der leitende Angestellte

Der 45-jährige Herr B. war vor sieben Jahren als leitender Angestellter zu einem großen Industriebetrieb gewechselt. Dieser Industriebetrieb, in einer strukturschwachen Gegend angesiedelt, galt als innovativ mit gutem Zukunftspotenzial. Aufgrund seiner Leitungsfunktion mit entsprechenden langfristigen Verdienstaussichten baute er für sich und seine Familie (Frau und zwei Töchter, sieben und neun Jahre alt) in der Nähe des Arbeitsplatzes ein eigenes Haus, zumal durch die Schaffung neuer Arbeitsplätze Wohnraum zur Miete für eine Familie kaum verfügbar war.

Rund zwei Jahre vor dem Erstgespräch musste die Firma Insolvenz anmelden, da die Kapitalbasis aufgrund von kriminellen Machenschaften der Betriebsleitung zusammengebrochen war. Nach der finanziellen Ausplünderung waren einige der Verantwortlichen flüchtig. Plötzlich war Herr B. arbeitslos geworden und konnte die Tilgung seines noch relativ neu gebauten Hauses nicht mehr bedienen. Es war absehbar, dass er in der ganzen strukturschwachen Region keinen seinem Ausbildungsstand adäquaten Arbeitsplatz mehr finden würde. Ein Verkauf des Hauses scheiterte daran, dass das Schicksal der Arbeitslosigkeit gleichzeitig viele in der Region betraf und ein Zuzug von neuen Kaufinteressenten de facto nicht erwartbar war. Achse 3

In dieser Situation kam das Haus zur Zwangsversteigerung. Die Ehefrau verließ Herrn B. mitsamt den Töchtern, um zu ihren Eltern zu ziehen. Ob die Ehe noch eine gemeinsame weitere Basis habe, sei aus Sicht beider Ehepartner ungewiss, so Herr B. im Aufnahmegespräch auf einer psychosomatisch-psychotherapeutischen Krankenhausstation.

Aufnahmegrund war, dass Herr B. seit rund einem Vierteljahr unter dem Gefühl ohnmächtiger Wut litt: »Ich weiß nicht wohin damit, es ist, als wenn ich in eine Presse gefallen sei.« Dieses Gefühl einer Überwältigung hatte inzwischen zu einem resignativ-unterwürfigen Verhalten geführt, einer Art Schicksalsergebenheit. Diese war verbunden mit einem Gefühl von Entwertung: beruflich und finanziell ein Versager zu sein. Hinweise, dass Herr B. diesen kriminellen Bankrott nicht hat voraussehen können, waren ihm zwar kognitiv klar. Emotional fühlte er sich jedoch unlösbar in seine Emotionen verstrickt. – Auf der syndromalen Ebene imponierte das Krankheitsbild als eine mittelschwere depressive Episode.

In diesem Erstgespräch und auch in den nachfolgenden diagnostischen Gesprächen fand sich durchgängig der Eindruck bestätigt, dass Herr B. bis zum kriminellen Bankrott seiner Firma in der Lage war, sich sowohl mit kränkenden Situationen als auch mit Dominanzstreben versus Unterordnung elastisch auseinander zu setzen. Es gab keine Hinweise auf repetitiv-dysfunktionale Konflikt- und Beziehungsmuster bei einer insgesamt gut bis mäßig integrierten Struktur.

Aktualkonflikt – Aktiver Modus

Fall-Vignette: Die Witwe

Die 70-jährige Patientin wurde von der Universitätsaugenklinik wegen einer chronischen Bindehautentzündung und Hornhauttrübung bei nachgewiesenem Ausfall der Tränensekretion ohne organische Erklärung des Befundes überwiesen. Durch die konsekutive Visusbeeinträchtigung war die Patientin gezwungen, auf ihr Auto zu verzichten. Gleichzeitig war sie aufgrund einer mittelschweren Arthrose erheblich gehbehindert und fühlte sich so in ihrer Wohnung am Stadtrand von den wenigen tragenden Beziehungspersonen (die sie nur mit dem Auto erreichen konnte) abgeschnitten. Psychopathologisch bestand eine ausgeprägte depressive Verstimmung mit Zeichen von Ratlosigkeit und Verzweiflung. Sie wirkte im Gespräch hilfesuchend und ohne Zukunftsperspektive, war jedoch nicht akut suizidal. In der Biografie zeigten sich bisher keinerlei seelische Störungen oder lebensbestimmende konflikthafte Verhaltensmuster. Vor drei Jahren hatte die Patientin ihren Mann plötzlich durch einen Herzinfarkt verloren. Sie hatte sich mit ihm längere Zeit bewusst auf die mögliche wechselseitige Verwitwung einzustellen versucht und sich nach seinem Tode bemüht, ihr stets geordnetes Leben weiter so wie gewohnt zu führen (aktiver Modus). Demzufolge war sie psychosozial gut eingebunden. Die zusätzliche massive Einschränkung durch die Augenerkrankung überforderte nun die Bewältigungsmöglichkeiten der Patientin völlig und ließ die depressive Symptomatik entstehen. In einer ambulanten Kurzpsychotherapie gelang es der Patientin, sich zu stabilisieren. Der augenärztliche Befund besserte sich ebenfalls nachhaltig. Gleichzeitig war die Patientin durch die Klärung dieser konflikthaften Belastung (Versorgung versus Autarkie) motiviert, auch in ihrer näheren Wohnungsumgebung eine Freundschaft zu einer Nachbarin aufzubauen.

4.3.1 Individuation versus Abhängigkeit

Tabelle 4-5: Konflikt 1 – Individuation versus Abhängigkeit

Individuation versus Abhängigkeit
Bindung und Beziehung haben eine existenzielle Bedeutung im Leben jedes Menschen. Sie spannen sich zwischen den gegensätzlichen Polen der Sehnsucht nach enger Beziehung und symbiotischer Nähe (Abhängigkeit) und dem Streben nach betonter Selbstständigkeit und ausgeprägter Distanz (forcierter Individuation). Individuation und Abhängigkeit sind basale Elemente menschlichen Lebens und Erlebens und deshalb in allen Lebensbereichen enthalten. Ein lebensbestimmender Konflikt besteht dann, wenn diese grundlegende bipolare Spannung in eine konflikthafte Polarisierung übergeht. Ein Individuations-Abhängigkeitskonflikt liegt nur dann vor, wenn diese Konstellation von existenzieller Bedeutung ist und die Lebensgeschichte prägt: Bedingungsgemäß geht es um die Aktivierung von Nähe suchenden oder Nähe meidenden Erfahrungen und nicht um die Ausgestaltung von Beziehung im Sinne von Versorgung oder Nichtversorgung. Beim Individuations- versus Abhängigkeitsthema geht es um die Frage des Alleine-sein-/Zusammen-mit-anderen-sein-Könnens, in der pathologi-

schen Konfliktversion geht es um die Frage des Allein-sein-Müssens bzw. Zusammen-sein-Müssens im Sinne einer existenziellen Notwendigkeit. Davon abzugrenzen ist der Konflikt Versorgung versus Autarkie: Hierbei geht es um die konflikthafte Ausgestaltung des Grundthemas von Sich-versorgen- versus Andere-versorgen(-Könnens).

Passiver Modus	Aktiver Modus
Allgemeine Kriterien	
Typisch sind Bestrebungen zur Herstellung sehr enger und Sicherheit gewährender Beziehungen (fast) um jeden Preis. Verantwortung und Eigenständigkeit werden vermieden, eigene Wünsche den realen oder vermuteten Interessen der Beziehungspersonen untergeordnet, um die enge Bindung nicht zu gefährden. Konflikte und divergente Strebungen müssen bagatellisiert oder verleugnet werden. Die Selbstwahrnehmung ist von Hilflosigkeit, Schwäche und Angewiesensein auf andere geprägt. Leitaffekt ist eine existenzielle Angst und Bedrohung vor Verlust des Objekts, vor Trennung und Einsamkeit. In der Gegenübertragung mischen sich Gefühle von Sorge und Verantwortung mit Befürchtungen vor überstarken Nähewünschen und Bestrebungen der Vereinnahmung.	Der Typus ist durch Bemühungen zum Aufbau einer übersteigerten emotionalen und existenziellen Unabhängigkeit von Beziehungen geprägt. Alle Lebensbereiche sind durch einen beständigen Kampf um Eigenständigkeit und Unabhängigkeit bestimmt. Eigene Bedürfnisse nach Anlehnung, Nähe und Bindung müssen unterdrückt werden. In der Selbstwahrnehmung dominieren forcierte Eigenständigkeit und die Überzeugung, niemanden zu brauchen. Leitaffekt ist eine Angst vor Nähe, Verschmelzung und Vereinnahmung. In der Gegenübertragung entsteht kaum Verantwortungsgefühl für den Patienten, wenig Bedürfnis der Fürsorge und des Schutzes, aber eine Besorgnis vor abgewehrten Abhängigkeitswünschen.
Lebensbereiche	
Herkunftsfamilie	
Es besteht ein psychisches Nicht-erwachsen-Werden mit einem Vorherrschen der Kind-Position im Selbstverständnis und in der realen Beziehungsgestaltung (Verbleiben im Elternhaus oder intensive und häufige Kontakte mit der Herkunftsfamilie). In vielen Fällen kommt es zu einer Oszillation zwischen positiven und negativen Bewertungen der primären Bezugspersonen. Auch große Nachteile und Belastungen beeinträchtigen die Aufrechterhaltung des familiären Kontextes nicht.	Eine innere und auch äußere forcierte Loslösung von der Familie unter Inkaufnahme von Verlusten und Nachteilen bestimmt das Verhältnis zur Herkunftsfamilie. Häufig erfolgt die Ablösung vorzeitig (»Nestflüchter«), heftige Konflikte oder ein Bruch mit der Familie sind nicht selten. Die Sohn/Tochter-Position wird verleugnet. Die Bedeutsamkeit der primären Bezugspersonen wird häufig heruntergespielt. Sie werden teilweise oberflächlich positiv dargestellt, um die auftauchenden schmerzlichen Erinnerungen abzuwehren.
Partnerschaft/Familie	
Der Patient nimmt freiwillig eine nachgeordnete Position ein, die er durch eine entsprechende Partnerwahl und die nachfolgende Form der Beziehung sichert. Er verzichtet weitgehend auf	Eine Partnerbeziehung kann nur gelingen, wenn durch die Partnerwahl und Beziehungsgestaltung eine ausreichende Unabhängigkeitsposition gesichert wird. Dabei können gleich-

Achse 3

eine aktive und interessengeleitete Gestaltung der Partnerbeziehung, gibt die Verantwortung an den Partner ab. Divergente Entwicklung der Partner müssen verhindert oder verleugnet werden. Es wird in der Regel versucht, Differenzen harmonisch auszugleichen, Konflikte zu bagatellisieren oder durch Nachgiebigkeit schnell zu beenden (»Ich will keinen Streit!«). Veränderungen, insbesondere solche, die zu größerer Selbstständigkeit führen, werden vermieden oder rationalisiert.	sinnig autonome Bindungsbedürfnisse beider Partner zu zeitlich stabilen Beziehungsarrangements führen. Bei gegensinnigen Bindungsbedürfnissen machen sich Abhängigkeitswünsche dennoch immer wieder bemerkbar und führen zu Spannungen. Durch diese Ambitendenz und dadurch, dass diese Patienten ihr Beziehungmuster leben (müssen), entsteht ein hohes Maß an Konflikten. Solche Konflikte können auch inszeniert werden, um sich der Unabhängigkeit und Distanz zu versichern und gleichzeitig in der Beziehung zu bleiben. Eigenständige Entwicklungen werden unabhängig von dem Partner oder auch zu dessen Lasten verfolgt.
Beruf und Arbeitswelt	
Im Beruf suchen diese Patienten eher nachgeordnete und zuarbeitende Tätigkeiten und weichen Verantwortung und Leitung aus. Konkurrenz und Aufstieg werden vermieden, weil sie Nähe und Bindung gefährden. In ihrem Leistungsverhalten sind sie kooperativ, aber bemüht, nicht aus dem allgemeinen Niveau herauszuragen. Berufliche Karrieren werden weniger angestrebt. Kollegialer Zusammenhalt und Zugehörigkeit zur Firma sind für sie wichtig. Sie verbleiben lange am selben Arbeitsplatz, verbleiben in ihrer Firma auch in Krisenzeiten, oft unter Hinnahme von Nachteilen. Auch bei gesundheitlichen Beeinträchtigungen und nachlassendem Leistungsvermögen stellen sie ihre bisherige Tätigkeit nur ungern infrage.	Diese Patienten achten darauf, sich um Unabhängigkeit und Eigenständigkeit im Beruf zu bemühen. Sie streben Berufsnischen mit weitgehender Eigenverantwortung und größtmöglicher Selbstständigkeit ohne die Notwendigkeit der Kooperation und die Möglichkeit der Konkurrenz an; berufliche Karriere oder wirtschaftlicher Erfolg sind demgegenüber nachrangig. Sie bevorzugen einen unabhängigen Gestaltungsrahmen ihrer Tätigkeit. Sie haben oft Probleme mit Teamarbeit und eine Neigung zu Konflikten mit Kollegen und Vorgesetzten. Ein häufiger Wechsel der Arbeitsstelle oder auch des Berufes ist nicht selten. Trotz dieser Einschränkungen braucht wirtschaftlicher Erfolg nicht ausgeschlossen zu sein.
Besitz und Geld	
Geld und Besitz werden zur Sicherung von Beziehungen und Bindungen eingesetzt; daraus kann sowohl das Streben nach als auch der Verzicht auf Besitz und Geld resultieren. Eine Aufgabe von Geld und Besitz erfolgt schnell, wenn die Beziehung gefährdet wird. Großzügigkeit und karitative Handlungen können im Zusammenhang mit dem Aufbau oder der Festigung von engen Beziehungen stehen. Umgekehrt können Bedürfnis- und Besitzlosigkeit angestrebt werden, wenn Besitz »bindet«, d. h. zu	Sichere ökonomische Verhältnisse werden als Basis der Unabhängigkeit angestrebt. Besitz wird als Mittel genutzt, sich in Beziehungen die notwendige Unabhängigkeit zu sichern. Besitz kann als Ersatz für personelle Beziehungen dienen. Andererseits können finanzielle Verpflichtungen gemieden werden, weil sie Abhängigkeit schaffen. Im Extrem wird auch die Besitzlosigkeit als Ideal völliger Unabhängigkeit angestrebt, was nur phänomenologisch der passiven Lösung gleicht.

Verantwortung und aktiver Gestaltung verpflichtet.

Soziales Umfeld

Im sozialen Umfeld wird die Einbindung in unterschiedlichste Gruppierungen gesucht. Dabei haben Gruppen mit festem Zusammenhalt und gemeinsamer Ideologie eine besondere Attraktivität. Diese Patienten bemühen sich um Integration in die Gruppe, das Gefühl des Dazugehörens ist wichtig. Sie engagieren sich auch in der Organisation und (beschränkt) Leitung dieser Gruppen.

Gruppenzugehörigkeiten werden von diesen Patienten eher gemieden. Die sozialen Kontakte sind insgesamt spärlich. Es besteht eine Neigung zu wechselnden und kurzzeitigen sozialen Kontakten. Es werden soziale Kontaktmöglichkeiten gesucht, die dem Ideal der Unabhängigkeit entsprechen, z. B. »Chatrooms«. Generell werden soziale Verpflichtungen und Möglichkeiten eher ignoriert oder entwertet.

Körper/Sexualität

Bedürfnisse des Körpers (z. B. Körperpflege, Sexualität) und seine Erhaltung werden Bedürfnissen nach Nähe untergeordnet. Bedürfnisse und Einschränkungen des Körpers werden nur berücksichtigt, soweit sie Nähebedürfnisse nicht beeinträchtigen, sondern eher ermöglichen können. Sie werden auch eingesetzt, um Abhängigkeit und Nähe zu schaffen. Körperliche Veränderungen und Beeinträchtigungen (Behinderungen, Alterseinschränkungen) werden zur Verstärkung von Bindung und Nähe genutzt (»Ich bin auf dich angewiesen!«). Sexualität wird zur Sicherung der Nähebedürfnisse eingesetzt, eigene Wünsche werden zurückgestellt.

Körperliche Bedürfnisse und Einschränkungen werden so weit wie möglich ignoriert, da das Eingehen darauf Abhängigkeit und Nähe zur Folge haben könnte. Vielmehr wird körperliche Leistungsfähigkeit als Mittel der Unabhängigkeit besonders kultiviert. Zumal durch das Alter bedingte Einschränkungen und nachlassende Leistungsfähigkeit werden ignoriert und oft durch eine übertriebene Jugendlichkeit überdeckt. Sexualität wird entweder in einer bindungslosen Form gelebt oder unterdrückt.

Erkrankung

Erkrankungen bieten die Möglichkeit, Abhängigkeit verstärkt auszuleben und Nähe sicherzustellen. Sie bieten die medizinische und objektive Legitimation für Abhängigkeitsbestrebungen. Diese Patienten zeichnen sich durch häufige Arztbesuche und langjähriges Verbleiben bei einem Behandler aus, sie sind »treue« Patienten. In der Behandlung selbst sind sie recht unselbstständig und streben die Fortsetzung der Behandlung um den Preis des Verbleibens in der Krankheit an. Die Beziehung zu »ihrem« Arzt versuchen sie nah zu gestalten.

Krankheit wird als eine Bedrohung der Unabhängigkeit erlebt. Krankheitssymptome und Krankheitsfolgen werden oft ignoriert, eine Behandlung erst spät und gezwungenermaßen gesucht. In der Behandlung wird die Bedrohung der Unabhängigkeit befürchtet, demzufolge können vorgegebene Behandlungsprogramme offen abgelehnt oder diskret unterlaufen werden. Die Compliance ist daher oft schlecht. Diese Patienten sind um eine Versachlichung und Distanzierung der Arzt-Patient-Beziehung bemüht, die Interaktion ist oft konfliktreich, der Wechsel von Behandlern zur Vermeidung von Bindungen häufig.

Individuation versus Abhängigkeit – Passiver Modus

Fall-Vignette: Die Hauswirtschafterin

Frau L. ist eine 52-jährige, eher unscheinbar wirkende Frau, die gleich zu Beginn des ausdrücklich als Abklärungsgespräch vereinbarten Termins sich versichernd fragt, ob dies jetzt die regelmäßige wöchentliche Sitzung sei, die es bei einer Therapie gebe. Sie kommt auf Anraten des Hausarztes, der ihr in der letzten Woche gesagt habe, sie solle doch einmal zu einem Psychotherapeuten gehen, da bekäme sie sicher Unterstützung. Sie leidet seit einem Jahr unter Niedergeschlagenheit, Selbstwertzweifeln, Neigung zum Weinen, Einsamkeitsgefühlen, Müdigkeit und Erschöpfung. Außerdem hat sie Schlafstörungen, Schmerzen in den Gelenken und Kopfschmerzen; der Hausarzt habe nichts als Ursache gefunden.
Angefangen habe alles, als zunächst die 24-jährige Tochter von zu Hause auszog und nicht weit entfernt mit ihrem Freund zusammenzog. Seither sehen sie sich kaum, obwohl sie vorher ein enges, fast geschwisterliches Verhältnis gehabt hätten und sehr vertraut miteinander waren. Sie verstehe die Veränderung ihrer Tochter nicht, warum sie sich so von ihr abgewandt habe, da müsse wohl der Freund dahinterstecken. Etwas später begann der 20-jährige Sohn mit dem Studium, den gewünschten Studienplatz bekam er nur in einer entfernten Großstadt, was ihm aber wohl ganz recht sei. Jetzt kommt er kaum noch nach Hause, nur wenn er etwas braucht, und das werde immer seltener. Vorher, in der Schule, hat sie an seinem Leben immer Anteil genommen, ihn unterstützt, bei Kummer mit Mädchen getröstet, ihm so manche Tipps gegeben. Sie vermisse beide Kinder sehr, aber so sei wohl der Lauf der Dinge.
Das sei alles schon schlimm genug gewesen, aber schlussendlich gab es auch noch Ärger mit ihrem Mann. Er wurde plötzlich so komisch. Sie führten ja seit Jahren keine leichte Ehe, aber hätten es jetzt doch fast bis zur Silberhochzeit geschafft. Sie heiratete mit 18 Jahren, als sie nach kurzer Bekanntschaft mit ihrem späteren Mann schwanger wurde; fast beim ersten Mal sei es passiert. Es sei ihr ganz recht gewesen, dadurch habe sie von zu Hause weg gekonnt. Zu Hause ging jeder seiner eigenen Wege, die verbindende Herzlichkeit fehlte und es gab keinen rechten Zusammenhalt. Es stellte sich dann heraus, dass der Mann Probleme mit dem Alkohol hatte, regelmäßig zu viel trank, sie dann auch beschimpfte und manchmal schlug. Als Mann habe er sich genommen, was er brauchte, sie habe sich gefügt und sei ihm zu Willen gewesen, auch wenn sie keinen Spaß daran gehabt habe, aber es gehöre halt zur Ehe und dem Zusammenleben dazu. Trotzdem sei der Mann immer wieder mal »nebenraus gegangen«; sie habe das hingenommen, er sei ja auch immer wieder zu ihr zurückgekommen. Vor einem halben Jahr aber habe er wohl »den zweiten Frühling bekommen«. Er habe wieder ein Verhältnis – so glaube sie wenigstens – und wolle ausziehen. Das sei ganz schrecklich für sie gewesen. Sie zog selbst ins Gartenhaus (damit man so einigermaßen weiter zusammenleben könne) und der Mann blieb im Haus wohnen. Jetzt lebten sie getrennt zusammen, sie koche und wasche für ihn und halte das Haus sauber. Manchmal dürfe sie abends noch etwas bleiben, sie sähen dann zusammen fern oder reden auch ein wenig. Wenn der Mann weg sei, sei sie immer im Haus, da fühle sie sich wohl, da sei dann noch ein Stück von dem Mann und den Kindern spürbar. Abends und über Nacht sei sie dann aber immer im Gartenhaus. Sie sei sehr traurig, habe aber große Angst, dass ihr Mann sie auch noch aus dem Gartenhaus vertreibe oder selbst ausziehe.
Sie sei derzeit halbtags berufstätig, arbeite als Hauswirtschafterin im Altenheim, schon seit 15 Jahren. Sie fühle sich wohl dort, die Arbeit mache ihr Spaß, es sei eine nette Gruppe von Kolleginnen mit gutem Zusammenhalt. Vor fünf Jahren trug man ihr die Hauswirtschaftslei-

tung des Heimes an, weil »ich so tüchtig bin«, aber sie wollte nicht, weil sie Sorge gehabt habe, das gute Verhältnis zu den Kolleginnen dann zu verlieren. Sie sei immer arbeiten gegangen, auch wenn sie zuletzt häufiger Schmerzen gehabt habe, aber das seien Verschleißerscheinungen, das gehöre halt dazu. Sie glaube, dass ihr Körper noch einiges hergebe, zu Hause und an der Arbeit. In ihrer jetzigen Situation sei die Arbeit ihr eine große Stütze; sie wolle deshalb auch keinesfalls krankgeschrieben werden.
Frau L. hatte bislang keine großen Kontakte, weil sie alles für die Familie eingesetzt habe und immer zu Hause habe sein wollen. Vor Kurzem lernte sie eher zufällig eine Gruppe von Frauen ihres Alters kennen. Da sei sie gut aufgenommen worden, es sei ein schöner Zusammenhalt. Da wolle sie jetzt häufiger hingehen, aber letztlich vermisse sie doch sehr das, was ihr die Familie früher gegeben habe. Sie hoffe sehr, dass alles wiederkomme, ihr wenigstens der Mann erhalten bleibe.

Individuation versus Abhängigkeit – Aktiver Modus

Fall-Vignette: Der Vertreter

Der 58-jährige Herr I. kommt zu einem Gespräch auf nachdrücklichen Rat seines Hausarztes, der ihn schon seit Jahren zur Aufnahme einer Psychotherapie zu bewegen versucht habe. Er habe dies aber nicht befolgen können, weil er ja so viel arbeite und häufig unterwegs sei, sodass er nicht regelmäßig zu Terminen kommen könne. Wenn er aber nun bald nicht mehr arbeite, habe er mehr Zeit für solche Kontakte. Außerdem hätten sich seine Beschwerden in der letzten Zeit so sehr verstärkt, dass er nun etwas tun müsse. Er leide eigentlich seit seiner Jugend unter Phasen von Niedergeschlagenheit, diffusen Missstimmungen, Einsamkeitsgefühlen, unbestimmten Ängsten und allgemeiner Erschöpfung. Außerdem habe er seit einigen Jahren einen Tinnitus, der sich vor allem in Situationen mit mehreren Menschen bemerkbar mache, seit 15 Jahren Verdauungsbeschwerden und Magenschmerzen und seit zwei Jahren erhebliche Schlafstörungen.
In der Vorgeschichte findet sich ein stetes Ringen um Unabhängigkeit, Herr I. hat sich nie auf eine feste Beziehung oder Arbeit einlassen können, er hat im Rahmen seiner Tätigkeit als Vertreter oft Arbeitgeber, Wohnorte und Beziehungen gewechselt, war dabei beruflich jedoch voller Einsatz und recht erfolgreich. In der Gegenübertragung ist einerseits dieser Wunsch nach Autonomie, andererseits jedoch auch eine Sehnsucht nach Ruhe und Bindung spürbar.

4.3.2 Unterwerfung versus Kontrolle

Tabelle 4-6: Konflikt 2 – Unterwerfung versus Kontrolle

Unterwerfung versus Kontrolle
Allgemeine Beschreibung
Selbst- und Fremdkontrolle sind ein Grundbedürfnis. Hier wird abgehoben auf Menschen, deren zentrales Motiv es ist, den anderen zu dominieren oder sich dem anderen unterzuordnen. Insofern spielen offene oder latent aggressive Affekte eine zentrale Rolle. Diese motivationale Ebene ist ab-

zugrenzen von zwanghaften Phänomenen entsprechend eines Reparationsversuches im Dienste der Strukturerhaltung bei gering integrierter Struktur (»Sonst entgleitet mir alles.«). Unterwerfung versus Kontrolle sind die unangepassten Pole von »sich anleiten lassen« zu können bzw. andere »anleiten« zu können. Verhaltensnormen, persönliche und gesellschaftliche Regeln besitzen einen hohen Stellenwert.

Erlebnisse von Macht und Ohnmacht können in besonderer Weise das Selbstwerterleben beeinflussen, deswegen ist die Abgrenzung von den Selbstwertkonflikten i. e. S. besonders zu beachten. So ist im passiven Modus zu unterscheiden, ob sich die Beschämung aus dem Gefühl, unterworfen worden zu sein, verstehen lässt, oder ob der andere durch die Interaktion im unbewussten und bewussten Erleben des Patienten direkt das Gefühl der Abwertung hervorrufen wollte. Im aktiven Modus ist zu differenzieren, ob das Motiv der Beherrschung und der Machtlust im Vordergrund steht oder eher das Bedürfnis, den anderen herabzuwürdigen, abzuwerten (um selber »toll« dazustehen).

Passiver Modus	Aktiver Modus
Allgemeine Kriterien	
Insgesamt dominiert der Typus der passiv-aggressiven Unterwerfung. In der konkordanten Gegenübertragung kann eine ohnmächtige Wut als Leitaffekt einfühlbar werden. Diese kann in der Interaktion als unterschwellig aggressives Verhalten erlebt werden und Verärgerung auslösen. Sich unterworfen zu erleben, kann auch als kränkend und beschämend empfunden werden, Hauptmotiv bleibt jedoch die Auseinandersetzung mit der »Oben-unten«-Dynamik.	Der Typus des aggressiven Dominanzstrebens sucht andauernde Kontrolle über andere oder Situationen zu erlangen. Der Leitaffekt einer trotzigen Aggressivität wird unverstellt in der Gegenübertragung spürbar. Interaktionell imponiert ein Machtkampf mit allen Mitteln, um die Angst, bestimmt zu werden, zu bannen. Machtverlust wird als bedrohlich erlebt. Wird der andere herabgewürdigt und gekränkt, geschieht dies, um Macht über den anderen zu spüren und zu demonstrieren.
Lebensbereiche	
Herkunftsfamilie	
Unterwerfung unter eine Familientradition mit dem Ziel, »Ruhe und Ordnung« zu bewahren. Die hierarchisch strukturierten Beziehungen innerhalb der Familie werden hingenommen. Über Generationen fortbestehende Familienbeziehungen regulieren sich über Verpflichtungen und Aufgaben untereinander. Die alternativlose Hinnahme von vorgegebenen Regeln mindert die Angst vor sonst notwendigen spannungsvollen Auseinandersetzungen. Situationen, in denen Aufbegehren einfühlbar wäre, fehlen.	Die generationsübergreifend herrschenden rigiden Regeln werden durchgesetzt, u. U. wird Machtausübung rationalisiert über das Argument der Fürsorge. Im Falle von (generationsübergreifenden) Spannungen kann der Kontakt auch radikal abgebrochen werden mit heftigen Wutäußerungen (»Ich lass' mir doch nichts mehr sagen!«). Gespräche zum Interessenausgleich erscheinen unmöglich. Eine angemessene Einordnung ist schwierig.

Partnerschaft/Familie

Die Unfähigkeit »Nein« zu sagen herrscht vor. Eigene Ansichten oder Wünsche werden nachgeordnet. Um die aus dieser Frustration resultierende Wut und die Angst vor dieser Wut zu bändigen, werden auch die als »Bestimmer« erlebten Familienmitglieder auf feste Regeln verpflichtet und damit »gefesselt« (»Wenn du immer bestimmen willst, was ich anziehe, dann musst du mir auch immer die Kleidung kaufen!«). Die Betreffenden erscheinen in Beziehungen bescheiden, zufrieden mit ihrer untergeordneten Stellung. Widerstand wird indirekt durch Zögern, Trödeln, Eigensinn usw. passiv ausgelebt und ist oft weitgehend unbewusst. Dieses Verhalten wird von sozialen Beziehungspersonen jedoch sehr wohl als Widerstand wahrgenommen, oft entsteht Verärgerung. Die Unfähigkeit zum Widerspruch kann als eine Aufopferung für die Familie erscheinen.

Die Eigenwilligkeit kann bis zur trotzigen Aggressivität gesteigert sein mit dem Wunsch, alles nach persönlichen Interessen und Vorstellungen zu gestalten. Abweichende Vorschläge rufen Protest und ein Gefühl fremdbestimmter Regulierung hervor. Je nach Kontext wirkt das Verhalten dieser Menschen als ausgesprochen dominant, regulierend, oft störend, beunruhigend bis asozial, ggf. als ständige Besserwisserei. Die eigenen Regeln werden nicht problematisiert (»Willst du nicht mein Bruder sein …«). In kollusiven Partnerbeziehungen mit reziprok-komplementären Partnern kann diese Tyrannis auf den ersten Blick übersehen werden oder als scheinbar effektive Sanftheit bzw. Klugheit oder übergroßes Engagement für die Familie/Partnerschaft imponieren (»Die anderen kommen ohne mich nicht zurecht!«).

Beruf

Trotz möglicher Aufstiegschancen werden untergeordnete Positionen beibehalten. Aus Angst vor Machtausübung werden Selbstständigkeit und Entscheidungen vermieden. Umgekehrt können auch Anforderungen passiv unterlaufen werden (z. B. übergenaues, jedoch extrem langsames Ausführen von Arbeiten). Oft ist eine Differenzierung zwischen tatsächlicher oder nur scheinbarer Minderung der beruflichen Leistungsfähigkeit erschwert. Im gemischten, überwiegend passiven Modus ist auch die Position des »typischen, erfolgreichen Zweiten« denkbar.

Angestrebt werden in der Hierarchie leitende Positionen oder Positionen mit großer Selbstständigkeit (Nischen der Selbstbestimmung; Freiberuflichkeit). Das eigene Urteil und der eigene Führungsstil sind das Maß aller Dinge. Auch konstruktiv gemeinte Kritik oder Anregungen anderer (fachliche Autorität) werden als Angriff auf die eigene Position missdeutet. Aufgrund des Dominanzstrebens haben Arbeit, Leistung und Beruf einen hohen Stellenwert. Der spürbare Ehrgeiz lässt dieses Verhalten besonders konfliktträchtig erscheinen.

Soziales Umfeld

In Nachbarschaft, Gemeinde, Vereinen und Freundschaftsgruppen wird eine eher nachgeordnete Position eingenommen (»bei Planungen mitschwimmen«). Weltanschaulichen, religiösen oder politischen Ideologien wird sich gefügig oder unkritisch untergeordnet, auch wenn sie eigentlich eigenen Vorstellungen widersprechen. Kränkendes Bestimmt-Werden wird scheinbar gleichmütig ertragen.

Soziale Gruppen, Vereine oder Freunde werden dahingehend bewertet, ob sie der Möglichkeit dienen, Macht und Einfluss zu mehren bzw. auszuüben. Um Machtpositionen innerhalb solcher Gruppierungen zu erlangen, kann das Engagement scheinbar sehr »sozial« und uneigennützig wirken. Der Machtanspruch demaskiert sich jedoch im Falle von Meinungsverschiedenheiten, Neuwahlen oder Auseinandersetzungen

	mit dem Nachfolger (z. B. auch in einem Ehrenamt). Machtverlust wird als bedrohlich erlebt.
Besitz	
Obwohl Besitz und Geld eine zentrale Rolle im Leben einnehmen, besteht eine scheinbar gefügige Bereitschaft abzugeben. Manchmal bezieht sich dies auf einen definierten Teil der Besitzes, während ein »Kernbesitz« zur Reduzierung von Angst extrem bewacht wird. Die dahinter liegende Fantasie könnte lauten: »Ehe mich einer beraubend attackiert, gebe ich das nicht unbedingt Lebensnotwendige freiwillig ab.«	Besitz und Geld werden als wichtiges Machtmittel angesehen, eigene Vorstellungen zu verwirklichen: »Geld ist Macht«; »Für Geld machen die anderen (mir) alles!«. Bei spürbaren Wünschen weniger Begüterter können diese rücksichtslos als »Habenichtse« an die Seite gedrängt werden.
Körper/Sexualität	
Der Körper kann als Objekt erlebt werden, dessen Forderungen und Bedürfnissen man ausgeliefert ist. Zum Beispiel muss der Schlafrhythmus oder eine willkürliche Diät zwingend eingehalten, das Fitnessprogramm genau absolviert werden, weil sonst »Unordnung« bzw. Symptome drohen. Man ist den Anforderungen des Körpers unterworfen. So kann die Fantasie von der Notwendigkeit, Spurenelemente zu substituieren, den Charakter eines Götzendienstes am Körper haben. Auch medizinischen oder paramedizinischen Anleitungen muss genau Folge geleistet werden. Eine kritische Distanz dazu ist allenfalls über eine passive Verweigerung (»Vergessen« der Medikamente) möglich. Wenn die Signale des Körpers nicht kontrolliert werden, besteht ihnen gegenüber ein Gefühl der Hilflosigkeit. Der Körper kann außerdem selber dazu dienen, durch Haltung (»hängende Schultern«) Unterwerfung nonverbal zu vermitteln. Es besteht die Tendenz, sich den sexuellen Forderungen anderer zu unterwerfen oder sich ihnen unbewusst zu verweigern.	Der Körper ist Instrument für das eigene Machtstreben (»toller Tennisspieler«) und wird zugleich auch funktionalisiert (»Ich bin doch nicht wehleidig!«). Insofern wird am Körper Raubbau betrieben und körperliche Grenzen (»innerer Schweinehund«) werden ignoriert. Das körperliche Auftreten selber kann auch zur Machtdemonstration (Bodybuilding; besondere Betonung von Attributen durch Kleidung, Uniformen) genutzt werden. Ärzte werden in die Rolle gezwungen, den Körper zu reparieren (»Machen Sie den Karren wieder flott, Doktor!«). Sexualität kann als Machtmittel genutzt werden.
Erkrankungen	
Krankheit wird als ein Schicksal gesehen, dem man sich »unterordnen«, »ergeben« muss. In der Arzt-Patient-Beziehung überwiegt Fügsamkeit, jedoch können Anordnungen und verabredete Kooperationen im Behandlungs- und Re-	Der »Kampf gegen die Krankheit« wird mit allen Mitteln geführt nach der Devise: »Ich lasse mich nicht unterkriegen«. Jenseits einer grundsätzlich positiven, aktiven Krankheitsbewältigung führt die Verbissenheit der Patienten zu

habilitationsverlauf auch passiv unterlaufen werden. Als Coping-Stil bei schweren Erkrankungen können diese Patienten z. B. unter erheblichen Nebenwirkungen leiden, ohne den Arzt aufzusuchen (»Der Arzt hat mir dies verordnet, folglich habe ich die Nebenwirkungen klaglos zu tragen.«). Später können daraus in der Arzt-Patient-Beziehung sekundär Vorwürfe resultieren.

Unflexibilität bzw. Schwierigkeiten, auch mit Rezidiven und Rückschlägen umzugehen. In der Arzt-Patient-Beziehung werden Auseinandersetzungen mit den Ärzten mit dem Recht auf »eigene Selbstbestimmung« motiviert, während die Ärzte als »rechthaberische (mächtige) und kontrollierende« Ärzte erlebt werden. Dies kann sich auch auf das Krankenhaus/die Institution als Ganzes richten. Als Coping-Stil bei schweren Erkrankungen überwiegt eine trotzige Reaktionsbildung gegen den drohenden Kontrollverlust (»Jetzt erst recht!«).

Unterwerfung versus Kontrolle – Passiver Modus

Fall-Vignette: Der Verwaltungsbeamte

Der 45-jährige Herr A. springt im Wartezimmer auf, begrüßt den Untersucher mit einem Diener. Er berichtet zunächst weitschweifig von Darmbeschwerden: Er bekomme seine Verstopfung nicht in den Griff, sein Darm zwinge ihn, lange Zeit auf der Toilette bleiben zu müssen. Alle Ärzte, die er bisher aufgesucht habe, hätten ihm nicht helfen können, obwohl er die jeweils verschriebenen Medikamente und Anwendungen gewissenhaft eingenommen bzw. befolgt habe. Er habe sich schon fast damit abgefunden, dass ihm nicht zu helfen sei und erwarte von dem heutigen Gespräch hier gar nichts [unterschwellig aggressive Ablehnung ist spürbar]. Auf einen möglichen Ärger angesprochen, versichert Herr A. sofort: »Nein, ich bin nicht verärgert, nur resigniert; ich frage mich, ob die Ärzte überhaupt genügend ausgebildet bzw. auf dem neuesten Stand sind.«

Achse 3

Er stamme aus einem Arbeiterhaushalt. Beide Eltern hätten das Bestreben gehabt, dass es den beiden Söhnen einmal besser gehen solle. Er als der Ältere sei früh dazu verpflichtet worden, sich in allem Mühe zu geben. Vor allem sei den Eltern wichtig gewesen, dass er sich an Regeln hielte. Vielfach bildeten Spruchweisheiten (»Was Hänschen nicht lernt …«) die Basis für solche Regeln. »Das war eine wichtige Richtschnur, die ich meinen eigenen Kindern heute auch versuche weiterzugeben.« In der Pubertät hätte es wohl Diskussionen mit den Eltern gegeben, aber er habe schnell eingesehen, dass er für den jüngeren Bruder Verantwortung trage und deshalb ein Vorbild sein müsse, damit dieser nicht durch ihn auf die schiefe Bahn käme.

Im weiteren Gespräch stellt sich heraus, dass Herr A. als Beamter in einem Vermessungsbereich mit einem Disziplinarverfahren bedroht ist, da er den Arbeitsanforderungen seit geraumer Zeit nicht mehr gerecht wird. Zum einen müsse er auch auf der Arbeit oft längere Zeit die Toilette aufsuchen, zum anderen versuche er, die Arbeit, von der ja der Rechtsfrieden abhänge (»Vermeidung von Grenzstreitigkeiten«), genau zu machen. Mit kräftiger Stimme betont Herr A., er reibe sich dafür regelrecht auf, lese oft einschlägige Bestimmungen nach, bleibe auch länger als notwendig im Büro, aber keiner danke ihm das Engagement! [Unterwerfungslust] Von seinem neuen Chef, den er seit zwei Jahren habe, fühle er sich in seinem Arbeitspensum übermäßig kontrolliert. Er habe schon mal daran gedacht, anstatt der notwendigen Arbeitsberichte ein weißes Blatt abzugeben, um darauf hinzuweisen, dass

durch diese Berichte ja nur zusätzlich Zeit verbraucht würde, die er für seine Arbeit dringend benötige [ohnmächtige Wut].
So sei er oft in der Freizeit erschöpft, sei froh, wenn ihn seine Familie oder ein Freundeskreis zu Aktivitäten mitziehe. Seine Frau mache ihm manchmal Vorwürfe, er hätte beruflich und finanziell mehr erreichen können, sei wohl auch sexuell mit ihm nicht zufrieden [mit einem Anflug von Scham]. Er habe auch nichts gegen Geld, aber vor die Wahl gestellt, gehe die gewissenhafte Erledigung der Arbeit vor Karrierestreben.

Unterwerfung versus Kontrolle – Aktiver Modus

Fall-Vignette: Der Unternehmer

Herr B. (56 Jahre) lässt sich im Sprechzimmer auf den Stuhl fallen und breitet sofort eine Fülle von Unterlagen auf dem Tisch zwischen sich und dem Untersucher aus. Begleitet von einem Schwall von Symptomklagen hatte der Untersucher das Gefühl, er werde von den Papieren des Patienten überschwemmt [trotzige Aggressivität]. Ansätze, die sonst übliche einleitende Deklaration des Untersuchers über den Ablauf des Gespräches voranzustellen, gehen unter in Vorwürfen: »Ich habe mir ja gleich gedacht, dass Sie nicht genügend Zeit haben werden, um mich wirklich zu verstehen! Da bräuchten Sie Stunden ...!« [Gegenübertragungsgefühl: Ich muss sehen, wie ich dieses Gespräch überlebe, d. h. auch zu Wort komme.]
Sein Internist habe ihm empfohlen, sich wegen seines hohen Blutdrucks, der nicht eingestellt werden könne, hier vorzustellen. Er habe schon überlegt, den Arzt zu wechseln, da er ihm mithilfe einer Internet-Recherche nachgewiesen habe, dass es da noch andere Medikamente gegen Bluthochdruck gebe.
Anlass für das Gespräch sei schließlich gewesen, dass seine Frau drohe, ihn zu verlassen. Dabei habe sie doch alles bei ihm: ein schönes Haus, ein großes Auto, zwei gesunde Kinder, schließlich sei er als selbstständiger Handelsvertreter ein erfolgreicher Geschäftsmann. Erst habe er bei einer Versicherungsfirma gearbeitet, aber das ständige »in Reih und Glied« sei nicht sein Ding gewesen. Er brauche die Freiheit, wolle sein eigener Herr sein. Und anfänglich sei es seiner Frau auch recht gewesen, dass er so viel Geld mit nach Hause gebracht habe. Jetzt wolle sie ihn wohl zu Hause anbinden, er solle sich mehr um die heranwachsenden Kinder kümmern. Dabei habe er den Kindern klare Richtlinien gegeben: jede gute Note werde mit Geld belohnt: »Die wissen genau, wenn sie nicht spuren, gibt es nichts! – So habe ich es auch mit meinen Eltern gehalten: als die mir reinreden wollten, habe ich den Kontakt abgebrochen.« Dass seine Frau jetzt mit seinen Eltern Kontakt aufgenommen habe, mache ihn rasend [Wut].
Seine Frau kontrolliere inzwischen regelrecht hinter ihm her, indem sie seine Handynummern abfrage, ob er irgendwelche Freundinnen habe. Na ja, ganz unbegründet sei ihre Eifersucht ja nicht: »Aber wenn ich auf Reisen bin, brauche ich was zum Anfassen – und meine Frau gibt mir sexuell einfach zu wenig« [Machtlust].
Da er nebenbei in zahlreichen Vereinen sei, sei er nicht oft zu Hause. »Wissen Sie, als Geschäftsmann muss man die Kontakte pflegen, und als Vorsitzender kann ich dann auch Posten vergeben, das danken mir die anderen dann wieder durch Geschäftsverbindungen ... eine Hand wäscht schließlich die andere!« Dass sein Arzt gesagt habe, er solle weniger machen, sei weltfremd: »Dann kann ich mich gleich beerdigen lassen!«

4.3.3 Versorgung versus Autarkie

Tabelle 4-7: Konflikt 3: Versorgung versus Autarkie

Versorgung versus Autarkie	
Allgemeine Beschreibung	
Versorgung versus Autarkie meint das grundsätzliche Bedürfnis von Menschen, etwas zu bekommen, einer Zuwendung sicher zu sein oder zu geben, im Gegensatz zu keiner Versorgung bedürfen. Wünsche nach Versorgung und Geborgenheit sind eine Grundthematik der menschlichen Existenz. Versorgung versus Autarkie setzt voraus, dass Menschen grundsätzlich zu einer Beziehungsaufnahme in der Lage sind, d. h. zu Bindung und Beziehung. Die Gestaltung und das Erleben dieser Beziehung folgt jedoch den spezifischen Wünschen nach Versorgung und Geborgenheit bzw. deren Abwehr. Der Umgang mit Versorgungs- und Geborgenheitswünschen konstituiert nicht die Objektbeziehung, sondern gestaltet eine bereits etablierte Beziehung. Versorgung versus Autarkie muss insbesondere abgegrenzt werden von Individuation versus Abhängigkeit, es geht hier primär um die Abhängigkeit in der Beziehung und nicht von der Beziehung. Starke Versorgungs- und Geborgenheitswünsche können sich als »Abhängigkeit« äußern, unterscheiden sich jedoch grundlegend von der existenziellen Form der Abhängigkeit im Rahmen des Individuations-Abhängigkeitskonfliktes bis hin zum Bedürfnis nach Verschmelzung. Da beide Motivationssysteme in der Entwicklung von Anbeginn an bestehen und sich vielfältig überschneiden, kann eine Abgrenzung manchmal schwierig sein. Das psychoanalytische Konzept der Oralität berührt diese Thematik, ohne mit ihr identisch zu sein. Die konflikthafte Ausgestaltung bewegt sich zwischen dem kaptativen Pol (bis hin zur Ausbeutung anderer Menschen) und dem retentiven Pol (völlige Selbstgenügsamkeit i. S. von Schultz-Hencke). Die zugehörigen Leitaffekte sind Trauer und Depression mit der Angst um den anderen bzw. Angst, den anderen zu verlieren. Die Thematik des Verlustes spielt als auslösende Situation eine zentrale Rolle. Auch in der Interaktion/Gegenübertragung gestalten sich sehr schnell Versorgung versus Autarkie.	
Passiver Modus	**Aktiver Modus**
Allgemeine Kriterien	
Typisch sind Menschen, die an eine enge Bezugsperson gefühlsmäßig stark gebunden sind und Wünsche nach Geborgenheit und Versorgung äußern. Zurückweisung und Alleingelassenwerden bis hin zur Trennung werden mit depressiver Verstimmung und/oder Angst beantwortet. Die Menschen erscheinen ausgeprägt abhängig, anklammernd oder fordernd. Diese Beziehungsgestaltung kann mit den Begriffen »dependent and demanding« beschrieben werden. Alternativ erscheint der »Kontakthunger«: Hierbei geht es um den Versuch, die	Der Typus ist gekennzeichnet durch Selbstgenügsamkeit, Anspruchslosigkeit und Bescheidenheit in der Ausgestaltung von Beziehungen. Dieses Verhalten lässt sich als »altruistische Grundhaltung« kennzeichnen. Abzugrenzen sind die Sühne bewusster oder unbewusster Schuldgefühle und/oder selbstquälerische, masochistische Tendenzen. Hier geht es um eine anspruchslose fürsorgliche Grundhaltung, um (unbewusst) Fürsorge und Geborgenheit zu gewinnen. Demzufolge erscheint als Leitaffekt die Sorge um den anderen bei spürbar untergründi-

Achse 3

depressive innere Leere mit möglichst langem und häufigem Kontakt zu füllen. Hieraus erwachsen vorübergehende und kurzzeitige (zum Teil geradezu parasitäre) Beziehungen (Abgrenzung zum Autonomiekonflikt mit »Seins-Abhängigkeit« und zum Selbstwertkonflikt, bei dem diese Beziehungen der Selbstwertstabilisierung dienen). Leitaffekte sind Trauer und Depression mit der Angst, den anderen zu verlieren bzw. der depressiven inneren Leere. Neid (»die erhalten mehr«) ist häufig. Der Untersucher erlebt in der Interaktion/Gegenübertragung oft Kontrolle, Anklammerung, Erpressung und Gefühle von Sorge oder Ohnmacht in der Beziehung.

gen abgewehrten depressiven Gefühlen. Neidgefühle (»Ich erbringe so viel und erhalte nichts.«) sind häufig. Auch wenn diese Verhaltensweisen vehement dargestellt und vorgetragen werden, spürt der Untersuchende in der Gegenübertragung Anteile des Patienten mit Gefühlen von Traurigkeit oder Sehnsucht nach Versorgung. In der Interaktion erscheinen Szenen wie »alles für den anderen machen«, »nicht zur Last fallen« usw.

Lebensbereiche

Herkunftsfamilie

Die ausgeprägten Versorgungswünsche können über die Generationsgrenzen hinweg auftreten, zeigen sich jedoch besonders in der Herkunftsfamilie. Junge Erwachsene verbleiben dann überlange und überloyal im engen Familienverband (z. B. auch in der Freizeit). Begründet wird dies mit vielfältigen Notwendigkeiten, es fehlt die Wahrnehmung der Problematik derartiger Lösungen. cave: kulturelle und soziale Besonderheiten.

Das Bemühen um die eigene Autarkie kann einerseits zu frühem Sich-Absetzen von der Herkunftsfamilie (»Nestflüchter«) führen oder andererseits zu einer selbstlosen »altruistischen« Sorge und Fürsorge um die Eltern. Letztlich wird – in der Hoffnung auf ein weiteres Geborgenheitserleben – die Bindung durch die aktiv fürsorgende Rolle um die Eltern (bis hin zur aufopfernden Pflege) fortgesetzt. Mögliche Entlastungen werden hierbei durch Rationalisierung ausgeschlossen bzw. abgewehrt.

Partnerschaft/Familie

In der Partnerschaft dominiert der Wunsch nach Versorgung, Trennung vom Partner erscheint unmöglich, »man« ist aufeinander angewiesen. Die erhebliche Enge (»immer zusammen«) wird rationalisiert. Bereits Abgrenzungsbemühungen des Partners und Trennungsfantasien lösen depressive Einbrüche und Gefühle von Ungenügen bzw. Angst vor dem Alleinsein aus und führen zu reaktiven Anklammerungs- und Kontrollimpulsen. Hierbei kann es zu heftigen Vorwürfen bis hin zu Wutausbrüchen gegenüber dem Partner kommen. Die Partner reagieren auf diese vereinnahmend-ansprüchliche, oft als »erpresserisch« erlebte Beziehungsgestaltung entweder überfürsorglich oder latent abwehrend-aggressiv. Besteht auch beim Partner ein

Das Bedürfnis nach Geborgenheit kann in der Partnerschaft ganz verleugnet werden. Die Menschen zeigen sich selbstgenügsam und aufopfernd – wobei der Wunsch: »Es wird einmal vergolten«, unbewusst immer spürbar bleibt. Um immer für den anderen »da sein zu können«, kann eine enge Beziehung eingefordert werden. Diese Art der Beziehungs- und Anklammerungstendenzen führt manchmal zu häufig wechselnden Beziehungen (»Ich hol's mir woanders.«).

starkes Bedürfnis nach Versorgung, so können sich beidseitig Symptome ausbilden, mit denen wechselseitig das Recht nach Versorgtsein begründet wird.

Besitz	
Im Besitzverhalten bildet sich der gesamte Konflikt besonders deutlich ab: Sachen und Menschen sollen »besessen« werden, ängstlich wird jedes »Abgeben« vermieden. Aller Besitz, der ein Gefühl der Versorgtheit und Geborgenheit gewähren soll, ist jedoch nie genug, ebenso wie alle Zuwendungen. Bei vorherrschender Reaktionsbildung führt dieser Hunger nach Zuwendung und Besitz zu einer Art von Bedürfnislosigkeit. Im sozialen Feld bewirkt dieses Verhalten nicht selten aktive Betreuung und Versorgung durch andere.	Die im Besitzverhalten zur Schau getragene Selbstlosigkeit enthält oft eine Komponente der unbewussten Berechnung. Der abgegebene Besitz bleibt innerlich weiter besetzt und hat eher den Charakter eines Darlehens, auf das neben der Rückzahlung zusätzliche Zinsen anfallen.
Beruf	
Es werden Arbeitssituationen gesucht, die Unterstützung und Geborgenheit vermitteln. Daher bleiben die Menschen oft deutlich hinter ihren Möglichkeiten zurück, da sie keine eigenständigen Entscheidungen tragen. Sie suchen immer Verbündete und Helfer, vermeiden manchmal Aufstiegsbemühungen, um die soziale Geborgenheit nicht zu gefährden. Anforderungen können als Unterstützungsverlust erlebt werden und mit Niedergeschlagenheit und/oder Verweigerung beantwortet werden.	Im Arbeitsleben erscheinen diese Menschen als unersetzbare, aufopfernd fleißige Mitarbeiter, die sich nicht schonen, dafür jedoch auch permanentes Wohlwollen erwarten. Bleibt die Belohnung auf dieses permanente Sich-selbst-Ausbeuten aus, droht Niedergeschlagenheit bis hin zu tiefen Selbstwertzweifeln. Die berufliche Selbstausbeutung kann auch gesundheitlich gefährdend sein. In Zeiten wirtschaftlicher Schwäche (Arbeitslosigkeit, betriebliche Konkurse) sind diese Menschen psychisch erheblich gefährdet.
Soziales Umfeld	
Gesellschaftlich sind diese Menschen eher zurückgezogen und auf wenige enge, versorgende Beziehungen ausgerichtet. In der Gemeinschaft werden sie von anderen als fordernd und anstrengend erlebt, obwohl sie ihre Versorgungsbedürfnisse oft nur indirekt äußern.	Im gesellschaftlichen Feld scheint dieser Typus eher für andere sorgend – ohne jedoch echte wechselseitige tragfähige Beziehungen dabei aufzubauen. Soziales Engagement geschieht oft im Dienste der altruistischen Abtretung (»Wie ich dir, so du mir!«). Häufig erfahren sie nicht die Achtung, die aufgrund ihres Einsatzes zu erwarten wäre, sondern Ausnützung oder Abwertung. Diese Reaktion entspricht auf der Seite des Versorgenden der oft heimlichen (unbewussten) Verachtung gegenüber dem Versorgten oder des Neides auf die Versorgten.

Körper/Sexualität	
Die Versorgungsbedürfnisse werden den anderen über die Bedürfnisse des eigenen Körpers vermittelt (»Ich brauche diese besondere Behandlung.«). Der eigene Körper ist damit steter Anlass von Aufmerksamkeit. Real wird dem Körper jedoch wenig echte Fürsorge zuteil. Vorwiegend wird die Versorgung mit Essen, Suchtsubstanzen u. a. zugeführt. Auch die Sexualität wird als eine Möglichkeit erlebt, sich versorgen zu lassen, und kann bis hin zum »Sexhunger« funktionalisiert werden.	Der Körper wird mit seinen Bedürfnissen, Signalen und Grenzen nicht wahrgenommen, sondern »hat zu funktionieren«. Das stete Überschreiten der Grenzen kann zur Gesundheitsgefährdung führen. Allerdings kann der Körper auch selbst zum Objekt der Versorgung werden und – ebenso wie alles andere – aktiv versorgt werden. In der Sexualität ist denkbar, dass über die Reaktionsbildung die Bedürfnislosigkeit vorherrscht. Daneben besteht wohl die Möglichkeit, in der Sexualität Versorgung und Geborgenheit insgeheim zu erleben.
Erkrankungen	
Krankheiten und Unfälle erfordern noch mehr Versorgung. Es zeigt sich eine passive anklammernde Erwartungshaltung an den Arzt. Auch für sonstige Betreuer werden die Patienten oft als »anstrengend« in ihrem Wunsch nach Betreuung erlebt und lösen Mühsal bis hin zu Ärger aus. Meist ist es schwierig, einen aktiv-rehabilitativen Umgang mit der Erkrankung zu fördern. Ein sekundärer Krankheitsgewinn wird oft direkt angestrebt (Rente), wobei der Anspruch durch die Erkrankung subjektiv als vollkommen berechtigt erlebt wird.	Bei Erkrankungen zeigen diese Menschen ihre Unfähigkeit zu adäquat regressivem Verhalten (Übernahme der Krankenrolle) und wehren Hilfestellungen häufig ab. Die gleichzeitig jedoch unbewussten Wünsche nach Versorgung manifestieren sich oft in Unzufriedenheit mit der realen Betreuung. Im Krankenhaus wird anderen Patienten oft demonstrative Hilfestellung gegeben (Altruismus), was aber gleichzeitig auch eine unbewusste Kritik an der Versorgung und Funktion des Personals darstellt.

Versorgung versus Autarkie – Aktiver Modus (und Schuldkonflikt – Passiver Modus)

Fall-Vignette: Die Frau des Ingenieurs

Frau A. (Alter 48 Jahre) wurde überwiesen aufgrund von täglichen Durchfällen, die seit vielen Jahren bestehen. Die Beschwerden begannen gleichzeitig mit der Verschärfung der ehelichen Schwierigkeiten. Der Ehemann betrog sie mit wechselnden Frauen und beschimpfte sie immer: »Du bist Scheiße, ich mach dich kaputt.« Sie wollte diese Frauengeschichten nicht wahrhaben, litt aber ungemein unter den immer wiederkehrenden Beschimpfungen. Als sich die Situation zuspitzte, der Ehemann sogar Gegenstände nach ihr warf und sie nicht immer wieder die Frage der Schuld bei sich suchen konnte, entzog sie ihrem Ehemann eine hohe Bürgschaft für die Firma. Seit dieser Zeit überschüttete er sie noch mehr mit Schuldzuweisungen und Wut und zog auch aus der gemeinsamen Wohnung aus. Es begann eine Zeit des Leidens und zunehmender depressiver Gefühle.

Frau A. wirkte vordergründig selbstsicher und offen im Kontakt. Bald wurde spürbar, dass sie auch im Gespräch alles recht machen will. Hilfestellungen wurden abgewertet oder als schuldhaftes eigenes Versagen verstanden. Eine untergründige Traurigkeit war zu spüren. Erst in der Therapie fand sie den Mut sich zu trennen, die Scheidung wurde am Ende der Behandlung ausgesprochen.

Der gleichaltrige, südeuropäische Ehemann war erfolgreicher selbstständiger Ingenieur, sie hatte für ihn – wie alle anderen Dinge – die finanziellen Angelegenheiten geregelt. Sie hatte ihn während seines Studiums kennen gelernt. Er habe um sie geworben und von Anfang an habe eine »Versorgungsbeziehung« bestanden: Sie kümmerte sich um den Ehemann, brachte ihn auch finanziell durch das Studium und war für alles da. Sie habe sich immer angepasst verhalten, alles für die Familie aufgeopfert und sich bei Streitereien eher zurückgezogen, die Schuld auf sich genommen, während der Mann immer aggressiver und impulsiver geworden sei. Der einzige Sohn wurde von ihr mit Zuwendung überhäuft, er zog vor einigen Jahren aus. Ihr Mann beteiligte sich nie an der Kindererziehung und empfand den Sohn eher als Konkurrenten für die ihm zustehende Fürsorge. Er sei derjenige, der Zuwendung und Fürsorge brauche, sie sei die Spenderin dafür.

Aus der Lebensgeschichte ergibt sich das repetitive Bestreben, für andere zu sorgen, um eine enge Beziehung aufrechtzuerhalten. Es handelt sich somit um eine Patientin, die grundsätzlich zu einer Beziehungsaufnahme in der Lage ist, die Gestaltung und das Erleben folgen jedoch den Wünschen nach Versorgung und Geborgenheit beziehungsweise deren Abwehr. Des Weiteren nimmt sie passiv immer Schuld auf sich. Die Wurzeln dieser Konflikte finden sich in der Biografie: Sie wurde in einem kleinen Dorf geboren, der Vater kehrte als gebrochener und kranker Mann aus dem Krieg zurück. Die Mutter – eine starke Frau voller Leben – musste in einem kleinen Familienladen immer arbeiten, um die Familie zu versorgen. Die Patientin verbrachte ihre Kindheit zumeist bei ihrer Großmutter (mütterlicherseits), einer recht depressiven Frau, die viel weinte. Die Patientin schlief bei der Großmutter, um auf sie aufzupassen, nachdem der Großvater als Polizeikommissar bei Kriegsende verhaftet wurde und die Familie die Dienstwohnung verlassen musste. Nach dieser Kränkung wurde die Großmutter depressiv und versuchte mehrfach sich zu suizidieren. Die Patientin wurde immer wieder angehalten, sich um die Großmutter zu kümmern und auf sie aufzupassen. Die Oma suizidierte sich eines Tages, keiner erkannte damals, wie die Patientin unter der Schuld litt, versagt zu haben. Fortan begleitete sie das Gefühl, für andere da sein zu müssen und Schuld auf sich geladen zu haben.

Versorgung versus Autarkie – Passiver Modus (ödipaler Konflikt – Passiver Modus)

Fall-Vignette: Der Justizbeamte

Herr K. (36 Jahre) kam zur Behandlung aufgrund seit einem Jahr zunehmender Depression. Die depressiven Gefühle von Sinnlosigkeit hatten sich bis hin zu Suizidgedanken gesteigert. Ängste – die Eltern zu verlieren – bestehen seit der Kindheit. Erstmals kam es zu einer klinischen Depressionssymptomatik vor zehn Jahren, als seine erste Ehefrau ihn wegen eines neuen Partners verlassen hatte. In Folge führte er eine dreijährige Psychotherapie durch. In dieser Zeit heiratete Herr K. seine zweite Ehefrau und kurz darauf wurde die einzige Tochter geboren. Seit der Geburt hat Herr K. das Gefühl, er werde nicht mehr beachtet. Die aktuelle

Zunahme der Symptomatik führt er selbst auf die zunehmende Verselbstständigung der Tochter zurück (»Die braucht mich nicht mehr«) und eine Beförderung als Justizbeamter. Mit dieser Beförderung hat er andere Kollegen hinter sich gelassen und muss eventuell mit einer Versetzung an einen anderen Wohnort rechnen.
Herr K. wirkt im Kontakt grau und unattraktiv, zum Teil etwas ungepflegt, gleichzeitig klammert er sich sehr schnell an und fordert stetig die Linderung seiner »schlimmen« Depression: »Tun Sie doch was für mich!«. Leitaffekt ist die stetige Angst, dass andere ihn verlassen, er andere verlieren könnte, und die depressiven Gefühle zunähmen. Er erlebt sich als abhängig von der Liebe und Versorgung anderer Menschen, obwohl er immer versuche, anderen etwas zu geben. In der Ausdrucksfähigkeit eigener Gefühle und Bedürfnisse erscheint Herr K. sehr stark gehemmt.
Herr K. wuchs in einer Kleinstadt auf, der Vater versuchte sich selbstständig zu machen und scheiterte, seit dieser Zeit hatte die Mutter die Aufgabe, für den Unterhalt der dreiköpfigen Familie zu sorgen. Zu der Mutter besteht auch heute noch eine enge Beziehung. Sie wird idealisiert, wobei sie gleichzeitig wenig fassbar und grau, nur als »Versorgerin« erscheint. Der Vater versuchte dann als Handelsreisender Erfolg zu haben, war kaum mehr zu Hause, sodass sich die Beziehung Sohn-Mutter weiter vertiefte. Seine erste Ehefrau lernte er während der Ausbildung kennen (»Sie war wie meine Mutter.«). Sexuell scheint es erhebliche Probleme gegeben zu haben (hierbei wird eine starke Schamhaftigkeit bei Herrn K. spürbar), die möglicherweise dazu führten, dass die Ehefrau sich einem anderen Mann zuwandte. Auch die zweite Ehefrau lernte er im Berufsumfeld kennen, sie wird ebenfalls als unterstützend und versorgend beschrieben, Sexualität spielt seit der Geburt der Tochter kaum mehr eine Rolle.
Beruflich herrschen unauffällige und gute Beziehungen vor. Er fühlte sich in seinem Beruf geborgen, bis die jetzige Beförderung dies bedrohte. Im sozialen Umfeld gibt es eher weniger Kontakte ohne wesentliche Konflikte. Die Symptome zwingen ihn, ständig zu Ärzten zu gehen.

4.3.4 Selbstwert

Tabelle 4-8: Konflikt 4 – Selbstwertkonflikt

Selbstwertkonflikt (Selbst- versus Objektwert)
Mehr noch als für die anderen Konfliktebenen gilt für die Selbstwertkonflikte, dass sie generell sind: Jeder Mensch ist auf die Befriedigung und Anerkennung seines Selbstwertgefühls bedacht. Ein Selbstwertkonflikt ist dann vorhanden, wenn die Anstrengungen zur Anerkennung des Selbstwerts übermäßig stark und erfolglos oder anamnestisch und/oder aktuell unzureichend oder gescheitert erscheinen. Die Konflikte beziehen sich hierbei auf den Selbst- versus Objektwert als die unangepassten Pole von »sich selbst infrage stellen können« und »sich selbst eine Wertigkeit zumessen können«. Bedeutsame Selbstwertkonflikte eines Patienten überragen auch eindeutig in ihrem Ausmaß jene narzisstischen Probleme, die in anderen Konfliktebenen enthalten sind. Daher ist hier nicht die grundsätzliche Beteiligung des narzisstischen Motivationssystems (narzisstische »Tönung«) bei anderen Konflikten gemeint.

Mit dem Alter kommt es oft zu einer narzisstischen Destabilisierung und entsprechenden Kompensationsversuchen.
Hinsichtlich des Selbstwertes (Struktur) ist wie bei allen Konflikten eine hinreichende Möglichkeit zur Regulation vorauszusetzen, um einen motivationalen Konflikt mit spezifischer Auslösesituation überhaupt entstehen zu lassen.

Passiver Modus	Aktiver Modus
Allgemeine Kriterien	
Beim Vorherrschen des passiven Modus ist es zu einem vom Patienten auch so erlebten kritischen Einbruch des Selbstwertgefühls gekommen (»Ich bin nichts mehr.«). Meist wird die aufgetretene Symptomatik direkt dafür verantwortlich gemacht. Narzisstische Ansprüche werden eher zurückgenommen, Bedürfnislosigkeit und Unwichtigkeit der eigenen Person betont. Offen oder verdeckt erfolgen jedoch Schuldzuweisungen an andere, vor allem Ärzte und öffentliche Institutionen. Der Leitaffekt des Patienten ist eine deutlich wahrnehmbare Scham. Der Modus kann sich auch als eine chronische Haltung der Abwehr vermitteln, in der die manifeste Selbstherabsetzung der unbewussten Selbstaufrichtung dient. Hierbei kann in der Übertragung die idealisierende Bewunderung (für den Untersucher) mit spürbarer Peinlichkeit deutlich werden, in der Gegenübertragung Gefühle des Unterstützenwollens (wobei untergründig durchaus Abwertendes spürbar sein kann) oder des Herabsetzens.	Beim Vorherrschen des aktiven Modus imponiert eine forcierte Selbstsicherheit der Patienten gegenüber anderen als Versuch zur Bewältigung einer befürchteten oder realen Selbstwertkrise. Die Patienten können auf den ersten Blick selbstsicher wirken, die hintergründige Unsicherheit wird jedoch bald wahrgenommen (»pseudoselbstsicher«). Als Leitaffekt des Patienten können heftige Affekte von Gereiztheit und Verärgerung (»narzisstische Wut«) auftreten, wenn das positiv-narzisstische Selbstbild infrage gestellt wird. In der Interaktion wird der Untersucher oft infrage gestellt, bis hin zur abwertenden Kränkung. In der Gegenübertragung bestehen beim Untersucher Kränkungsgefühle und Rechtfertigungsimpulse aufgrund der Abwertung des Patienten, möglicherweise gefolgt von Ärger bis hin zur Herabsetzung des Patienten.
Lebensbereiche	
Herkunftsfamilie	
In der Familientradition wird das negative Selbstbild oft weitergeführt (»Mit uns kann man's ja machen!«). Die Patienten sind oft Träger kompensatorischer Erwartungen, wobei trotz der eigenen Mühen und Anstrengung der Mythos der Zurücksetzung und der eigenen Minderwertigkeit bestehen bleibt. Alternativ kann der Patient vor dem Hintergrund überwertiger, für ihn nie erreichbarer Leistungen der Familie zur ständigen Selbstabwertung neigen.	Entweder werden die Herkunftsfamilie und die eigene Biografie stark idealisiert, und der Patient fühlt sich als würdiger Spross der Familie, oder diese werden vom Patienten kaum berichtet, bagatellisiert oder bis zur fehlenden Erinnerung verleugnet. Die zugrunde liegende Scham, das Thema der eigenen Herkunft zu vermeiden, kann hierbei deutlich spürbar werden.

Partnerschaft/Familie	
In Beziehung und Partnerschaft gehen solche Menschen nicht selten feste Partnerbindungen ein, in denen gemeinsam eine Vorgeschichte von Kränkungen, Demütigungen und anderen für das Selbstwertgefühl problematischen Belastungen, insbesondere im Felde der sozialen Geltung, verarbeitet werden. Über das gemeinsame »Immer-benachteiligt-Werden« und die Abgrenzung von anderen, die es scheinbar besser haben, wird die Partnerschaft stabilisiert.	Beziehungen und Partnerwahl dienen im Muster so genannter Selbstobjekte meist der Stabilisierung des Selbstwertgefühls. Beziehungen werden derart gestaltet, dass man selbst bewundert wird oder der Partner so bewunderungswürdig ist (in der Hoffnung, durch diesen aufgewertet zu werden). Auch kann eine stetige Abwertung des Partners der eigenen Selbsterhöhung dienen (»Ich weiß gar nicht, warum ich mich mit so einem abgebe.«). Menschen, die nach diesem Modus leben, haben eine Neigung, die Welt in Freunde und Feinde zu scheiden.
Beruf und Arbeitswelt	
Die Patienten zeigen im Beruf eine ausgeprägte Arbeits- und Leistungsbereitschaft als Kompensation für Kränkungen und waren im Rahmen ihrer Möglichkeiten oft durchaus erfolgreich. Aufgrund der sich dahinter verbergenden erhöhten Verletzbarkeit bei Nichtbeachtung des Einsatzes steht der Symptombeginn nicht selten in direktem Zusammenhang mit beruflichen Zurücksetzungen oder Kränkungen. Auch können die Patienten eine im Vordergrund stehende Arbeits- und Leistungsverweigerung zeigen, die sich mit dem Selbstbild (»Schaffe ich eh nicht!«) deckt.	Es besteht im Beruf die Neigung, die eigene Position und Leistungsfähigkeit zu überschätzen. Probleme am Arbeitsplatz und Defizite der eigenen Leistung werden verleugnet oder anderen als Verursachern zugeschrieben. Die realen beruflichen Positionen sind oft nicht gut, da die Patienten wegen ihrer Kränkbarkeit zu Beziehungsabbrüchen und Leistungseinbußen neigen.
Soziales Umfeld	
In sozialen Gruppierungen werden eher nachgeordnete Positionen gesucht, dies lieber mit ebenfalls Benachteiligten. Hierbei kann die aufgesuchte Gruppierung programmatische Ansprüche stellvertretend ausleben (»Vereine der Vertriebenen«). Oft ziehen sich die Patienten aber auch schon früh resigniert zurück und stützen sich auf sich selbst oder wenige vertraute Bezugspersonen. Neue soziale Erfahrungen werden eher gemieden.	Es werden in besonderem Maße soziale Gruppierungen oder Kontakte mit Berühmtheiten oder bekannten Persönlichkeiten gesucht, um sich im Glanz der anderen der eigenen Werthaftigkeit zu versichern (»In deinem Lichte strahle ich heller.«). Auch müssen sich die Patienten gegenüber vermeintlichen »Versagern« häufig aktiv abgrenzen, aus Furcht vor dem »Abfärben« des Mangels anderer.
Besitz und Geld	
Der vorhandene Besitz, das Eigenheim und dergleichen kompensieren zwar unbewusst das unzureichende oder fehlende Minderwertigkeits-	Besitz und Geld dienen in Form repräsentativer Attribute der Selbstbestätigung (»Wohlstands-Fetische«). Nicht selten sind diese Attribute

erleben. Diese stellen jedoch keine Basis für eine narzisstische Zufriedenheit her, sondern bestätigen nicht selten das subjektive Gefühl des Zukurzgekommenseins.	aber mehr in den Wünschen und der Fantasie des Patienten vorhanden als tatsächlich verfügbar.
Körper/Sexualität	
Die Patienten erleben ihren eigenen Körper als minderwertig, was nicht selten zu dessen Vernachlässigung führt (»Der Körper kriegt, was er verdient!«). Alternativ können mithilfe chirurgischer Eingriffe frustrane, zum Teil mehrfach wiederholte Korrekturversuche an wechselnden Körperregionen dazu dienen, das eigene Selbstbild aufzuwerten (»Wenn meine Nase nur gerade wäre, dann …«). Vorherrschend sind die Patienten von der eigenen sexuellen Unattraktivität überzeugt.	Im Umgang mit dem Körper besteht die überstarke Tendenz, diesen jung, schön und attraktiv erscheinen zu lassen, um vermeintliche oder unter Umständen reale Schwächen zu kompensieren. Im Zusammenhang mit Sport, Körperkult und weiteren Phänomenen ergeben sich Hinweise auf fantasierte körperliche Unverletzlichkeit und ausgeprägte libidinöse Besetzung des Körpers. Altern führt regelhaft zu Problemen und Kompensationsversuchen. Die eigene sexuelle Potenz/Attraktivität wird als Selbstwerttonikum überbetont.
Erkrankung	
Krankheiten bestätigen oft die defizitäre Selbstsicht (»Geschieht mir gerade recht!«). Auch werden Krankheiten oder Unfälle oft bewusst oder unbewusst als Äquivalent einer ungerechten, willkürlichen oder bösartigen Schädigungsintention durch andere, z. B. Ärzte, erlebt. Daraus können im Krankheitsverhalten Resignation oder aggressiv eingeforderte Wiedergutmachungswünsche Ärzten oder Autoritäten gegenüber resultieren.	Erkrankungen, auch bagatellhafte, bedrohen das Selbstwertgefühl und können zum Zusammenbruch führen. In jedem Fall erfordern sie starke Abwehr- und Kompensationsbemühungen, weit über den eigentlichen Anlass hinaus. Im Extrem ist die Dekompensation in den passiven Modus möglich. Im Krankheitsverhalten dominieren häufig Verleugnung und Bagatellisierung.

Für beide Modi gilt, dass oft dem Symptom eine weit über das klinisch nachvollziehbare Ausmaß hinausgehende, selbstwertbedrohende »Ich-bin-nichts-mehr-wert« oder -stabilisierende »Ohne-die-Schmerzen-wäre-ich-perfekt«-Wirkung zugeschrieben wird. Das Leben kann folglich um die Erkrankung herum »organisiert« werden. Demzufolge wird eine mögliche Bewertung des Symptoms oft nicht als Entlastung sondern als Bestrafung fantasiert werden.

Selbstwertkonflikt – Passiver Modus

Fall-Vignette: Der Enttäuschte

Herr K. (32 Jahre) wurde von der neurologischen Klinik vorgestellt, nachdem er dort wegen eines erstmals aufgetretenen Krampfanfalls behandelt wurde. Den vorbehandelnden Kollegen erschien er depressiv gestimmt. Bei der Begrüßung wirkte der Patient freundlich, aber im Kontakt etwas unsicher, leicht misstrauisch. Die depressive Symptomatik wurde vom Patienten bestätigt, diese kenne er seit seinem Schlaganfall vor einigen Jahren (er leidet an einer bis dahin unerkannten Gerinnungsstörung). Damals sei für ihn eine Welt zusammengebrochen, da ihn seine damalige Freundin verlassen habe und nicht mehr mit einem »Krüppel« zusammenleben wollte. Aus dem emotionalen Tief habe er sich nur sehr schwer erholen können, erst so richtig, nachdem er so langsam wieder einigermaßen funktionieren und seine Arbeit wieder aufnehmen konnte. In den folgenden Jahren seien ein weiterer Schlaganfall und zwei Herzinfarkte aufgetreten, die ihn endgültig umgeworfen hätten. Er sei daraufhin berentet worden, habe für sich keinen Sinn mehr im Leben gesehen und einen Suizidversuch unternommen. Sein Beruf als pflegerische Stationsleitung einer psychiatrischen Klinik sei ihm immer sehr wichtig gewesen, habe ihm einen Sinn gegeben. Jetzt fühle er sich sinn- und wertlos. In der bisherigen psychiatrischen Behandlung habe er erkennen müssen, dass er jetzt auf der Seite der Patienten sitze, was er sich früher nie habe vorstellen können. Besonders enttäuscht habe ihn, dass sich wiederholt Freundinnen von ihm getrennt und selbst seine Geschwister ihm nicht zur Seite gestanden hätten. Seitdem könne er keinem Menschen mehr vertrauen und befürchte, erneut enttäuscht zu werden. In den letzten zwei Jahren habe er 16 Beziehungen gehabt, diese aber jedes Mal von sich aus nach kurzer Zeit beendet. Immer wenn die Beziehung stabiler wurde und er sich wohl gefühlt habe, sei ihm deutlich geworden, dass er so viel Glück nicht verdiene und die Partnerin sich früher oder später von ihm trennen würde. Da habe er lieber von sich aus die bevorstehende Enttäuschung vorweggenommen.

Rückblickend sei er schon bereits vor dem Auftreten der körperlichen Erkrankungen ein sehr sensibler und zurückhaltender Mensch gewesen. In seiner Kindheit habe er wenig Liebe und Zuneigung von seinen Eltern erfahren. Sein Vater sei früh verstorben und er habe seitdem eine sehr enge Beziehung zu seiner Mutter gehabt. Diese sei eher eine gute Freundin für ihn gewesen, habe ihm bei Problemen immer zur Seite gestanden. Er habe sie häufig um Rat gefragt, da er in Lebensentscheidungen oft sehr unsicher gewesen sei. Im Kontakt mit anderen habe er seine Unsicherheit gut verbergen können, sei eher sehr forsch aufgetreten. Wenn ihn jemand nicht leiden konnte, sei das dessen Problem gewesen und für ihn sei es nicht von Wert gewesen, sich mit diesem abzugeben. So sei er gut durchs Leben gekommen, bis er erstmals eine Freundin aus »gutem Hause« gehabt habe. Sie sei sehr reich gewesen, und da habe er erstmals seine eigene Wertigkeit infrage gestellt. Er sei ja schließlich nur ein kleiner Krankenpfleger gewesen. Trotzdem habe er versucht, sich nicht beunruhigen zu lassen, und gegen die Wertvorstellungen der Freundin rebelliert und sein Understatement, z. B. durch das Fahren von fast schrottreifen Autos, betont. Nachdem seine Freundin sich aber getrennt habe, sei er zunehmend schlecht zurechtgekommen. Er habe immer mehr an sich selbst gezweifelt. Kurze Zeit später sei der erste Schlaganfall aufgetreten.

Im Verlauf der letzten Jahre habe er mehrfach versucht, eine ambulante Psychotherapie aufzunehmen. Jedes Mal sei er jedoch von den Therapeuten enttäuscht worden. Einer habe ihm gesagt, er solle sich doch umbringen, wenn er dies wolle; der andere habe sich während der Gespräche mit anderen Dingen beschäftigt. Ein Interesse bei den Therapeuten an seiner Person habe er nicht erkennen können und die Therapie nach kurzer Zeit beendet. Jetzt könne er sich aber eine Therapie vorstellen, da er das Gefühl habe, vom Untersucher verstanden zu werden.

Selbstwertkonflikt – Aktiver Modus

Fall-Vignette: Der Finanzberater

Herr D. (52 Jahre) wurde von seinem Kardiologen überwiesen, da dieser keine organischen Ursachen für das beim Patienten wiederholt aufgetretene Herzrasen finden konnte und daher psychische Faktoren annahm. Bei der Begrüßung im Wartezimmer benötigte der Patient erstaunlich lange, bis sein Blick von der gerade gelesenen Zeitschrift zum Untersucher gerichtet wurde. Hierdurch erhielt die Szene den Charakter einer Audienz. Auf dem Weg zum Untersuchungszimmer konnte der Patient seine Enttäuschung über das junge Alter des Untersuchers nicht verbergen. Er hatte eigentlich erwartet, vom Chefarzt untersucht zu werden. Trotzdem ließ er sich auf das Gespräch ein, da er doch dankbar für die Zeit wäre, die man sich für ihn nehme. Er begann das Gespräch und befragte die ersten 15 Minuten den Untersucher über das geplante Vorgehen der Untersuchung und über dessen Qualifikation. Letztendlich war es im weiteren Verlauf für den Patienten doch möglich, über seine Beschwerden zu sprechen. Er berichtete, dass er seit einigen Monaten niedergeschlagener, lust- und antriebsloser geworden sei und seinen bisherigen Tätigkeiten nicht mehr nachgehen könne. Wiederholt habe er Anfälle mit plötzlichem Herzrasen, Schwitzen, Luftnot, verbunden mit der Angst, an einem Herzinfarkt zu sterben. So kenne er sich nicht, er sei vorher nie krank gewesen und habe auf seine Gesundheit und Fitness besonders geachtet.

Er habe es sich nicht erlauben dürfen, krank zu sein, und sei als selbstständiger Finanzberater sehr angespannt gewesen. Seine Klienten hätten ihn ständig gefordert. In diesen Kreisen könne nur überleben, wer tausendprozentige Leistung bringe. »Wenn Sie mit den Millionen anderer Leute jonglieren, können Sie sich keine Fehler leisten.« Erst auf Nachfragen bezüglich seiner aktuellen beruflichen Situation berichtete der Patient von einem kürzlich, vor Auftreten der Symptomatik, erlittenen Konkurs, indem er nicht nur das Geld seiner Klienten, sondern auch sein privates Vermögen ohne Absicherung bei anrüchigen Finanzgeschäften verloren habe. Nur mit Mühe und unter spürbarer Scham, die aber abgespalten erschien, wurde seine finanziell desolate Situation mit hohen Schulden und laufenden Gerichtsverfahren deutlich. Der Patient bagatellisierte seine Probleme, er sähe eigentlich keine große Schwierigkeit, dem »Schlamassel« zu entkommen: »Donald Trump hat dies ja auch geschafft«.

Durch seine Probleme sei aber auch etwas Gutes entstanden. Jetzt erst merke er, was er sich und seiner Familie in den letzten Jahren angetan habe. Er habe diese vernachlässigt, nur gearbeitet und nicht bemerkt, wie wichtig ihm seine Familie sei. Ohne die Hilfe und Unterstützung seiner Frau hätte er die letzten Wochen wohl nicht überstehen können. Jetzt merke er erst, was er da für eine tolle Frau habe. Sie sehe nicht nur sehr gut aus und sei der Schwarm aller Männer, sie stehe auch hundertprozentig hinter ihm. Sie sei sein »Schmuckstück«.

Da er im Moment »etwas knapp bei Kasse« sei, habe er bemerkt, wie wenig er eigentlich brauche, um glücklich zu sein. Früher habe er auf große und schicke Autos Wert gelegt. Heute fahre er einen gebrauchten Kleinwagen, den ihm sein Bruder geschenkt habe. Dieser erfülle auch seinen Zweck. Ihm sei der Luxus, der ihn umgeben habe, immer wichtig gewesen, jetzt brauche er dies nicht mehr. Er bemerke immer wieder, dass man sich auch an den kleinen Dingen des Lebens erfreuen könne, z. B. an den Blumen am Wegesrand.

Eine ausführliche biografische Anamnese konnte nicht erhoben werden, da der Patient für seine Ausführungen viel Zeit in Anspruch genommen hatte. Ein zweites Gespräch zur Fortsetzung der Diagnostik wurde vom Patienten nicht gewünscht. Er werde schon alleine mit seinen »Problemchen« zurechtkommen. Mit einem scherzhaften Schmunzeln bemerkte der Patient beim Verabschieden, dass er dem Untersucher leider nicht weiter als Übungsobjekt zur Verfügung stehe. Da müsse sich dieser ein anderes Opfer suchen.

4.3.5 Schuldkonflikt

Tabelle 4-9: Konflikt 5 – Schuldkonflikt (Selbst- versus Fremdbeschuldigung)

Schuldkonflikt (Selbst- versus Fremdbeschuldigung)
Allgemeine Beschreibung
Das Gefühl von Schuld tritt auf, wenn man den anderen tatsächlich oder vermeintlich verletzt oder dessen Bedürfnisse oder Rechte beeinträchtigt hat. Es entsteht in der Regel im Zusammenhang mit diesem Konflikt zwischen egoistischen und prosozialen Tendenzen. Dabei muss es sich nicht um reale oder fantasierte Verstöße im interpersonalen Verhalten handeln, sondern es können auch Verletzungen von verinnerlichten Werten und Normsystemen sein. Inhalt und Ausmaß der verinnerlichten Normen und der sich daraus ergebenden Schuldgefühle sind stark sozial geprägt und kulturabhängig. Voraussetzung ist die Fähigkeit Schuld zu empfinden. Es geht hier nicht um die Befriedigung von Motiven der Versorgung oder Selbstwertstabilisierung, sondern um die Selbst- versus Fremdbelastung bei Gewissenskonflikten. Jeder Verstoß, jedes (durch Selbstbezogenheit, Egoismus, aber auch Autonomie- oder Autarkiebestrebungen motivierte) Zuwiderhandeln gegen die prosozialen Tendenzen wird durch Schuldgefühl signalisiert. Dies zwingt zur Korrektur (der Fantasie oder der Handlung) oder zu einer Abwehr des Schuldgefühls durch Verdrängung, Verschiebung, Umdeutung der Realität, Projektion usw. Dadurch wird oft die Schuld dem anderen übertragen, und der Konflikt manifestiert sich dann in dem konkreten Gegensatz »die Schuld bei sich versus die Schuld bei dem anderen zu sehen«. Konfliktspannungen dieser Art sind alltäglich. Hier interessieren die unrealistischen Fixierungen und Festlegungen im Sinne einer konstanten Tendenz zur Schuldabweisung oder umgekehrt zur unterwürfigen konstanten Schuldannahme. Hyperaltruistische Haltungen können auch im Zusammenhang mit Reaktionsbildungen gegen aggressive und antisoziale Tendenzen entstehen. Dies kann angepasst verlaufen; eher treten aber Konflikte auf. Eine Abgrenzung von Selbstwertkonflikten kann schwierig sein. Hilfreich ist hierbei der Leitaffekt: bei Schuldkonflikten herrschen Schuldgefühle, bei Selbstwertproblemen Schamgefühle vor. Zur Fähigkeit, Schuldgefühle zu erleben, ist ein gewisses Strukturniveau erforderlich. Das Gewissen und damit das Erleben von Schuldkonflikten ist auch psychischen Reifungsvorgängen unterworfen.

Passiver Modus	Aktiver Modus
Allgemeine Kriterien	
Hier dominiert der Typus des »Schuldigen«; diese Patienten nehmen in übertriebener Weise (als konstante Haltung) die Schuld auf sich. Sie haben für andere immer Entschuldigungen parat, neigen zu ständigen Selbstvorwürfen. Sie zeigen eine unterwürfige, (über)angepasste und selbstlose Haltung. Die Schuld wird oft durch selbst erzeugte oder auf jeden Fall angenommene Strafe oder Schuld ausgeglichen. Lob oder Entschuldigung können paradox vermehrte Selbstkritik und Selbstbeschuldigung auslösen. Der Leitaffekt besteht in Schuldgefühlen. Zusätzlich können Verlustängste, Strafängste und Traurigkeit entstehen. In der Gegenübertragung kommen Mitleid, Übervorsicht und ein Bemühen zum Ausdruck, der Selbstbeschuldigung des Patienten entgegenzuarbeiten oder ihn auch überzubewerten. Es können aber auch aggressive Impulse bemerkbar werden.	Typischerweise werden Schuldgefühle verleugnet oder verdrängt und in der Regel auf andere abgewälzt. Es besteht eine unbewusst intendierte »Blockierung«, Schuldgefühle bei sich erleben und zulassen zu können. (cave: Dies ist abzugrenzen von dem strukturell bedingten Fehlen von Schuldfühlen z. B. bei dissozialen Störungen.) Bei oberflächlicher Betrachtung wirken diese Menschen, als ob sie bereit seien, »eiskalt« ihre Vorteile zu verfolgen und »ohne Rücksicht auf Schuld und Verantwortung« nach Macht streben. Durch die überwiegende Verdrängung des Schuldgefühls tritt als Leitaffekt Ärger auf andere oder eine zynische Haltung auf. In der Gegenübertragung erlebt man den Impuls, solche Menschen schnell zu konfrontieren, moralisch zu verurteilen oder mit Schuldgefühlen ihnen gegenüber zu reagieren.
Lebensbereiche	
Herkunftsfamilie	
Für Familienprobleme und Schwierigkeiten fühlen sich diese Menschen schnell verantwortlich und übernehmen dafür die ihnen zugewiesene Schuld (»Sündenbock«, »schwarzes Schaf«). Sie sind bereit, vieles für die Familie zu übernehmen und zugunsten anderer Familienmitglieder Verzicht zu leisten. Andere werden schnell entschuldigt bei gleichzeitiger Neigung zu ständigen Selbstvorwürfen. Schuld wird durch selbst erzeugte oder angenommene Strafe ausgeglichen, deren Härte oft noch von unterdrückter Wut, Groll und Hader zeugt.	Die Familie oder Familienangehörige werden für eigene Unzulänglichkeiten und Probleme verantwortlich gemacht. Schuldgefühle werden verdrängt oder auf die anderen abgewälzt. Es besteht kaum Bereitschaft, Schuld anteilmäßig zu übernehmen. Die Herkunftsfamilie und Generationskonflikte werden meist unter dem Gesichtspunkt der Selbstgerechtigkeit beurteilt und dargestellt.
Partnerschaft/Familie	
Es besteht eine Neigung, die Schuld auf sich zu nehmen und den Partner sowie die Kinder zu entschuldigen, sich selbst dagegen anzuklagen oder sogar Situationen herbeizuführen, bei denen man automatisch als der Schuldige erschei-	Es wird versucht, die Schuld vorwiegend beim Partner und den Kindern zu suchen. Negative Handlungen, Verhaltensweisen werden »gesammelt« und bei jeder Gelegenheit vorgebracht (»Buchführung«). Tendenz, dem Part-

nen muss. Im Verhalten herrscht eine unterwürfige, teils sogar demütige Haltung vor.	ner ständig Schuldgefühle zu machen. Eigene Schuld wird kaum eingeräumt und wenn, dann erfolgt in der Regel sofort eine Einschränkung (»Ja, aber …«).
Beruf	
Führungspositionen werden vermieden und gefürchtet. Lob und Anerkennung stützen nicht nur, sondern werden auch als unangenehm und verunsichernd empfunden. Sozialer Aufstieg, Karrieresprünge und -erfolge führen zu Schuldgefühlen und in der Folge nicht selten zu Symptomen (Ängste, psychosomatische Symptome, etc.) und manchmal zu Rückschritten in die alte Position. Es besteht die Tendenz, auch bei Fehlern von anderen zunächst die Schuld bei sich selbst zu suchen und oft Schuld für Fehler von Kollegen oder Vorgesetzten mit zu übernehmen. Nachlassen eigener Leistungen wird eher durch eigene Versäumnisse oder Unzulänglichkeiten und nicht durch objektiv vorhandene schlechte Arbeitsbedingungen oder Überforderungen erklärt.	Die überwiegende Abwehr von Schuldgefühl bedingt oft überhebliches oder egoistisches Verhalten. Im Extrem kann dies zu rücksichtslosem, grenzüberschreitendem Verhalten gegenüber anderen führen. Um über eigene Fehler hinwegzusehen, besteht die Tendenz, die anderen verantwortlich zu machen. Eigenes Fehlverhalten und eigene Minderleistungen werden auf die Schuld der anderen zurückgeführt. »Schuldkonten« werden gesammelt und den Kollegen vorgehalten. Eigene Versäumnisse und Fehler können nur schlecht und meist nur mit Einschränkungen zugegeben werden. Kritik wird sofort abgewehrt.
Soziales Umfeld	
Eigene Fehler werden »vorschnell« zugegeben; die Schuld wird sofort übernommen. Von anderen werden diese Menschen leicht belächelt und verachtet, oft auch für eigene Vorteile missbraucht. Soziales Engagement ist häufig ausgeprägt, und Gruppierungen werden bevorzugt, in denen Schuld »abgearbeitet« werden kann.	Das soziale Umfeld wird zur Schuldzuweisung benötigt. Die Abwehr von Schuldgefühl führt zu selbstverständlicher sozialer »Vorteilsnahme« bis hin zu Ausnutzung und Ausbeutung. Manche bewegen sich »etwas außerhalb der Legalität« (»Da bin ich nicht schuld!«), ohne die Grenzen zur Kriminalität zu überschreiten.
Besitz	
Das Geben und Nehmen sowie Besitz sind für diese Menschen konflikthaft, weil daraus Verantwortung und Gewissensbisse erwachsen. Geschenke und Lob können nur mit schlechtem Gewissen angenommen werden und lösen eher Verunsicherung und das Gefühl, sofort zurückzahlen zu müssen, aus. Durch häufige Geschenke und »Aufmerksamkeiten« an andere und das Abtreten des eigenen Anteils oder Weiterverschenken muss vorsorglich das subjektive »Schuldkonto« immer niedrig gehalten werden.	Eigennütziges und besitzergreifendes Verhalten wird als gerechtfertigt (»Bin ohne Schuld!«) empfunden. Es wird versucht, andere »auszutricksen«; ständig wird nach »Schnäppchen« Ausschau gehalten (»Die sind selbst schuld!«). Es besteht eine Neigung, sich dennoch oft benachteiligt, übervorteilt oder betrogen zu fühlen (»Die sind schuld …«).

Körper/Sexualität	
Der Umgang mit dem Körper und seinen Bedürfnissen bis hin zur Sexualität ist für viele Menschen, die in schuldbetonenden normativen Gemeinschaften groß wurden, problematisch. Das Geistige ist das Eigentliche und die Körperlichkeit das zu Überwindende und zu Bekämpfende. In der Folge werden durch körperliche, besonders sexuelle Bedürfnisse Schuldgefühle bis hin zu Sühnebestrebungen ausgelöst. Das führt nicht selten zur Missachtung körperlicher Grundbedürfnisse und gesundheitlichem Fehlverhalten.	Die aktive Überwindung körperbezogener Verantwortung und Schuld kann bis zur Ausbeutung des eigenen Körpers führen, da die eigene Verantwortung verleugnet und delegiert wird (»An meiner Nikotinabhängigkeit ist die Tabakindustrie schuld.«). Es wird versucht, die Sexualität oft »schuldfrei« auszuleben. Auch für grenzüberschreitendes sexuelles Verhalten wird dem anderen die Schuld zugewiesen.
Erkrankungen	
Erkrankungen werden demütig hingenommen. Im Krankheitsverhalten werden Kunstfehler oder Unzulänglichkeiten von Ärzten übersehen und bagatellisiert. Die Krankheit wird als Folge eigenen Fehlverhaltens oder als folgerichtige Strafe gesehen. Medizinische Eingriffe werden bereitwillig ertragen und selten wird geklagt. Unzufriedenheit wird kaum geäußert. In der Arzt-Patient-Beziehung überwiegen Fügsamkeit bis Unterwürfigkeit. Anordnungen werden sorgsam befolgt. Im Krankenhaus sind diese Menschen eher »pflegeleicht«; entschuldigen sich für ihr Dasein und die Arbeit, die sie dem Personal bereiten.	Erkrankungen werden schlecht ertragen. Für das eigene Kranksein werden häufig andere verantwortlich gemacht. Ärzte werden oft beschuldigt, Kunstfehler gemacht und Fehldiagnosen gestellt zu haben. Eigenes Fehlverhalten (z. B. mangelnde Compliance) oder gesundheitsschädigende Verhaltensweisen werden bagatellisiert oder abgestritten. Im Krankenhaus fallen solche Menschen durch Schwierigkeiten im Umgang auf. Sie überfordern das Pflegepersonal, fordern wie selbstverständlich Rechte auch zum Nachteil anderer Patienten. Sie imponieren als »schwierige« Patienten.

Schuldkonflikt – Passiver Modus

Fall-Vignette: Scheitern im Erfolg

Die Patientin (36 Jahre) wandte sich an den Psychotherapeuten mit starker Niedergeschlagenheit, Schlaflosigkeit, Grübeln, Schuldgefühlen wegen Arbeitsunfähigkeit, Schwindel und Herzrasen. Sie war krankgeschrieben und wurde vom Internisten mit Antidepressiva behandelt.

Die Patientin war ein Jahr zuvor in ihre Heimatstadt zurückgekehrt. Sie gab dafür zwei Gründe an: Erstens war die über 90-jährige Großmutter gesundheitlich »zusammengebrochen«, zweitens hatte sie eine Schrift, mit der sie sich an einer auswärtigen Universität qualifizieren wollte, zurückgezogen ebenso wie die Bewerbung auf eine Universitätsstelle. Dazu sei es gekommen, weil der Hochschullehrer in Konflikte geraten sei, seine Assistentin (die Patientin) zu sehr gefördert zu haben. Er zog sich in der Folge zurück und förderte die Patientin weniger. Sie erlebte sich so, als habe sie die Beziehung zu dem Hochschullehrer zer-

stört (fantasierter Verstoß in dem interpersonellen Verhalten bei selbstbezogenen Tendenzen). Sie erlebte sich »als größenwahnsinnig«, sie dürfe als Tochter aus einer Bergarbeiterfamilie nicht aufsteigen.
Ihre Großmutter war in ihrem Leben für sie sehr bedeutsam. Die Eltern gehörten der Arbeiterschicht an, sehr ehrgeizig und neidisch auf die Reichen. Sie waren beide berufstätig, die Patientin ließen sie als Kind bei Großmutter und Großvater. Beide Großeltern waren liebevoll, aber auch streng. Sie wollte nicht zu ihren Eltern zurück, wenn diese sie am Wochenende holen wollten (zeitweise wollte sie nicht mehr leben). Gegen die neidische, raffgierige und egoistische Lebenseinstellung der Eltern entwickelte die Tochter eine altruistische prosoziale Lebenseinstellung. Da sie eine hervorragende Schülerin war, konnte sie ein theologisches und sozialbezogenes Studium absolvieren. Für ihren Hass auf die Mutter sah sie die Schuld ganz bei sich und machte sich bei Streitigkeiten mit ihr die heftigsten Vorwürfe.
Ein neuer Konflikt manifestierte sich zwischen ihr und ihrem neuen Chef. Sie hatte weit unter ihrer Qualifikation eine neue Stelle in ihrer Heimatstadt angenommen. Sie geriet in Konflikte mit ihrem Chef, weil der ihre Qualifikation für sich nutzte und sie gegenüber anderen aus dem Team vernachlässigte. Sie versuchte sich zu wehren, verachtete sich aber gleichzeitig wegen ihrer rivalisierenden Einstellung und entwertete sich. Sie hielt sich für »unerträglich«, unterwarf sich, versuchte sich anzupassen, selbstlos zu sein, förderte andererseits eine egoistische Mitarbeiterin.
In der Übertragung suchte sie Unterstützung bei dem Therapeuten. In der Gegenübertragung löste sie Mitgefühle und Wertschätzung aus sowie das Bedürfnis, sie in ihrer Berufstätigkeit als wertvolle und kompetente Mitarbeiterin zu unterstützen.
In der Familie übernahm sie sofort Pflegeaufgaben, als die altersschwache und geliebte Großmutter krank wurde und die Eltern sich wegen ihrer eigenen Erkrankungen nicht um diese kümmern konnten. Sie begründete dies damit, dass ja Vater und Mutter ebenfalls hilfsbedürftig seien. Mit ihrem Lebensgefährten lebte sie eine wenig lebendige (einschließlich Sexualität) Beziehung. Die berufliche Situation wagte sie kaum zu ändern, obwohl sie Angebote für eine Führungsposition erhalten hatte. Sie war misstrauisch und skeptisch gegenüber solchen Anerkennungen. Sie wirkte gepflegt, schenkte aber ihrem weiblichen Äußeren wenig Beachtung. Die angebotene Psychotherapie konnte sie zwar erleichtert annehmen, hatte aber gleichzeitig Schuldgefühle, anderen ginge es doch noch viel schlechter.

Schuldkonflikt – Aktiver Modus

Fall-Vignette: Beziehungswünsche

Die 60-jährige Patientin wandte sich über den Hausarzt an einen Psychotherapeuten. Der Hausarzt hatte sie zur Psychotherapie motiviert und sie zunächst an einen Nervenarzt überwiesen, der jedoch keine psychotherapeutische Behandlung übernehmen wollte.
Seit vielen Jahren war sie in hausärztlicher, internistischer, gynäkologischer und orthopädischer Behandlung wegen somatischer Erkrankungen, teilweise mit psychosomatischer Überlagerung ihrer Beschwerden: »Wirbelsäulenbeschwerden, Östrogenmangel, Kältegefühle, Schmerzen in der Hüfte« u. a. Sie erhielt zwölf Medikamente verordnet, wirkte unzufrieden, beschuldigte die Ärzte, sich nicht genügend Mühe zu geben wie bei Privatpatienten und ihr als Kassenpatientin nicht helfen zu wollen. Aus der Medikation war eine Polypragmasie erkennbar. Vor über 20 Jahren war sie kürzere Zeit wegen Angststörungen (Todesängste) in

psychotherapeutischer Behandlung gewesen. Sie hat diese Behandlung abgebrochen, äußerte sich ebenfalls unzufrieden und ärgerlich über Ärzte und Therapeuten.
Jetzt klagt sie über wechselnde Beschwerden, Angstattacken, Angst, Urin nicht halten zu können, Ängste vor anderen Menschen, depressive Verstimmungen, Sinnlosigkeitsgefühle und Suizidgedanken. Ganz im Vordergrund ihrer Klagen steht die Beziehung zu ihrem Ehemann. Der würde seit Jahren ihren Nähewünschen und Zärtlichkeitswünschen nicht entgegenkommen, sich zurückziehen und abweisend verhalten. Seit sechs Jahren gäbe es keine sexuelle Beziehung mehr. Sehr deutlich ist ihr Ärger über ihn zu spüren, sodass für die geäußerte Sinnlosigkeit und Nutzlosigkeit ihrer Existenz vor allem das Verhalten ihres Mannes verantwortlich gemacht wird.
Sie war in Danzig geboren und als Säugling mit ihren Eltern am Ende des Zweiten Weltkrieges nach Kiel geflohen. Dort wuchs sie auf und besuchte die Volksschule. 1953 zog sie ins Ruhrgebiet, dort schloss sie die Volksschule ab und wurde Einzelhandelskauffrau. Im Gespräch stellte sie besonders die enge Beziehung zu ihrem Vater heraus, der streng und der katholischen Moral verbunden gewesen sei. Sie spürte ein großes Bedürfnis nach Nähe zu ihm, das er nicht erfüllt habe. Sie gab ihm die Schuld, dass sie so bedürftig sei. Ihr Vater sei vor zehn Jahren gestorben, die Mutter vor etwa einem Jahr. Die Mutter sei resolut gewesen, habe sie abgelehnt und häufig geschlagen. Sie beschuldigte die Mutter, sie entwertet zu haben. Andererseits habe sie auch eine Sehnsucht nach der Nähe der Mutter. Als Kind habe sie große Angst gehabt zu sterben und ihre Mutter gefragt: »Darf ich zu dir ins Bett?«. Sie habe zwei Geschwister, eine zwei Jahre ältere und eine zwei Jahre jüngere Schwester, zu denen sie wenig Kontakt habe.
Als Hauptproblem sah sie die Beziehung zu ihrem Ehemann an. Sie sei jetzt seit 35 Jahren verheiratet. Vor der Heirat habe sie einen anderen Mann geliebt. Dies sei ihre große Liebe gewesen. Der Mann habe sich kurz vor dem Standesamt entzogen. Sie sei in ihren jetzigen Ehemann nicht verliebt gewesen. Sie habe Schuldgefühle, dass sie ihn geheiratet habe als Ersatz für den Mann, der vor dem Standesamt floh. Sie beschuldigte den Ehemann, dass er nicht oder nur am Anfang um sie geworben habe, dass er keine Zärtlichkeit, keine Freundlichkeit ausstrahle, sie nicht unterstütze, nicht mit ihr spreche und auch seit Jahren keine sexuelle Beziehung mehr mit ihr habe. Die Beziehung sei lustlos und trist. Ärger und Vorwürfe gegenüber ihrem Mann füllten viele Passagen in den Gesprächen, obwohl ihr Ehemann sie versorge, regelmäßig arbeite und auch die Kinder unterstütze.
Im Laufe der Gespräche berichtete die Patientin mit Schuldgefühlen von einer früheren sehr liebevollen engen, auch sexuellen Beziehung zu einem Pfarrer und schließlich von einer jetzigen Beziehung zu einem alkoholkranken Mann. Dieser Mann sei sehr wechselnd zu ihr, manchmal liebevoll, manchmal grob und unflätig. Während der Therapie beendete sie diese Beziehung. Schuld daran, dass sie sich diesen Männern zugewandt habe, sei ihr liebloser Ehemann.
Aus der Ehe sind drei Kinder hervorgegangen, zwei Söhne und eine Tochter. Von den Kindern fühlt sie sich nicht genügend anerkannt, obwohl sie sehr viel für sie getan habe. So hat sie sich z. B. sehr um ihren Sohn, der einen Motorradunfall hatte und lange auf Leben und Tod gelegen sei, bemüht und ihm sehr geholfen. Er sei jedoch nicht dankbar zu ihr. Ein besonderes Problem habe sie mit ihrer jüngeren Tochter. Sie habe etwa zehn Jahre nicht mit ihr gesprochen, weil sie sie beschuldigt habe, sich nicht genügend um sie gekümmert zu haben und ganz ihren eigenen Interessen nachgegangen zu sein.

Nur die schuldhaft erlebten Beziehungen zu den anderen Männern hatten sich so gestaltet, dass sie sich anerkannt, geliebt und wertvoll fühlte. Ihre Familie brächte hingegen dieses Gefühl nicht zustande.
In der Übertragung wünschte sich die Patientin ein väterliches Objekt, das sich intensiv und ernsthaft, aber insbesondere anerkennend und liebevoll mit ihr beschäftigt. Der Therapeut fühlte Schuldgefühle, wenn er diesen Bedürfnissen nicht entgegenkam. Frustrierte er die Patientin in ihren Bedürfnissen, dann reagierte die Patientin mit Verlustangst und depressiver Verstimmung, was die Schuldgefühle des Therapeuten verstärkte. Auch der Hinweis auf positive Aspekte in ihrem Leben, wie z. B. Freude bei der Teilnahme an einer Chorgemeinschaft, konnte die grundsätzlich negative Sicht der Patientin von ihrem Leben nicht verändern. Nach 30 Stunden Therapie (ca. ein Jahr) brach sie mit einem beschuldigenden Brief die Behandlung ab. Der Therapeut sei unzuverlässig, da er wegen Erkrankungen die Sitzungen ausfallen ließe. Auch eine erneute briefliche Kontaktaufnahme seitens des Behandlers ermöglichte keine Überwindung dieser ärgerlichen Verstimmung in der Therapie.

4.3.6 Ödipaler Konflikt

Tabelle 4-10: Konflikt 6 – Ödipaler Konflikt

Ödipaler Konflikt
Allgemeine Beschreibung
Das Bedürfnis, Aufmerksamkeit und Anerkennung als Frau oder Mann zu gewinnen, ist zusammen mit dem körperlich-sinnlichen Genuss und sexueller Erregung eine grundlegende Motivation. Hierzu gehören sowohl das genital-sexuelle Erleben als auch die Gesamtheit der Strebungen und Gefühle, sich anderen Menschen zeigen zu wollen, bei anderen etwas gelten zu wollen sowie den Kontakt zu anderen erotisch-zärtlich gestalten und genießen zu wollen. Diese Bedürfnisse müssen insbesondere abgegrenzt werden von den Motivationsbereichen der Bindung, der Versorgung und des Selbstwertes.
Die ödipale Konstellation setzt die reale oder die fantasierte Präsenz von drei Personen voraus, die sich in einem Spannungsfeld von Anerkennung, Rivalität und Erotik befinden. Die ödipale Konstellation ist durch den Wunsch gekennzeichnet, insbesondere aufgrund seiner persönlichen und körperlichen Attribute durch die primären Bezugspersonen anerkannt zu werden. Es geht um die Anerkennung als Mann oder Frau und nicht um die Anerkennung des »Wertes« (Selbstwert). Auch die Identifikation und die Übernahme der geschlechtsspezifischen Rollenanforderungen von den Eltern gehört hierzu. Diese haben ihren Ursprung in der erotischen Konstellation mit den primären Bezugspersonen und der sich daraus ergebenden Entwicklung. Der hier angesprochene Konflikt kreist somit auch um die Anerkennung der körperlich-sexuellen Attraktivität, die Geltung als Mann bzw. Frau und den diesen entgegenstehenden Strebungen und Hemmungen. Es handelt sich jedoch nicht um eine primär sexuelle Störung, da sich Sexualität für eine Vielfalt anderer Motivationen einsetzen lässt.
In den Interaktionen geht es darum (besonders in Bezug auf die Aspekte der Geschlechterrolle), etwas gelten zu wollen versus sich im Hintergrund zu halten, rivalisieren zu können versus nach-

geben zu können, körperliche Lust genießen zu können versus auf körperliche Lust verzichten zu können. Im Konfliktfall führt dies zu stark wechselndem und zum Teil dramatisch übertriebenem, aber auch zu seichtem emotionalem Ausdruck, um sich der Aufmerksamkeit und Anerkennung zu versichern. Diese Menschen vertrauen nicht auf ihre persönlichen Stärken und kognitiven Kompetenzen, um andere Menschen für sich zu gewinnen und zu beeinflussen, sondern sie sind darauf angewiesen, sich besonders attraktiv und begehrenswert darzustellen. Diese Aufmerksamkeit und Zuwendung können jedoch auf vielfache Weise erreicht werden, selbst durch seelische und/oder körperliche Klagsamkeit.

In diesem Zusammenhang können, wie bei anderen Konflikten auch, Schuldgefühle auftreten. Dabei handelt es sich um eine konfliktspezifische Schuldtönung, die sich aus der gleichzeitig bestehenden Loyalität zu beiden Beziehungspartnern, z. B. durch die Rivalitätsstrebungen, ergibt und nicht um einen eigenständigen Schuldkonflikt.

Passiver Modus	Aktiver Modus
Allgemeine Kriterien	
Es handelt sich hier um Menschen, die aufgrund ihrer Körperlichkeit und ihres Wesens (insbesondere als Mann/Frau) sich wenig bewundert, anerkannt und sexuell attraktiv fühlen. Daher halten sie sich im Hintergrund, fühlen sich unterlegen, geben nach und verdrängen ihre Sexualität aus Wahrnehmung, Kommunikation und Affekt. Es dominieren damit Züge von grauer Maus, Harmlosigkeit, Kindlichkeit. Das Selbsterleben ist geprägt durch Resignation oder Nicht-Wissen um die rivalisierend-anerkennende und sexuelle Thematik. Das Interesse an dieser Thematik äußert sich untergründig jedoch in einer gewissen Koketterie, in Fehlhandlungen und in der Gegenübertragung. Das passive Vermeiden kann auch zu völliger Unattraktivität und der Intention von Geschlechtslosigkeit führen. Ein ausgeprägter Leitaffekt im eigentlichen Sinne fehlt. Auffällig ist vielmehr das Fehlen angemessener Affekte in konfliktspezifischen Situationen. Für den Betroffenen und den Untersucher sind Schüchternheit und die (Scham-)Angst, die geschlechtsspezifischen Fähigkeiten zu leben, bis hin zur Kastrationsangst spürbar. In der Gegenübertragung entstehen Gefühle der »Geschlechtsneutralität« bis hin zu Desinteresse.	Es handelt sich hier um Menschen, die durch ihre körperliche Erscheinung und unangemessen erotisierendes oder provokatives Verhalten versuchen, (insbesondere als Mann/Frau) immer im Mittelpunkt zu stehen und die Aufmerksamkeit auf sich zu lenken. Diese Menschen sind getrieben, sich in Szene zu setzen, sich in den Vordergrund zu spielen, »Platzhirsch«/»Diva« zu sein, zu glänzen und zu verführen. Im Unterschied zum Selbstwertkonflikt können die Themen der Inszenierung schnell und häufig wechseln, stets werden dabei aber Zuschauer benötigt. Bei forcierter Sexualisierung können gleichzeitig der sexuelle Bezug und die Befriedigungsmöglichkeiten gehemmt sein. Vom provokativen Verhalten ist der Betrachter nicht selten peinlich berührt. Stark wechselnde, zum Teil dramatische Emotionen, Erotisierung und Rivalisieren bis hin zur Schamlosigkeit sind Leitaffekte. In der Gegenübertragung wechselt sich fasziniertes Angezogensein mit ärgerlicher Enttäuschung ab.

Lebensbereiche

Herkunftsfamilie

Die Beziehung zu einer primären Bezugsperson wird häufig »kindlich« idealisiert und enterotisiert, wobei gleichzeitig die andere reale oder fantasierte Bezugsperson an den Rand gedrängt wird. Die Familiengeschichte scheint grau und wenig lebendig, familiäre Konflikte und (Geschwister-)Rivalitäten werden verdrängt, es besteht ein ängstlicher Konservativismus.

Es bestehen häufig hochemotionalisierte Beziehungen in der Familie, meist mit besonderer Aufmerksamkeit und Anerkennung des gegengeschlechtlichen Elternteils. Der/die PatientIn trägt die Rolle des »Lieblings« eines Elternteils meist ins Erwachsenenalter weiter oder kämpft ständig um diese. In Geschwisterbeziehungen wird heftig rivalisiert.

In beiden Modi sind die PatientInnen atmosphärisch und in ihrer inneren Welt stark an die Herkunftsfamilie gebunden und von ihr beeinflusst.

Partnerschaft/Familie

In den meist stabilen Partnerbindungen geht es oft um Schutz und Geborgenheit unter Aussparung des anerkennend rivalisierenden und erotischen Bereiches (extrem: so genannte Josefs-Ehe). Häufig werden demzufolge ältere PartnerInnen gewählt. Diese ähneln oft der bevorzugten primären Bezugsperson. Krisenhafte Entwicklungen ergeben sich mit dem durch das fortschreitende Alter erforderlichen Rollenwechsel.

Auch in Beziehungen besteht ein ständiges Inszenieren, um Aufmerksamkeit und Anerkennung zu gewinnen. Das theatralisch-emotionale oder widersprüchliche sexuelle Verhalten (locken-blocken, Dreiecksbeziehungen) verursacht bei allen Beteiligten viel Leid. Da die Partnerwahl meist an den Primärobjekten orientiert ist, wird der Partner jedoch häufig als unzulänglich erlebt. Krisenhafte Entwicklungen ergeben sich mit dem durch das fortschreitende Alter erforderlichen Rollenwechsel, die mit dem aktiven Modus kaum mehr vereinbar sind (z. B. »Lolita« bzw. »das Partygirl« wird Mutter, »Don Juan« wird Vater).

Besitz

Vordergründig wird es vermieden, Besitz im Dienste der eigenen Attraktivität und Rivalität einzusetzen, trotzdem kann dieser als stiller und unbewusster Ersatz dienen.

Besitz und Geld werden eingesetzt, um im Mittelpunkt zu stehen, zu rivalisieren und Anerkennung zu gewinnen. Dementsprechend muss es ein besonders auffälliges Haus, Auto usw. sein, wobei die Dinge situativ auswechselbar sind und keine innere Bindung daran spürbar wird (»Requisiten«).

Beruf

Wie in der Familie herrschen auch im Arbeitsleben unauffällige, teilweise gute Beziehungen vor, in denen eigene, insbesondere interpersonelle Kompetenzen nicht gelebt werden, um

Berufliche Anerkennung und Aufmerksamkeit werden eher durch sich inszenierendes, zum Teil erotisierendes Verhalten angestrebt, als durch beständige Leistung. Überstarkes Konkur-

Rivalitäten zu vermeiden. Daher werden eher nachgeordnete Positionen eingenommen.	rieren belastet die Berufssituation. Dies führt zu häufig wechselnden beruflichen Konstellationen und zu beruflichen Positionen, die eher unter den Fähigkeiten des Betroffenen liegen.
Soziales Umfeld	
In sozialen Gruppen werden stabile, unauffällige Beziehungen bevorzugt, die das rivalisierende sexuelle Moment zurückstellen bzw. vermeiden (harmonische, geschwisterähnliche Beziehung; »den Schwanz einziehen«). Dies kann dazu führen, dass diese Menschen manchmal zwar nicht unbeliebt sind, sich ihrer aber kaum einer nachhaltig erinnert.	Soziale Gruppen, Vereine und Freunde werden im Dienst der eigenen Inszenierung benutzt und u. U. rasch gewechselt. Beziehungen werden hierbei häufig als persönlicher beurteilt, als sie tatsächlich sind. Es kommen auch trianguläre destruierende Konstellationen vor, in denen die Lust am Zerstören von partnerschaftlichen Bindungen anderer das dominierende Motiv ist.
Körper/Sexualität	
Der Körperlichkeit und der körperlichen Erscheinung wird wenig Aufmerksamkeit zuteil, ohne deren Pflege zu vernachlässigen. Es wird sogar versucht, mögliche Attraktivität, Sexualität und Rivalität zu verhüllen, zu verstecken oder zu verbergen, um anerkennend rivalisierende und erotische Bereiche auszusparen. Diese Problematik kann bis ins Alter bestehen, wobei der Verzicht auf Körperlichkeit dann mit dem »Alter« gerechtfertigt wird (»In meinem Alter braucht man das nicht mehr!«). Im Extremfall besteht sexuelles Desinteresse.	Der Körper oder Teile von ihm werden eingesetzt, um Anerkennung zu gewinnen und zu konkurrieren. Ihm wird demzufolge ungemein viel Aufmerksamkeit zuteil, er wird lustvoll, bisweilen provokativ »hergerichtet« und »zur Schau gestellt«. Die Grenzen oder der Verlust der körperlichen Attraktivität (z. B. im Alter) stellen damit eine große Bedrohung dar und werden u. U. bis zur Karikatur überspielt (»jung um jeden Preis«). Es besteht ein prononciertes Interesse an Sexualität (Witze, Zoten bis hin zu Donjuanismus/Nymphomanie).
Erkrankungen	
Beschwerden und Leiden bieten eine unbewusste Möglichkeit, die entbehrte Aufmerksamkeit und Anerkennung zu gewinnen. In der Erkrankung wirken die Menschen schwach und pseudoregressiv, manchmal werden therapeutische Prozeduren angestrebt, die als stiller Ersatz für Anerkennung bzw. sexuelle Befriedigung dienen.	Erkrankungen können mit einer alle in den Bann ziehenden Dramatik eingesetzt werden, um Aufmerksamkeit und Zuwendung zu erfahren. Gleichzeitig ist jedoch kein Gesundheitsversorgender in der Lage, diesen Bedürfnissen wirklich nachzukommen, sodass immer neue Experten gesucht werden müssen. Die Krankenrolle bietet weiterhin Anlass zu vielfältigen Identifizierungen. Krankheiten führen in der Arzt-Patient-Beziehung oft zu Erotisieren und Konkurrieren.

Ödipaler Konflikt – Passiver Modus

Fall-Vignette: Die Studentin

Die 26-jährige Jurastudentin meldete sich aufgrund depressiver Symptome zum Gespräch. Es erschien eine eher blass und kindlich wirkende junge Frau, die in überwiegend dunklen Tönen gekleidet war, leise sprach und insgesamt einen sehr unlebendigen, wenig attraktiven Eindruck machte. Eine ausgeprägte Depressivität war für den Untersucher nicht spürbar, vielmehr überwogen Schüchternheit, Hemmung und Schamhaftigkeit. Im Gespräch war sie außerordentlich passiv, sie sprach nur sehr zaghaft über ihr Anliegen, sodass der Interviewer immer wieder nachfragen musste.

Die Symptomatik begann eher schleichend vor ca. zwei Jahren. Im Studium habe sie sich zunehmend mit anderen Kommilitonen vergleichen müssen, doch sie vermied diese Auseinandersetzung mehr und mehr. Zudem zeigte ein Kommilitone aus ihrer Arbeitsgruppe Interesse an ihr. Um dieser erotischen Versuchung zu entgehen, versuchte sie sich noch mehr zu verhüllen, zu verstecken und sich als Frau in unauffälliger Kleidung zu verbergen. Ihr Versuch, lediglich eine »gute Freundschaft« mit ihm zu führen, führte dazu, dass er sich schließlich für eine andere Kommilitonin entschied. Dies bestätigte ihr Gefühl des Unterlegenseins und der Unattraktivität. Damals akzentuierte sich die depressive Symptomatik, auch wenn die Patientin keinen inhaltlichen Zusammenhang sehen kann.

Seit dieser Zeit habe sie ihre schon vorher intensiven familiären Beziehungen nochmals verstärkt, telefoniere täglich mit den Eltern und verbringe jedes Wochenende bei ihnen. Sowohl Vater als auch Mutter wurden von ihr zwar liebevoll, aber wenig lebendig und farblos geschildert. Die Beziehung zum Vater sei »liebevoll kumpelhaft«. Er erschien mehr als ihr bester lebenslanger Freund denn als ihr Vater. Die Mutter spielte anscheinend im Familiengleichgewicht eine eher untergeordnete Rolle. Konflikte scheinen keine zu bestehen. Das gesamte Familienklima wird als konservativ behütend beschrieben. Bereits in ihrer Kindheit und Jugend war die Patientin zwar gerne mit Freunden und Freundinnen zusammen, gab sich in sozialen Beziehungen aber am liebsten »unauffällig«. Seit der Pubertät habe sie vorwiegend Mädchen-Freundschaften gewählt, blieb aber auch hier eher am Rande. Geschlechtsspezifische Entwicklungsschritte wie Tanzkurse usw. machte sie, weil es sich »so gehört« habe, habe jedoch dabei meist das Gefühl gehabt, es sei für sie »viel zu früh« und nicht passend. Auch in der Folgezeit zeigte bis zur auslösenden Situation kein Mann erotisches Interesse an ihr. Dies sei ihr im bewussten Erleben nicht unrecht gewesen, andererseits wünschte sie sich jedoch Schutz und Geborgenheit (weniger: sexuelles Begehren) durch einen Partner.

Ödipaler Konflikt – Aktiver Modus

Fall-Vignette: Die Notfallpatientin

Die 30-jährige Frau B. wurde wegen einer Hyperventilationstetanie über die Notaufnahme aufgenommen. Seit zwei Jahren kam es immer häufiger, zum Teil fast täglich, zu hyperventilationstetanischen Anfällen. Der erste Anfall trat auf, als sie von einer Freundin am Telefon erfuhr, dass diese von einem Sohn entbunden worden war.

Frau B. sprudelte im Gespräch. Sie war attraktiv und begann, sich gegenüber dem männlichen Arzt immer wieder in Szene zu setzen, zum Teil völlig unangepasst zu lachen oder recht unvermittelt in eine niedergeschlagene Stimmung zu fallen und zu weinen. Angekündigt war sie als Notfall, d. h. sie hatte die Ambulanz in Aufruhr versetzt, dass sofort ein helfender Fachmann kommen müsse. Beim Gegenüber stellte sich ein Gefühl ein, einerseits attraktiv angezogen zu sein, andererseits eine Verärgerung aufgrund der (nicht angemessenen) Dramatik.

Die Lebensgeschichte war eine Aneinanderreihung von »wilden« Erlebnissen und »verrückten« Plänen. Sie entstamme einer einfachen Familie und sei als Zweitgeborene das einzige Mädchen von insgesamt sechs Kindern. Damit war sie immer etwas Besonderes und der Liebling des Vaters. Dieser war jedoch in der Familie randständig, seit ihrer Geburt chronisch krank und berentet. Die Mutter war Hausfrau, ebenfalls ständig krank. Die Familie habe gut zusammengehalten, obwohl es ein anhaltendes Ringen um Zuwendung und Aufmerksamkeit gab. Sie zog mit 19 Jahren zu ihrem ersten Freund: Schwangerschaft, Fehlgeburt und ein »wildes Partyleben« folgten, bis sie mehr und mehr Alkohol trank. Nachdem sie ihren späteren zweiten Ehemann kennengelernt hatte, trennte sie sich vom Freund und entsagte dem Alkohol völlig. Dazwischen war sie nur aufgrund eines verrückten Plans verheiratet gewesen (erste Ehe), sie heiratete diesen Mann, um ihn aus dem Gefängnis »zu befreien«. Warum sie ihn wirklich geheiratet habe, verstehe sie heute nicht mehr; kurz darauf erfolgte die Scheidung, ohne dass sie jemals mit ihm intim gewesen sei. Ihren jetzigen Ehemann habe sie durch Eigeninitiative kennen gelernt, man habe lange nebeneinander geschlafen, ohne dass Intimitäten entstanden seien, er sei sehr brav und zurückhaltend schüchtern. Seit der Heirat bestehe bei ihr ein deutlicher Kinderwunsch, sie sei aber nicht schwanger geworden. Beruflich habe sie die unterschiedlichsten Tätigkeiten durchgeführt, zum Teil erheblich unter ihren Fähigkeiten. Sie habe eine Menge Freunde, jedoch niemanden – außer ihrem Mann – mit dem sie die Sorgen teilen könne. Sie erlebe sich zwar als körperlich anziehend, die Zuwendung der Männer werde ihr jedoch manchmal zu viel.

4.3.7 Identitäts-(Selbst-)Konflikt (Identitätsdissonanz)

Tabelle 4-11: Konflikt 7 – Identitäts-(Selbst-)Konflikt (Identitätsdissonanz)

Identitätskonflikt (Identitätsdissonanz)
Allgemeine Beschreibung
Als Selbst verstehen wir die Gesamtheit der inneren Bilder eines Menschen von sich selbst. Dieses »Selbst«-Identitätssystem muss qualitativ unterschieden werden in den Bereich der Regulation des *Selbstwertgefühls* (Narzissmus) und in den Bereich der *Selbstidentität.* In beiden Bereichen sind spannungsfreie Zustände mit Wohlbefinden und Sicherheitsgefühl verbunden (Sandler/Joffe, 1970). Eine gelungene Identitätsbildung mit hinreichender Kontinuität und Kohäsion führt zu einem Gefühl des Wohlbefindens und der Sicherheit. Konflikte gehen aus von widersprüchlichen Selbstrepräsentanzen mit Unsicherheits- und Unlustgefühlen. Diese konflikthafte *Dissonanz* der Selbstbereiche muss streng abgegrenzt werden von der *Identitätsdiffusion.* Die *Diffusion* wird als *strukturelles Problem* in der OPD-Achse Struktur erfasst und abgebildet. Treten *Dissonanz-Kon-*

flikte im engeren Sinne auf, beziehen sich diese auf die eigene Identität, wobei diese Konflikte nicht ausschließlich unbewusst sind, sondern häufig bewusst/vorbewusst. Es geht demzufolge um Menschen, bei denen der Aufbau eines eigenen Identitätsgefühls mit entsprechendem Wohlbefinden nicht gelungen ist. *Nicht* angesprochen sind hier jedoch zunehmend verbreitete innere und äußere Konflikte, wie sie allen Menschen – z. B. im Rahmen einer Migration – widerfahren (etwa ein Mohammedaner in einer westlichen Gesellschaft) und auf überwiegend realen Widersprüchen im sozialen Lebensgefüge beruhen.

Patienten mit strukturellen Ich- und Selbststörungen (z. B. Borderline, Persönlichkeitsstörungen) werden in der Struktur-Achse abgebildet, dagegen wird im Bereich der Identitäts-(Selbst-)Konflikte abgehoben auf Menschen, bei denen Selbst- und Objektrepräsentanzen *mit hinreichend intakten Ich-Funktionen vorliegen, deren Bild von sich selbst jedoch zu Konflikten führt.*

Die Identitätsbildung ist ein lebenslanger Prozess. Sie findet auf jeder Entwicklungsstufe ihren Niederschlag in einem subjektiven Identitäts- und Kontinuitätsgefühl. Identität ist immer verbunden mit der Beziehung zu unterschiedlichen Objekten, d. h. es gibt zahlreiche, verschiedene Identitäten, die im konfliktfreien Falle als kohärente und kontinuierliche Selbstidentität erscheinen (z. B. Geschlechtsidentität, Identität als Vater, religiöse Identität, soziale Identität, Familienidentität, nationale und ethnische usw.).

Da Menschen im Laufe ihrer Entwicklung in oft unterschiedlichen Identitäten sozialisiert werden, ergeben sich hieraus sowohl bewusste als auch – oft noch viel ausgeprägter – unbewusste Selbstrepräsentanzen (Schüßler, 1995). Besonders seien Störungen u. a. im Bereich der folgenden Teilidentitäten angesprochen: Körper-, Geschlechts-, Familienidentität, ethnische, religiöse, soziale, politische, emotionale und berufliche Identität. In Konflikt geraten können so zum Beispiel die Identität als Vater eines Kindes und als Sohn seines Vaters oder die Herkunft aus einer auswärtigen Familie und der Wunsch integriert zu sein (national dazugehören), oder der Wunsch (auf männliche Weise) erfolgreich zu sein und weiblich zu bleiben, oder ein sozialer Aufstieg mit Übernahme neuer Identität in Widerstreit zur Loyalität mit sozialer Herkunft und Verbundenheit. Weitere Identitätskonflikte umfassen Konflikte von verschiedenen Körperbildidentitäten: Sportlerin versus weiblicher Körper, behinderter Körper versus körperliche Integrität, ewiger Jüngling versus Altern, aber auch postoperative Zustände, wie z. B. nach Brustamputation.

Identitätskonflikte sind dann zu diagnostizieren, wenn ein Hauptteil der psychodynamischen Phänomenologie in diesem Bereich und nicht bei den anderen dargestellten Konflikten erscheint (wie zum Beispiel im Rahmen eines Schuldkonflikts).

Passiver Modus	Aktiver Modus
Allgemeine Kriterien	
Bei den Menschen mit einem passiven Modus der Konfliktbewältigung besteht ein erlebtes Gefühl des chronischen oder immer wiederkehrenden Identitätsmangels (»Wer bin ich eigentlich? Wo gehöre ich hin?«). Als Bewältigungsstrategien überwiegen Bagatellisierung, Rationalisierung bis hin zur Verleugnung von Identitätsdissonanzen, was im extremen Fall als Gefühl eines völligen Identitätsmangels erscheint. Hiervon	Bei Menschen mit einem aktiven Modus der Konfliktbewältigung besteht eine generelle Tendenz, die Unsicherheit in der eigenen Identität aktiv zu überspielen. Durchgängiges Element dieses Bewältigungsversuchs einer basalen Identitätsunsicherheit in den verschiedensten Rollen ist immer der kompensatorische Umgang und die Vermeidung der eigenen Identitätsdissonanzen (z. B. die Konstruktion eines Fami-

müssen jedoch Menschen unterschieden werden, die bewusst ihre Identität verbergen. Die Vermeidung von mit der eigenen Identitätsunsicherheit konfrontierenden (Lebens-)Situationen ist durchgängig.

lienromans, fantasierte Abstammung und geliehene Identitäten). Das vorherrschende Grundgefühl ist die Befürchtung und die Angst, das eigene Identitätssystem könne durch die Widersprüchlichkeit gefährdet werden.

Lebensbereiche

Herkunftsfamilie

Die Herkunftsidentität erscheint entweder farblos und matt oder sichtlich gebrochen. Es gab wenig attraktive und tragende Rollenangebote, mit denen eine Identifizierung akzeptabel gewesen wäre. In der gesamten Familie werden unklare oder widersprüchliche Identitäten berichtet, z. B. kann der Vater zugleich/nacheinander erfolgreicher Geschäftsmann, entlarvter Betrüger, gebrochener Bankrotteur und gedemütigter Sozialhilfeempfänger gewesen sein.

Die Identitätswidersprüche im Familienbereich werden durch aktive Konstruktionen überspielt, die am ehesten durch die Intensität auffallen, mit der sie vertreten werden. Die berichtete Geschichte der Herkunftsfamilie weist Idealisierungen und Fiktionen auf. Der wirtschaftliche Niedergang etwa war durch eine Verschwörung von Feinden oder den besonderen Edelmut des Vaters bedingt (»zu gut für diese Welt«). Bei einer als bedeutungslos oder sogar gedemütigt erlebten Herkunftsfamilie dominiert der unbewusste Wunsch, sich abzugrenzen und neu anzufangen (Dynastiegründer; »alles aus eigener Kraft geschafft«).

Partnerschaft/Familie

Es werden Partner vermieden, die aufgrund ihrer klaren und bewunderten Eigenschaften dem Patienten Identität und Unterstützung geben können. Diese ständige Diskrepanz ist schwer auszuhalten und erinnert unablässig an die eigene Identitätsunsicherheit. Gerät der Patient dennoch an einen identitätsstabilen Partner, stellt er seine eigene Identität oft bedingungslos unter die des anderen.

Es werden Partner, Beziehungen und Familien gesucht, die aufgrund ihrer Eigenschaften dem Patienten Identität und Unterstützung geben können. Dies führt günstigenfalls zu stabilen Lösungen, beispielsweise kann der Einheiratende zum neuen Familienhistoriker werden. Die forcierte oder übertriebene Annahme der neuen Familienidentität kann aber auch zu Fehlanpassungen führen (z. B. früher das Etikett des »Neureichen«).

Beruf und Arbeitswelt

In ihren Lern- und Leistungserfolgen erscheinen die Patienten häufig widersprüchlich. Zum Erfolg fehlt ihnen eine innere Konstanz und Rollensicherheit. Sie wirken manchmal in ihren professionellen Rollen und Funktionen unecht (»Der hat sich als Arzt verkleidet.«) oder unbeständig. Teilweise versuchen sie sich in vielen Rollen und Positionen.

Der Arbeitswelt kommt eine unangemessen identitätsstiftende Rolle zu (»immer im Dienst«). Dadurch erscheinen Arbeits- und Leistungsverhalten dieser Menschen oft problematisch und unflexibel, da sie eigene Werte und Eigenschaften manchmal im Sinne überwertiger Ideen verfolgen (Fanatiker und Erfinder). Der notwendige Sachbezug und die Aufgabenorientiertheit stehen weit hinter der Beziehung zur eigenen Person und ihrer Identität zurück.

Achse 3

Besitz und Geld	
Vorbestehende Besitzverhältnisse können dazu dienen, das Sicherheitsgefühl, das in der ganzen Selbstorganisation fehlt, zu ersetzen (Haben statt Sein). Manchmal wissen auch die Menschen mit dem Geld, das sie verdienen, nichts anzufangen (»passt nicht zu mir«).	Besitzverhältnisse dienen im Wesentlichen der Stabilisierung der eigenen Identität (»Ich bin der feinsinnige Kenner, dem diese erlesene Sammlung gehört. Ich bin der Avantgardist, der sich so ein Haus bauen lässt.«) und werden in dieser identitätsstiftenden Funktion angestrebt. Dies ist abzugrenzen davon, dass Besitz das (narzisstische) Selbstwertgefühl hebt.
Soziales Umfeld	
Im sozialen Umfeld erscheinen diese Menschen oft wegen ihrer Anpassungsversuche als Chamäleon, wirken dabei jedoch eher farblos. Ihnen fehlt das soziale Profil, mit dem man zwar anecken kann, das aber auch zur »Erkennung« für die anderen notwendig ist. Wahrscheinlich deswegen werden sie letztlich wohl auch nicht respektiert. Das kann wiederum der Grund für die Meidung exponierender sozialer Kontakte sein.	Gruppenzugehörigkeiten werden hinsichtlich ihrer identitätsstiftenden Funktion gesucht und gepflegt (»wir Künstler«). Auffallen können die Patienten dann aufgrund der Übertreibung, mit der diese Rollenidentitäten vertreten werden. Dies kann bis zur Karikatur gehen. (Den »genialen Physiker« erkennt man an den durchgescheuerten Ellbogen seines Pullovers.)
Körper/Sexualität	
Die Farblosigkeit und, bezogen auf die Identität, Ratlosigkeit führen zum indifferenten Umgang mit dem eigenen Körper. Ein typisches Modell ist nicht zu beschreiben. Hatte der abgelehnte Bankrotteur-Vater etwa einen Bauch, so können die betonte Schlankheit oder das »Ernährungsbewusstsein« unbewusst die Abgrenzung begründen. Biografische Zufälle und solche des Lebens mögen hier viel gestalten. Ähnlich ist der Umgang mit der Kleidung zurückgenommen und nicht festgelegt. Auch stark wechselnde Orientierungen hinsichtlich der äußeren Erscheinung weisen auf eine eher passiv bestimmte Identität (»Man muss mit der Mode gehen.«).	Der forcierte Stil im Umgang mit dem eigenen Körper muss daraufhin abgeklärt werden, ob ihm identitätsstiftende Funktion zukommt. Wenn ein trainierter Körper (»Waschbrettbauch«), Dreitagebart und Glatze sozial als männlich attribuiert werden, bietet sich für den hinsichtlich seiner Männlichkeit Unsicheren die Möglichkeit der Stabilisierung. Kleidung hat schon immer Identität begründet und den Unsicheren getarnt (»Kleider machen Leute«). Uniformen, Trachten und Markengarderobe stilisieren genauso die Identität wie die »bemühte Verwahrlosung« oder die Punkfrisur. Kennzeichnend sind die eingeschränkte Wahlmöglichkeit und die Fixierung.
Erkrankung	
Aufgrund der Passivität gelingt es den Patienten nicht, bei schwereren Erkrankungen eine neue und adäquate (Kranken-)Rolle zu finden und zu akzeptieren. Sie weichen der Auseinandersetzung aus und sind in der Mehrzahl ratlos und passiv-fügsam.	Diese Patienten neigen dazu, Krankenrollen aktiv aufzugreifen und zu gestalten (Molière: Der eingebildete Kranke). Waren sie bisher nichts, so sind sie nun krank. Die ganze Selbstdarstellung wird über das Kranksein definiert. Das andere Extrem ist die forcierte Verweigerung der

Krankenrolle, weil sie mit den Vorstellungen von der eigenen Identität nicht in Übereinstimmung steht (»Ich bin doch niemand, der so etwas kriegt!«; »Mich können Sie doch nicht ins Bett legen!«). Die Patienten sind damit sowohl hinsichtlich der Chronifizierung als auch durch die Folgen der Verleugnung von Krankheit gefährdet.

Passiver und aktiver Modus gemischt

Fall-Vignette: Die Auslandsschweizerin

Die 36-jährige Patientin leitete das Erstgespräch mit dem Vortrag von scheinbar partnerschaftlichen Schwierigkeiten ein: Ihr Mann sage ihr, sie wisse nicht, was sie wolle; sie hätte studiert und sei seit Jahren in einer erfolgreichen Position tätig, da wolle sie Psychologie studieren und noch einmal ganz unten anfangen. Und so sei das in vielen Punkten. Er sage, sie suche etwas, wisse nicht was, und was sie habe, mache sie nie zufrieden. Solche Vorwürfe führen dann zu Auseinandersetzungen des Paares.

Die Patientin ist gebürtige Schweizerin und in Zürich aufgewachsen. Im Erstgespräch fiel sie dem Untersucher dadurch auf, dass ihre Sprache nicht einmal in der Sprachmelodie ihre Herkunft verriet: sie sprach ein makelloses Hochdeutsch. Noch erstaunlicher wurde dies dadurch, dass sie, Tochter einer Urschweizer Familie, erst seit ihrer Heirat mit einem Deutschen vor sechs Jahren in Deutschland lebte. Darauf angesprochen, lächelte sie freundlich und sagte, das sei ihre Überanpassung. Das gehe ihr mit allem so. Viele bewunderten diese Fähigkeit an ihr. Sie selbst sehe das aber eher skeptisch. Zur Illustration erzählte die Patientin dann, dass sie einmal in der Schweiz gewesen sei und dort in einem Geschäft eingekauft habe. Natürlich habe sie in ihrer Muttersprache mit der Verkäuferin gesprochen, aber diese habe ihr zu ihrem Erstaunen in Hochdeutsch geantwortet – so als ob sie Ausländerin sei, die sich bemühe, Schweizerdeutsch zu sprechen.

Die Patientin konnte mehrere solcher Beispiele berichten. In der Firma gingen alle wie selbstverständlich davon aus, dass sie Juristin sei, obwohl sie Nationalökonomie studiert habe. Jurist sei ihr Vater, aber als seine Lieblingstochter sei sie eher bestrebt gewesen, sich von seinem Wunsch, sie möge seinen Beruf ergreifen, abzugrenzen. »So ganz scheint mir auch das nicht gelungen«, kommentierte sie. Sie hat gute juristische Kenntnisse, eine juristische Denklogik sowie ein großes Interesse an Rechtsfragen entwickelt. So kam es in der Firma schnell zu »verrückten Situationen«: Ihr Chef fragte sie, wie sie die Stellungnahmen der Fachjuristen einschätze. Der verantwortliche Justitiar hasse sie deswegen vermutlich, sei aber klug genug zu begreifen, dass sie auch hier die »Lieblingstochter« sei, und bespreche wie zufällig mit ihr in der Kantine die anstehenden Eingaben. Es verstand sich fast von selbst, dass auch ihr Mann Jurist war. Den Wunsch, Psychologie zu studieren, verstand die kluge und reflektierte Patientin als einen doppelten: er sei ein weiterer Versuch sich abzugrenzen, nicht immer verwechselt zu werden und er sei für sie auch Klärungsversuch, die Hoffnung, im Studium mehr über sich zu erfahren. »So wie ich das bisher gehandhabt habe, müsste ich eine prima Psychologin werden«, ironisierte sie sich milde.

Zum diagnostischen Gespräch erschien die Patientin mit einer Bekleidung im Stil der Vorstandsetagen. Diese war eindeutig weiblich und geschmackvoll. Nur schwer nachzuvollziehen war ihre Feststellung, dass sie außerhalb der Arbeit »fast wie ein Mann« herumlaufe (»Die haben das bequemer.«). In der Gegenübertragung entstand hier der Eindruck, dass die Patientin wahrscheinlich kokettiere, was aber vermutlich unberechtigt war.
Sie war die Jüngste nach drei älteren Brüdern (»Da musste man sich anpassen, um zu überleben.«; dies war eine der wenigen Bemerkungen, die Konflikte andeuteten). Der Vater war ein erfolgreicher Wirtschaftsanwalt, die Mutter Hausfrau. Die Schilderung der Kindheit blieb merkwürdig blass (»Wir hatten alles, was wir brauchten.«). Alle drei Brüder studierten Jura, waren allerdings in sehr unterschiedlichen Berufen tätig. Da sie meinte, kein Blut sehen zu können, fiel der Beruf der Ärztin, der vom Vater noch toleriert worden wäre, aus. So blieb der Kompromiss der Volkswirtschaft, von der sie nicht viel hält. Identitätsstiftend in der Familie waren offenbar der Vater und seine Sprache. Er war Schweizer Nationalist und wählte eine ausländerfeindliche Partei. Alle Söhne konnten sich seiner »Identitätsspende« nicht entziehen, schafften es aber anscheinend zu ausreichend befriedigenden individuellen Lösungen. Die Patientin oszillierte zwischen Anpassung (+) und Widerstand (–). Der Mann ist Deutscher (–) und Jurist (+). Die Nationalökonomie ist bedeutungslos (–), aber trägt in sich nicht die Zeichen des Aufstands (+). Man hält sie für eine Juristin (+), aber sie darf sich nicht als solche bezeichnen (–). Sie ist Schweizerin von Geburt (+), passt sich aber so an die Ausländer an, dass sie nicht mehr als solche zu erkennen ist (–). Sie hat das falsche Geschlecht (–), will aber keine Kinder, was den Schaden etwas gutmacht (+). Dadurch kann sie aber zur Familie keine Enkel beisteuern (–), was die Brüder alle schon getan haben. Dennoch ist der Vater zufrieden (+), nur die Mutter, deren Rolle ins Mausgraue verschwimmt, scheint darüber betrübt. Die Patientin steht mit 36 Jahren an der Schwelle eines neuen Versuchs der Identitätsfindung und diesmal ist ihr Konzept eher revolutionär (–). Deswegen erwägt sie alternativ den Gedanken, doch noch Jura zu studieren, was ihr nach eigener Einschätzung sicher nicht schwer fiele (++). »Dann müsste ich nur noch wieder ein anständiges Schweizerdeutsch lernen!«
In der Gegenübertragung dominierte insgesamt das Gefühl von Ratlosigkeit und Unschärfe. Die hier so akzentuiert geschilderte Dynamik schälte sich erst im Laufe von mehreren diagnostischen Gesprächen heraus, wurde völlig blande vorgetragen, und das hohe Ausmaß der subjektiven Betroffenheit wäre jederzeit zu übersehen gewesen, wenn man es gewollt hätte.
Neben Anzeichen eines Versorgungs-Autarkie-Konflikts, eines Selbstwertkonflikts und eines ödipal-sexuellen Konflikts steht der Identitätskonflikt phänomenal im Vordergrund. Kein anderes Konfliktmuster erreicht seinen Ausprägungsgrad. Das vordergründige Feld ist das des Berufes und (weniger) das der Nationalität. Hintergründig, und mehr zu vermuten als zu sichern, steht ein Konflikt der Geschlechtsidentität – sie steckt in der falschen Haut, egal was auch immer sie für einen Beruf ergreift.

4.4 Achse IV – Struktur

4.4.1 Einleitung

Struktur bezieht sich auf das Selbst und seine Beziehung zu den Objekten, genauer gesagt auf die Verfügbarkeit über psychische Funktionen in der Regulierung des Selbst und seiner Beziehung zu den inneren und äußeren Objekten. Der Grad der Verfügbarkeit oder der Einschränkung wird anhand des strukturellen Integrationsniveaus der jeweiligen Funktionen beschrieben.

Die beiden Konstrukte Struktur und Konflikt beschreiben unterschiedliche Aspekte des psychischen Systems. Konflikt als repetitives Muster beschreibt inhaltliche psychodynamische Aspekte des Geschehens und damit auch Bedingungen der Symptomauslösung. Struktur bezieht sich auf die Vulnerabilität der Persönlichkeit, die Disposition zur Krankheit und die Kapazität zur Verarbeitung von inneren Konflikten und äußeren Belastungserfahrungen.

Die gleichen Konfliktthemen zeigen auf unterschiedlichem Strukturniveau unterschiedliche Ausgestaltungen (z. B. verschiedenartige Qualität der Affekte, unterschiedliche Bilder der Objekte, verschiedenartige Qualität und Intensität der Bedürfnisse, unterschiedliche reife Abwehr usw.). Studien lassen zum Teil eine Präferenz einzelner Konflikte zu bestimmten Strukturniveaus erkennen (z. B. Individuations-Abhängigkeitskonflikt und Selbstwertkonflikt bei reduziertem Strukturniveau, ödipal-sexuelle Konflikte bei besserem Strukturniveau). Je reduzierter das Strukturniveau ist, desto schwieriger wird es, stabile Konfliktmuster zu identifizieren. Bei desintegriertem Strukturniveau wird ein weitgehendes Fehlen von eindeutig erkennbaren Konflikten registriert.

An welchen Beobachtungen und für welchen Beobachtungszeitraum erfolgt die Einschätzung der Struktur?

Das »klinische Material«, das es unter strukturellen Gesichtspunkten zu untersuchen gilt, beinhaltet:

- die vom Patienten berichteten Interaktionen und Erfahrungen seines Lebens
- die in der diagnostischen Beziehung gezeigten strukturellen Fähigkeiten
- die vom Therapeuten erlebte Gegenübertragung
- die vom Patienten spontan oder auf Nachfrage introspektiv gewonnenen Einschätzungen der eigenen Person und seines Verhaltens.

Die Einschätzung der Struktur orientiert sich nicht notwendigerweise an der aktuellen krankheitswertigen Störung, sondern an den zugrunde liegenden strukturellen Möglichkeiten, wie sie im interaktionellen Handeln der letzten ein bis zwei Jahre sichtbar wurde. Aktuelle Störungen, insbesondere auch regressive Zustände und Krisen bestimmen nicht für sich allein genommen das strukturelle Niveau, sondern stellen Indikatoren für die strukturelle Bereitschaft dar.

Zur Einschätzung des Strukturniveaus gilt es zu prüfen, welche im Manual gegebenen Operationalisierungen auf den Patienten am ehesten zutreffen. Dabei können möglicherweise auf den verschiedenen Befunddimensionen unterschiedliche Integrationsniveaus beschrieben werden. Die abschließende Gesamteinschätzung des Strukturniveaus integriert die strukturelle Einschätzung der einzelnen Strukturdimensionen unter klinischen Gesichtspunkten.

4.4.2 Operationalisierung

Allgemeine Charakteristik der Integrationsniveaus

Niveau: Gute Integration

Die gut integrierte psychische Struktur stellt einen psychischen Innenraum zur Verfügung, in dem psychisches Erleben (Kognitionen, Affekte, Fantasien, Erinnerungen, Entscheidungen etc.) differenziert wahrgenommen werden kann. Ebenso können Konflikte intrapsychisch ausgetragen werden; diese ereignen sich zwischen unterschiedlichen Bedürfnissen sowie zwischen Bedürfnisregungen einerseits und internalisierten Normen (in Gestalt eines ausgereiften Über-Ichs) und Idealen andererseits.

Das gut integrierte Strukturniveau ist dadurch gekennzeichnet, dass die regulierenden Funktionen dem Patienten prinzipiell verfügbar sind und dass sie über längere Lebensperioden hinweg auch bei inneren und äußeren Belastungssituationen erhalten oder wiedergewonnen werden können.

Die zentrale Angst gilt dem Verlust der Liebe des Objekts.

Die Gegenübertragung solchen Patientinnen und Patienten gegenüber ist gekennzeichnet durch das Gewahrwerden von Gefühlsregungen, die sich auf die Wiederbelebung biografisch relevanter Erfahrungen mit historisch erlebten Personen beziehen.

Niveau: Mäßige Integration

Zur Charakteristik des mäßig integrierten Niveaus gehört es, dass die Verfügbarkeit über die beschriebenen Fähigkeiten und Funktionen prinzipiell erhalten –

aber herabgesetzt – ist. Auch hier herrschen intrapsychische Konflikte vor, die nun aber eine andere Ausgestaltung und einen anderen Umgang damit als beim gut integrierten Niveau aufweisen: Auf der Wunschseite stehen unbewusste Regungen der gierigen Bedürftigkeit, der Bemächtigung, der Unterwerfung; auf der deutlich übersteuernden Gegenseite finden sich strenge rigide und strafende Normen (»unreifes Über-Ich«) sowie überzogene Ideale.

Die zentrale Angst gilt dem Verlust des Objekts oder der Trennung vom wichtigen Objekt und der Angst vor den eigenen heftigen Impulsen.

Dem entspricht in der Gegenübertragung ein punktuell schwer aushaltbares Erleben, das aber durch konsequente therapeutische Selbstreflexion immer wieder auf die für den Patienten relevanten Beziehungserfahrungen zurückgeführt werden kann.

Niveau: Geringe Integration

Im Gegensatz zu den vorher beschriebenen Strukturniveaus ist hier die Verfügbarkeit über die regulierenden Funktionen deutlich reduziert, und zwar entweder dauerhaft (im Sinne eines Entwicklungsdefizits) oder immer wieder im Zusammenhang mit Belastungssituationen (strukturelle Vulnerabilität). Im Gegensatz zu den vorgenannten Strukturniveaus ist der seelische Binnenraum wenig entwickelt. Das Selbst ist sehr bedürftig, sehr kränkbar, sehr impulsiv, die Bilder der Objekte sind bedrohend, verfolgend oder sehnsüchtig idealisiert. Die normative Struktur (im Sinne des Über-Ichs) ist dissoziiert. Unbewusste Wunschregungen werden nicht intrapsychisch gebunden, sondern richten sich direkt nach außen. So kommt es weniger zu intrapsychischen Konflikten als zu einem Vorherrschen interpersoneller Konflikte (in Partnerschaft, Beruf und sozialem Umfeld).

Die zentrale Angst gilt der Vernichtung des Selbst durch das böse Objekt oder durch den Verlust des guten Objekts.

Die Gegenübertragung ist durch Heftigkeit gekennzeichnet, durch Abruptheit des Erlebens und durch die Tatsache, dass die Gefühlsreaktionen über die Realpräsenz des Patienten nachwirken. Diese Patienten wiederholen nicht an ihrem Gegenüber biografisch relevante Konflikte, sondern mobilisieren über projektive Identifizierungen im anderen psychisches Erleben, das ihnen selbst nicht bewusst ist.

Niveau: Desintegration

Desintegriert ist nicht gleichbedeutend mit desorganisiert. Die fehlende Kohärenz des Selbst und die überflutende Emotionalität werden im Sinne einer Restitution durch postpsychotische, posttraumatische, perverse etc. Organisationsformen überdeckt. Selbst- und Objektbilder erscheinen konfundiert, empathische Objektwahrnehmungen sind so gut wie unmöglich, Verantwortung für eigenes impulsives Handeln wird nicht erlebt (die Dinge geschehen einfach).

Im Rahmen vorübergehender psychotischer Dekompensation kann es zu projektiven Verarbeitungen kommen.

Der Begriff »desintegriert« bezieht sich auf die überdauernde Einschränkung struktureller Funktionen, nicht auf Ausnahmezustände und auch nicht auf bestimmte psychotische Krankheitsbilder oder deren Residuen.

Die zentrale Angst gilt den unheimlichen Objekten, die eher medial als objektal erscheinen, ferner der Angst vor dem Ich-Verlust und der Selbstauflösung.

Die Gegenübertragung ist durch das Erleben des Unverständlichen, Befremdlichen, bedrohlich Unheimlichen geprägt.

Tabelle 4-12: Kriterien für die Einschätzung des Strukturniveaus

①	gut integriert	Relativ autonomes Selbst; strukturierter psychischer Binnenraum, in dem sich intrapsychische Konflikte abspielen können; Fähigkeit zur Selbstreflexion und realitätsgerechten Wahrnehmung des anderen; Fähigkeit zur Selbststeuerung; Empathiefähigkeit; ausreichend gute innere Objekte; zentrale Angst: die Zuneigung des Objekts zu verlieren.
	1,5	gut bis mäßig.
②	mäßig integriert	Die intrapsychischen Konflikte sind destruktiver; selbstentwertende und autodestruktive Tendenzen; Schwierigkeit, Selbstbild und Identität zu gewinnen; Übersteuerung und eingeschränkte Selbstwertregulierung; Objektbilder sind auf wenige Muster eingeengt; wenig empathiefähig; dyadische Beziehungen sind vorherrschend; zentrale Angst: das wichtige Objekt zu verlieren.
	2,5	mäßig bis gering
③	gering integriert	Wenig entwickelter psychischer Binnenraum und geringe Differenzierung psychischer Substrukturen; Konflikte sind interpersonell statt intrapsychisch; Selbstreflexion fehlt; Identitätsdiffusion; Intoleranz für negative Affekte; Impulsdurchbrüche und große Kränkbarkeit; Abwehr: Spaltung, Idealisierung, Entwertung; fehlende Empathie und eingeschränkte Kommunikationsfähigkeit; innere Objekte sind vorwiegend verfolgend und strafend; zentrale Angst: Zerstörung des Selbst durch den Verlust des guten Objekts oder durch das böse Objekt.
	3,5	gering bis desintegriert
④	desintegriert	Die fehlende Kohärenz des Selbst und die überflutende Emotionalität werden durch Abwehrmuster im Sinne postpsychotischer, posttraumatischer, perverser Organisationsformen überdeckt. Selbst- und Objektbilder erscheinen konfundiert. Empathisches Objektwahrnehmen so gut wie unmöglich. Verantwortung für eigenes impulsives Handeln wird nicht erlebt (die Dinge geschehen einfach). Zentrale Angst: symbiotische Verschmelzung von Selbst- und Objektrepräsentanzen mit der Folge des Selbstverlustes.

4.4.3 Die strukturellen Beurteilungsdimensionen im Einzelnen

Kognitive Fähigkeiten: Selbstwahrnehmung und Objektwahrnehmung

Bezogen auf das Selbst: Die kognitive Dimension beschreibt die Fähigkeit, ein Bild des eigenen Selbst und der innerseelischen Vorgänge, vor allem der eigenen Affekte, differenziert wahrnehmen zu können. Dazu gehört auch die Fähigkeit, das Selbstbild hinsichtlich seiner psychosexuellen und sozialen Aspekte kohärent und über die Zeit hinweg konstant halten zu können (Identität).

Bezogen auf die Objekte: Auf der Objektseite geht es um die Fähigkeit, ein realistisches Bild des Gegenübers zu entwickeln, insbesondere den anderen als mit individuellen Eigenschaften ausgestattet wahrzunehmen. Die zentrale Voraussetzung für eine realistische Objektwahrnehmung bildet die Fähigkeit, zwischen Eigenem und Anderem sicher unterscheiden zu können (Selbst-Objekt-Differenzierung). Diese ist freilich nicht nur Voraussetzung zur realistischen Objektwahrnehmung, sondern auch zur realistischen Selbstwahrnehmung.

Tabelle 4-13: Selbstwahrnehmung und Objektwahrnehmung

Selbstwahrnehmung und Objektwahrnehmung	
Das Selbst wahrnehmen	Die Objekte wahrnehmen
1.1 Selbstbild reflektieren und ausdifferenzieren	1.4 Selbst-Objekt-Differenzierung: eigene Gedanken, Bedürfnisse, Impulse von denen anderer unterscheiden
1.2 Eigene Affekte differenzieren	1.5 Andere in ihren verschiedenen Aspekten, d. h. ganzheitlich wahrnehmen
1.3 Eigene Identität entwerfen und weiterentwickeln	1.6 Ein realistisches Bild von anderen entwerfen können

Niveau: Gute Integration

Eine differenzierte reflexive Wahrnehmung des Selbst ist möglich. Das Bild ist in seinen Grundzügen über die Zeit konstant und kohärent. Innerseelische Vorgänge können mit einigem Interesse beobachtet und hinsichtlich der zugehörigen Affekte differenziert wahrgenommen werden. Die erlebten Affekte umfassen das ganze Spektrum von Freude, Neugier, Stolz einerseits und Angst, Verachtung, Ärger, Ekel, Trauer, Schuld, Scham andererseits. Die selbstreflexive Fähigkeit kann durch Konflikte eingeschränkt werden, ohne dass sie grundsätzlich außer Kraft gesetzt wird.

Der Patient kann spontan oder auf Nachfrage Eigenschaften und Fähigkeiten benennen, die illustrieren, welches Bild er von sich selbst hat, »was für ein Mensch er ist«, und was ihn von anderen Menschen unterscheidet. Er kann unterschiedliche Facetten seines emotionalen Erlebens unterscheiden. Beim Untersucher entsteht der Eindruck, dass beim Patienten ein selbstreflexives Interesse mobilisiert und genutzt werden kann.

Affekte, Impulse und Gedanken können bezüglich der Zuordnung zum Selbst oder zu den Objekten sicher auseinander gehalten werden. Eigene und fremde Interessen lassen sich sicher unterscheiden. So entsteht eine differenzierte Wahrnehmung des Gegenübers; dessen Bild ist in seinen Grundzügen über die Zeit konstant und kohärent. Auch in konflikthaften Situationen und unter dem Druck triebhafter Interessen bleibt es in seinen Grundzügen stabil. Unter dem Einfluss von Beziehungskonflikten können zeitweise Affekte wie Ärger, Enttäuschung, Trauer intensiviert werden, ohne dass die Realität des Gegenübers verloren geht.

Der Patient kann andere, ihm nahe stehende Personen in der Schilderung deutlich werden lassen. Es entsteht ein Bild von wichtigen Beziehungspersonen mit ihren Grenzen und Möglichkeiten, mit ihren Stärken und Schwächen.

Niveau: Mäßige Integration

Die reflexive Wahrnehmung des Selbst ist eingeschränkt, sie richtet sich vor allem auf das handelnde Ich. Die Introspektion bezüglich eigener Affekte ist eingeengt. Die Kohärenz des Selbstbildes wird durch situative Belastungen infrage gestellt. Die Abgrenzung des Eigenen vom Anderen ist schwierig.

Der Patient schildert auf Befragen weniger, wer er selbst ist, sondern was er in bestimmten Situationen getan oder gesagt hat. Das gewonnene Selbstbild wirkt plakativ, es ist situations- und stimmungsabhängig. Der Patient wird offenbar von Situationen und Stimmungen stark beeinflusst oder versucht, sich durch Affektvermeidung stabil zu halten.

Eigene Affekte und Bedürfnisse erschweren es, den anderen ganzheitlich und realistisch wahrzunehmen; u. a. wird ein einseitiges oder klischeehaftes Bild des Gegenübers gezeichnet.

Grundsätzlich kann der Patient ein adäquates Bild von anderen Personen zeichnen, dieses Bild ist jedoch nicht stabil, vor allem wenn starke Wünsche an ihn herangetragen werden oder er sich bedrängt fühlt. In solchen Situationen »kippt« das Bild vom anderen, sodass es vorübergehend zu Schwierigkeiten der Beziehung kommt. Es ist jedoch möglich, wieder Abstand zu den heftigen Reaktionen zu gewinnen, die Interessen des anderen wahrzunehmen und seine Realität und berücksichtigen.

Niveau: Geringe Integration

Die reflexive Selbstwahrnehmung, sofern sie überhaupt möglich ist, erbringt kein nachvollziehbares individuelles Bild; eigene Affekte können nur wenig differenziert wahrgenommen werden; das Selbsterleben ist von negativen Affekten bestimmt, im Ausdruck tauchen vor allem Verachtung und Ekel auf; an die Stelle affektiven Erlebens können Entfremdung und Affektleere treten; Innen- und Außen-Attribuierung beim Zustandekommen von Affekten können nicht klar unterschieden werden. Ein Gefühl der Identität ist nicht verfügbar, es stehen widersprüchliche Selbstaspekte dissoziiert nebeneinander.

Der Patient ist auch mit Unterstützung nicht imstande, ein Bild seiner Person zu zeichnen und dem Untersucher nachvollziehbar zu schildern, was in ihm an Vorstellungen und Affekten lebendig ist. Es entsteht kein kohärentes Bild: »Ich bin vieles gleichzeitig und nichts richtig.« Das Selbstbild ist u. U. verzerrt, d. h. großartig überzeichnet oder entwertet, manchmal auch diffus und mit dem Bild wichtiger anderer vermischt. Die inneren Präferenzen einschließlich der sexuellen bleiben unklar. Es kommt zu widersprüchlichen sozialen Rollenübernahmen. Bei einem Termin wenige Tage später kann der Eindruck eines völlig anderen Menschen entstehen, der wiederum andere Erwartungen hat. Im Erleben des Untersuchers kann es sein, dass der Patient nicht »haftet«, vergessen wird.

In der Wahrnehmung des Gegenübers sind Selbst- und Objektaspekte konfundiert; insbesondere fehlt ein Verständnis, dass der andere persönliche Stärken und Schwächen sowie eine eigene Geschichte hat. Jemand muss ihm ganz entsprechen oder er kann mit der anderen Person nichts anfangen (Idealisierung/Entwertung). Die Fremdschilderungen wirken holzschnittartig vereinfacht oder überzeichnet, unglaubwürdig. Als idealer Partner wird jemand gesehen, der seinerseits keine Ansprüche stellt, keine Unzulänglichkeiten aufweist und mit dem alles möglich ist.

In der Schilderung anderer Menschen durch den Patienten fällt auf, dass diese schwer vorstellbar sind. Ihre Verhaltensweisen und Reaktionen sind dem Patienten nicht verstehbar. So bleibt das Bild des anderen entweder blass oder im Bösen und im Guten völlig überzeichnet. Es ist immer wieder unklar, ob der Patient von sich oder von seinem Gegenüber spricht.

Niveau: Desintegration

Es besteht eine Unfähigkeit des Patienten, sich selbst zu charakterisieren; es entsteht kein Persönlichkeitsbild mit psychischen, sozialen und sexuellen Aspekten von Identität. Stattdessen werden entweder starke normative (und darin unglaubwürdige) oder eigenartig befremdliche (und darin schwer nachvollziehbare) oder partiell großartig überhöhte Selbstaspekte beschrieben.

Ein Patient, der sich wegen aggressiver Delikte in einer forensischen Institution befindet, beschreibt sich selbst als »ruhigen Bürger«, der hier ist, um ein psychologisches Trainingsprogramm mitzumachen und der annimmt, bald entlassen zu werden.

Die Beschreibung der Objekte ist ähnlich leer oder unverständlich, befremdlich, bedrohlich, wie die Selbstwahrnehmung; u. U. stehen einzelne Eigenschaften für das ganze Objekt (blaue Augen stehen für Reinheit der Seele). Die Wahrnehmung der äußeren Objekte ist ganz von der eigenen Bedürftigkeit dominiert, Objekte werden z. B. als verfolgend und quälend eingeschätzt und dementsprechend gefürchtet oder bekämpft. Eine Relativierung objektbezogener Befürchtungen gelingt nicht. Die Objektbilder können völlig starr, aber auch verschwimmend mit einer Konfundierung von Gut und Böse gezeichnet werden.

Eigenschaften oder gar Interessen anderer scheint der Patient nicht wahrzunehmen; das Gegenüber ist fusioniert mit eigenen Persönlichkeitsmerkmalen und Bedürfnissen, sodass der sexuell-aggressive Patient die Überzeugung äußert, die Opfer hätten es so gewollt.

Steuerungsfähigkeit: Selbstregulierung und Regulierung des Objektbezugs

Bezogen auf das Selbst: Die Dimension Steuerung beschreibt einen integrierenden Aspekt des psychischen Erlebens. Es resultiert daraus die Fähigkeit, sich selbst verantwortlich als Urheber eigenen kompetenten Handelns erleben zu können und aus dieser Selbstwirksamkeit auch Selbstvertrauen und Selbstbewusstsein abzuleiten.

Steuerung ist ein bipolares Konzept: Ist sie übermäßig vorhanden (Übersteuerung), so kann die Handlungsfähigkeit und Kommunikationsmöglichkeit mit anderen eingeschränkt sein; ist sie zu schwach ausgeprägt, sodass die Integration von Affekten und Impulsen beeinträchtigt ist, kommt es zu ungewolltem oder impulsivem Agieren von Affekten und Triebregungen.

Auch die Regulation des Selbstwertgefühls gehört zur Selbststeuerung.

Bei der Fähigkeit zur Steuerung liegt der Akzent auf der aktiven regulativen Leistung. Besonders deutlich ist dies z. B. bei der Fähigkeit, eigene Impulse oder Affekte zu steuern. Verständlicherweise ist die Steuerungsfähigkeit bei zunehmend reduziertem Strukturniveau immer weniger verfügbar; die Dinge geschehen einfach und lassen das Selbst passiv ausgeliefert und nicht als verantwortlichen Akteur eigener psychischer Vorgänge erscheinen.

Bezogen auf die Objekte: Die Regulierungsaufgaben gegenüber den Objekten betreffen sowohl den Schutz der Beziehung vor eigenen Impulsen als auch die Wahrung eigener Interessen, damit diese unter dem Einfluss des anderen nicht verloren gehen. Die Fähigkeit, die Reaktionen anderer vorherzusehen (Antizipation), beeinflusst das eigene Handeln. Auch im interpersonellen Bereich ist der Aspekt des Distanz-Gewinnens, des Genau-Hinsehens und des Sich-Entscheidens ähnlich wichtig, wie er im regulativen Umgang mit den eigenen Affekten oder Impulsen oder mit Kränkungen erkennbar ist. Die regulativen Funktionen ermöglichen es, sich nicht auf Dauer in etwas »hineinfallen« und »wegschwemmen« zu lassen, sondern sich von dem Geschehen distanzieren zu können, sich auf sich selbst zu besinnen und aus dieser Position heraus neue Einstellungen zu gewinnen.

Tabelle 4-14: Steuerung

Steuerung	
Das Selbst regulieren	Den Bezug zum Objekt regulieren
2.1 Sich von Impulsen distanzieren, Impulse steuern und integrieren	2.4 Die Beziehung vor eigenen störenden Impulsen schützen; intrapsychische statt interpersonelle Abwehr
2.2 Sich von Affekten distanzieren und Affekte regulieren	2.5 In Beziehungen die eigenen Interessen aufrechterhalten und die Interessen anderer angemessen berücksichtigen
2.3 Sich von Kränkungen distanzieren, Selbstwert regulieren	2.6 Die Reaktionen anderer antizipieren

Niveau: Gute Integration

Das Selbst erlebt sich als Urheber kompetenten Handelns. Triebimpulse können integriert werden, Befriedigung wird gesucht, kann aber auch aufgeschoben oder verlagert werden. Ambivalenzen werden toleriert und Kompromisslösungen gesucht. Unbehagliche Affekte müssen nicht vermieden werden. Das Selbstwertgefühl kann aufrechterhalten bzw. bei Labilisierung zurückgewonnen werden.

Der Patient kann im Gespräch mit dem Untersucher Diskrepanzen zwischen eigenen Wünschen und den Interessen anderer reflektieren und an der Auflösung der inneren Widersprüche arbeiten, ohne verstimmt oder gekränkt zu reagieren.

Die Beziehung zum anderen wird nicht durch interpersonelle Abwehr bzw. das Agieren eigener Impulse belastet, sodass die Interessen des anderen ebenso wie die eigenen angemessen berücksichtigt werden. Dabei können auch bedeutsame Verhaltensaspekte des anderen antizipiert werden.

Ein Patient berichtet z. B. über angemessene Abgrenzung gegenüber einem anderen und über seine erfolgreichen Bemühungen, seinen Ärger so zu kanalisieren, dass die Freundschaft keinen Schaden nimmt.

Niveau: Mäßige Integration

Die Möglichkeit, sich Triebwünsche sozial adäquat und gemäß den eigenen Wertvorstellungen zu erfüllen, ist deutlich herabgesetzt; die Tendenz zur Übersteuerung überwiegt, d. h. Affekte und Triebwünsche werden nur schlecht bewusst toleriert, deshalb werden sie verstärkt abgewehrt, können daher weder als Signale wahrgenommen, noch handlungsleitend sein. Die Folge ist eine verstärkte Selbstkontrolle und Einschränkung der emotionalen Flexibilität. Neben der Übersteuerung sind gelegentlich auch Impulsdurchbrüche möglich. Zugleich sind die Möglichkeiten eines flexibleren Umgangs mit Triebwünschen und Affekten eingeengt, da die Fixierung an bestimmte, verdrängte Wünsche groß ist. Die Möglichkeit, Triebbefriedigungen aufzuschieben oder zu verlagern, ist dementsprechend verringert. Ungelebte Aggressivität kann intrapsychisch zu selbstentwertenden, selbstbestrafenden, autoaggressiven Tendenzen führen, die »masochistisch« wirken. In Zuständen versagender Steuerung können autoaggressive Tendenzen hervortreten.

Die Regulation des Selbstwertgefühls ist deutlich störbar, was sich als Kränkbarkeit, Selbstüberhöhung oder Selbstentwertung äußert.

Das Gespräch mit dem Patienten bleibt zäh, er ist äußerlich zuvorkommend, aber kontrollierend und unlebendig. Es wird deutlich, dass er nur indirekt Aufmerksamkeit und Fürsorge für sich zu fordern vermag, er lässt sich seine Bedürfnisse nach Zuwendung nicht anmerken. Eher nebenbei erfährt der Untersucher von gelegentlich übermäßigem Alkoholgenuss und Essanfällen.

Die beeinträchtigte Fähigkeit zur Steuerung eigener Impulse und Affekte und des Selbstwertes erschwert die Regulierung wichtiger Beziehungen, die dadurch belastet werden. Eigene oder fremde Interessen werden nicht deutlich wahrgenommen oder rigide überbetont. Die Fähigkeit, die Reaktion des anderen auf das eigene Handeln einzuschätzen, ist eingeschränkt.

Ein Patient fühlt sich häufig durch andere unter Druck gesetzt und in Anspruch genommen, er kann sich dagegen nicht wehren und kommt immer wieder in Schwierigkeiten; die Beschreibung einer vorausgegangenen Trennung bleibt ausgespart.

Niveau: Geringe Integration

Die Möglichkeit, sich Triebwünsche sozial adäquat und gemäß den eigenen Wertvorstellungen zu erfüllen, ist gering, ebenso die Möglichkeit, Triebbefriedigungen aufzuschieben oder zu verlagern. Es resultiert ein impulsives Verhalten, das vom Betroffenen selbst als ich-dyston, überwältigend und leidvoll erlebt wird oder das von der Umwelt als inadäquat feindselig und überwältigend zurückgewiesen wird. Steuerungsversuche erweisen sich als abrupt und ineffektiv. Die selbst- und fremddestruktiven Tendenzen sind in Fantasien oder Handlungen offensichtlich. Schuldgefühle werden nicht intrapsychisch bearbeitet, sondern führen zu Selbstbestrafungen, u. U. in Form autodestruktiver Tendenzen. Im Unterschied zum mäßig integrierten Niveau überwiegt die Untersteuerung. Das impulsive Verhalten wird oft ausgelöst durch unangenehme Affekte, die nicht intrapsychisch verkraftet werden und zu abrupten Verhaltensänderungen führen.

Die sehr fragile Selbstwertregulation äußert sich in großer Kränkbarkeit bzw. unrealistischen Größenvorstellungen.

Ein Patient grimassiert im Erstgespräch, wenn emotional belastende Themen berührt werden; als der (männliche) Untersucher ihn darauf anspricht, herrscht er ihn unvermittelt an, er solle schweigen, er wolle nicht mehr weiterreden, er könne mit Männern sowieso nicht reden. Nur mit Mühe kann das Gespräch weitergeführt werden, in dem der Patient plötzlich sehr detailliert über sein Intimleben berichtet.

Die Beziehung zu anderen ist durch interpersonelle Abwehr des Patienten geprägt. Er kann seine konflikthaften Bedürfnisse und Befürchtungen nicht intrapsychisch prozessieren, sondern lässt sie unmittelbar in die Beziehung einfließen, welche dadurch stark belastet wird. Ein Ausgleich eigener und fremder Interessen findet daher nicht statt; speziell finden die Interessen der anderen keine Berücksichtigung. Die zu erwartenden Reaktionen der anderen können nicht antizipiert und zur Verhaltenskontrolle eingesetzt werden.

Niveau: Desintegration

Ein Gefühl der Urheberschaft des eigenen Handelns existiert nicht. Aus der Sicht des Patienten ist Steuerung kein Thema, die Dinge geschehen einfach.

Aggressive Impulse können nicht in das Gesamthandlungsspektrum integriert werden. Die Person erscheint durchsetzt von zerstörerischem Hass, der aber nicht als eigene Aggression, sondern als gerechtfertigte Reaktion auf das Tun anderer erlebt wird.

Sexuelle Impulse sind nicht objektbezogen, sondern partial-trieborientierte Handlungsimpulse, die rollenhaft realisiert werden (z. B. Perversion). Es gibt Zustände von ausgeprägtem Steuerungsverlust in delinquenten Handlungen oder dem temporären Missbrauch von Alkohol und Drogen. Das Gefühl der fremden Urheberschaft kann bis zum Beeinflussungsgefühl und der Fremdgesteuertheit gehen. Eine innere Bewertung des eigenen Tuns durch normative Instanzen scheint nicht vorzuliegen; das eigene Tun ist aus der eigenen Sicht selbstverständlich, notwendig und gerechtfertigt oder wird völlig verleugnet.

Die Selbstbewertung variiert zwischen Grandiosität und stark erniedrigtem Selbstgefühl. Kränkungen sind vernichtend und erfordern, ebenso wie andere negative Affekte, rasche Handlungen als Reaktion.

Wegen unklarer Motivation ist der Patient unfähig, längerfristig ein sachbezogenes Ziel zu verfolgen; er bricht wiederholt ein begonnenes Studium ab und wendet sich willkürlich anderen Ausbildungen zu. Er erklärt, die Ausbilder seien nicht in der Lage gewesen, sein Leistungsangebot auszuhalten und hätten ihn durch Andeutungen (Gefahr durch Heckenschützen) veranlasst, das Fach zu wechseln.

Wenn ein intentionales Selbst des strukturell desintegrierten Patienten schon schwer zu erkennen ist, so sind erst recht abgegrenzte Objekte und eine Berücksichtigung ihrer Interessen und eine Antizipation ihres Verhaltens aus seiner Sicht nicht gegeben.

Emotionale Fähigkeit: Kommunikation nach innen und außen

Bezogen auf das Selbst: Emotionale Kommunikation kann intrapsychisch verstanden werden als die Fähigkeit, innere Dialoge zu führen und sich selber zu verstehen. Die Fähigkeit, Affekte in sich entstehen zu lassen und zu erleben, bildet dafür die Voraussetzung. In der Binnenkommunikation spielen die eigenen Fantasien eine wichtige Rolle als Vermittler von emotionalen Zuständen und daran geknüpften Handlungsentwürfen (z. B. auch von kreativen Lösungen). Bedeutsam ist dabei auch das emotionale Erleben der eigenen Körperlichkeit (nicht des Körpers als Objekt, sondern des subjektiven Erlebens der eigenen Leiblichkeit und körperlichen Lebendigkeit).

Bezogen auf das Objekt: Kommunikation wird gemeinhin auf den emotionalen Austausch zwischen dem Selbst und den anderen bezogen. In diesem Sinne betrifft diese strukturelle Dimension die zwischenmenschlich-emotionale Kontaktaufnahme, die Mitteilung eigener Affekte an andere und die Fähigkeit, sich von den Affekten anderer emotional erreichen zu lassen, sowie das wechselseitige Verstehen und Wir-Gefühl der Reziprozität.

Ein zugleich interpersoneller und intrapsychischer Vorgang ist die Empathie als die Fähigkeit, sich mit dem eigenen psychischen Erleben vorübergehend in die Innenwelt des anderen hineinzuversetzen und dessen Sichtweise mit der eigenen in Berührung zu bringen – als Voraussetzung für die Fähigkeit, jemand wirklich zu verstehen.

Tabelle 4-15: Emotionale Kommunikation

Emotionale Kommunikation	
Emotionale Kommunikation nach innen	Emotionale Kommunikation mit anderen
3.1 Eigene Affekte generieren und erleben	3.4 Emotionale Kontaktaufnahme: Gefühle anderen gegenüber zulassen, Besetzungen wagen, Wir-Gefühl erreichen (Reziprozität)
3.2 Eigene Fantasien entwerfen und nutzen	3.5 Eigene Affekte zum Ausdruck bringen, sich von den Affekten anderer erreichen lassen
3.3 Die eigene Körperwahrnehmung bzw. das Körperselbst emotional beleben	3.6 Empathie erleben

Niveau: Gute Integration

Ein Patient ist in der Lage, situativ-angemessen lebhafte Affekte zu erleben und sich dabei auch körperlich lebendig zu fühlen; er kann von lebhaften begleitenden Fantasien berichten.

Die Fähigkeit zu emotionaler Kontaktaufnahme und kommunikativem Austausch ist gegeben und verleiht ein Gefühl der Lebendigkeit im Miteinander. Unter Umständen kann die Kommunikationsbereitschaft durch neurotische Konflikte und zugehörige Angst, Scham und Schuldgefühle beeinträchtigt sein, ohne dass sie abreißt. Seelische Vorgänge beim anderen können mit Interesse erfasst werden; es ist möglich, sich empathisch in den anderen hineinzuversetzen und an dessen Erleben Anteil zu nehmen.

Eine Patientin streitet häufig mit ihrem Partner über ein bestimmtes Thema, bei dem sie unterschiedlicher Meinung sind. Der Untersucher gewinnt den Eindruck, dass die Partner gut in der Lage sind, sich über das Problem zu verständigen und auseinander zu setzen, sie wirken eher animiert als frustriert. Die Patientin kann sich vorstellen, wie es ihrem Partner dabei geht und äußert lebhafte Fantasien, was sie als Nächstes tun könnte.

Niveau: Mäßige Integration

Die Fähigkeit, Affekte zu generieren, wirkt deutlich eingeschränkt, das Gleiche gilt für die Fantasien. Die generelle Affekteinschränkung macht es dem Patienten schwer, sich selbst zu verstehen. Das Körpererleben ist unlebendig und u. U. »ichdyston«.

Die Kommunikation ist durch die gebremste Affektivität des Patienten eingeschränkt und inhaltlich erschwert durch rigides, gebremstes Verhalten, wobei der Patient hintergründig reizbar und kränkbar erscheint. Eingeschränkt wirkt auch die Fähigkeit zur Empathie; die Interessen anderer werden bevorzugt aus der eigenen Perspektive interpretiert. Ein Wir-Gefühl stellt sich nicht leicht ein, es muss gewissermaßen erkämpft werden.

Ein Patient kann überhaupt nicht verstehen, warum seine Frau sich beklagt, und ist enttäuscht, dass sie seine Bemühungen, ihr alles recht zu machen, nicht anerkennt. Gespräche zwischen den Partnern münden häufig in Missstimmungen und werden vermieden. Auch im Untersucher entsteht der Eindruck, dass der Patient ihm vieles auf indirekte Weise zwischen den Zeilen mitteilt. Er berichtet sehr versachlichend über einen Streit mit seiner Frau, deren Kinderwunsch er »mit guten Argumenten« zurückgewiesen habe. Eine konkrete Vorstellung, wie es für ihn wäre, Vater zu werden, kann er nicht formulieren. Auf seine hypochondrischen Beschwerden angesprochen, meint er, er brauche konkrete ärztliche Empfehlungen, »damit mein Körper wieder richtig funktioniert«.

Niveau: Geringe Integration

Dem Patienten fällt es schwer, deutlich ausgestaltete Gefühle zu erleben, insbesondere fehlen warme, freundliche und zärtliche Empfindungen, aber auch Traurigkeit und Schuld; stattdessen zeigt er eine durchbruchhafte emotionale Erregung, die als Verzweiflung, Panik, Wut beschrieben wird. Das Körpererleben kann eingefroren oder fragmentiert sein.

Die emotionale Kontaktaufnahme reißt leicht ab oder gelingt gar nicht, es kommt zu Missverständnissen und Aneinander-Vorbeireden. Der Patient lässt erkennen, dass er sich überhaupt nicht in die Erlebniswelt anderer hineinversetzen kann. Der Therapeut muss deshalb die Beziehung zum Patienten stark mitregulieren. Unter Umständen neigt der Patient zu Distanzlosigkeit, Manipulation und Übergriffen. Verwirrung und Leere werden u. U. durch Argumentierten oder Als-ob-Kommunikation überdeckt. Es resultiert kein Wir-Gefühl (Reziprozität).

Der Untersucher hat im Gespräch zunehmend Mühe zu verstehen, worum es dem Patienten eigentlich geht, er gerät in Zweifel, ob er selbst nicht verstehen oder der Patient sich nicht mitteilen kann. Es ist für den Untersucher schwierig zu unterscheiden, ob die heftigen Affekte des Patienten jeweils ihm gelten oder dem Thema, über das der Patient berichtet. Der Untersucher fühlt sich massiv unter Druck gesetzt und unbehaglich oder ausgeschaltet, leer. Seine Impulse wechseln zwischen Über-Engagement und innerem Rückzug.

Niveau: Desintegration

Emotional erscheint der Patienten seinen heftigen, nicht ausgestalteten affektiven Zuständen ausgeliefert, die nicht in Worte gefasst werden können. Alternativ zu diffuser emotionaler Erregung sind Zustände der emotionalen Unlebendigkeit und Starre. Fantasiebruchstücke sind schwer von Erinnerungen und Fakten zu unterscheiden. Das Körperselbst wird als entfremdet oder befremdlich erlebt und u. U. manipulativ verändert.

Kontaktaufnahme findet nicht statt oder ist formell rollenhaft ohne emotionalen Bezug oder feindselig distanzierend. Bedürfnisse anderer werden unempathisch übergangen. Zugleich können die Innenvorgänge anderer sensitiv erahnt und für eigene Zwecke genutzt werden. Ein kommunikativer Austausch im eigentlichen Sinne ist nicht möglich; aber alles, was zwischen Patient und seinem Gegenüber geschieht, kann kommunikative Bedeutung gewinnen.

Der Therapeut versucht, mit dem Patienten über dessen früher erfolgte kosmetische Gesichtsoperation zu sprechen. Der Patient äußert zunächst, das sei keine Operation gewesen, sondern eine natürliche Entwicklung. Später äußert der Patient die Absicht, sich nochmals operieren zu lassen, weil »ein Stück Plastik in der Operationsstelle zurückgeblieben ist«. Die Frage des Therapeuten, ob es sich dabei wirklich um Kunststoff handelt oder um den Begriff der Gesichtsplastik, wird wiederum von dem Patienten nicht verstanden.

Fähigkeiten zur Bindung: Innere Objekte und äußere Objekte

Bezogen auf das Selbst: Diese strukturellen Funktionen betreffen die Fähigkeit, sich sowohl intrapsychisch wie im interpersonellen Kontakt auf wichtige andere beziehen zu können. Den Ausgangspunkt bildet die Fähigkeit, innere Vorstellungsbilder (Objektrepräsentanzen) von wichtigen Menschen zu entwerfen, sie emotional positiv zu besetzen und aufrechtzuerhalten: die Fähigkeit zur Internalisierung. Die Verfügbarkeit über diese positiven inneren Objekte bildet die Voraussetzung für die Fähigkeit, sich selbst zu beruhigen, zu trösten, zu schützen.

Bei einer positiven Entwicklung der Internalisierungsfunktion stehen unterschiedliche innere Objekte zur Verfügung, welche verschiedene Beziehungsqualitäten repräsentieren (z. B. Repräsentanzen von Elternimagines, eigenen Kindern, Geschwistern, Liebespartnern, Rivalen etc.).

Bezogen auf die Objekte: Die Fähigkeit zur Objektinternalisierung ist Voraussetzung dafür, sich in realen Beziehungen emotional an andere binden zu können. Das Gegenstück bildet die Fähigkeit, sich aus Bindungen lösen und Abschied nehmen zu können.

Ein Indikator für die Stabilität emotionaler Beziehungen ist die Fähigkeit, sowohl gegenüber den inneren Objektrepräsentanzen wie gegenüber den äußeren

Tabelle 4-16: Bindung

Bindung	
An innere Objekte gebunden sein	An äußere Objekte gebunden sein
4.1 Internalisierung: Positive Selbstrepräsentanzen, positive Objektrepräsentanzen, positive objektbezogene Affekte aufbauen und erhalten können	4.4 Bindungsfähigkeit: Sich emotional an andere binden können (Dankbarkeit, Fürsorge, Schuld, Trauer)
4.2 Positive Introjekte: Für sich sorgen, sich beruhigen, trösten, helfen, schützen, für sich eintreten	4.5 Hilfe annehmen: Unterstützung, Versorgung, Sorge, Anleitung, Entschuldigung von anderen annehmen können
4.3 Variable und trianguläre Bindungen: Unterschiedliche innere Objektqualitäten; Zuwendungen zum einen ist nicht Abwendung vom anderen	4.6 Sich aus Bindungen lösen und Abschied nehmen können

Realobjekten pro-soziale Affekte erleben zu können; dazu gehören Verbundenheit, Dankbarkeit, Verantwortungsgefühl, Fürsorglichkeit, aber auch – bei Verletzung ethischer Normen – die Fähigkeit, Schuld zu erleben; hierher gehört ebenso die Fähigkeit, bei Verlust von wichtigen inneren oder äußeren Objekten Trauer zu empfinden.

Eine wichtige Konsequenz der inneren und äußeren Bindungsfähigkeit ist das Vermögen, verfügbare gute Objekte in der Außenwelt zu nutzen, d. h. Hilfe zu suchen und anzunehmen, wohlwollende Unterstützung und Sorge anderer zu akzeptieren.

Niveau: Gute Integration

Wichtige Beziehungserfahrungen können innerlich bewahrt werden, es resultieren emotional positive Einstellungen zu den wichtigen Objekten wie auch zur eigenen Person. Die inneren Bilder wichtiger Personen sind voneinander gut zu unterscheiden. Auch bei konflikthaften Belastungen bleibt die positive Besetzung der inneren Bilder anderer stabil. Es bestehen Gefühle der Zugehörigkeit und der Verantwortung gegenüber den Objekten. Mithilfe der positiven inneren Objekte kann der Patient sich selbst beruhigen und gezielt handeln.

Die sozialen Beziehungen sind vielfältig, es werden mehrere wichtige Menschen beschrieben. Der Patient kann triadische Beziehungen unterhalten. Die geschilderten Beziehungsmuster werden nicht durch Objektabhängigkeit beherrscht. Konflikte entstehen u. U. dadurch, dass Widersprüche in den Bindungen zu verschiedenen Personen nicht harmonisiert werden können, z. B. Rivalitäten, Eifersucht, Kampf um die Zuneigung von Dritten usw. Es besteht die Fähigkeit, emotional stabile Bindungen eingehen zu können, sowie die Fähigkeit, sich im Bedarfsfall von anderen unterstützen und helfen zu lassen, ebenso besteht die Fähigkeit, Objektbindungen zu lösen, z. B. Verluste und Trennungen zu betrauern und Abschiede zu leisten. Die zentrale Angst ist, die Liebe des Objekts zu verlieren.

Eine Patientin beschreibt, dass sie sich durch ihren Ehemann eingeengt fühlt, da er eifersüchtig reagiert. Sie ist an ihren Mann gefühlsmäßig gebunden und ist zuversichtlich, mit ihm eine Lösung der Probleme zu erzielen. Was sie selbst nicht bemerkt, ist die Tatsache, dass sie durch erotisierende Flirt-Angebote dem Partner Anlass zur Eifersucht gibt.

Niveau: Mäßige Integration

Die Fähigkeit, stabile innere Bilder von wichtigen Personen zu entwerfen und so unabhängig von ihrer äußeren Präsenz zu sein, ist erschwert. Die Bilder können in konflikthaften Situationen verloren gehen. Zugleich kann die emotionale Bedeutung des wichtigen anderen überhöht sein, sodass eine deutliche Objektabhängigkeit besteht.

Die Fähigkeit, sich selbst mithilfe der guten inneren Objekte zu regulieren, ist deutlich eingeschränkt, sodass die Präsenz der realen Objekte wichtig ist.

Die Variabilität der inneren Objektbilder ist reduziert, die inneren Bilder sind auf wenige Muster eingeengt, die von der eigenen Perspektive, den eigenen Wünschen und Nöten diktiert sind.

Die emotionale Gebundenheit an andere ist schwer einzuschätzen, da Beziehungssituationen eher normativ beschrieben werden. Die Fähigkeit, sich auf andere zu beziehen, erscheint eingeschränkt, der Patient scheint andere nicht zu brauchen bzw. diese eher in einer bestimmten Funktion zu benötigen. Abschiede werden vermieden und ihre Bedeutung übergangen oder durch ausgeprägtes Klammern kompliziert. Der Patient ist nicht oder wenig fähig zu triadischen Beziehungen und sucht vornehmlich dyadische Beziehungsmuster.

Die zentrale Angst ist, von dem wichtigen stützenden und steuernden Objekt getrennt zu werden oder es durch die eigene Impulsivität zu zerstören.

Ein Patient schildert die Beziehungen zu Männern einförmig: Alle Männer, Vater, Bruder und Kollegen, werden danach beurteilt, ob sie leistungsmäßig besser oder schlechter sind und ob sie den Patienten beherrschen oder klein machen wollen. Er erwartet eigentlich, dass seine Frau seine diesbezüglichen Klagen entgegennimmt, fürchtet aber, »dass sie es nicht mehr hören kann«. Die Auflösung seiner ersten Ehe ist für ihn »kein Thema«.

Niveau: Geringe Integration

Im Unterschied zum mäßig integrierten Niveau ist die Fähigkeit, innere Bilder von Menschen zu entwerfen und so unabhängiger von ihrer Realpräsenz zu sein, ernsthaft gestört. Die inneren Bilder der Objekte tragen bedrohliche und verfolgende Züge; sozial verantwortliche Einstellungen gegenüber internalisierten Objekten fehlen weitgehend. Auch ist die Fähigkeit, sich mithilfe der inneren Objekte selbst zu beruhigen, stark eingeschränkt, es resultiert u. U. ein als existenziell erlebtes Angewiesensein auf reale andere. Daraus folgt, dass die emotionale Bindung an wichtige Menschen inkonstant ist. Ihre Schilderung erbringt in sich widersprüchliche Bilder, schwankend zwischen übergroßer Zuneigung und starkem Hass oder großer Distanz und intensiver Nähe. Dabei werden Hassgefühle als besonders zerstörerisch erlebt, das Angewiesensein auf andere als Ausgeliefertsein empfunden.

Die zentrale Angst ist, dass das Selbst durch das böse Objekt oder durch den Verlust des guten Objekts vernichtet werden könnte.

Ein Patient berichtet von rasch wechselnden kurzfristigen Partnerbeziehungen; die Freundinnen werden widersprüchlich geschildert, sie sind nicht gut auseinander zu halten, liebevolle Aspekte werden beschrieben, denen unverbunden ganz negative Beschreibungen hinzugefügt werden. Der Patient fühlt sich von den

Frauen ausgenutzt und hinters Licht geführt. Er betont, dass er nie mehr eine Beziehung eingehen wolle.

Niveau: Desintegration

Es ist schwer, einen Eindruck von den inneren Objekten des Patienten zu gewinnen, da diese nicht als abgegrenzte objektale Vorstellungen repräsentiert sind, sondern eher als Affektmuster und Handlungsbereitschaften imponieren, u. U. als etwas Fremdes im Eigenen. Demzufolge können sie keine selbstregulierenden Funktionen übernehmen, sie bilden im Gegenteil eine Quelle der Beunruhigung und Impulsivität.

Auf dieser inneren Grundlage sind keine länger dauernden emotionalen Bindungen an andere möglich; dort wo interpersonelle Beziehungen existieren, wirken sie befremdlich, unverständlich und übergehen die Interessen des jeweils anderen völlig. Die zentrale Angst gilt der Befürchtung symbiotischer Verschmelzung von Selbst- und Objektrepräsentanzen mit der Folge des Identitätsverlustes.

Ein Patient wirkt im Ausdruck starr und unmoduliert, er berichtet ohne Distanz, dass er zuweilen abends nach Büroschluss die Buchhaltung für ein Bordell macht und die Absicht hat, eines der Mädchen zu heiraten. Er habe sie allerdings noch nie zu sich nach Hause eingeladen, weil man keinem fremden Menschen trauen könne. Seine Haustür überwache er mit einer Videoanlage, »für den Notfall« verfüge er über einige Schusswaffen, die er sich »mit einem Trick aus dem Sportschützenverein besorgt habe«. Auf die Frage nach einem für ihn wichtigen Menschen sagt er: »Wenn einer was von mir will, mache ich ihn fertig. Ich bin in meiner Gemeinde ein angesehener Bürger.«

Exkurs: Die strukturelle Funktion der Abwehr

Der Aspekt der Abwehr ist in allen strukturellen Dimensionen von Bedeutung, sodass er stets mitberücksichtigt und nicht als eigene Kategorie eingeschätzt wird. Von besonderem Interesse ist die unterschiedliche Qualität und Effektivität der Abwehr auf den unterschiedlichen Strukturniveaus.

Niveau: Gute Integration

Die Abwehr ist intrapsychisch und richtet sich gegen innere Triebwünsche und Affekte. Die Selbst- und Objektrepräsentanzen des Patienten werden dadurch nicht wesentlich verändert. Bestimmte Befriedigungen und kognitive Leistungen können konfliktbedingt eingeschränkt sein. Das Muster der Abwehr ist stabil verfügbar und flexibel situativ wirksam.

Typische Abwehrmechanismen: Verdrängung, Rationalisierung, Verschiebung.

Ein Patient hatte ein bestimmtes peinliches Erlebnis völlig vergessen, bei dem erkennbar eine tabuierte erotische Wunschfantasie beteiligt war. Seine Selbstregulation und seine Beziehung sind dadurch wenig beeinträchtigt.

Niveau: Mäßige Integration

Die intrapsychische Abwehr ist stark ausgeprägt und rigide. Befriedigungsmöglichkeiten sind dadurch deutlich eingeschränkt, gelegentlich kommt es zu Impulsdurchbrüchen. Das Abwehrmuster ist in seiner Flexibilität stark eingeschränkt und kann situativ nicht variiert werden. Temporär kann die Abwehr krisenhaft versagen, wobei vorübergehend Abwehrmechanismen der nächstgeringeren Stufe wirksam werden (z. B. Idealisierung, Entwertung, Spaltung).

Typische Abwehrmechanismen: Verleugnung, Wendung gegen die eigene Person, Reaktionsbildung, Isolierung, Projektion.

Ein Patient berichtet ohne erkennbare affektive Beteiligung, dass ihn seine Ehefrau kürzlich verlassen habe. Er überlege nun, wie er den Mietvertrag der gemeinsamen Wohnung beibehalten könne. Erst später im Gespräch berichtet er über ihm selbst unerklärliche Weinanfälle.

Niveau: Geringe Integration

Die intrapsychische Abwehr reicht nicht aus, sie wird interpersonell wirksam; Selbst- und Objektrepräsentanzen werden durch die Abwehr verzerrt. Es kommt zur Überflutung mit Bedürfnissen und Triebregungen und zu impulsiven Handlungen, die jedoch keine nachhaltige Befriedigung bewirken.

Typische Abwehrmechanismen: Spaltung der Selbst- und Objektimagines; aus der Spaltung leiten sich andere Abwehrmechanismen dieser Stufe ab, z. B. die projektive Identifizierung und die Idealisierung bzw. Entwertung der Objekte.

Ein Patient schildert seine Freundin in einer für den Untersucher äußerst widersprüchlichen Darstellung: Sie sei für ihn sexuell völlig uninteressant und habe keinerlei Verständnis für ihn, er lasse sie weitgehend links liegen. Ohne eine Verknüpfung von »Einerseits-Andererseits« schildert er in einem anderen Zusammenhang, dass sie ihm schrecklich fehlte und er sich völlig verlassen fühlte, als sie für zwei Tage verreist war, um ihre Mutter zu besuchen.

Niveau: Desintegration

Die Abwehr bewirkt ein inneres Gleichgewicht um den Preis gravierender Realitätsverzerrung. Die auffällige Abwehrformation kann längerfristig aufrechterhalten werden, aber auch bei scheinbar kleinen situativen Anlässen vorübergehend in psychotisches Erleben einmünden. In dissoziativen Bewusstseinszuständen können Handlungen erfolgen, die nicht der eigenen Verantwortung zugeschrieben werden.

Im ersten Teil des Gesprächs berichtet ein Patient über für ihn persönlich bedeutsame schwierige Kindheitserlebnisse. Im Anschluss daran wird er zunehmend einsilbig und im Ausdruck gespannt, ärgerlich. Am Ende der verfügbaren Gesprächszeit äußert er die Forderung, der Therapeut müsse ihm endlich zuhören, und behauptet zugleich, alle Ärzte seien Lügner und Diebe. Versuche des Therapeuten, emotionale Zusammenhänge des Erlebens herzustellen, bleiben ohne Effekt.

Tabelle 4-17: Einschätzung des Strukturniveaus

Achse IV Struktur	**gut** ①	**1,5**	**mäßig** ②	**2,5**	**gering** ③	**3,5**	**desintegriert** ④	**nicht beurteilbar** ⑨
1a Selbstwahrnehmung	①	•	②	•	③	•	④	⑨
1b Objektwahrnehmung	①	•	②	•	③	•	④	⑨
2a Selbstregulierung	①	•	②	•	③	•	④	⑨
2b Regulierung d. Objektbezugs	①	•	②	•	③	•	④	⑨
3a Kommunikation nach innen	①	•	②	•	③	•	④	⑨
3b Kommunikation nach außen	①	•	②	•	③	•	④	⑨
4a Bindung an innere Objekte	①	•	②		③	•	④	⑨
4b Bindung an äußere Objekte	①	•	②	•	③	•	④	⑨
5 Struktur gesamt	①	•	②	•	③	•	④	⑨

4.4.4 Fallbeispiele

Fallbeispiel gut integrierte Struktur

Ein 20-jährige Student leidet seit vier Monaten unter körpernahen Angstgefühlen mit Herzklopfen, Befürchtungen einer bedrohlichen Krankheit und an der Angst, die erforderlichen

Studienleistungen wegen Konzentrationsstörungen nicht erbringen zu können. Er ist sehr verunsichert, weil er »so etwas noch nicht erlebt« hat.
In der Schule war er immer guter Durchschnitt, stellte aber auch hohe Ansprüche an sich. Jetzt hat er ein Jurastudium begonnen mit der Zielvorstellung, an einer internationalen Einrichtung, z. B. in Brüssel, zu arbeiten. Er hatte immer einen Freund, der aber jetzt zum Studium weggegangen ist. Mit seiner Freundin (Kindergärtnerin +2J) ist er seit drei Jahren »fest zusammen«, sie ist oft bei ihm zu Hause, »gehört zur Familie«.
Der Patient lebt bei seinen Eltern; die Mutter (+33J) ist als Grundschullehrerin berufstätig; der Vater (+36J) beschäftigt sich mit Computern und ökologischen Fragen, eigentlich ist er Hausmann.
Der Patient ist als Einzelkind aufgewachsen, unauffällige Entwicklung. Er hing sehr an der im Haus lebenden Großmutter. Für den Vater äußert er Bewunderung wegen dessen »genialer Begabungen«; die beruflichen Schwierigkeiten des Vaters werden »gesellschaftlichen Bedingungen« zugeschrieben. Die Mutter setzt große Hoffnungen auf den Patienten (»Sie hat ja nur mich.«).

Konfliktdynamik: Die Ablösungsschwierigkeiten eines noch sehr elterngebundenen jungen Mannes liegen auf der Hand. Es drängt ihn nach draußen bei gleichzeitig starker Familiengebundenheit. Der Eintritt in das Studium mit seinen neuen Möglichkeiten und Herausforderungen an seine noch wenig gefestigte männliche Identität scheint den um nüchterne Sachlichkeit bemühten jungen Mann sehr zu beunruhigen; die aufgebrochene Angstsymptomatik hat ihn fürs Erste regressiv an das Elternhaus gebunden. In diesem Zusammenhang sollen nicht die einzelnen Konflikte, sondern die Strukturdynamik diskutiert werden.

Strukturelle Funktionen:
Selbstwahrnehmung: Diese ist gut ausgebildet. Auf vorsichtige Interventionen hin kann der Patient seine widersprüchlichen Gefühle beschreiben und seine Ambivalenz ins Auge fassen.
Objektwahrnehmung: Diese ist bezüglich Eltern und Freundin konflikthaft eingeschränkt, dennoch kann er ein lebendiges und weitgehend realistisches Bild von ihnen zeichnen.
Selbstregulierung: Die Fähigkeit zur Selbststeuerung war in den letzten Jahren nicht auffällig, aktuell ist sie unter dem Druck der Angstsymptomatik etwas eingeschränkt. Der Patient gibt sich in alters- und geschlechtstypischer Weise »cool«.
Beziehungsregulierung: In der Beziehung zu den Eltern zeigt der Patient sich neurotisch rücksichtsvoll, er ist aber grundsätzlich in der Lage, fremde und eigene Interessen in einer Beziehung zu berücksichtigen.
Kommunikation nach innen: Der Zugang zu Affekten und Fantasien scheint gegeben. Der Patient wirkt emotional lebendig und zeigt einen guten Zugang zu seinem Körpererleben.
Kommunikation nach außen: Es entsteht zu dem Patienten ein tragfähiger Gesprächskontakt, in dem er emotional gut erreichbar wirkt.
Bindung an innere Objekte: Für den Patienten sind die wichtigen anderen innerlich repräsentiert und emotional positiv besetzt.
Bindung an äußere Objekte: Hier fällt die Schwierigkeit des Patienten auf, sich von den wichtigen Objekten der Primärfamilie so weit zu lösen, dass er sich seinen Studienzielen zuwenden kann. Die Gebundenheit wirkt jedoch eher konflikthaft neurotisch und verweist nicht auf eine strukturelle Vulnerabilität.

Verlaufsbeobachtung: Die Hypothese der konflikthaften Zuspitzung bei gutem Strukturniveau bestätigt sich in den probatorischen Therapiesitzungen, wo der Patient rasch einen Zugang zu seiner Konfliktthematik gewinnt und verschiedene Aspekte seiner Lebensplanung einer Realitätsprüfung unterzieht. Er kann in der Therapeutin Aspekte einer Mutterübertragung nutzen, die nicht am Sohn klammert und ihn zur Selbstständigkeit ermutigt. Im Rahmen einer 25-stündigen Kurzzeit-Therapie klingt die Symptomatik ab. Der Patient wirkt in seinem Studium weniger unrealistisch ehrgeizig, sondern sachbezogen. Er hat einen früheren Mannschaftssport wieder aufgenommen und fühlt sich in der Peer-Group besonders wohl.

Fallbeispiel mäßig integrierte Struktur

Der 46-jährige Patient stellt Muskelschmerzen im rechten Schulter-Arm-Bereich in den Vordergrund. Sie sind seit zwei Jahren deutlich verschlimmert. Vorausgegangen war vor mehreren Jahren ein Fahrradunfall, orthopädische und neurologische Untersuchungen blieben ohne Befund. Der Patient berichtet über depressive Gestimmtheit, Gefühl von Kraftlosigkeit und Erschöpfung und dauernde Angespanntheit. Er mache sich viele Gedanken über seine Gesundheit und über seine Zukunft. Er wisse nicht, wie er die Anforderungen im Büro als Controller noch erfüllen könne. Alles sei schwieriger geworden, seit vor zwei Jahren die Firmenleitung wechselte. Die Ehefrau könne seine Klagen über körperliche Beschwerden schon nicht mehr hören, sie sorge sich vor allem um die lernbehinderte Tochter. Dem Patienten mache besonders zu schaffen, dass der 21-jährige Sohn vor einigen Monaten unter Protest ausgezogen sei. Er wisse auf allen Gebieten nicht recht weiter.
Aufgewachsen als ältestes Kind, nach ihm drei Schwestern. Er habe immer alles ernst genommen, neige zu Selbstzweifeln und Selbstvorwürfen, wollte immer alles richtig machen, legte Wert darauf, dass es gerecht zugeht, war immer besonders um Beherrschung bemüht. Vor drei Jahren ist er einmal ausgerastet und hat seine Frau angeschrien wegen überflüssiger Geldausgabe. Seither fürchtet er, dass sie sich von ihm scheiden lassen wolle.

Konfliktdynamik: Die neurotische Dynamik steht im Zusammenhang mit einer Über-Ich- und Schuldthematik, aber auch mit dem Gefühl des Zu-kurz-Kommens und der Zurückweisung. Die zugehörigen Konflikte sollen hier nicht im Einzelnen diskutiert werden, da es um die Einschätzung der strukturellen Fähigkeiten geht.

Strukturelle Funktionen:
Selbstwahrnehmung: Der Patient hat Mühe, seine innere Situation wahrzunehmen und seine Affekte zu differenzieren. Speziell scheint er den körperlichen Ausdruck von Emotionen und primär körperliche Belastungen nicht unterscheiden zu können. Das Bild, das er von sich zeichnet, ist wenig facettenreich, konflikthafte Widersprüche kann er kaum sehen. Er berichtet vor allem, was er zu seiner Frau, seinem Chef, seinem Sohn gesagt hat, und nicht, was er dabei erlebt hat.
Objektwahrnehmung: Auch die anderen werden eher eindimensional aus seiner emotionalen Perspektive der Erwartung und Enttäuschung heraus beschrieben. So entsteht kein wirklich differenziertes realistisches Bild der anderen.
Selbstregulierung: Der Patient ist erkennbar übersteuert mit seltenen Durchbrüchen, seine Kränkbarkeit ist spürbar, wird aber kaum eingestanden. Er versucht alles normativ zu regeln.

Beziehungsregulierung: Ein Interessenausgleich in Beziehungen findet trotz der Bemühungen des Patienten um Gerechtigkeit nicht statt; die Interessen und Bedürfnisse der anderen werden vom Patienten kaum gesehen und berücksichtigt.
Kommunikation nach innen: Der Patient wirkt wenig emotional beteiligt und eher rollenhaft normativ. Fantasien hält er für irrational. Bezüglich seiner Körperlichkeit ist er ärgerlich auf den Orthopäden, »der das immer noch nicht hingekriegt hat«.
Kommunikation nach außen: Die Beziehung zu dem Patienten gestaltet sich vernünftig sachlich, unterschwellig sind Enttäuschung und Misstrauen spürbar. Es entsteht kein Gefühl des »Wir«.
Bindung an innere Objekte: Die vom Patienten angesprochenen inneren Objektbilder wirken alle ähnlich; es geht immer darum, dass jemand etwas kritisiert, zum Vorwurf macht, einklagt oder nicht bekommt.
Bindung an äußere Objekte: Der Patient ist bemüht, besonders selbstständig zu sein; er signalisiert keine Beziehungswünsche, sucht nicht nach Hilfe. Themen der Trennung und der Trauer umgeht er, sie scheinen ihm sehr unbehaglich.

Verlaufsbeobachtung: In den probatorischen Sitzungen intensiviert sich die Zwiespältigkeit des Patienten: Er drängt auf körperliche Untersuchung und Behandlung und zweifelt am Sinn von »psychologischen Unterhaltungen«. Neben diesen Entwertungen spürt der Therapeut den starken unausgesprochenen Hilfsappell. Er organisiert zunächst eine stationäre psychosomatische Therapie, in der die Schmerzsymptomatik gelindert werden kann. Die geplante tiefenpsychologisch fundierte Psychotherapie soll sowohl die konflikthafte Versorgungsthematik wie die strukturellen Einschränkungen des Affekterlebens besonders beachten.

Fallbeispiel gering integrierte Struktur

Eine 23-jährige Patientin klagt darüber, dass sie »alles nicht mehr geregelt kriegt«. An ihrer Praktikumsstelle in einer sozialpädagogischen Einrichtung habe man ihr durch Mobbing Druck gemacht, weil sie sich zu sehr für Einzelne eingesetzt habe. Sie lebe in Angst vor diesen ständigen Angriffen und Vorwürfen. Sie fürchte auch, es sei etwas von ihrem Autounfall bekannt geworden, den sie unter Alkoholeinfluss verschuldet habe. Manchmal spüre sie eine große Spannung in sich; in solchen Situationen ritze sie sich die Haut an den Unterarmen. Gelegentlich liege sie stundenlang nur auf dem Bett, ihren Körper finde sie »eklig«. Am schlimmsten gehe es ihr, wenn sie nachts allein sei, das halte sie gar nicht aus. Sie versuche möglichst ihren Freund bei sich zu haben, der sei dann auch ganz lieb, aber manchmal habe er sie auch schon geschlagen. Vor einem Jahr hatte sie eine sexuelle Beziehung zu einer Frau, die aber durch deren Eifersucht zerstört worden sei.
Aufgewachsen ist sie bei einer noch sehr jungen Mutter, die als Kellnerin arbeitete und viele wechselnde Freunde hatte. Ab dem fünften Lebensjahr der Patientin wurde die Mutter verschiedentlich in stationären Kliniken behandelt, warum ist unklar. Versorgt wurde die Patientin vor allem von einer Tante, die sie streng gehalten hat. Deren Mann verhielt sich zwischen dem achten und zwölften Lebensjahr der Patientin sexuell übergriffig. Mit 14 Jahren sei sie weggelaufen, ab 15 vom Jugendamt bei einem älteren Ehepaar untergebracht. Dort habe sie sich wohl gefühlt, mit 17 Jahren entwickelte sie eine Essstörung, mit 19 unternahm sie einen Suizidversuch nach Verlassenwerden durch einen Freund.

Konfliktdynamik: Am ehesten werden Aspekte des Individuations-Abhängigkeitskonflikts erkennbar. Darüber hinaus lassen die Selbstwertproblematik und die Identitätsunsicherheit sich weniger als Ausdruck von intrapsychischen Konflikten und mehr als Folge von strukturellen Defiziten verstehen.

Strukturelle Funktionen:
Selbstwahrnehmung: Diese ist sehr eingeschränkt, die Patientin weiß nicht, wer sie ist und was in ihr abläuft, insbesondere hat sie keine Möglichkeit, die eigenen Affekte differenziert wahrzunehmen. Meist fühlt sie sich innerlich leer, manchmal unerträglich angespannt.
Objektwahrnehmung: Es entsteht kein ganzheitliches oder realistisches Bild der anderen; diese sind entweder »lieb« oder unverständlicherweise aggressiv, oft beides im Wechsel.
Selbstregulierung: Bedürfnisse und Affekte werden überflutend heftig erlebt oder gehen ganz verloren. Das Selbstwerterleben ist in hohem Maße durch Kränkbarkeit bestimmt. Nicht aushaltbare Gefühlszustände ziehen selbstschädigendes Verhalten nach sich, ohne dass die Patientin etwas dagegen tun kann.
Beziehungsregulierung: Es gibt keine Wechselseitigkeit in Beziehungen, keinen Interessenausgleich und keine Möglichkeit, Beziehungen zu schützen. Diese werden erlitten oder erkauft und haben nur kurze Zeit Bestand.
Kommunikation nach innen: Mit sich allein fühlt die Patientin sich meist affektiv leer oder von innerer Unruhe überflutet. Fantasien versucht sie zu vermeiden, weil diese vorwiegend »horrormäßig« sind. Ein Sich-Wohlfühlen im eigenen Körper oder eine Zufriedenheit mit der eigenen körperlichen Erscheinung sind nicht möglich.
Kommunikation nach außen: Da die Patientin sich selbst nicht versteht, fällt es ihr schwer, sich verständlich zu machen; ihre Ausstrahlung ist abweisend, misstrauisch, gelegentlich versucht sie, psychologisierend über sich und ihre Situation zu reden, aber das trägt wenig zum Verständnis bei. Das Gespräch klärt wenig und entlastet nicht, es bleibt eine unbehagliche Spannung, die noch Schlimmeres befürchten lässt.
Bindung an innere Objekte: Patientin kann wenig innere Spuren positiver Beziehungserfahrung beschreiben. Es gibt keine emotional-positiv besetzten Objekte, auf die sie sich selbst beruhigend beziehen könnte, stattdessen überwiegen innere Stimmen der Kritik, des Vorwurfs, des Angriffs und entsprechende Befürchtungen, bezogen auf die Bedrohung der eigenen Person (z. B. durch »verrückt werden«).
Bindung an äußere Objekte: Patientin versucht, durch Anklammern und Sexualisierung Beziehungen herzustellen, die jedoch nicht zu Bindungen führen, sondern rasch verloren gehen und ihr Misstrauen in die Menschen verstärken. Sie kann sich keine Hilfe durch andere vorstellen oder sie gar suchen. Trennung als Vorgang einer Auflösung von emotionaler Bindung unter Traueraffekten gibt es nicht.

Verlaufsbeobachtung: In einer Reihe von probatorischen Sitzungen konnte geklärt werden, was zu der Aktualisierung der Problematik geführt hat (das berufliche Überengagement für Opfer und die dadurch bedingte Überforderung der Berufskollegen und die eigene Überforderung). Es wird herausgearbeitet, unter welchen der strukturellen Defizite die Patientin am stärksten leidet (und wie damit bewältigend umgegangen werden könnte). Es geht vor allem um die Angst, sich alleine nicht aushalten zu können. Die Patientin ist dadurch erleichtert, sodass sie nach einigen Sitzungen die Behandlung für abgeschlossen erklärt. Nach drei Wochen meldet sie sich wieder voller Panik und Vorwurf, »weil alles nicht geholfen hat«. Es wird eine niederfrequente Psychotherapie mit strukturbezogener Zielsetzung geplant.

Fallbeispiel desintegrierte Struktur

Der 29-jährige Patient wird in einer forensischen Einrichtung untersucht. Er hatte einen Hausbewohner mit dem Messer bedroht, weil dieser zu laute Musik spielte, und hatte danach Anstalten gemacht, im Hausflur die Kinderwagen anzuzünden. Der Patient kommentiert dazu, er sei ein ruhiger Bürger und lasse sich von niemandem provozieren. Vor zwei Jahren war der Patient dadurch aufgefallen, dass er einen neunjährigen Jungen in seine Wohnung mitgenommen und dort eingesperrt hatte, »um ihn vor der Straße zu schützen«. Den Verdacht pädophiler Handlungen wies er als Verleumdung der Hausbewohner zurück. Der Patient lebt allein und weitgehend ohne Kontakte, er geht einer unregelmäßigen Tätigkeit bei einer Umzugsfirma nach. Gelegentlich schaut er im Schießverein dem Training zu. Anamnestisch gab es eine Drogenabhängigkeit im Alter von 19 bis 22 Jahren, mehrere Entzugsbehandlungen, jetzt ist er drogenfrei.
Der Patient ist der mittlere von drei Brüdern, beide Eltern waren in der Landwirtschaft tätig, der Vater alkoholabhängig, die Mutter immer depressiv, suizidierte sich im siebten Lebensjahr des Patienten. Die Geschwister wurden bei Verwandten untergebracht, der Patient blieb beim Vater, der ihm »mit der Peitsche Manieren beibrachte« – bis er auf Betreiben des Jugendamtes in ein Heim kam, danach folgte eine Gärtnerlehre ohne Abschluss.

Konfliktdynamik: Umschriebene unbewusste intrapsychische Konflikte im Sinne von spürbaren inneren Widersprüchen sind nicht zu erkennen.

Strukturelle Funktionen:
Selbstwahrnehmung: Ein Bild von seiner Persönlichkeit kann der Patient nicht geben, er sagt von sich global, er sei »ein freier Bürger und Lebenskünstler«. Was ihn von anderen unterscheidet, kann er ebenfalls nicht sagen: »Das sind auch alles freie Bürger.« Über seine Gefühlswahrnehmungen im Sinne der Affektdifferenzierung ist nicht zu reden; er meint, er habe immer die richtigen Gefühle.
Objektwahrnehmung: Es fällt ihm schwer, Menschen zu beschreiben. Am ehesten kann er zum Ausdruck bringen, dass man »vor denen« immer auf der Hut sein muss.
Selbstregulierung: Steuerung scheint kein Thema zu sein; der Patient kann sich nicht als Akteur seines Handelns sehen; auch die delinquenten Handlungen werden nicht als Ausdruck eigener Absichten erlebt, partiell werden sie verleugnet. Die Art seiner sexuellen Bedürfnisse und den Umgang damit kann er nicht beschreiben. Er ist unübersehbar hochgradig empfindlich und störbar, was er aber selbst so nicht sieht.
Beziehungsregulierung: Beziehungen im eigentlichen Sinne werden nicht gelebt, sodass es auch keinen Interessenausgleich in Beziehungen geben kann. Das von ihm eingesperrte Kind meinte er schützen zu müssen; zugleich besteht der Verdacht sexueller Übergriffe.
Kommunikation nach innen: Einen emotionalen Bezug zur eigenen Person kann der Patient nicht beschreiben. Seinen Körper versuchte er eine Zeit lang durch intensives Muskeltraining zu einer »Kampfmaschine« zu machen.
Kommunikation nach außen: Der Patient meidet im Allgemeinen Kontakte, er fühlt sich durch die Hausbewohner »ständig provoziert«. Im diagnostischen Gespräch wirkt er stark angespannt, er muss immer wieder aufstehen und Wasser trinken, er hat das Wort »Interview« aufgegriffen und formuliert: »Ich gebe Ihnen ein Interview.« Ein einfühlendes Verstehen in andere, z. B. in die von ihm bedrohten Hausbewohner, ist nicht möglich.

Bindung an innere Objekte: Auf die Frage nach Menschen, die er als für ihn besonders wichtig erlebt hat, nennt er die Figur »Der Terminator«. Umschriebene innere Objekte lassen sich nicht ausmachen, eher innere Zustände, die mit hochgradig aggressiver Anspannung einhergehen.
Bindung an äußere Objekte: Die anderen scheinen eine diffuse Bedrohung darzustellen. Als Junge hatte er einmal einen verletzten Vogel mit nach Hause genommen: »Den hat der Vater tot gemacht.«

Verlaufsbeobachtung: In dem Kontakt mit dem Patienten bleibt zunächst das Fremde und Befremdliche im Vordergrund. Überlegungen zu diagnostischen Zuordnungen führen zunächst zu keinen eindeutigen Ergebnissen. Im Rahmen der Institution werden Gespräche mit dem Patienten geführt, welche klären sollen, ob es therapeutische Ansätze gibt. Angesichts des fremdschädigenden Verhaltens sollen strukturbezogen die Wahrnehmung und die Interessen der anderen verdeutlicht werden, was voraussetzt, dass der Patient in der therapeutischen Beziehung ein respektvolles Interesse an der eigenen Person erlebt.

5 Das OPD-Interview

Nachdem in den vorangegangenen Kapiteln die fünf Achsen der OPD vorgestellt worden sind, geht es in diesem Kapitel darum, wie die erforderlichen Informationen für die Einschätzung der einzelnen Bereiche gewonnen werden sollen. Schon während der Entwicklung der OPD-1 ist deutlich geworden, dass es nicht möglich ist, anhand eines üblichen klinischen psychodynamischen Erstinterviews ein vollständiges Rating aller OPD-Achsen durchzuführen (Freyberger et al., 1996a; Freyberger et al., 1996b). Daher wurden ein OPD-Interview konzeptualisiert und ein Leitfaden formuliert. Kurz gesagt handelt es sich beim OPD-Interview um eine Synthese aus einem psychodynamischen Interview und einer Reihe von strukturierteren Interviewstrategien, die bereits bestehenden diagnostischen Systemen entliehen und adaptiert wurden. Im Folgenden wird zunächst das psychodynamische Interview mit seinen Besonderheiten und seiner Entwicklungsgeschichte beschrieben. Darüber hinaus werden weitere für das OPD-Interview relevante Interviewsysteme diskutiert. Anschließend wird die Durchführung anhand allgemeiner Interviewstrategien und dann in Form eines Leitfadens dargestellt; im Anhang (Arbeitsmaterialien 13.6) finden sich zu jeder Achse sog. Interviewtools, die beim Erlernen der OPD-Interviewführung hilfreich sein können.

5.1 Theorie des psychodynamischen Interviews

Für die Durchführung eines diagnostischen Interviews stehen zwei grundsätzlich verschiedene Ansätze zur Verfügung: Erstens ein explorativer Ansatz, der sich durch das Stellen von spezifischen Fragen das Sammeln von Fakten zum Ziel setzt und seine Wurzeln in der biologisch orientierten Psychiatrie hat; zweitens ein beziehungsdynamischer, der auf dem Boden einer genuin psychoanalytischen Haltung seine Informationen aus der »Wiederherstellung infantiler Objektbeziehungen in der Übertragung-Gegenübertragung zwischen Psychotherapeut und Patient« (Janssen et al., 1996) gewinnt. Im Spannungsfeld dieser beiden Pole hat sich in den letzten gut 100 Jahren die Entwicklung des diagnostischen Interviews in Psychiatrie und Psychotherapie abgespielt.

Zu Beginn des 20. Jahrhunderts sah die naturwissenschaftliche Psychiatrie den Patienten als »einen Beobachtungsgegenstand« und war bestrebt, »eine möglichst exakte Erfassung und Beschreibung von Krankheitszeichen« zu erreichen (Kind, 1978). Dabei bedauerte schon Kraepelin (1887), »dass die Untersuchung der psychischen Symptome so wenig aussichtsreich und befriedigend« erschien (zit. nach Buchheim et al., 1994). Aber auch Sigmund Freud zeigte eine auffällige diagnostische Zurückhaltung (Freud, 1925 (1913)). Zum einen wollte er die Entstehung einer zu intensiven Übertragung beim Patienten schon vor Therapiebeginn verhindern. Zum anderen glaubte er nicht daran, dass eine diagnostische Exploration für die Indikation zur Psychoanalyse hilfreich sein könnte, und empfahl eine Probeanalyse von ein bis zwei Wochen Dauer (S. 455). Zu seiner Zeit konnte Freud sich einen solchen »diagnostischen Nihilismus« leisten, da es keine psychotherapeutischen Alternativen zur Psychoanalyse gab. Er hatte lediglich eine adaptive Indikation zu stellen: Ist ein Patient für die Psychoanalyse geeignet oder nicht? Um diese Frage zu beantworten, ist eine Probeanalyse natürlich ein geeignetes Mittel. Heute, da wir eine Vielzahl verschiedener Therapieformen zur Verfügung haben, müssen wir allerdings eine differenzielle Indikation stellen, d. h. wir müssen uns fragen, welche Therapieform für den Patienten geeignet ist. Aus dieser modernen Pluralität der Behandlungsmöglichkeiten folgt für das diagnostische Interview, dass weder Symptomexploration noch die bloße Feststellung der »Analysierbarkeit« eines Patienten für sich genommen ausreichend sein können.

Die Entwicklung hin zu den modernen, multimodalen und multiaxialen Interviewformen vollzog sich in mehreren Schritten, die hier kurz skizziert werden sollen (siehe auch Janssen, 1994).

Als erster entwickelte Deutsch (Deutsch, 1939; Deutsch/Murphy, 1955) seine sog. »Associative Anamnesis«, in der der Interviewer eine zurückhaltende, zuhörende Haltung einnehmen soll, um es dem Patienten zu ermöglichen, seine innere Konfliktwelt zu entfalten. Er wandte seine Methode insbesondere bei psychosomatischen Patienten an.

Wenig später folgten die Modelle von Sullivan (1954) und Gill und Kollegen (1954). Sullivan betonte in seiner überwiegend strukturierten Technik des »Psychiatric Interview« den interpersonalen Prozesscharakter des Gesprächs und die Rolle des Interviewers als »teilnehmender Beobachter« (siehe Schüßler, 2000, S. 92 f.). Das Sammeln von Informationen über die Biografie und die Lebensumstände des Patienten spielt in Sullivans Interview eine weit stärkere Rolle als in dem Ansatz von Gill, Newman und Redlich. Diese Autoren konzipierten ihr »Initial Interview in Psychiatric Practice« als eine von der Behandlung abgetrennte sozialpsychologische Situation, in der die Beziehung von Interviewer und Patient zu einem zentralen Thema werden soll; ein wichtiges Ziel dabei war die Motivation des Patienten zur Behandlung. Erstmals wird hier neben der diagnostischen auch die therapeutische Funktion des Erstgesprächs hervorgehoben. In den 70er-Jahren war es Hans Kind (1973, 1978), der die psychodynamischen Interviewansätze in die europäische Psychiatrie reimportierte. Unter dem Titel »Leitfaden für die psychiatrische Untersuchung« publizierte er erstmals 1973 eine Monografie, die im Wesentlichen auf den Arbeiten Sullivans basierte und sich bis heute in ständig überarbeiteter Form großer Beliebtheit erfreut (Kind/Haug, 2002, 6. Auflage).

Parallel zu dieser amerikanischen Entwicklung, die überwiegend in der Psychiatrie stattfand, vollzog sich in Europa ein ähnlicher Prozess innerhalb der Psychoanalyse. In ihrem Bahn brechenden Artikel aus dem Jahr 1950 wies Paula Heimann erstmals explizit auf die enorme Bedeutung der Gegenübertragung als psychoanalytisches Diagnostikum hin (Heimann, 1950):

»Ich gehe davon aus, dass die emotionale Reaktion des Analytikers auf seinen Patienten im Rahmen der analytischen Situation eines der wichtigsten Werkzeuge für seine Arbeit ist. Die Gegenübertragung des Analytikers dient als ein Instrument zur Erforschung des Unbewussten des Patienten. [...] Das Unbewusste des Analytikers versteht das seines Patienten. Dieser Rapport in der Tiefenschicht kommt in Form von Gefühlen an die Oberfläche, die der Analytiker als Reaktion auf seinen Patienten, als seine Gegenübertragung bemerkt.« (S. 81 f., Übersetzung der Autoren).

Auch wenn Paula Heimann diese Bemerkungen nicht im Hinblick auf ein diagnostisches Interview gemacht hat, prägten sie doch wesentlich die weiteren Entwicklungen der psychoanalytischen Diagnostik. Balint und Balint betonten in ihrem an der Londoner Tavistock-Klinik entstandenen »Diagnostischen Interview« (Balint/Balint, 1961), dass es sich dabei um eine Untersuchung zwischenmenschlicher Beziehungen handelt, und hoben erstmals explizit die Bedeutung der Gegenübertragung für den diagnostischen Prozess hervor. Argelander (1970) arbeitete diesen Ansatz in seiner Monografie »Das Erstinterview in der Psychotherapie« noch weiter aus. Er differenzierte drei Ebenen der Informationsgewinnung: die objektive, die subjektive und die szenische. Während die ersten beiden verbale Inhalte haben – nachprüfbare Fakten auf der objektiven Ebene und verbale Mitteilungen über das innere Erleben des Patienten auf der subjektiven –, geht es auf der szenischen Informationsebene um nonverbale Mitteilungen in Form von »Inszenierungen« (was tut der Patient; wie sagt er das, was er sagt?). Argelander sah in dieser dritten Ebene die wichtigste für das diagnostische Erstinterview:

»Das Kerngerüst des Erstinterviews, die schöpferisch gestaltete Szene, ist eine Schlüsselinformation zur Erfassung fremdseelischen Geschehens. Sie hat naturgemäß eine eigene Dynamik oder Dramatik, die sich aus unbewussten Quellen speist.« (S. 63)

Das Konzept der Gegenübertragung hat sich seit seinen Anfängen zu einem umfassenden Modell weiterentwickelt (Gabbard, 1995). Während Freud nur die Übertragung der unbewussten Konflikte des Therapeuten ansprach und Heimann sie primär als diagnostisches Instrument für das Verständnis der unbewussten Prozesse des Patienten ansah, wird die Gegenübertragung heute in Verbindung mit der Übertragung als gemeinsamer wechselseitiger Prozess zwischen Patient und Therapeut verstanden. Es handelt sich um eine komplexe Interaktion des realen Erlebens sowie der »neurotischen Übertragungen« von Patient und Therapeut.

Um zu ermöglichen, dass die relevanten innerpsychischen Prozesse des Patienten auf der Bühne des Erstinterviews wirklich inszeniert werden können, muss sich der Therapeut als Mitspieler zur Verfügung stellen – es entsteht ein »Zwei-Personen-Stück«. Da der Therapeut zu Beginn das »Stück« noch nicht kennt, muss er eine »gleichschwebende Rollenübernahmebereitschaft« (Sandler, 1976) entwickeln, die es ihm ermöglicht, anhand seiner aktuellen Gegenübertragung die ihm zugedachte Rolle zu erkennen und zuzulassen.

In der Psychoanalyse ist heute eine Position weit verbreitet, die das szenische Verstehen ganz und ausschließlich in den Mittelpunkt des psychoanalytischen Interviews stellt (siehe bspw. Mertens, 1993). Laimböck (2000) vertritt den Standpunkt, dass biografische Daten lediglich »der weiteren Unterstützung der Beziehungsdiagnose« dienen, »ohne deren Basis zu sein« (S. 11). Sie warnt vor einer Vermischung von »psychoanalytischem Führen eines Erstgesprächs« und dem »Diagnostizieren« und empfiehlt eine deutlich erkennbare Trennung zwischen szenischem und erfragendem Verfahren (S. 17).

Vor allem in Deutschland, bedingt durch das in den Psychotherapie-Richtlinien vorgegebene Antragsschema, stellt die »Tiefenpsychologisch-biografische Anamnese« einen weiteren wesentlichen Baustein der psychodynamischen Diagnostik dar. Dieses Anamneseschema wurde in den 40er-Jahren von Schultz-Hencke (1951) in Berlin entworfen und von verschiedenen Autoren (Dührssen, 1981; Rudolf, 1981) weiterentwickelt. Dieser diagnostische Ansatz basiert auf dem klassischen Neurosenmodell, das eine psychische Erkrankung als Folge der Reaktualisierung eines lebensgeschichtlich begründeten abgewehrten Konfliktes versteht. Dabei spielen also sowohl eine früh erworbene neurotische Disposition als auch eine nach dem Schlüssel-Schloss-Prinzip passende Auslösesituation eine Rolle (siehe dazu Doering, 2003). Für das Verständnis dieser Zusammenhänge werden Informationen zur sozialen Situation des Patienten sowie seiner lebensgeschichtlichen Entwicklung benötigt. Diese werden im Rahmen der Tiefenpsychologischbiografischen Anamnese in den Bereichen persönliche Bindungen, Liebesbeziehungen und Familienleben, Herkunftsfamilie, Berufsprobleme, Arbeitsstörungen und Lernschwierigkeiten, Besitzerleben und -verhalten sowie umgebender soziokultureller Raum erhoben. Abschließend wird aus den gewonnenen Daten eine Hypothese über das Zusammenwirken früherer Erfahrungen und aktueller Auslösesituation in Form einer Psychodynamik formuliert (Dührssen, 1981).

In jüngerer Zeit wurden integrative Interviewmodelle vorgelegt, die insbesondere für den Einsatz im klinischen Setting vorgesehen wurden, da hier – anders als in der Privatpraxis – die differenzielle Therapieindikation und Überweisung im Mittelpunkt stehen. Janssen (1994) stellte eine »Psychoanalytische Erstuntersuchungstechnik« vor, die eine Kombination aus psychoanalytischem Erstinterview, biografischer Anamnese und psychoanalytischer Entwicklungsdiagnose darstellt. Dieses Vorgehen erlaubt abschließend sowohl das Stellen einer psychodynamischen Diagnose als auch einer deskriptiven ICD-Diagnose. In ähnlich eklektischer Weise beschrieben Doering und Schüßler (2004) die »Psychodynamische Erstuntersuchung« als eine Aufeinanderfolge von psychoanalytischem Erstinterview, explorativer psychopathologischer Untersuchung und biografischer Anamnese.

Otto F. Kernberg machte in den 60er- und 70er-Jahren überwiegend während seiner Tätigkeit an der Menninger Klinik in Topeka die Erfahrung, dass weder die klassische psychoanalytische Behandlungstechnik noch das übliche psychoanalytische Erstinterview für seine Patientenklientel passend war. In seiner Arbeit mit strukturell schwer gestörten Borderline-Patienten, war es ihm kaum möglich, eine Stunde lang ganz und gar in frei schwebender Aufmerksamkeit zu verharren, und ebenso erwies es sich als schwierig, in angemessener Zeit einen vollständigen biografischen Überblick zu erhalten. Speziell für die Diagnostik strukturell gestörter Patienten entwickelte Kernberg daher sein »Strukturelles Interview« (Buchheim et al., 1987; Kernberg, 1981, 1984). Das Adjektiv »strukturell« weist darauf hin, dass es in diesem Interview primär um die Erfassung des Strukturniveaus eines Patienten geht. Kernberg unterscheidet ein neurotisches von einem Borderline- und einem psychotischen Niveau der Persönlichkeitsorganisation (= Strukturniveau). Typisch für ein Borderline-Strukturniveau sind das Vorhandensein einer nicht integrierten Identität (= Identitätsdiffusion) und primitiver Abwehrmechanismen bei erhaltener Realitätskontrolle. Das Besondere an der Interviewtechnik des strukturellen Interviews besteht darin, dass in einem zyklischen Ablauf unstrukturierte Abschnitte immer wieder mit einem stark explorativen Interviewstil abwechseln. Fokussiert werden die zwischenmenschlichen Beziehungen des Patienten, insbesondere die Übertragungsbeziehung. Durch den Wechsel von analytischer und strukturierter Interviewhaltung kommt es sowohl zur Inszenierung verinnerlichter Beziehungserfahrungen in der Übertragungsbeziehung als auch zu Informationen darüber, wie der Patient sich selbst, andere und seine Beziehungen wahrnimmt, ob diese Wahrnehmungen realitätsgerecht sind, wie er berufliche Anforderungen bewältigt sowie darüber, wie er mit Sexualität und mit moralischen Wertvorstellungen umgeht. Buchheim und Kollegen (1987) sprachen hier mit Recht von der zweiten Generation diagnostischer Interviews, da erstmals explorativer und beziehungsdynamischer Interviewstil nicht bloß hintereinander gestellt wurden, sondern nach einem neuen, zyklischen Interviewkonzept eine neue, integrierte Gestalt erhielten.

Unter dem Druck der evidenzbasierten Wissenschaft, die die Psychotherapie weltweit zu einem quantifizierbaren Wirksamkeitsnachweis zwingt, wurde eine Reihe von forschungsorientierten strukturierten diagnostischen Interviews entwickelt, die von Buchheim und Kollegen als dritte Generation der Interviewmethoden bezeichnet wurden (Buchheim et al., 1987). Beispielhaft seien hier einige dieser Instrumente erwähnt: Das »Strukturierte Klinische Interview für DSM-IV« (SCID-I und -II; Fydrich et al., 1997; Wittchen et al., 1997) wurde für die Erfassung phänomenologischer DSM-IV Diagnosen konstruiert, dabei werden die einzelnen Items der DSM-IV-Operationalisierungen der Reihe nach abgefragt. Das »Adult Attachment Interview« (AAI; George et al., 1985) stellt ein semistrukturiertes Interview dar, das der Bindungsdiagnostik bei Erwachsenen dient und darauf abzielt, die gegenwärtigen Repräsentationen von früheren Bindungserfahrungen zu erfassen. Hierzu werden 18 Fragen gestellt, welche die Beziehungen zu den Eltern bzw. frühen Bindungsfiguren und auch den eigenen Kindern betreffen. Die Auswertung des Interviews erfolgt anhand von Transkripten, wobei die Kohärenz des Diskurses das Hauptkriterium für die Kodierung darstellt. Die »Zentrale Beziehungskonflikt-Thema-Methode« (ZBKT; Luborsky/Crits-Christoph, 1998; Luborsky/Kächele, 1988) erfragt nach klar definierten Kriterien sog. Beziehungsepisoden, narratives Material, das anschließend so aufbereitet wird, dass die prägenden internalisierten Beziehungsstrukturen, die das interpersonelle Verhalten bestimmen, messbar werden. Das »Strukturierte Interview zur Persönlichkeitsorganisation« (STIPO; Caligor et al., 2004; Clarkin et al., 2004b) stellt den Versuch dar, das Strukturelle Interview Kernbergs zu operationalisieren. In strukturierter Form werden 100 Items zu sieben verschiedenen Bereichen der Struktur der Persönlichkeit erfragt, das Rating erfolgt auf einer sechsstufigen Skala der Persönlichkeitsorganisation.

Diese formalisierten Interviewansätze stellen auf der Achse von explorativ versus beziehungsdynamisch den Gegenpol zum psychoanalytischen Erstinterview dar. Während Letzteres so unstrukturiert wie möglich der Entfaltung einer Szene in der Übertragungsbeziehung die Bühne bereitstellt, verzichten die operationalisierten Interviewformen auf dieses beziehungsdynamische Material im Hier und Jetzt zugunsten einer reliablen Einschätzung kleiner und kleinster messbarer psychopathologischer Einheiten. In Fortsetzung der Typologie von Buchheim und Kollegen (1994) lässt sich das OPD-Interview als vierte Generation psychodynamischer Interviews bezeichnen (Dahlbender et al., 2004b). Es stellt den Versuch einer Synthese der vorangegangenen Interview-Generationen dar. Dabei verlangt es zunächst eine psychoanalytische Grundhaltung, die die »Wiederherstellung infantiler Objektbeziehungen in der Übertragung-Gegenübertragung zwischen Psychotherapeut und Patient« zulässt (Janssen et al., 1996). Dabei wird allerdings – ebenso wie im Strukturellen Interview Kernbergs – das unstrukturierte Vorgehen zyklisch von mehr explorativen Interviewphasen unterbrochen. Diese sind zum Teil bereits vorhandenen Instrumenten entlehnt, so zum Beispiel das Erfragen von Beziehungsepisoden aus der ZBKT-Methode. Darüber hinaus enthält das OPD-Interview strukturierte Passagen einer biografischen Anamnese sowie das Erfassen psychopathologischer Symptome. Das OPD-Interview ist *multiaxial* und *multimodal*, da Material für die Einschätzung der fünf Achsen gesammelt wird und hierfür verschiedene Interviewmodi zum Einsatz kommen (siehe **Abb. 5-1** aus: Dahlbender et al., 2004b). Von psychoanalytischer Seite wurde

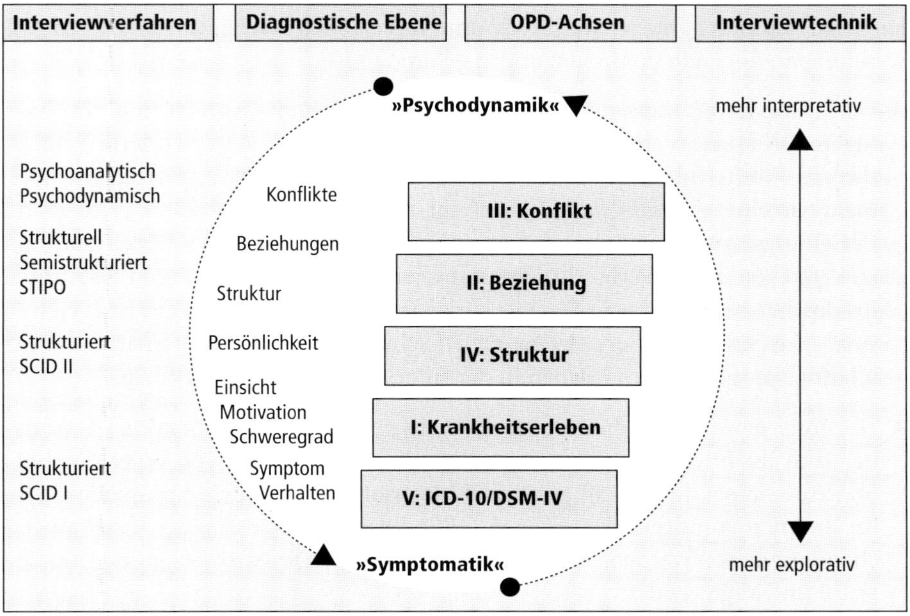

Abbildung 5-1: Diagnostische Ebenen und technische Strategien des OPD-Interviews im Vergleich zu anderen Interviewverfahren

dem OPD-Interview vorgeworfen, durch die Multimodalität der Interviewführung zu viel szenisches Material zu opfern, da sich durch die strukturierteren Interviewanteile eine Übertragungs-Gegenübertragungs-Beziehung nicht wirklich entfalten könne (Mertens, 2004). Natürlich ist diese Argumentation nicht vollständig von der Hand zu weisen, dennoch vertreten wir die Auffassung, dass in einem mit ausreichend sensibler psychodynamischer Grundhaltung geführten OPD-Interview genügend Spielraum zur Entwicklung einer diagnostisch verwertbaren Übertragungsaktivierung bleibt. Möglicherweise lässt diese sich durch gezielte Interventionen, wie sie auch Kernberg in seinem Strukturellen Interview setzt, sogar noch fördern (Dahlbender et al., 2004b).

5.2 Durchführung des OPD-Interviews

5.2.1 Voraussetzungen

Ziel des OPD-Interviews ist es, Material zu generieren, um möglichst alle Items und Dimensionen der fünf Achsen reliabel einschätzen zu können. Um dies zu erleichtern, kann der Interviewer bestimmte Interviewstrategien nutzen, deren Anwendung an folgende Voraussetzungen gebunden ist:

- Der Interviewer muss über ein psychodynamisches Grundverständnis verfügen. Dies setzt nicht unbedingt eine tiefenpsychologisch orientierte Psychotherapie-Weiterbildung voraus, wenngleich diese sicher von Vorteil ist. Vielmehr ist eine *Empathiefähigkeit* gefragt, die es dem Interviewer ermöglicht, Beziehungsaspekte im Hier und Jetzt der Interviewsituation zu erkennen und zu verstehen sowie Verbindungen zwischen Symptombildung und relevanten Erfahrungen im Dort und Damals herzustellen. Dies verlangt vom Interviewer, sich – im Sinne Sandlers (1976) gleich schwebender Rollenübernahmebereitschaft – für sein eigenes Erleben in der Interviewbeziehung zu öffnen.
- Der Interviewer muss die Inhalte der Achsen I bis IV weitgehend im Kopf haben, um im Interview zu wissen, welche Bereiche ausreichend erfasst wurden und zu welchen noch nicht genügend Material vorliegt. Diese Kompetenz kann im Rahmen von drei 20-stündigen OPD-Trainingskursen in der Regel ausreichend erworben werden, vorausgesetzt das Erlernte wird zwischen den Kursen geübt und angewendet.

- Der Interviewer muss zur reliablen Einschätzung der Achse V mit den diagnostischen Kriterien von ICD-10 bzw. DSM-IV vertraut sein und entweder über eine ausreichende klinische Erfahrung verfügen oder entsprechende Trainingskurse zur Anwendung der Klassifikationsschemata besucht haben.

5.2.2 Prinzipien

Wie bereits erwähnt beinhaltet das OPD-Interview ein multimodales und multiaxiales Vorgehen mit phasenweisen strukturierten Passagen. Primäre Grundeinstellung des Interviewers ist die eines psychodynamischen Erstinterviews, die die Bühne für eine szenische Entwicklung in der Interviewbeziehung frei macht, wenig strukturiert und nicht explorativ vorgeht. Obwohl diese Haltung in strukturierteren Interviewpassagen vorübergehend verlassen wird, ist es ein Grundprinzip des OPD-Interviews, immer wieder zu ihr zurückzukehren. Dieses Vorgehen lässt sich am ehesten als ein Oszillieren zwischen beziehungsdynamischer und explorativer Interviewhaltung beschreiben, wobei verschiedene Grade der Strukturiertheit eingesetzt werden:

- Eine offene, unstrukturierte Gesprächsführung, die der spontanen Entfaltung des inneren Erlebens und der Beziehungsangebote des Patienten dient.
- Ein mäßig strukturierendes Vorgehen, das einzelne Themenbereiche im Interview fokussiert und durch zurückhaltende Interventionen dem Patienten Anstöße in bestimmte Richtungen gibt, zum Beispiel bei der Erhebung der biografischen Anamnese oder der Untersuchung von Beziehungsepisoden, Selbst- und Fremdwahrnehmung.
- Ein strukturiertes Vorgehen, das spezifische Details erfragt, zum Beispiel bei der Exploration des psychopathologischen Befundes und der Symptomatik zur Ermittlung der syndromalen ICD-10 Diagnose.

Die einzelnen Interviewphasen, in die das OPD-Interview untergliedert ist, sollen möglichst mit einer offenen Gesprächshaltung eingeleitet werden. Dem Patienten soll die Entscheidung darüber überlassen werden, welchen Inhalten er welche Bedeutung geben will, was er zuerst, was er ganz ausführlich und was er nur zwischen den Zeilen berichten will. Darüber hinaus geben die unstrukturierten Interviewphasen Raum für die Entwicklung einer »Inszenierung« von Übertragung und Gegenübertragung. Hier soll der Interviewer neben dem manifesten Inhalt des Gesagten insbesondere auf szenisches Material achten, so zum Beispiel mimische und gestische Äußerungen des Patienten, seine subjektiven Bewertungen, Betonungen und Auslassungen. Widersprüche treten an psychodynamisch relevanten Punkten häufig zwischen Inhalt und affektiver Tönung des Gesagten auf. Besonderes Augenmerk gilt natürlich den Beziehungsangeboten des Patienten an den Therapeuten und dessen emotionaler Reaktion darauf. Aus diesem Beziehungsgeschehen lassen sich Hypothesen über neurotische Konflikte und dysfunktionale Beziehungsmuster des Patienten ableiten, die dann in strukturierteren Interviewabschnitten weiter exploriert werden können.

Unter dem Aspekt der strukturbezogenen Diagnostik sind weniger die offenen oder verdeckten *Bedeutungen* von Äußerungen und Inszenierungen interessant, sondern die strukturellen *Fähigkeiten* bzw. *Einschränkungen,* die er in seinem Bericht implizit beschreibt oder in der Interviewsituation direkt demonstriert. Die Art und Weise seines Umgangs mit Belastungen und Konflikten zeigt, inwieweit er sich und andere wahrnehmen kann, über welche Möglichkeiten der Steuerung er verfügt und wie gut er zu sich selbst und zu anderen in Kontakt kommt. Der Diagnostiker konzentriert sich deshalb weniger auf unbewusste *Inhalte,* die die Oberfläche seines Berichts und der unmittelbaren Interaktion mit dem Interviewer bestimmen, sondern auf die *Form,* in der der Patient die durch das Interview gestellten Anforderungen bewältigt.

In den unstrukturiert-offenen Gesprächsabschnitten lassen sich die bekannten psychodynamischen Interventionsstrategien anwenden: Klärung, Konfrontation und Deutung. *Klärung* beinhaltet die Erforschung von Aspekten der Darstellung des Patienten, die diffus, unklar oder widersprüchlich geblieben sind. Dabei werden diese Inhalte diskutiert, aber noch nicht infrage gestellt. Es handelt sich hierbei um die bewusstseinsnächste, »sachlichste« Ebene der Interaktion.

Beispiel: »Sie haben mir berichtet, dass Sie gern auch mal mit anderen Frauen ausgehen. In der letzten Woche hatten Sie den schlimmen Streit mit Ihrer Partnerin, wobei es um dieses Thema ging. Ist Ihre Freundin so extrem eifersüchtig, oder gab es da doch noch mehr Grund für ihre Empörung?«

Die *Konfrontation* geht einen Schritt weiter, indem sie den Patienten auf unbewusste oder vorbewusste Inhalte hinweist, die zueinander im Widerspruch stehen, von ihm aber für selbstverständlich und unproblematisch gehalten werden. Ursächlich sind dabei meist Abwehrvorgänge, widersprüchliche Selbst- und Objektvorstellungen oder ein strukturelles Unvermögen beteiligt. Eine Konfrontation stellt für den Patienten mitunter eine Provokation dar, da sie eine deutliche Infragestellung seiner Wahrnehmung und seines Verhaltens impliziert. Damit wird eine Situation hergestellt, in der die strukturellen Möglichkeiten eines Patienten (z. B. der Affekt- und Selbstwertregulation, der Wahrnehmung) direkt geprüft werden können.

Beispiel: ›Sie sagen, dass Sie Ihre Partnerin auf gar keinen Fall verlieren wollen, gleichzeitig haben Sie aber immer wieder intime Kontakte zu anderen Frauen, wovon Sie Ihrer Partnerin auch erzählen. Wie passt das zusammen?«

Die *Deutung* ist diejenige Intervention, die am weitesten auf die unbewusste Ebene abzielt. Hier werden dem Patienten nicht nur konflikthafte Aspekte vor Augen geführt, sondern auch Hypothesen darüber abgegeben, welche Motive und psychodynamischen Hintergründe bei der Entstehung der Problematik eine Rolle spielen könnten. Da in einem OPD-Interview üblicherweise (noch) kein sicherer therapeutischer Rahmen besteht, müssen Deutungen zurückhaltend als *diagnostische Probedeutungen* abgegeben werden, um den Patienten nicht zu destabilisieren.

Beispiel: »Wir haben gesehen, dass Sie immer wieder ›Nebenbeziehungen‹ beginnen, wenn Sie sich Ihrer Partnerin besonders nahe fühlen; und auch mir gegenüber haben Sie in einem besonders intensiven Moment unseres Gesprächs betont, dass Sie noch mindestens zwei weitere Erstgespräche bei anderen Therapeuten vereinbaren wollen. Könnte es sein, dass Sie immer dann eine ›Nebenbeziehung‹ eröffnen, wenn Ihnen die Nähe in einer wichtigen Beziehung zu groß und damit zu bedrohlich wird?«

Probedeutungen dienen einerseits einem vertieften Verständnis unbewusster Prozesse, beispielsweise bei der Untersuchung neurotischer Konflikte, andererseits liefern sie wichtige Informationen für die Achse I zur Einsichtsfähigkeit und Behandlungsmotivation des Patienten.

In den mäßig strukturierten Gesprächsabschnitten werden einzelne Themenbereiche vom Interviewer vorgegeben bzw. fokussiert. Dabei ist es wichtig, nicht unvermittelt in das Stellen geschlossener Fragen zu verfallen, sondern zunächst so offen wie möglich den entsprechenden Bereich anzusprechen. Im Kontext der biografischen Anamnese könnte dies so lauten:

»Können Sie mir bitte schildern, wie Sie aufgewachsen sind, wie es Ihnen in Ihrer Kindheit ergangen ist?«

Im Weiteren kann es dann nötig werden, genauer zu fokussieren:

»Erläutern Sie mir bitte an einem Beispiel, wie die Beziehung zu Ihrem Vater war, als Sie noch ein Kind waren.«

Und u. U. noch genauer, um die reale Situation des Kindes zu klären:

»Hat Ihr Vater Sie jemals mit Gegenständen, einem Gürtel, Stock oder Ähnlichem geschlagen?«

Ein ebensolches Strukturieren und Fokussieren wird in den Interviewabschnitten zur Erfassung von Beziehungsmustern, Selbst- und Objektwahrnehmung eingesetzt (siehe unten).

Ein besonders strukturiertes Vorgehen ist im Interview bei der Exploration von psychopathologischem Befund und Symptomen für die syndromale ICD-10-Diagnostik vonnöten. Hier kann es wichtig sein, sogar geschlossene bzw. Auswahlfragen zu stellen, um Sachverhalte zweifelsfrei zu klären, etwa das Vorliegen einer Depression:

T.: Sie sagten, dass Sie sich in der letzten Zeit ›depressiv‹ fühlten. Was verstehen Sie genau darunter?

P.: Hm, ... ich fühle mich niedergeschlagen und erschöpft, ganz anders als früher – ich bin an sich ein lebenslustiger Mensch.

T.: Das klingt so, als hätten Sie alle Lebensfreude verloren. Gibt es etwas, das Ihnen im Moment Freude bereitet?

P.: Tja, also ehrlich gesagt fällt mir da jetzt nichts ein.

T.: Und Ihre Stimmung ist niedergeschlagen?

P.: Ja, ganz sehr, ich sehe alles ganz schwarz ...

T.: Also kein Silberstreif am Horizont?

P.: ... nein, alles schwarz. Ich kann nicht mal richtig traurig sein, kann nicht weinen.

T.: Ganz schwarz – war es denn schon einmal so schlimm, dass Sie nicht mehr leben wollten?

P.: Na ja, der Gedanke kommt schon auf ...

T.: Und haben Sie einmal ernstlich daran gedacht, sich das Leben zu nehmen?

P.: Oh nein, das könnte ich meiner Familie niemals antun, außerdem bin ich religiös, wissen Sie, da kann man das nicht machen.

T.: Sie haben also nie versucht, sich das Leben zu nehmen, oder es geplant?

P.: Nein, niemals.

Neben diesen allgemeinen Interviewstrategien sieht das OPD-Interview einige spezifische diagnostische Prozeduren obligatorisch vor. Es sind dies die Stimulierung von Beziehungsepisoden für die Einschätzung der Achse II und die Selbst- und Objektbeschreibung für die Einschätzung von Selbst- und Objektwahrnehmung auf Achse IV. Diese Techniken werden im folgenden Abschnitt erläutert und sind darüber hinaus im Anhang (Arbeitsmaterialien) enthalten. Im Anhang unter Kapitel 13.6 finden sich unter dem Titel »Interviewtools« zu jeder Achse bzw. jeder Subdimension einer Achse vierteilige Tabellen, die Interviewhilfen anbieten.

5.2.3 Interviewablauf

Das Interview ist in fünf Phasen eingeteilt, wobei jede Phase wie beschrieben durch eine Frage oder Intervention eingeleitet wird. Die Strukturierung ist bei der Eröffnung am geringsten und kann im weiteren Verlauf des Interviews zunehmen. Innerhalb jeder Phase sind, falls erforderlich, strukturierende Fragen möglich. Es hat sich gezeigt, dass ein vollständiges OPD-Interview kaum in weniger als 90 Minuten zu führen ist, unter Umständen können auch zwei bis drei Stunden nötig sein. Für das erste Gespräch sollte der Therapeut sich auf eine Stunde einstellen. Sind in dieser Zeit keine hinreichenden Informationen zur klinischen Diagnosestellung wie auch zur Beantwortung der Kriterien der fünf Achsen möglich, sind ein bis zwei weitere Gespräche mit dem Patienten zu vereinbaren. Zwischen den Gesprächen kann sich der Therapeut vergegenwärtigen, für welche Bereiche der OPD-Diagnostik ihm noch Informationen fehlen.

5.2.3.1 Die Eröffnungsphase

In der Eröffnung sind dem Patienten das Ziel des Gespräches und der Zeitrahmen mitzuteilen, z. B. in folgender Formulierung:

> »Wir haben für dieses Gespräch eine Stunde Zeit. Ziel des Gespräches ist es, mit Ihnen ein Verständnis Ihrer Erkrankung/Ihres Problems zu finden.«

Der Patient wird in der Regel mit Beschwerdeschilderungen beginnen, denn er kommt mit spezifischen psychischen oder somatischen Problemen. Der Therapeut sollte die Kernsymptome nach ICD-10 (Dilling et al., 1993) erfassen. Ist er nicht sicher, sind hier vorsichtige Fragen möglich, ohne in eine reine Exploration einzusteigen. Der Patient sollte die Möglichkeit behalten, frei und offen über seine Symptome zu sprechen.

Der Therapeut wird in dieser Phase nach einer ersten Einschätzung den Schweregrad der psychischen und/oder somatischen Erkrankung und den Leidensdruck des Patienten beurteilen können. Er wird erste Eindrücke hinsichtlich der Beeinträchtigung der aktuellen Lebenssituation wie auch des Selbsterlebens des Patienten gewinnen.

Es geht bei der Erfassung der Beschwerden und der aktuellen Lebenssituation jedoch nicht nur um das Erleben des Patienten, sondern auch um Fakten seiner augenblicklichen psychosozialen Situation, z. B. seiner Partnerbeziehung oder seiner Arbeitsfähigkeit. Möglicherweise sind auch schon lebensbestimmende Konflikte in mehreren Lebensbereichen feststellbar. Sie können dann im Verlaufe des Interviews in späteren Phasen vertieft ermittelt werden. Beachten sollte der Therapeut auch, ob der Beginn der Symptomatik im Zusammenhang mit bestimmten auslösenden Situationen, z. B. mit Schwellensituationen wie Weggang aus dem Elternhaus, Aufnahme einer Berufsausbildung, Aufstieg in eine Führungsposition, Gründung einer Familie, Ruhestand in Verbindung stehen.

Patientin A. sagt nach der Eröffnung Folgendes: »Nun sitze ich hier …« Sie schildert sehr ausführlich ihre Ängste, depressive Verstimmung und Hilflosigkeit, aber auch ihr Bemühen um eigene Initiativen, insbesondere ihre inneren Spannungen nach Rückkehr aus einer stationären psychosomatischen Behandlung bei der Begegnung mit ihrem Mann. Diese Phase schließt mit der weinend vorgetragenen Zustandsbeschreibung: »Ich kann nicht mehr.«

Patientin B. schildert exakt und unbewegt die bisherigen Untersuchungen und somatischen Behandlungen wegen einer Colitis ulcerosa. Sie zeigt die vom überweisenden Arzt mitgegebenen Röntgenbilder. Sie betont ihre Heilungserwartung, indem sie sich einer neuen Form der Behandlung, einer Psychotherapie, zuwendet, obwohl der bisher behandelnde Internist ihr davon abgeraten hat.

Der Patient C. kommt wegen einer krisenhaften Entwicklung während einer beruflichen Umschulungsaktivität. Er ist suizidal-depressiv, im Gespräch über das aktuelle berufliche Scheitern wird seine große Kränkbarkeit spürbar, er äußert sich enttäuscht und verärgert über die Bedingungen seiner Umschulung. Seine Schilderung der äußeren Verhältnisse ist verwirrend, sein Krankheitserleben ist von Ratlosigkeit und Verzweiflung bestimmt.

Schon in der initialen Begegnung zwischen Patient und Therapeut, der »Anfangsszene« (Wegener, 1992), und in der folgenden Eröffnungsphase muss der Interviewer die szenischen Darstellungen des Patienten, wie sie schon bei der Kontaktaufnahme bei der Beschwerdeschilderung, beim Krankheitserleben und bei der Krankheitsverarbeitung zum Ausdruck kommen, aufmerksam beachten. Er kann sich für den weiteren Verlauf des Interviews an diesen szenischen Darstellungen orientieren.

Die Patientin A. eröffnet z. B. das Interview, indem sie einen Überweisungsvordruck vorlegt, auf dem eine Diagnose vermerkt ist, die sie nicht lesen kann. Sie bittet den Untersucher, dieses Unleserliche zu entziffern und ihr zu erklären. Sie nimmt also eine Beziehung zum Untersucher auf, indem sie sich als Unwissende darstellt und vom Untersucher aufgeklärt werden möchte. Die Modalität dieser Beziehungsstruktur ist bestimmt von ihren Abhängigkeitswünschen, die sich auch in der Beziehung zu ihrem Ehemann und ihrem Vater manifestieren.

Die Schilderungen der Patientin B. sind orientiert an einer rollenhaft normativen Anpassung an die ärztliche Untersuchungssituation. In ihrer Darstellung selber lassen sich kaum Beziehungsfiguren entdecken.

Der Patient C. stellt sofort seine große Kränkbarkeit in den Vordergrund und bringt sie in Verbindung mit einer psychosozialen Situation (Umschulung).

5.2.3.2
Phase der Ermittlung von Beziehungsepisoden

Bei der Herausarbeitung von Beziehungserfahrungen und -episoden muss der Therapeut zwei Perspektiven berücksichtigen. Einmal muss er die Analyse des aktuellen Übertragungs-Gegenübertragungsgeschehens nutzen können, zum anderen muss er die Analyse der aktuellen oder biografischen Beziehungserfahrungen heranziehen. Bei Letzterer geht es im Wesentlichen um die Erzählung von Episoden in der Beziehung zu signifikanten anderen. Dabei interessieren insbesondere die dysfunktionalen, überdauernden bzw. sich wiederholenden (habituellen) Beziehungsmuster. Der Therapeut wird also vor allem auf neurotische Wiederholungen, Übergeneralisierungen, auf Brüche und Widersprüche in Beziehungen sowie auf die Differenziertheit der Objekte im Erleben des Patienten achten müssen. Dazu kann er sich einmal auf konkrete erlebte Interaktionen beziehen, zum anderen auf kumulierte Interaktionserfahrungen in einer Art typisierenden Zusammenschau von repetitiven Mustern.

Für die Gewinnung dieses Materials ist als obligatorischer Bestandteil des OPD-Interviews das Erheben von Beziehungsepisoden vorgesehen. Dies geschieht in Anlehnung an die ZBKT-Methode (Luborsky/Crits-Christoph, 1998; Luborsky/Kächele, 1988), dabei werden Narrative von konkreten Beziehungsinteraktionen erfragt, die für den Patienten in irgendeiner Weise schwierig, konflikthaft oder belastend gewesen sind. Für das OPD-Interview sollten mindestens zwei bis drei Beziehungsepisoden vorliegen. (Anregungen zum Vorgehen finden sich im Anhang: Interviewtool Achse II.)

Beim Erfragen von Beziehungsepisoden kann der Therapeut erste Hinweise auf Objekte aus den vorangegangenen Interviewabschnitten aufgreifen und nach der konkreten Beziehungssituation fragen, oder er kann auch überleiten von der Beschwerdeschilderung zur Schilderung von Beziehungserfahrungen, indem er nach der Reaktion der anderen auf seine Erkrankung fragt, falls der Patient nicht von sich aus die Beziehungspersonen anspricht.

Bei der Patientin A. ist es die Beziehung zum Ehemann, die einen Ambivalenzkonflikt hinsichtlich Abhängigkeitswünschen und Selbstständigkeitstendenzen erkennen lässt.

Bei der Patientin B. ist es die Beziehung zur Tochter. Sie ist unehelich geboren. Die Patientin bemühte sich in großer Sorge, eine gute Mutter zu sein. Die Tochter »verhinderte« bisher, dass die Patientin eine Partnerbeziehung realisieren konnte.

Der Patient C. beschreibt, wie er immer wieder Beziehungen zu idealisierten Frauen sucht und nachfolgend heftige Enttäuschungen erlebt. Dieses Muster beschränkt sich nicht auf Partnerinnen, sondern auf jegliche Objekte, z. B. auch auf Ausbildungsinstitutionen. Es ist folglich auch für die eventuelle Therapie von großer Bedeutung.

Der Therapeut soll immer an singulären Interaktionen, d. h. an Beispielen von Beziehungserfahrungen interessiert sein, vor allem bei Patienten, die aus Abwehrgründen immer nur Zusammenschauen liefern. Deswegen ist die Frage wichtig:

»Ich kann mir die Beziehung zu X noch nicht so recht vorstellen, vielleicht können Sie sie mir an einem Beispiel deutlich machen.«

Der Therapeut kann auch mehr ins Detail gehen oder mehr am Typischen oder an der zeitlichen Entwicklung interessiert sein und entsprechend Fragen zur Beziehungsentwicklung damals oder heute stellen. Er kann sich ein Bild davon machen, ob die dargestellte Beziehung einen einmaligen Charakter hat oder ob sie mit anderen Beziehungen vergleichbar ist.

Um die motivierende Beziehungsdynamik genauer herauszuarbeiten, kann es wichtig sein, im Einzelnen nach Erwartungen, Wünschen, Befürchtungen – gegebenenfalls in Bezug auf sich selbst und auch andere – und dergleichen zu fragen sowie nach äußerlich sichtbaren Verhaltensreaktionen und dem inneren Erleben, den emotionalen oder kognitiven Reaktionen auf das Beziehungsgeschehen. Dazu eignen sich z. B. folgende Fragen:

»Können Sie mir bitte sagen, was Sie in diesem Moment von X erwarten oder befürchten?«
»Wie fühlte sich Ihrer Meinung nach Ihr Gegenüber wohl in jenem Moment?«
»Können Sie mir sagen, was Sie und/oder Ihr Gegenüber in jenem Moment tat oder sagte?«

Wenn auch in diesen Phasen die Herausarbeitung der Beziehungsepisoden in den Vordergrund tritt, ausgehend von den aktuellen Beziehungssituationen, und der Therapeut erstmals annäherungsweise einschätzen kann, in welche Position der Patient sich gegenüber den Objekten begibt, was er erwartet und befürchtet und wie sich andere ihm gegenüber verhalten, werden jedoch auch in den späteren Phasen, insbesondere in der dritten und vierten Phase noch weitere Möglichkeiten bestehen, Beziehungserfahrungen zu ermitteln. Der Therapeut sollte also auch in späteren Phasen des Gespräches auf konkrete Beispiele, d. h. Beziehungsepisoden achten.

In den Beziehungsepisoden wird bereits ein Großteil der notwendigen Informationen über das Bestehen repetitiver Konfliktmuster vorkommen. Insgesamt gilt, dass Konflikte nicht im engeren Sinne zu explorieren sind. Ihre Spur durchzieht das ganze Interview – inhaltlich und szenisch. Präzisierende (d. h. auch Hypothesen/Vermutungen testende) Fragen helfen vor allem, den vom Interviewer unterstellten Konflikt in anderen Lebensbereichen zu überprüfen (»Macht sich das im Beruf/im Umgang mit anderen Menschen auch bemerkbar? Kommen Sie in diesem Punkt mehr auf den Vater oder auf die Mutter heraus? Sehe ich das richtig, dass die Krankheit Sie jetzt wieder in eine ähnliche Situation bringt?«).

5.2.3.3 Ermittlung des Selbsterlebens und der erlebten wie faktischen Lebensbereiche

In der dritten Phase der Untersuchung soll das Selbsterleben des Patienten fokussiert werden, wobei es im Wesentlichen um die Einschätzungen von Strukturmerkmalen (Achse IV) geht. Gleichzeitig können dabei Informationen über die erlebten wie faktischen Lebensbereiche (Herkunftsfamilie, eigene Familie, Arbeits- und Berufswelt) gewonnen werden, die Teil der biografischen Anamnese sind. Das explizite Erfragen einer Selbstbeschreibung des Patienten ist – gemeinsam mit der im folgenden Abschnitt dargestellten Objektbeschreibung – die zweite obligatorische Interviewstrategie, die in jedem OPD-Interview enthalten sein muss. Diese Technik wurde auch von Otto F. Kernberg in seinem »Strukturellen« Interview verwendet (Kernberg, 1981, 1984; siehe auch Buchheim et al., 1987). Diese Phase kann mit folgender Anregung eingeleitet werden (siehe auch Anhang, Interviewtool Achse IV):

> »Sie haben mir schon einiges über Ihre Beschwerden und über Ihre Beziehungen erzählt. Ich möchte allerdings noch etwas genauer verstehen, wie Sie sich jetzt sehen und wie Sie sich früher sahen.«

Folgt der Patient dieser Frage, so wird sich für den Therapeuten nicht nur darstellen, ob der Patient sich selbst differenziert zu schildern in der Lage ist, sondern auch, ob er sich von den Objekten abgrenzen kann, ob er ein klares Selbstkonzept hat. Da die Patienten sich meist in bestimmten Situationen selber schildern, wird der Therapeut auch etwas über familiäre oder berufliche Lebensbereiche erfahren. Hier ist es durch vertiefende Fragen möglich, sowohl die biografische Situation zu erfassen, z. B. die Beziehung zu den Eltern, Geschwistern, zur Partnerin oder zum Partner, zu Vorgesetzten und Kollegen, wie auch das Selbsterleben des Patienten in diesen sozialen und biografisch definierten Situationen. Dieser Teil des Interviews kann zusammen mit der vierten Phase sehr umfangreich sein und möglicherweise werden weitere Klärungen in folgenden Gesprächen notwendig.

So sind z. B. detailliertere Fragen zur Zufriedenheit des Patienten in der Familie, im Beruf in seinen früheren und augenblicklichen Tätigkeiten, zu Belastungen, Entlohnung, Verhältnis zu Vorgesetzten und Beziehungen zu Kollegen möglich. Der Therapeut sollte auf mehrere Lebensbereiche zu sprechen kommen, damit die lebensbestimmenden Konflikte sich breit darstellen können.

Bei der Patientin A. ist das aktuelle Selbsterleben bestimmt von der erlebten Unfähigkeit, selbstständige Unternehmungen zu planen und durchzuführen, und von der Gebundenheit in der Ehe. Aus der früheren Ehe, die sie nach dem Tod ihres Vaters einging, schildert sie, dass der Ehemann sie einschloss, bis er von der Arbeit zurückkam. Er begründete dies damit, dass sie doch nichts zu tun brauche und er alles für sie tun könne. Die Patientin fand dies damals »amüsant«. Sie fühlte sich wie ein »wertvolles Kleinod«. In der Folgezeit gibt es nach einer agoraphobischen Symptomatik verschiedene Trennungs- und Distanzierungsversuche, die jedoch scheitern. Besonders belastet wird die Ehebeziehung durch die Erkrankung des Mannes.

Bei der Patientin B. ist das Selbsterleben geprägt von der Anpassung im Beruf, von der Sorge um die Tochter und von Schuldgefühlen, sie sei keine gute Mutter, aber auch von ihrer Bereitwilligkeit, für die Primärfamilie zur Verfügung zu stehen. Sie opfert sich für die anderen auf.

Patient C. sieht sich als Opfer, das immer wieder »gelinkt« wird; seine großen Bemühungen werden nicht anerkannt. Obwohl er trotz seiner körperlichen Behinderung ein Handwerk gelernt hat, verlor er zu seiner eigenen Überraschung die Stelle. Seine berufliche Zielvorstellung ist es jetzt, einen sozialen Helferberuf zu ergreifen, »weil es in der Welt so viele Schwierigkeiten gibt«. Ein aktuelles Bild seiner Person und seiner realen Situation kann der Patient nicht vermitteln.

Die Beispiele machen deutlich, dass sich in dieser Phase des Interviews schon wesentliche Aspekte für die Einschätzung der Konflikte (Achse III) und von Strukturanteilen (Achse IV) ergeben.

5.2.3.4
Ermittlung des Objekterlebens und der erlebten wie faktischen Lebensgestaltung

Die vierte Phase steht in Verbindung mit der dritten Phase. Wahrscheinlich wird das Selbsterleben immer auch in Bezug zu den Objekten geschildert. Dennoch sollte sich der Therapeut in dieser vierten Phase noch einmal auf die Wahrnehmung und das Erleben der Objekte konzentrieren. Er sollte herausarbeiten, wie der Patient die anderen im »Hier-und-Jetzt« und im »Dort-und-Damals« sieht. Dies bedeutet auch eine Erfassung der verschiedenen Lebensbereiche, z. B. Primärfamilie, Familie bzw. Partnerschaften, Beruf, Freunde, weiteres Sozialleben.

Analog zur vorangegangenen Selbstbeschreibung wird hier obligatorisch eine Objektbeschreibung erfragt. Diese Phase kann mit der Frage eingeleitet werden (siehe auch Anhang, Interviewtool Achse IV):

> »Sie haben mir erzählt, wie Sie sich selber jetzt und früher sehen und erlebt haben, und auch angedeutet, wie Sie andere sehen. Können Sie mir noch genauer erzählen, wie Sie X sehen?«

Der Therapeut sollte dabei an den vorausgegangenen Schilderungen über die Objekte in den ersten Phasen des Interviews anknüpfen. Er wird aber auch, falls der Patient nicht schon zuvor Lebensbereiche vertieft dargestellt hat, klärende und lenkende Fragen stellen müssen, um den Patienten anzuregen, über Beziehungen und Lebensthemen der Gegenwart und Vergangenheit zu erzählen. So können z. B. klärende Fragen zur beruflichen Vergangenheit notwendig werden, zu seiner Zufriedenheit mit seiner beruflichen Situation, zu Belastungen, zur Entlohnung, zum Verhältnis zu Vorgesetzten und zu Beziehungen zu Kollegen. Dies kann durch Fragen eingeleitet werden, die offen formuliert sind, z. B.:

> »Sie haben mir geschildert, welchen Beruf Sie erwählt haben und wie Sie in die Lehre gegangen sind. Können Sie mir noch genauer erzählen, wie es zu dieser Berufswahl kam und wie Sie sich heute im Beruf erleben?«

Manche Patienten lassen bei freiem, nicht explorativem Vorgehen Lebensbereiche weg. Zur Erfassung lebensbestimmender Konflikte ist es jedoch notwendig, mehrere Lebensbereiche zu erfassen. So kann z. B. die Frage notwendig werden:

> »Sie haben mir einen guten Eindruck von Ihrem Leben in der Familie vermittelt. Ich kann mir aber noch nicht so recht vorstellen, wie es Ihnen in Ihrem Beruf ergeht. Können Sie mir davon einen Eindruck verschaffen?«

Der Therapeut muss sich stets vergegenwärtigen, dass es eher nicht um die Gewinnung der »historischen Wahrheit« geht, sondern um die Erfassung des subjektiven Erlebens und Erinnerns, insbesondere des Erlebens der Objekte. In manchen Fällen ist es wahrscheinlich, dass der Patient nur Andeutungen von wichtigen Situationen macht. Diese sollte sich der Therapeut merken, jedoch den Patienten nicht unbedingt drängen, Mitteilungen zu machen, die ihm sehr unangenehm sind und die er vielleicht erst zu einem späteren Zeitpunkt mitteilen kann. Ebenso werden sicher immer wieder bedeutsame Situationen und Beziehungen zu signifikanten Objekten gar nicht erwähnt, evtl. ausgeblendet. Der Therapeut kann dies zwar ansprechen, aber er muss sich vergegenwärtigen, dass er manchmal nur Andeutungen bekommt, einem Widerstand begegnet, die »wirklichen« Beziehungen zu schildern.

Bei der Patientin A. ist das signifikante bedeutsame Objekt der Ehemann; bei der Patientin B. ist es die Tochter. Von diesen Objekten führt der Weg im Interview bei der Patientin A. zum Vater, der sehr idealisiert wird und der kurz vor der Heirat der Patientin verstorben war. Bei der Patientin B. führt der Weg von der Tochter zur Mutter, die ebenfalls sehr idealisiert wird und kurz vor Ausbruch der Erkrankung verstorben war.

Die Patientin A. schildert ihren Vater als ein ideales Objekt; sie konnte sich stets an ihn wenden, er hatte für alles Verständnis. Seinen Tod hatte sie noch nicht verarbeitet.

Bei der Patientin B. ist es die Mutter, die alles für die Familie tat, sich aufopferte und immer für die Kinder da war, von der sich die Patientin nur schwer trennen konnte. Die Patientin äußert heftige Schuldgefühle, da die Mutter verstorben war, als sie die Familie nicht besuchen konnte.

Für den Patienten C. ist eine realitätsgerechte Wahrnehmung anderer Menschen sehr schwierig. Er schwankt zwischen den extremen Polen großer idealisierender Hoffnung und bitterer Enttäuschung. Eine innere emotionale Bindung an einzelne wichtige Personen ist kaum zu erkennen. Das gilt z. B. auch für die beiden halbwüchsigen Kinder aus einer gescheiterten Ehe.

Bei der Exploration der Strukturdimensionen, zu denen Selbst- und Objekterleben ja wesentlich gehören, ist es bei schlechter strukturierten Patienten nötig, die initial offene und unstrukturierte Gesprächshaltung zu verlassen, um aus einer aktiveren Haltung heraus dem Patienten Angebote darüber zu machen, was wohl in ihm vorgeht, da diese Patienten oft nicht in der Lage sind, ihre inneren Prozesse und Defizite wahrzunehmen und zu benennen. Dabei kann es hilfreich sein, Metaphern, Geschichten oder auch Filmszenen zur Veranschaulichung zu verwenden (siehe Arbeitsmaterialien, Interviewtools für Achse IV, Kap. 13.6.4).

5.2.3.5 Psychotherapiemotivation, Behandlungsvoraussetzungen, Einsichtsfähigkeit

Gegen Ende des Interviews sollte der Therapeut noch einmal die Szenen und Geschichten des Patienten vor seinem Auge ablaufen lassen. Er sollte für sich feststellen, wie er den Patienten bisher erlebt und welche Hauptprobleme er ermitteln konnte. Auf der Basis des bisherigen Materials sollte er eine Intervention formulieren. In Abhängigkeit vom strukturellen Niveau des untersuchten Patienten kann dies auch eine Deutung sein, die unter Nutzung der Gegenübertragung auf Übertragungsaspekte Bezug nimmt.

Diese Intervention könnte bei der Patientin A. lauten:

> »Sie möchten selbstständig leben können, fühlen sich aber gebunden und abhängig von Ihrem Mann, aber auch, wie unser Gespräch zeigt, von mir. Sie erwarten von mir, dass ich Ihnen aus dieser schwierigen Situation heraushelfe.«

Die Intervention bei der Patientin B. kann etwa so formuliert werden:

> »Sie haben jahrelang Ihre Trauer und Ihre Schuldgefühle nach dem Verlust der Mutter verborgen gehalten, und jetzt im Gespräch mit mir sind sie wieder aufgetaucht. Dies scheint Sie zu kränken, da Sie denken, sich nicht genügend unter Kontrolle zu haben.«

Auf den Patienten C. kann etwa so geantwortet werden:

> »Sie haben es in Ihrem Leben sehr schwer gehabt. Trotz Ihrer Bemühungen sind Sie dabei oft leer ausgegangen und oft auf die Nase gefallen. Ich meine, es könnte wichtig sein herauszufinden, was es damit auf sich hat. Vielleicht ist Ihnen hier und da etwas entgangen, haben Sie hier und da bei Ihrem Gegenüber bestimmte Seiten nicht recht wahrgenommen.«

Solche zusammenfassenden Interventionen haben das Ziel, den Patienten »probeweise« an seine Problematik heranzuführen und seine Reaktionen auf solche Interventionen zu untersuchen. Dies ist wesentlich für die Erfassung der inneren Konflikte respektive der Struktur – sowie für die Erfassung seiner Bereitschaft, sich auf einen klärenden Behandlungsprozess einzulassen. Der Therapeut muss also untersuchen, ob der Patient mit solchen Interventionen arbeiten kann und inwieweit es möglich ist, mit dem Patienten auf der Grundlage einer gemeinsamen Verstehensbasis auch in der aktuellen Beziehung die erneute Aktualisierung herkömmlicher Erlebensweisen zu erkennen und zu bearbeiten. In dieser Interviewphase werden demzufolge neben den Konflikten und dem Strukturniveau auch bislang nicht geklärte Aspekte der Achse I angesprochen, Interviewhilfen dazu finden sich im Anhang (Interviewtool, Achse I).

Sollte sich der Therapeut am Ende dieser Phase in der Lage fühlen, die Struktur, die Konflikte, die Beziehungen wie auch das Krankheitserleben und die Behandlungsvoraussetzungen einzuschätzen, kann er die Untersuchung abschließen. Ansonsten sollte er weitere Gesprächstermine vereinbaren.

Wird diese Untersuchung als Erstinterview geführt, sollte das Interview aber nicht ohne einen Hinweis für den Patienten hinsichtlich des weiteren Vorgehens beendet werden. Es sollte mit ihm kurz beraten werden, was bisher geklärt ist und was noch geklärt werden sollte. Des Weiteren muss, falls dies nach Abschluss der bisherigen Phasen schon möglich ist, eine Indikation für ein psychotherapeutisches Verfahren durch den Therapeuten gestellt werden und auch dem Patienten mitgeteilt werden.

5.2.3.6 Psychische und psychosomatische Störungen

Eine deskriptive klinische Diagnose der psychischen Störungen gemäß ICD-10 (Achse V), wie sie für die erste Phase des OPD-Interviews vorgesehen ist, erfordert eine vollständige Erfassung bzw. Überprüfung der Kernsymptome jedes ICD-10-Abschnittes inklusive der Erhebung der psychopathologischen Zeit- und Verlaufskriterien. Prinzipiell können die Kernmerkmale bei jedem Patienten überprüft werden und bei einer entsprechenden Symptomatik diagnostisch in dem betreffenden Abschnitt abgebildet werden. Es sollte sich jedoch daran eine vollständige Symptomexploration anschließen. Diese Symptomexploration ist nicht durchführbar, ohne die bisherige Interviewhaltung zugunsten eines strukturierten Vorgehens zu verlassen.

Der Therapeut muss mit den diagnostischen Leitlinien bzw. Forschungskriterien der ICD-10 vertraut sein. Ein entsprechendes diagnostisches Training ist sinnvoll, wie die verschiedenen Anwendungs- und Reliabilitätsstudien zur ICD-10 gezeigt haben (Dittmann et al., 1992; Freyberger et al., 1990a; Schneider et al., 1993).

Im Rahmen klinischer Forschungsfragestellungen können ergänzend auch Symptomchecklisten benutzt werden (z. B. Dittmann et al., 1992; Hiller et al., 1995). Es handelt sich dabei um Fremdbeurteilungsverfahren, die durch andere Informationsquellen, wie fremdanamnestische Angaben, Verhaltensbeobachtungen etc., zu ergänzen sind. Die relevanten Einzelsymptome oder Symptomcluster werden in diesen Symptomchecklisten zumeist diagnosenbezogen erfasst, sodass bei genauer Kenntnis der Patienten auch Post-hoc-Erhebungen mit ergänzenden Interviews möglich sind.

Legen Forschungsfragestellungen die Durchführung strukturierter oder standardisierter diagnostischer Interviews zusätzlich zum OPD-Interview nahe (z. B. homogene Stichprobe, Komorbidität), sollten diese nach dem OPD-Interview und möglichst durch einen anderen Interviewer erfolgen, um die Beziehung zum OPD-Interviewer durch die Exploration möglichst wenig zu stören.

6 Fallbeispiel: »Die Vertreibung aus dem Paradies«

6.1 Interview-Vignette

Zum vereinbarten Erstgespräch erscheint die Patientin pünktlich. Sie ist schick gekleidet, wirkt in ihrer Aufmachung lebendig, ihre Gesichtszüge sind jedoch müde und abgespannt. Sie schildert ausführlich ihre Körperbeschwerden und ihr subjektives Erleben. Seit sechs Jahren leide sie unter Darmblutungen. Diese würden periodisch auftreten, gewissermaßen zu »Stoßzeiten«. Wenn sie aufgrund ihrer beruflichen Belastungen unter Stress sei, würden keine Blutungen auftreten, in Ruhe komme es dann jedoch zu Blutungen. Ihr Hausarzt habe ihr erklärt, dies sei wie bei einem Tier, das in Gefahrensituation sehr schnell laufen könne und perfekt funktioniere. Es gehöre zu ihrem Wesen, sich einerseits mit viel Begeisterung in ihre Arbeit zu stürzen, sich dabei aber zugleich völlig zu verausgaben. Sie müsse täglich bis zu sieben Stunden am Computer unterrichten und sei nach vier Tagen Schulung wie ausgebrannt.
Der Therapeut klärt kurz ihre Beschwerden. Es treten nach ihren Angaben keine Schmerzen auf, auch keine Durchfälle. Bei einer Darmspiegelung wurde eine atypische chronische Darmerkrankung festgestellt. In den vorliegenden schriftlichen Befundberichten wird von Schleim- und Blutabgang berichtet und eine rektoskopisch gesicherte geringfügige Entzündung des Colons. Sie wurde daraufhin medikamentös behandelt. Als Diagnose wurde gastroenterologischerseits eine diskrete Proktocolitis diagnostiziert. Mit Cortison wurde sie nur einmal behandelt, Krankenhausaufenthalte gab es nie.
Der Therapeut fragt nach ihrem Selbstbild. Sie beschreibt sich als »Widder, jedoch mit abgestoßenen Hörnern«. Von Beruf ist sie Computerspezialistin. Sie schildert ihre Arbeit in den Trainingsgruppen, wo sie sehr erfolgreich sei. Sie fühle sich jedoch wie ein »Vortänzer«, müsse vor der Schulungsgruppe eine »Show abgeben« und »dominieren«. Häufig habe sie aber keine Lust und fühle sich dann wie eine »Hure«, die immer können muss. Sie beschreibt ihre Unterrichtstätigkeit als sehr aufreibend, betont aber gleichzeitig, dass sie dabei von einem leidenschaftlichen Engagement getragen sei.
Einmal sei es zu einem stärkeren Darmbluten gekommen, als ihr Mann plötzlich arbeitslos wurde. Sie sei damals tief betroffen gewesen und habe völlig unkontrolliert mit Weinkrämp-

fen reagiert. (Dies war die bereits erwähnte Situation, in der sie einmalig mit Cortison behandelt werden musste.) Sie erlebte diese Lage als existenziell bedrohlich, zumal wenige Tage später ein Haus gekauft werden sollte. Ihr Mann sei damals sehr mitgenommen gewesen. Sie erschrak über seinen Zustand, weil sie ihn, der sonst stets ruhig und ausgeglichen war, niemals zuvor in einer derartigen Verfassung gesehen hatte. Im Unterricht habe sie sich nur noch mühsam, aber letztlich erfolgreich aufrecht halten können. Um mit ihrer Situation besser zurechtkommen zu können, habe sie in der Zeit danach viel gelesen, z. B. ein Buch mit dem Titel: »Wenn Frauen zu sehr lieben«.

Der Therapeut interveniert hier und bietet an, sie weine mit dem Körper und mit ihrer Seele als Ausdruck einer sehr starken Belastung, die die Bedeutung einer Existenzbedrohung habe. Sie nimmt dies vorsichtig zustimmend auf und beginnt darauf ihre Lebensgeschichte zu erzählen: Sie stammt aus einem osteuropäischen Land und war dort ursprünglich Lehrerin. Vor etwa zehn Jahren emigrierte sie nach Deutschland. Der deutsche Staat kaufte Emigranten, die wie sie deutschstämmig waren, mit viel Geld frei. Gleichwohl mussten die Patientin und ihre Familie zusätzlich einen hohen Betrag zahlen, um ausreisen zu dürfen. Zuerst zog ihr Mann nach Deutschland voraus, sie blieb mit ihrem Sohn zurück und folgte zwei Jahre später nach.

Die Schilderung des Lebens in der osteuropäischen Heimat trägt ideale Züge. Sie schildert eine Lebenswelt voller Geborgenheit, Sicherheit und Idylle. Einzelne der von ihr beschriebenen Bilder muten paradiesisch an. Geld spielte keine Rolle, dafür zählten andere Werte. Die deutschsprachige Enklave war eine »heile Welt« mit weiten Räumen für Mensch und Tier. Diese Welt wurde im Zuge einer gewaltsamen Nationalisierungspolitik zerstört, worauf zunächst die Intelligenz das Land verließ. Bald habe die Gemeinschaft keinen Halt mehr gehabt, die Orte seien verlassen worden, die Familien auseinandergebrochen. Bekannte aus Deutschland hätten ihr und ihrer Familie schließlich geholfen, das Land zu verlassen.

Die Patientin wird ernst und eindringlich, als sie ihre Begegnung mit der unvertrauten westlichen Welt schildert. Sie habe viel arbeiten und lernen müssen. Alles sei neu und fremd gewesen. Sie hatte schließlich niemals zuvor einen Computer gesehen. Den hiesigen Menschen geläufige Worte und Begriffe seien ihr in keiner Weise vertraut gewesen, das Leben in der Marktwirtschaft gänzlich unbekannt. Sie habe sich durchkämpfen müssen. Von ihrem Mann und ihrem Sohn lebte sie zwei Jahre lang getrennt, als sie aus beruflichen Gründen in eine andere Stadt musste. Eindrücklich berichtet sie, wie sie dabei ein Stück der Entwicklung ihres Sohnes verpasste, der in dieser Zeit »zu einem erwachsenen Mann« wurde. Auch bei dieser Episode ist ein schmerzlicher Verlust spürbar. Da sie als Mutter übermäßig engagiert sei, habe ihre Abwesenheit ihrem Sohn andererseits auch die Chance gegeben, selbstständig zu werden und sich von ihr zu lösen. Sie sei nämlich keine gewöhnliche Mutter, sondern in allem übertrieben. An Bindungen habe sie schon immer intensiv festgehalten. Stets habe sie jemanden gehabt, der ihr ganz »gehörte«: Als Mädchen hatte sie z. B. eine Freundin, die über viele Jahre täglich auf dem Weg zur Schule vorbeikam und sie abholte. Ihren Ehemann kennt sie bereits seit dem 14. Lebensjahr.

Auf die Bitte der Therapeuten, ihren Mann zu beschreiben, nennt sie ihn »ein Kind Gottes«. Er ruhe in sich selbst. Ob der Therapeut sich das Gegenteil von ihr vorstellen könne? Sie selbst sei extravertiert und habe durchaus Freude an Selbstdarstellung (z. B. mit einem roten Sportwagen), was ihrem Mann gar nichts bedeute. Der sei zurückhaltend und ohne einen derartigen Ehrgeiz. Auch ihr Sohn sei von seiner Art her ganz anders als sie, was manchmal schwer sei für sie. Er zeige wenig Gefühle und sei distanziert, was man heute wohl »cool«

nenne. Sie sei hingegen sehr intensiv und gefühlsbetont, sowohl im Guten als auch im Schlechten, so nach dem Motto: »Himmelhoch jauchzend, zu Tode betrübt«.

Der Therapeut fragt nach Konflikten und wie sie damit umgehe: Es falle ihr sehr schwer, dazu etwas zu sagen, denn Streit mit ihrem Mann und ihrem Sohn gebe es praktisch nicht. Ihr Mann sei verträglich, mit ihm könne man sich kaum streiten. Allerdings sei er in wichtigen Dingen durchaus fest und unnachgiebig. Schließlich schildert sie dennoch ein zurückliegendes Ereignis, bei dem es zu einem Konflikt kam. Sie versuchte damals eine Versöhnung zwischen ihrem Sohn und dessen Freund herbeizuführen, die sich ernsthaft zerstritten hatten. Ihre Darstellung macht deutlich, dass ihr Bemühen in erster Linie dem eigenen Leiden an der Disharmonie entsprang und nicht im Sinne ihres Sohnes war, der sich gegen diesen Übergriff energisch verwahrte. Spannungen und Disharmonie ertrage sie eben schlecht. Sie kommt in Verbindung damit auf eine schwierige Situation in einer früheren Firma zu sprechen, bei der sie zunächst eine steile Karriere machte, die aber dann plötzlich bankrott ging. Dieses Ereignis erschütterte die Patientin tief, obgleich sie sofort zu einer anderen Firma wechseln konnte und dort erneut sehr erfolgreich war. Schließlich spricht sie über ihre übergroße Empfindlichkeit gegenüber Kritik. Trotz der ihr immer wieder bezeugten hohen Anerkennung reagiere sie sofort mit ausgeprägten Selbstzweifeln, wenn vonseiten ihrer Schüler auch nur geringfügige Vorbehalte geäußert würden.

Auf Nachfrage des Therapeuten spricht sie über ihre Familie. In wiederum idealisierender Weise beschreibt sie das frühere Leben in einer Großfamilie und beklagt anschließend die aktuell schmerzliche räumliche Distanz zu Eltern und Verwandten, die weit entfernt leben. Wieder kommt sie auf ihr Gefühl einer »totalen Entwurzelung« in dem ihr fremden Land zu sprechen. Dabei falle es ihr gar nicht schwer, Kontakte herzustellen. Sie berichtet über die Freundschaft zu einem Kollegen, mit dem sie während ihrer berufsbedingten Trennung von Mann und Sohn eng verbunden war. Der Bericht deutet eine intensive Vertrautheit an, sodass beim Zuhören die Frage entsteht, ob es sich vielleicht um eine Liebesbeziehung handelte. Erotisch-sexuelle Dinge erscheinen jedoch nicht nur an dieser Stelle, sondern im gesamten Gespräch irgendwie weit entfernt und werden nirgends explizit angesprochen.

Der Therapeut leitet das Gespräch zur Herkunftsfamilie zurück und fragt nach den Eltern: Ihre Mutter sei »nur Liebe«. Der Vater sei zwar etwas »komisch«, sie möge ihn aber. Von der äußeren Erscheinung her, z. B. mit Bezug auf ihre Haare, ähnele sie ihm. An dieser Stelle wird ein Drama in ihrer Familie angedeutet: Der Vater stammt ursprünglich aus einer reichen Familie. Der Großvater väterlicherseits verschuldete sich jedoch und schoss sich deshalb eine Kugel durch den Kopf, die nur den Sehnerv verletzte. Ihr Vater habe wegen des Schicksals und der Blindheit dieses Großvaters sehr gelitten. Nach dem Ende des Krieges musste er für fünf Jahre lang in Russland Zwangsarbeit verrichten. Er war damals 17 Jahre alt, und die Arbeit sei sehr hart gewesen.

Der Therapeut versucht das Bisherige zusammenzufassen: Sie sei behütet und in Geborgenheit aufgewachsen und erlebe in sich eine große Zugehörigkeit zu ihrer Heimat und ihrer Familie. Durch die politischen Verhältnisse sei sie aus diesem Leben herausgerissen worden und in eine vollkommen neue Welt gekommen, in der sie um ihre Existenz und ihre Autonomie kämpfen musste. Sie habe dabei sehr viel verloren. Die Patientin schweigt daraufhin und äußert schließlich, das sei wohl so. Nach einem kurzen Schweigen erzählt sie die Geschichte eines Mädchens aus Ostdeutschland, das aufgrund der politischen Bedingungen während der DDR-Zeit im Gefängnis war. Dort wurde sie von kriminellen Frauen traktiert und von ihren Kindern getrennt. Dieses Mädchen habe nie wieder in ihre Heimat zurückgewollt, obgleich dies möglich gewesen wäre. Sie selbst könne gar nicht mehr in ihre Heimat

zurück, denn diese gebe es gar nicht mehr. Alles sei dort verändert, die meisten ihrer Landsleute seien weg. Nur ein einziges Mal sei sie hingefahren, habe aber dort nur geweint.
Schließlich geht es um das weitere Vorgehen: Es stellt sich heraus, dass sie von einem Arzt zur Untersuchung geschickt wurde. Der hatte sie zuvor zu einem Psychologen überwiesen, einem »berühmten Mann«, dessen Namen sie nicht nennen will. Mit diesem hatte sie sechs bis sieben Sitzungen. Sie brach die Therapie schließlich ab, weil sie wahrzunehmen glaubte, dass er sie eigentlich ungern behandelte. Diese Episode wird weiter unten noch einmal genauer geschildert.
Der Therapeut erlebt die Patientin als differenziert und reflektiert. Sie zeigt eine ausgeprägte selbstkritische Haltung und verrät dabei eine große Selbstunsicherheit. In der Übertragung sucht sie einen freundlichen väterlichen Kontakt, teilweise ist die Beziehung erotisiert. In ihrem Auftreten wirkt sie jedoch andererseits auch kontrolliert und leicht kränkbar. In der Gegenübertragung ist der Therapeut daher auf einen vorsichtigen und behutsamen Umgang mit ihr eingestellt.

6.2 Einschätzung und Dokumentation des Falles

Operationalisierte Psychodynamische Diagnostik (OPD-2) Erhebungsbogen

	Achse I (Basismodul) Krankheitserleben und Behandlungsvoraussetzungen	nicht/ kaum		mittel		sehr hoch	nicht beurteilbar
		⓪	①	②	③	④	⑨

Objektivierende Bewertung der Erkrankung/des Problems

1.	**Gegenwärtige Schwere der Störung/des Problems**						
1.1	Schwere der Symptomatik	⓪	**X❶**	②	③	④	⑨
1.2	GAF: Maximalwert der letzen 7 Tage		→	**75**			⑨
1.3	EQ5 D Summe: ___ **6** ___ Itemwerte →	1. **1**	2. **1**	3. **1**	4. **2**	5. **1**	⑨
2.	**Dauer der Störung/des Problems**						
2.1	Dauer der Störung	< 6 Monate	6–24 Monate	2–5 Jahre	**X 5–10 Jahre**	> 10 Jahre	⑨
2.2	Alter bei Erstmanifestation der Störung	in Jahren	→	**36**			⑨

Krankheitserleben, -darstellung und -konzepte des Patienten

3.	**Krankheitserleben und -darstellung**						
3.1	Leidensdruck	⓪	①	X❷	③	④	⑨
3.2	Darstellung körperlicher Beschwerden u. Probleme	⓪	①	X❷	③	④	⑨
3.3	Darstellung psychischer Beschwerden u. Probleme	⓪	①	X❷	③	④	⑨
3.4	Darstellung sozialer Probleme	⓪	X❶	②	③	④	⑨
4.	**Krankheitskonzepte des Patienten**						
4.1	An somatischen Faktoren orientiertes Krankheitskonzept	⓪	①	②	③	④	X❾
4.2	An psychischen Faktoren orientiertes Krankheitskonzept	⓪	X❶	②	③	④	⑨
4.3	An sozialen Faktoren orientiertes Krankheitskonzept	⓪	X❶	②	③	④	⑨
5.	**Veränderungskonzepte des Patienten**						
5.1	Gewünschte Behandlungsform: körperliche Behandlung	⓪	①	②	③	④	X❾
5.2	Gewünschte Behandlungsform: psychotherapeutische Behandlung	⓪	X❶	②	③	④	⑨
5.3	Gewünschte Behandlungsform: sozialer Bereich	X⓿	①	②	③	④	⑨

Veränderungsressourcen/Veränderungshemmnisse

6.	**Veränderungsressourcen**						
6.1	Persönliche Ressourcen	⓪	①	X❷	③	④	⑨
6.2	(Psycho-)Soziale Unterstützung	⓪	①	X❷	③	④	⑨

7.	**Veränderungshemmnisse**						
7.1	Äußere Veränderungshemmnisse	**X⓿**	①	②	③	④	⑨
7.2	Innere Veränderungshemmnisse	⓪	①	②	**X❸**	④	⑨

	Achse I (Psychotherapiemodul)	nicht/ kaum		mittel		sehr hoch	nicht beur-teilbar
	(optional)	⓪	①	②	③	④	⑨

Krankheitserleben, -darstellung und -konzepte des Patienten

5.	**Veränderungskonzepte des Patienten**						
5.P1	Symptomreduktion	⓪	①	②	③	④	**X❾**
5.P2	Reflektierend-motivklärend/ konfliktorientiert	⓪	**X❶**	②	③	④	⑨
5.P3	Emotional-supportiv	⓪	**X❶**	②	③	④	⑨
5.P4	Aktiv-anleitend	⓪	①	②	**X❸**	④	⑨

Veränderungsressourcen/Veränderungshemmnisse

6.	**Veränderungsressourcen**						
6.P1	Offenheit	⓪	①	**X❷**	③	④	⑨
7.	**Veränderungshemmnisse**						
7.P1	Sekundärer Krankheitsgewinn/problem-aufrechterhaltende Bedingungen	**X⓿**	①	②	③	④	⑨

Achse II – Beziehung

Perspektive A: Das Erleben des Patienten			
	Patient erlebt sich		*Patient erlebt andere*
	Item Nr. Text		*Item Nr. Text*
1.	**26: anpassend, zurücknehmend**	1.	**10: ansprüchlich**
2.	**7: besonders kümmernd**	2.	**12: vorwürflich**
3.	______	3.	**11: beschämend**

Perspektive B: Das Erleben der anderen (auch des Untersuchers)

Andere erleben den Patienten		Andere erleben sich	
	Item Nr Text		*Item Nr. Text*
1.	**10: ansprüchlich, kontrollierend**	1.	**26: zurücknehmend, ihr anpassend**
2.	**11: entwertend, beschämend**	2.	**32: abschottend**
3.	**12: vorwürflich**	3.	**12: ihr Vorwürfe machend**

Beziehungsdynamische Formulierung

Beschreiben Sie bitte,	
… wie der Patient andere immer wieder erlebt: ↓	***Die Patientin erlebt andere als anspruchsvoll und befürchtet, vor diesem Anspruch zu versagen und beschämt zu werden.***
… wie er in seinem Erleben darauf reagiert: ↓	***Sie versucht dies zu vermeiden, indem sie sich anpasst und sich sehr um die anderen bemüht.***
… welches Beziehungsangebot er anderen mit dieser Reaktion (unbewusst) macht: ↓	***Im Kontrast zu dieser Selbstsicht wirkt sie nach außen hin anspruchsvoll, fordernd und kritisch.***
… welche Antwort er anderen damit (unbewusst) nahe legt: ↓	***Dies bringt andere dazu, entweder mit ihr behutsam zu sein und sich zu schützen oder sie offensiv zu korrigieren.***
… wie es der Patient erlebt, wenn andere, so wie ihnen nahe gelegt, antworten:	***Es besteht die Gefahr, dass sie jede dieser beiden Antworten als Zeichen dafür erlebt, dass sie Ansprüchen nicht genügt und versagt hat.***

Achse III – Konflikt

Fragen zur Abklärung der Voraussetzungen der Konfliktbeurteilung

A)	Konflikte sind nicht einschätzbar, diagnostische Sicherheit fehlt.	ja = ①	nein = **X⓿**
B)	Aufgrund geringer struktureller Integration handelt es sich bei den erkennbaren Konfliktthemen nicht um distinkte dysfunktionale Konfliktmuster als vielmehr um Konfliktschemata.	ja = ①	nein = **X⓿**
C)	Wegen abgewehrter Konflikt- und Gefühlswahrnehmung ist die Konfliktachse nicht beurteilbar.	ja = ①	nein = **X⓿**
D)	Konflikthafte Belastung (Aktualkonflikt) ohne wesentliche dysfunktionale repetitive Konfliktmuster.	ja = ①	nein = **X⓿**

Repetitiv-dysfunktionale Konflikte	**nicht vorhanden**	**wenig bedeutsam**	**bedeutsam**	**sehr bedeutsam**	**nicht beurteilbar**
1. Individuation versus Abhängigkeit	X⓿	①	②	③	⑨
2. Unterwerfung versus Kontrolle	⓪	①	X❷	③	⑨
3. Versorgung versus Autarkie	⓪	①	②	X❸	⑨
4. Selbstwertkonflikt	⓪	①	②	X❸	⑨
5. Schuldkonflikt	X⓿	①	②	③	⑨
6. Ödipaler Konflikt	⓪	X❶	②	③	⑨
7. Identitätskonflikt	⓪	X❶	②	③	⑨

Hauptkonflikt: ___ 3 _____ **Zweitwichtigster Konflikt:** ___ 4 _____

Modus der Verarbeitung des Hauptkonfliktes	**vorwiegend aktiv**	**gemischt eher aktiv**	**gemischt eher passiv**	**vorwiegend passiv**	**nicht beurteilbar**
	①	②	X❸	④	⑨

Achse IV – Struktur	**gut** ①	**1,5**	**mäßig** ②	**2,5**	**gering** ③	**3,5**	**desintegriert** ④	**nicht beurteilbar**
1a Selbstwahrnehmung	①	X	②		③		④	⑨
1b Objektwahrnehmung	①	X	②		③		④	⑨
2a Selbstregulierung	①		X❷		③		④	⑨
2b Regulierung d. Objektbezugs	①		X❷		③		④	⑨
3a Kommunikation nach innen	①		X❷		③		④	⑨
3b Kommunikation nach außen	①		X❷		③		④	⑨

Achse IV – Struktur	gut ①	1,5	mäßig ②	2,5	gering ③	3,5	desintegriert ④	nicht beurteilbar
4a Bindung an innere Objekte	①		X❷		③		④	⑨
4b Bindung an äußere Objekte	①		X❷		③		④	⑨
5 Struktur gesamt	①		X❷		③		④	⑨

Achse V – Psychische und psychosomatische Störungen

Va: Psychische Störungen	ICD-10 (Forschungskriterien)	DSM-IV (optional)
Hauptdiagnose:	**F 54.13**	______.____
weitere Diagnose 1:	**F** _____._____	______.____
weitere Diagnose 2:	**F** _____._____	______.____
weitere Diagnose 3:	**F** _____._____	______.____

Vb: Persönlichkeitsstörungen	ICD-10 (F60xx oder F61.x)	DSM-IV (optional)
Hauptdiagnose:	**F** _____._____	______.____
weitere Diagnose 1:	**F** _____._____	______.____

Bei Diagnosen sowohl auf Achse Va als auch Vb:	① = Achse Va
Welche Störung steht klinisch im Vordergrund?	② = Achse Vb
Bei Diagnosen nach DSM-IV sowohl psy. St. als auch Pers.:	① = psychische St.
Welche Störung steht klinisch im Vordergrund?	② = Persönlichkeitsst.

Vc: Körperliche Erkrankungen	ICD-10 (nicht Kapitel V (F)!)	DSM-IV (optional)
Hauptdiagnose:	_____._____	______.____
weitere Diagnose 1:	_____._____	______.____
weitere Diagnose 2:	_____._____	______.____
weitere Diagnose 3:	_____._____	______.____

Patient:	Code: _ **Die Vertreibung …** _	Alter: ___ **42** __	Geschlecht: **X❶** = weiblich ② = männlich	Erhebungs-datum:
Diagnostiker:	Code: **OPD-2 Arbeitsgruppe**	Alter: __________	Geschlecht: ① = weiblich ② = männlich	Zentrum: __________

6.3 Erläuterung der Einschätzungen

6.3.1 Krankheitserleben und Behandlungsvoraussetzungen

Die Schwere der Störung ist als vergleichsweise »niedrig« zu beurteilen. Der Verlauf der Colitis war wenig komplikationsreich. Es trat bislang nur ein einzelner schwererer Schub auf, der eine Cortisonbehandlung erforderlich machte. Aktuell gibt es Blutungen, jedoch keine schwere Symptomatik. Psychische Beschwerden existieren in Form von depressiven Verstimmungen, die jedoch nicht stark beeinträchtigend sind. Der GAF wird aufgrund der subjektiv erlebten Belastungen im Zusammenhang mit der Unterrichtstätigkeit mit 75 eingeschätzt. Der EQ-5D ist in vier Bereichen ohne Befund (Kodierung 1), im Bereich der körperlichen Beschwerden kann eine »mäßige Ausprägung« (Kodierung 2) markiert werden. Die Leitsymptomatik (Colitis) besteht seit sechs Jahren (Kategorie 5–10 Jahre), die Patientin war bei der Erstmanifestation ihrer Erkrankung 36 Jahre alt.

Der Leidensdruck wird als »mittel« beurteilt, da die Patientin unter ihrer Erkrankung deutlich leidet. Die Darstellung sowohl der körperlichen als auch der psychischen Beschwerden und Probleme ist ebenfalls als »mittel« einzuschätzen: Sowohl die Colitissymptome als auch die psychischen Belastungen (vor allem in Verbindung mit ihrer Arbeit) werden deutlich präsentiert. Die Darstellung sozialer Probleme hingegen ist »niedrig«, da gegenwärtig ihrem Bericht zufolge nicht in erster Linie die objektiven äußeren (z. B. beruflichen) Umstände eine Schwierigkeit darstellen, sondern der selbstüberfordernde Umgang damit.

Das Krankheitsmodell der Patientin wird in dem Interview nicht völlig klar. Sie scheint geneigt, psychische Einflüsse bei ihrer Colitis anzuerkennen und eine Besserung auf psychotherapeutischem Wege zu suchen. Diese Ausrichtung erscheint jedoch nicht als genuin, sondern zumindest teilweise als Folge fachlicher Beratung. Während die Ausprägung eines an somatischen Faktoren orientierten Krankheitsbildes nicht exploriert wurde und daher »nicht beurteilbar« ist, besteht ein an psychologischen Faktoren orientiertes Krankheitsbild wohl nur in »niedriger« Ausprägung. Es bleibt am Ende sehr fraglich, ob die Patientin die im Gespräch herausgearbeiteten Zusammenhänge als störungsrelevant erkennt. Als positiver Hinweis können am ehesten jene Äußerungen der Patientin gewertet werden, in denen sie die Art ihrer Stressverarbeitung beschreibt, etwa ihr perfektes Funktionieren unter Anforderung und die psychischen Einbrüche danach. Die Orientierung des Krankheitsbildes an sozialen Faktoren ist ebenfalls »niedrig«. Belastungen dieser Art werden für die Vergangenheit als Folge der Migration in Rechnung gestellt, stehen aber aktuell im Hintergrund.

Hinsichtlich der gewünschten Behandlungsform lässt sich die körpermedizinische Ausrichtung wiederum nicht einschätzen (»nicht beurteilbar«), der Wunsch nach einer psychotherapeutischen Behandlung ist »mittel« ausgeprägt, da nur begrenzt Eigenmotivation vorhanden ist. Hilfestellungen im sozialen Bereich werden nicht gewünscht (»nicht vorhanden«).

Über persönliche Ressourcen verfügt die Patientin in »mittlerem« Ausmaß, da sie sowohl beruflich als auch privat an einer von ihrer Krankheit unbeeinträchtigten Lebensgestaltung festhält und damit insgesamt erfolgreich ist. Eigene Empfindlichkeiten kann sie erkennen, ohne allerdings nachhaltige praktische Konsequenzen für einen selbstfürsorglichen Umgang daraus zu ziehen. Die soziale Unterstützung ist als »mittel« einzuschätzen, da sie zwar familiär gut eingebunden scheint, ansonsten aber eher als Einzelkämpferin imponiert und andere Menschen (auch den Therapeuten) nur begrenzt im Sinne einer instrumentellen oder emotionalen Unterstützung für die Bewältigung ihrer Probleme nutzen kann.

Äußere Veränderungshemmnisse sind – abgesehen von der starken beruflichen Beanspruchung der Patientin – nicht sichtbar (»nicht/kaum vorhanden«). Die inneren Veränderungshemmnisse werden als »hoch« ausgeprägt beurteilt, weil das Interview selbst und ein vorangegangener Behandlungsversuch zeigen, dass sie sich trotz grundsätzlichem Interesse auf eine Patientenrolle nur wenig einlassen kann bzw. diese letztlich doch als eine Zumutung erlebt, durch die sie unter enormen Druck gerät. Sie kann die hilfreichen und wohltuenden Seiten eines psychotherapeutischen Angebots deshalb kaum erleben.

Da es in dem Interview letztlich um die Frage einer psychotherapeutischen Behandlung geht, sind zusätzlich die Items des Psychotherapie-Moduls relevant. Aus der Summe der Eindrücke heraus ist es wahrscheinlich, dass die Patientin im Wesentlichen aufgrund ihrer körperlichen Symptomatik kommt und sich diesbezüglich Besserung wünscht; dieser Punkt wird jedoch nicht explizit gemacht, sodass im Bereich der subjektiven Veränderungsvorstellungen das Item Symptomreduktion als »nicht beurteilbar« eingeschätzt wird. Obgleich die Items motivklärend/konfliktorientiert und emotional-supportiv ebenfalls nicht explizit erfragt wurden, können sie aufgrund der vorangegangenen Diskussion als »niedrig« beurteilt werden. Die stark auf Kontrolle und Selbstverfügung ausgerichtete Patientin bietet dem Gegenüber keine Position an, aus der heraus man ihr emotional-supportiv gegenüber treten könnte. Der Wunsch nach einer aktiv-anleitenden Hilfestellung im Sinne einer Expertise wird aus der Schilderung eines früheren psychotherapeutischen Kontaktes deutlich; die Patientin berichtet, dass sie ihren Therapeuten aufforderte, als Fachmann Ratschläge zu geben und sie über ihre Schwierigkeiten aktiv aufzuklären, anstatt ihr die Initiative zu überlassen (aktiv-anleitend: »hoch«). Die Offenheit der Patientin ist »mittel« ausgeprägt. Sie benennt in differenzierter Weise intrapsychische Vorgänge, erkennt jedoch letztlich nicht deren Relevanz bezüglich ihrer Beschwerden und Probleme. Der sekundäre Krankheitsgewinn erscheint als »nicht/kaum vorhanden«, da die Patientin durch ihre Erkrankung subjektiv nichts zu gewinnen scheint, während andererseits ihr Selbstbild deutlich beeinträchtigt wirkt.

6.3.2 Beziehung

Die Patientin berichtet über Beziehungen unterschiedlicher Qualität, schildert dabei jedoch eine besonders schwierige Beziehungsfigur, unter der sie immer wieder leidet: Sie gerät vor allem beruflich immer wieder in Situationen, in denen sie sich bis zur Erschöpfung bemüht, den Bedürfnissen und Erwartungen anderer gerecht zu werden. Bei ihrer Tätigkeit als Trainerin fühlt sie sich mitunter wie eine »Hure«, indem sie sich anderen zur Verfügung stellt und gewissermaßen gebrauchen lässt, ohne eigene Lust dabei zu verspüren. Obgleich sie sehr viel Anerkennung bekommt, erlebt sie sich fortwährend unter Bewährungsdruck. Auch auf geringfügige Kritik reagiert sie mit totaler Verunsicherung und benötigt jeweils Tage, um mit sich wieder ins Lot zu kommen. Nach außen hin zeigt sie jedoch keinerlei Schwächen; sie funktioniert sozusagen immer, egal was passiert.

Diese von der Patientin geschilderte Beziehungsfigur lässt sich auch im Untersuchungsgespräch selbst beobachten. Sie erscheint bemüht, den Untersucher mit ihren Antworten akkurat zu versorgen. Nach ca. 15 Minuten kommt es zu einer aufschlussreichen Situation: Die Patientin berichtet über ihre Migration nach Deutschland und die damit verbundenen Belastungen, worauf der Untersucher fragt, ob das Darmbluten damals zum ersten Mal aufgetreten sei. Die Patientin verneint dies. Kurz darauf kommt es zu einer längeren Schweigepause, in der sie sichtlich verlegen ist. Schließlich beendet sie diese Pause mit der Bemerkung, sie sei bereits früher schon einmal zu einem Arzt gegangen, als sie gerade nicht geblutet habe; insofern habe sie jetzt schon ein wesentlich besseres Gewissen, da die Beschwerden akut seien. Offenbar hatte sie die Frage des Interviewers als kritisch wahrgenommen (etwa im Sinne etwa der Frage: Hat denn das, was sie da erzählen, überhaupt etwas mit ihren Beschwerden zu tun? Was wollen Sie eigentlich hier?) und befürchtet, seine Erwartungen nicht adäquat bedienen zu können. Aufgrund dieses Materials lässt sich die Erlebensperspektive der Patientin folgendermaßen abbilden.

Erlebensperspektive der Patientin
Sie erlebt andere als anspruchsvoll, fordernd und dadurch als bestimmend (Item 10). Wenn sie diesen Ansprüchen nicht genügt, werden andere in ihrem Erleben unzufrieden und kritisch (Item 12); sie wird dann aufgrund ihres Versagens beschämt (Item 11). Sie selbst erlebt sich so, dass sie sich den Ansprüchen anpasst (»funktioniert«) und die anderen versorgt (Items 26 und 7).

Nach außen wirkt die Patientin belehrend und recht bestimmend bzw. anspruchsvoll. In Identifizierung mit dem Interviewer entsteht das Gefühl, sich bei der Patientin vorsehen und Blößen vermeiden zu müssen, um sich nicht einer Zurechtweisung oder Entwertung auszusetzen. Am Ende des Gesprächs berichtet sie eine Episode aus einem früheren Psychotherapieversuch, die diesen Eindruck bestätigt: Sie habe aus verschiedenen Anzeichen erschließen können, dass der damalige Therapeut ihrer überdrüssig war und sie eigentlich los haben wollte. Als sie eines Tages auf ihre Stunde wartete, sei in der Praxis eine Tür laut zugeschlagen worden, was sie als Beweis für die Richtigkeit ihrer Wahrnehmung angesehen habe. Als sie ihn energisch konfrontierte, habe er die unterstellte Bedeutung zurückgewiesen. Sie habe die Behandlung daraufhin beendet.

In der Gegenübertragung entsteht auf dem Hintergrund dieses Berichtes, aber auch angesichts des unmittelbaren Auftretens der Patientin ein Dilemma: Man verspürt einerseits die Neigung, die Patientin beschwichtigen zu wollen, um ihren Argwohn zu mildern und sich selbst vor einem Angriff zu schützen; dies erscheint jedoch andererseits als riskant, weil sie die Vorsicht ihres Gegenübers als Anzeichen eines Vorbehalts erleben und sich dadurch hinterfragt fühlen könnte. Alternativ dazu ist man versucht, ihre Wahrnehmungsverzerrungen offensiv zu korrigieren, was sie jedoch (wie im Falle des früheren Therapeuten) erst recht als beschämende Kritik erleben und mit einem Angriff beantworten würde.

Erlebensperspektive der anderen
Andere erleben die Patientin als anspruchsvoll und bestimmend (10) und befürchten, etwas Falsches zu machen und sich dadurch ihrer Kritik und Entwertung auszusetzen (11, 12). Sie reagieren darauf, indem sie sich entweder zurücknehmen (26) bzw. abschotten (32) oder vorwurfsvoll antworten (12).

Eine beziehungsdynamische Formulierung, die beide Erlebensperspektiven integriert, könnte folgendermaßen lauten.

Beziehungsdynamische Formulierung
Die Patientin erlebt andere als anspruchsvoll und befürchtet, vor diesem Anspruch zu versagen und beschämt zu werden. Sie versucht dies zu vermeiden, indem sie sich anpasst und sehr um die anderen bemüht. Im Kontrast zu dieser Selbstsicht wirkt sie nach außen hin anspruchsvoll, fordernd und kritisch. Dies bringt andere dazu, entweder mit ihr behutsam zu sein und sich zu schützen oder sie offensiv zu korrigieren. Es besteht die Gefahr, dass sie jede dieser beiden Antworten als Zeichen dafür erlebt, dass sie Ansprüchen nicht genügt und versagt hat.

6.3.3 Konflikt

Bei Bearbeitung der Achse III ist zunächst mit Blick auf vier Kriterien zu entscheiden, ob eine Konfliktbeurteilung überhaupt möglich ist. Dabei ist zu prüfen, ob aufgrund des Materials eine ausreichende diagnostische Sicherheit gegeben ist. Dies ist im vorliegenden Beispiel der Fall. Weiter ist zu entscheiden, ob der Grad der strukturellen Integration ausreichend hoch ist, sodass sich umschriebene dysfunktionale Konflikte herausbilden und konturieren können. Auch dies ist hier der Fall. Im nächsten Schritt ist zu prüfen, ob Konflikte wegen abgewehrter Konflikt- und Gefühlswahrnehmung nicht beurteilbar sind. Dies kann verneint werden, da sich Konflikte und die mit ihnen verbundenen affektiven Bedeutungen im Interview gut darstellen. Schließlich kann auch verneint werden, dass eine konflikthafte Belastung im Sinne des Aktualkonflikts ohne dysfunktionale repetitive Konfliktmuster vorliegt. Die Patientin hat infolge ihrer Migration zwar erhebliche Belastungen erlebt, für ihre Schwierigkeiten sind jedoch überdauernde, lebensbestimmende Konfliktbereitschaften maßgeblich; die angesprochenen Belastungen liegen außerdem sehr deutlich außerhalb des im Manual im Zusammenhang mit dem Aktualkonflikt genannten Zeitfensters von sechs Monaten. Aus diesen Überlegungen folgt, dass eine Beurteilung der Konflikte möglich ist und nicht nur Konfliktschemata, sondern umschriebene Konflikte vorliegen.

Das im letzten Abschnitt erläuterte Beziehungsmuster wird weitgehend durch eine Selbstwert- und (schwächer) durch eine Kontrollthematik bestimmt. Der für beide Konflikte wichtige Affekt der Scham ist deutlich, ebenfalls die Neigung zur Entwertung und die Wichtigkeit von Geltung und Ansehen. Der Selbstwertkonflikt wird deshalb als »sehr bedeutsam« beurteilt, der dabei vorherrschende Modus der Verarbeitung ist aktiv. Daneben ist die Patientin überaus selbstkontrolliert und an inneren Leistungsnormen orientiert, sie verhält sich im Kontakt prüfend und belehrend. Man erfährt aus ihrem Bericht, dass sie auch im privaten Bereich häufig sehr bestimmend auftritt. Der Konflikt Unterwerfung vs. Kontrolle wird deshalb als »bedeutsam« eingeschätzt, der Modus der Verarbeitung ist dabei wiederum vorwiegend aktiv.

Während im direkt sichtbaren Beziehungsverhalten diese beiden Konflikte dominieren, berichtet die Patientin inhaltlich vor allem über Versorgungsthemen. Der Lebensbericht ist von dem Migrationsschicksal ihrer Familie, der dadurch entstandenen Entwurzelung und dem Verlust von Heimat geprägt. In mehreren Beispielen schildert sie, wie wichtig ihr Familie, Freunde und Verwandte sind, die ihr Sicherheit und Geborgenheit geben. Die räumliche Entfernung von den Eltern, die in einer anderen Stadt leben, ist für sie schmerzlich. Affektiv sind Trauer und das Thema des Verlustes spürbar. Der Konflikt Versorgung vs. Autarkie wird deshalb ebenfalls als »sehr bedeutsam« eingeschätzt. Der vorherrschende Modus ist diesmal passiv, wobei aktive Momente durchaus vorkommen, v. a. in der Weise eines »Sich-besonders-Kümmerns«. Es besteht die Gefahr, dass Teilnehmer von Trainingskursen diesen Konflikt übersehen, weil sie sich von dem unmittelbaren Auftreten der Patientin im Gespräch beeindrucken lassen und deshalb den Inhalt ihrer Schilderungen nicht würdigen.

Von geringerer Bedeutung sind zwei weitere Konflikte: Die Patientin lässt eine liebevoll-engagierte Nähe zu ihrem Vater erkennen, während die Mutter blass bleibt. Außer ihr werden Frauen praktisch gar nicht erwähnt. Das Thema Sexualität wird ausgespart und scheint auch dort merkwürdig weit entfernt, wo der Zuhörer eigentlich neugierig gemacht wird (z. B. beim Bericht über die enge Freundschaft zu einem Arbeitskollegen). Im Unterschied zu dieser »Naivität« der berichteten Inhalte weist das Auftreten der Patientin »phallische« Züge auf, ihre Aufmachung mit kurzberocktem Kostüm enthält eine provokante Note. Weitere wichtige Aspekte des ödipalen Konfliktes werden zwar nicht ausreichend abgeklärt, die sichtbaren begründen aber seine Beurteilung als »wenig bedeutsam«. Der Modus der Verarbeitung ist aktiv im Auftreten und passiv in den berichteten Inhalten, also insgesamt gemischt. – Die Migration und das Bemühen, sich der westlichen Gesellschaft anzupassen und die Ansprüche der Marktwirtschaft zu meistern, können in manchen Aspekten auch als überkompensatorisch-angestrengte Aneignung einer fremden soziokulturellen Rolle im Sinne des aktiven Modus des Identitätskonflikts verstanden werden. Da wesentliche Teile dieser Dynamik jedoch durch die anderen Konflikte (v. a. Versorgung, Selbstwert und Kontrolle) bereits erfasst sind, wird dieser Konflikt nur als »wenig bedeutsam« eingeschätzt. Alle übrigen Konflikte werden als »nicht vorhanden« beurteilt.

Der Hauptkonflikt ist Versorgung vs. Autarkie, der zweitwichtigste der Selbstwertkonflikt. Der Modus der Verarbeitung ist mit Bezug auf den Hauptkonflikt einzuschätzen und deshalb »vorwiegend passiv«. Mit Blick auf die anderen Konflikte, vor allem den Selbstwertkonflikt und Unterwerfung vs. Kontrolle, ist andererseits ein aktiver Modus vorherrschend, der (wie gezeigt) das Auftreten und äußere Erscheinungsbild der Patientin über weite Strecken des Gesprächs bestimmt.

6.3.4
Struktur

Die Tatsache, dass bei dieser Patientin mehrere gut konturierte Konflikte abgegrenzt werden können, weist auf ein nicht allzu schlechtes Integrationsniveau der Struktur hin. Obgleich Funktionen wie z. B. die Objektwahrnehmung konfliktbedingt deutlich eingeschränkt sein können, werden die grundsätzlich verfügbaren strukturellen Fähigkeiten in weniger belasteten Momenten immer wieder deutlich.

Sowohl die Selbst- als auch die Objektwahrnehmung sind im Sinne einer kognitiven Fähigkeit zwischen »gut« und »mäßig« (1,5) integriert. Dabei ist allerdings in Rechnung zu stellen, dass ihre Beschreibungen auch aufgrund des histrionischen Stils häufig recht plakativ und überzeichnet wirken; die tatsächlich vorhandenen Möglichkeiten werden eher schlaglichtartig in einzelnen Episoden sichtbar. Dort kann die Patientin sich selbst, d. h. ihre Neigungen und Empfindlichkeiten, differenziert wahrnehmen und damit verbundene innerseelische Vorgänge beschreiben. Eine Einschränkung ergibt sich daraus, dass die Selbstwahrnehmung insgesamt zum negativen (selbstkritischen) Pol hin verschoben ist. Die Identität erscheint (neben dem Ringen um Bewährung und Anpassung in der für sie fremden westlichen Gesellschaft) gefestigt. Die Fähigkeit zur Objektwahrnehmung ist ebenfalls grundsätzlich gegeben, wobei die Wahrnehmungen allerdings unter Belastung stark von den eigenen Nöten diktiert und dadurch mehr oder weniger stark verzerrt werden.

Die Steuerung wird insgesamt als »mäßig« eingeschätzt. Die Patientin wirkt deutlich übersteuert, im Bereich der Regulierung des Selbst sind die emotionale Flexibilität und die Toleranz für eigene Affekte und Triebimpulse entsprechend reduziert (siehe zum Punkt der Affekttoleranz und -regulierung auch die Überlegungen zur emotionalen Kommunikation unten). Aggressive Impulse werden vor allem intrapsychisch als Selbstentwertung wirksam, nach außen brechen sie nur punktuell und unter großem Druck durch (wie im Beispiel des oben berichteten Therapieversuchs). Das Selbstwertgefühl ist sehr störbar, wobei sich diese Schwäche interpersonell zwar belastend, aber nicht nachhaltig destruktiv auswirkt; sicherlich liegt jedoch an dieser Stelle die relativ bedeutsamste Einschränkung im Bereich der Steuerung vor. Bei Betrachtung der Regulierung des Objektbezugs ist ein hohes Ausmaß an Kontrolle und Rigidität auffällig. Die Interessen und Ansprüche anderer werden im subjektiven Erleben überbetont. Aggressive objektgerichtete Impulse, die v. a. aufgrund ihrer Kränkbarkeit entstehen, werden durch die Übersteuerung gebremst und nur ausnahmsweise direkt gezeigt, sodass der Bezug zu anderen chronisch angestrengt bzw. angespannt erscheint.

Die verschiedenen Aspekte der emotionalen Kommunikation bedürfen bei dieser Patientin einer differenzierteren Betrachtung. Die äußere Kommunikation ist sichtbar durch ihre Rigidität sowie durch ihre Kränkbarkeit erschwert. Es gibt eine deutliche Tendenz, das Verhalten und die Signale anderer aus der eigenen Perspektive zu interpretieren. Dies alles sind Kennzeichen eines »mäßigen« Integrationsniveaus. Stärker eingeschränkt sind die Möglichkeiten der Binnenkommunikation bzw. einer Belebung des Selbst im inneren Dialog. Der Selbstbezug gelingt in erster Linie kognitiv (vgl. Selbstwahrnehmung) und weniger in der Weise eines lebendigen und fruchtbaren Umgangs mit eigenen Affekten, Fantasien und der Körperlichkeit. Die Patientin berichtet über ihren bislang schwersten Colitisschub, der mit Cortison behandelt werden musste. Dieser Schub trat auf, als ihrem Mann unvermittelt die Arbeitstelle gekündigt wurde. Die Patientin kommentiert, sie habe ihren Mann, der sonst stets Ruhe und Festigkeit ausstrahle, niemals zuvor in einem derart aufgelösten Zustand erlebt. Es sei das erste und einzige Mal gewesen, dass sie selbst die Starke habe sein müssen. Ihre Darstellung zeigt eindrücklich, wie schwer ihre Sicherheit damals erschüttert wurde und wie ernst die daraus resultierende Bedrohung war, auf die sie mit einer für sie selbst kaum fassbaren panischen Erregung reagierte. Obgleich das konflikthafte Thema der Versorgung/Autarkie auch in diesem Beispiel eine wichtige Rolle spielt (Verlust von Sicherheit und Geborgenheit), wird zugleich eine strukturelle Vulnerabilität sichtbar, die in Richtung einer geringen Integration weist: Die Patientin ist existenziell von Umständen und Personen abhängig, die ihr Halt geben und absolut verlässlich sind; sie hat ernsthafte Schwierigkeiten, die damit verbundene Bedrohung psychisch zu repräsentieren, die dabei auftretenden Affekte zu tolerieren (Aspekt der Selbstregulierung, s. o.) und damit innerlich zu arbeiten. Aufgrund der an anderen Stellen zwar ebenfalls eingeschränkten, aber doch basal verfügbaren Möglichkeiten einer inneren Kommunikation wird diese Dimension insgesamt als »mäßig« integriert beurteilt.

Die Bindung wird in den beiden Dimensionen der inneren Bindung und der äußeren Beziehung ebenfalls als »mäßig« eingeschätzt. Wie gerade ausgeführt, besteht eine intensive Abhängigkeit von haltgebenden Objekten; die zentrale Angst besteht darin, das stützende und steuernde Objekt zu verlieren. Zudem ist die Fähigkeit, sich mithilfe guter innerer Objekte zu regulieren, ebenso eingeschränkt wie die Fähigkeit, auf adäquate Weise äußere Hilfe zu beanspruchen. Bei Zusammenschau aller diskutierten Strukturmerkmale lautet auch die Gesamteinschätzung des Integrationsniveaus der Struktur »mäßig«.

6.3.5 Psychische und psychosomatische Störungen

Mit der Diagnose F54.13 werden psychische und Verhaltenseinflüsse bei einer andernorts klassifizierten Erkrankung, d. h. in diesem Fall einer Proktocolitis, diagnostiziert. Die zusätzlich qualifizierenden Ziffern nach dem Punkt verweisen auf eine vorwiegend depressive Symptomatik, die bezogen auf die Grunderkrankung kausal und verlaufsstabilisierend wirkt. Die Patientin zeigt darüber hinaus die Merkmale einer histrionischen Persönlichkeit, wobei die Auffälligkeiten jedoch unterhalb der Schwelle einer diagnostizierbaren Persönlichkeitsstörung bleiben.

6.3.6 Integration der Achsen

Charakteristisch für diese Patientin ist eine spezifische Konstellation von mehreren Konflikten, die überwiegend aktiv (d. h. kompensatorisch, reaktionsbildend bzw. kontraphobisch) verarbeitet werden; dies gilt für den Selbstwertkonflikt, den Identitätskonflikt, den Konflikt Kontrolle versus Unterwerfung und überwiegend auch für den ödipalen Konflikt. Zu diesen Konflikten bildet ein Versorgungsthema (Konflikt Versorgung vs. Autarkie) mit schwerpunktmäßig passiver Ausgestaltung den Kontrapunkt. Dies hat zur Folge, dass die Patientin dann, wenn sie im Rahmen ihrer aktiven Bewältigung den Bedürfnissen nach Kontrolle, Geltung und phallischer Rivalität entspricht, die Verbindung zu ihren passiven Bedürfnissen nach Geborgenheit und Sicherheit verliert und sich deshalb erschöpft und überfordert. Da sich die vorherrschende aktive Form der Bewältigung vor allem in den habituellen Beziehungsgestaltungen zeigt, sind diese von Kontrolle, Geltung und Entwertung sowie Rivalität geprägt. Die gegenläufigen Sehnsüchte nach Sicherheit sind im Beziehungsangebot der Patientin kaum merklich und erschließen sich stattdessen aus dem Inhalt ihres Lebensberichts und aus der fürsorglichen Gegenübertragung, die sich beim Anhören dieses Berichts einstellt.

Die Schilderungen der Patientin zu symptomauslösenden Situationen macht sichtbar, dass ihre ausgeprägtesten Empfindlichkeiten gerade in der Nähe dieser Versorgungs- und Sicherheitsproblematik liegen. Wie oben beschrieben, löst eine ernste Krise ihres sonst verlässlich stützenden Mannes schwere Colitissymptome aus; weitere Exzerbationen treten während Entlastungssituationen nach intensiver beruflicher Anspannung auf. Punktuell wird deutlich, dass in solchen Situationen der basalen Verunsicherung oder regressiven Versuchung existenzielle Gefühle von Unsicherheit und Bedrohung auftreten, die psychisch nicht ausreichend repräsentiert und fassbar gemacht werden können. Sie äußern sich deshalb lediglich als diffus-panische Erregung oder körpersymptomatisch im Colitisschub. Das Konfliktgeschehen wird somit durch eine spezifische strukturelle Vulnerabilität kompliziert, die sich vor allem in dem Bereich des affektiven Selbstbezugs (innere Kommunikation) abbilden lässt, wobei es Überschneidungen zu den Strukturaspekten der Affekttoleranz (Selbstregulierung) und der Introjekte (Bindung: Abhängigkeit von steuernden Objekten) gibt. Die Symptomatik hat einerseits die Bedeutung einer Kompromissbildung, insofern sich eine bewusst unzugängliche Bedürftigkeit in somatischer Gestalt präsentiert, sie ist jedoch zugleich ein direkter symptomatischer Ausdruck der beschriebenen strukturellen Einschränkung bzw. Vulnerabilität (vgl. Kapitel 6.3.4).

Das habituelle Beziehungsverhalten kann als Bewältigung sowohl der Konfliktbereitschaften als auch der strukturellen Vulnerabilität verstanden werden. Es hat einen aktiv-kompensatorischen Charakter und vermeidet dadurch die mit einer passiv-abhängigen Position verbundenen zentralen Empfindlichkeiten. Aufgrund seiner Auffälligkeit und Penetranz besitzt dieses Beziehungsverhalten für sich selbst Symptomwertigkeit und begründet ein histrionisches Erscheinungsbild, das jedoch unterhalb der Schwelle zu einer Persönlichkeitsstörungsdiagnose bleibt. Mit Bezug auf die Behandlungsvoraussetzungen (Achse I) ist dieser Modus der Bewältigung aufgrund seiner aktiven Ausrichtung problematisch, weil, wie im Abschnitt 6.3.1 ausgeführt, die Patientin die Erkrankung als Bedrohung ihres Wertes, ihrer Selbstverfügung und Kontrolle erleben muss. Die Schwierigkeiten, die in Anbetracht des von ihr angebotenen Beziehungsmusters beim Versuch der Etablierung einer psychotherapeutischen Arbeitsbeziehung entstehen, sind bereits bei der Erläuterung ihres dysfunktionalen Beziehungsmusters dargestellt worden.

7 Fokusableitung und Therapieplanung

Seit dem Erscheinen des ersten Manuals 1996 hat sich die OPD von einem diagnostischen System zu einem Werkzeug weiterentwickelt, mit dem die praktische therapeutische Arbeit strukturiert und geplant werden kann. Ein wichtiger Schritt in diese Richtung waren zwei Therapiestudien (Grande et al., 2001; Grande et al., 2003; Rudolf et al., 2001b), in denen die OPD zur Messung von Veränderungen jenseits der Symptomatik verwendet wurde. Dazu werden auf der Grundlage der OPD-Befunde für jeden Patienten individuell Foki definiert, an denen der Verlauf der Behandlung beobachtet und therapeutische Fortschritte erfasst werden. Die Einzelheiten dieses Verfahrens der Veränderungseinschätzung werden in Kapitel 8 beschrieben.

Dieses Verfahren kann ohne große Schwierigkeiten für die praktische therapeutische Arbeit nutzbar gemacht werden. Dazu werden OPD-Befunde erstellt und daraus jene besonders problematischen Punkte herausgegriffen, die die Störung verursachen bzw. aufrechterhalten und an denen die therapeutische Arbeit deshalb ansetzen muss. Die Auswahl solcher Foki hat zugleich Folgen für das therapeutische Vorgehen, z. B. für die Wahl eines passenden Settings, der therapeutischen Haltung und der geeigneten Interventionen. Eine besondere Rolle dabei spielen wiederum die Differenzierung zwischen den Konflikt- und den Strukturanteilen der Störung und die sich daraus ergebenden Konsequenzen für die Behandlung (vgl. Rudolf, 2004b). Grundsätzlich sollte es möglich sein, für jede Fokuskonstellation spezifische Leitlinien zu formulieren, an denen sich eine Behandlung orientieren könnte. Damit ist ein freilich sehr umfangreiches und komplexes Programm umrissen. Die Grundlinien der Entscheidungsschritte zu der Fokusformulierung werden im Folgenden für die einzelnen Achsen skizziert. Zuvor wird die Ableitung der Behandlungsindikation anhand der Achse I dargestellt.

7.1 Indikationsstellung auf Basis der OPD-Achse I

Mit der Achse I soll die Behandlungsindikation für einen Patienten auf dem Hintergrund der Art und Schwere seiner Erkrankung oder seines Problems, seines Krankheitserlebens, seiner Krankheitskonzepte und seiner Behandlungserwartungen gestellt werden. In dieser Phase der differenziellen Indikationsstellung geht es jedoch erst einmal nur darum prinzipiell zu klären, inwieweit für den Patienten überhaupt eine Psychotherapie angezeigt ist, er eine weiterführende psychosomatische Diagnostik oder Beratung erhalten soll, eine somatisch orientierte Therapie angezeigt ist, die gegebenenfalls durch motivationsfördernde Maßnahmen ergänzt werden sollte oder unter Umständen keine weiterführende Behandlung indiziert ist. Die Frage der differenziellen Indikationsstellung zu welcher Art von Psychotherapie hingegen kann nicht allein auf der Basis der Achse I beantwortet werden, sondern muss unter Einbezug der Ergebnisse der gesamten OPD-Diagnostik geklärt werden.

Wenn eine Psychotherapie indiziert ist, geht es in einem nächsten Schritt um die Planung der Behandlung, die sowohl die Formulierung von Therapiezielen (Foki) als auch die Auswahl der geeigneten psychotherapeutischen Zugänge für deren Realisierung umfasst. Die Herausarbeitung von Therapiezielen verläuft prozesshaft, d. h. zu unterschiedlichen Phasen des therapeutischen Prozesses werden in der Regel aufeinander aufbauende therapeutische Ziele oder Foki herausgearbeitet. In diesem Kapitel werden nach der Darstellung von Entscheidungsschritten für die Indikationsstellung zur Psychotherapie auf der Grundlage der Achse I die Auswahl- und Entscheidungsprozesse für die Fokusformulierung für die Achsen Beziehung, Konflikt und Struktur aufgezeigt.

Folgende **Entscheidungsschritte** sind bei der Abklärung der differenziellen Indikationsstellung auf der Grundlage der Achse I notwendig:

1. Abklärung der Frage, ob überhaupt eine behandlungsbedürftige und insbesondere auch psychosomatisch/psychotherapeutisch zu behandelnde Störung vorliegt.

Soweit der Patient grundsätzlich eine behandlungsbedürftige Erkrankung oder ein behandlungsbedürftiges Problem aufweist, müssen die folgenden Aspekte geprüft werden:

2. Weist der Patient genügend Leidensdruck als motivationale Basis auf: »Ich muss etwas verändern!«?

3. Umfasst die Problemdarstellung durch den Patienten auch psychosoziale Aspekte?
4. Berücksichtigt der Patient in seinem Krankheitskonzept auch psychosoziale Faktoren?
5. Ist der Patient grundsätzlich für eine psychotherapeutische Maßnahme motiviert?
6. Weist der Patient genügend persönliche Ressourcen auf, um konstruktiv an einer Psychotherapie partizipieren zu können?
7. Stehen der Psychotherapieaufnahme oder einer verbindlichen und kontinuierlichen Therapieteilnahme nachhaltige (innere oder äußere) Hemmnisse sowie ein ausgeprägter sekundärer Krankheitsgewinn entgegen?

Die einzelnen Items der Achse I haben eine unterschiedliche Aussagekraft für die Indikationsstellung:

Die Ratings zur gegenwärtigen Schwere der Störung/des Problems (1.1, 1.2 und 1.3) sowie zur Dauer der Störung sagen in erster Linie etwas darüber aus, inwieweit überhaupt eine behandlungsbedürftige Erkrankung oder ein behandlungsbedürftiges Problem beim Patienten vorliegt und inwieweit auf diesem Hintergrund relevante Beeinträchtigungen körperlicher Funktionen und der (psychosozialen) Anpassung (GAF) eingetreten sind. Tendenziell ist jedoch davon auszugehen, dass ein höherer Schweregrad der Erkrankung sowie ein höheres Ausmaß an funktionellen Beeinträchtigungen sowie ein Mehr an Anpassungsproblemen für eine Indikation zu einer vertiefenden psychosomatischen Diagnostik/Beratung bzw. einer Psychotherapie sprechen.

Auch das Merkmal »Leidensdruck« steht nur indirekt in Beziehung zur differenziellen Indikationsfrage. Ein Patient mit einem hohen Leidensdruck wird wahrscheinlich eine größere Veränderungsmotivation aufweisen; welche Veränderungsziele er hat und wie er sich die Veränderungsprozesse – die Therapie – vorstellt, muss über die anderen Items der Achse I erschlossen werden. In jedem Fall sollte der Patient ein gewisses Ausmaß an Leidensdruck aufweisen, damit überhaupt eine Behandlungsmaßnahme (psychotherapeutisch oder somatisch) indiziert werden kann.

Zur Verdeutlichung der Aussagekraft der Items der Abschnitte 3–7 der Achse I für die Indikationsfrage haben wir zwei idealtypische Itemkonfigurationen zusammengestellt, die einmal einen gut für eine Psychotherapie vorbereiteten Patienten charakterisieren (psychotherapieorientierter Patient) und zum anderen einen Patienten, der eher an somatischen Krankheitskonzepten und Behandlungserwartungen orientiert ist.

Tabelle 7-1: Der »psychotherapeutisch orientierte Patient«

	Auf den folgenden Items weist der Patient eine mittlere bis hohe Ausprägung (2–4) auf:
3.1	Leidensdruck
3.3	Darstellung psychischer Beschwerden und Probleme
3.4	Darstellung sozialer Probleme
4.2	An psychologischen Faktoren orientiertes Krankheitskonzept
4.3	An sozialen Faktoren orientiertes Krankheitskonzept
5.2	Gewünschte Behandlungsform (psychotherapeutische Behandlung)
5. P1	Symptomreduktion
5. P2	Reflektierend-motivklärend/konfliktorientiert
5. P3	Emotional-supportiv
5. P4	Aktiv-anleitend
6.1	Persönliche Ressourcen
6.2	(Psycho-)Soziale Unterstützung
6. P1	Offenheit
	Auf den folgenden Items weist der Patient eine niedrige Ausprägung (2–4) auf:
7.1	Äußere Veränderungshemmnisse
7.2	Innere Veränderungshemmnisse
7. P2	Sekundärer Krankheitsgewinn/problemaufrechterhaltende Bedingungen

Tabelle 7-2: Der »somatisch orientierte Patient«

	Auf den folgenden Items weist der Patient eine mittlere bis hohe Ausprägung (2–4) auf:
3.2	Darstellung körperlicher Beschwerden und Probleme
4.1	An somatischen Faktoren orientiertes Krankheitskonzept
5.1	Gewünschte Behandlungsform (körperliche Behandlung)
7.1	Äußere Veränderungshemmnisse

7.2	Innere Veränderungshemmnisse
7. P1	Sekundärer Krankheitsgewinn/problemaufrechterhaltende Bedingungen
	Auf den folgenden Items weist der Patient eine niedrige Ausprägung (2–4) auf:
6.1	Persönliche Ressourcen
6. P1	Offenheit

In der Regel werden die Patienten »gemischte« Merkmalsverteilungen/Ratings aufweisen, d. h. einige der Itemausprägungen eines konkreten Patienten sprechen für eine eher somatische Orientierung des Patienten und andere Itemausprägungen signalisieren eine stärkere Psychotherapieorientierung. In diesen Fällen ist es möglich, die Anzahl der Items unterschiedlicher Fokussierung (somatische Orientierung vs. psychotherapeutische Orientierung) zueinander ins Verhältnis zu setzen. Zeigt der Patient über alle Items hinweg eine deutliche Tendenz zu einer somatischen Orientierung auf, sollte die Frage der Psychotherapieindikation erst einmal zurückhaltend behandelt werden. In diesem Fall spricht vieles dafür, dass bei Patienten, bei denen aufgrund der vorliegenden Erkrankung oder Problemstellung prinzipiell eine Psychotherapie angezeigt wäre, erst einmal eine Maßnahme zur Förderung der Psychotherapiemotivation angezeigt ist.

Als »Leititems« für die Indikationsstellung zu einer Psychotherapie sind die Items »gewünschte Behandlungsform« (psychotherapeutische Behandlung, 5.2.5.P1–5.P3), »persönliche Ressourcen« (6.1) und »Offenheit« (6.P1) anzusehen. Soweit der Patient aus der Sicht der Untersucher in diesen Merkmalsbereichen eine psychotherapeutische Orientierung aufweist, sollte eine Psychotherapie oder je nach Fragestellung eine psychosomatische Behandlung indiziert werden.

Positive Aussagen zur Psychotherapieindikation können jedoch durch die Items »äußere Veränderungshemmnisse«, »innere Veränderungshemmnisse« und »sekundärer Krankheitsgewinn/problemaufrechterhaltende Bedingungen« relativiert werden. So können ausgeprägte äußere Veränderungshemmnisse (z. B. fehlende Therapieangebote oder Kostenübernahme) auch bei einem gut für eine Psychotherapie motivierten Patienten dazu führen, dass er keine entsprechende Behandlung aufnimmt. Ein hohes Ausmaß an sekundärem Krankheitsgewinn wird auch bei einem Patienten mit einem »psychosozialen Krankheitskonzept« dazu führen, dass er nur eine geringe Veränderungsmotivation und -bereitschaft zeigen wird, dies sowohl für psychotherapeutische als auch für somatische Maßnahmen.

7.2 Fokusbestimmung auf Basis der OPD-Achsen II–IV

Die therapeutischen Foki werden auf der Grundlage des diagnostischen Befundes auf den drei psychodynamischen OPD-Achsen Beziehung, Konflikt und Struktur ausgewählt. Die Logik der Befundformulierung wird hier nochmals kurz zusammengefasst:

Die Planung einer Psychotherapie mit der Bestimmung therapeutischer Foki und Strategien kann stattfinden, sobald die Behandlungsvoraussetzungen geklärt sind, eine Indikation für Psychotherapie gegeben ist und die Behandlung mit dem Patienten vereinbart werden kann. Die in Achse I erfassten Merkmale – der Leidensdruck, das Krankheitskonzept und die Veränderungsvorstellungen des Patienten, die vom ihm gewünschte Behandlungsform, die Veränderungshemmnisse und der sekundäre Krankheitsgewinn – waren bis zu diesem Punkt bedeutsame oder sogar ausschlaggebende Gesichtspunkte für die Entscheidungen des Untersuchers und für seine Verhandlungen mit dem Patienten. Sie treten nun in den Hintergrund und machen Überlegungen Platz, die den Inhalt und die Zielsetzung der geplanten Therapie betreffen. An dieser Stelle rücken die im engeren Sinne psychodynamischen OPD-Achsen Beziehung, Konflikt und Struktur in den Mittelpunkt des Interesses. Zusammengenommen stellen sie den psychodynamischen Befund dar und bilden damit die Grundlage für die Auswahl jener Foki, an denen sich die therapeutische Arbeit orientieren wird. Das Vorgehen bei der Fokusauswahl und sich daran anknüpfende therapiestrategische Überlegungen werden nachfolgend erläutert. Zunächst soll aber der Anschluss an die Resultate des diagnostischen Prozesses hergestellt werden, indem die zentralen Bestandteile des psychodynamischen Befundes nach OPD nochmals kurz zusammengefasst werden.

Beziehung

Abbildung 7-1 zeigt das in Abschnitt 3.2 eingeführte Schema für die diagnostische Erfassung dysfunktionaler Beziehungsmuster. Das rechte obere Feld bildet den Einstieg in das Muster: Der Patient nimmt das Verhalten anderer gewöhnlich als eine Zumutung oder Enttäuschung wahr, auf die er reagieren muss. Sich selbst erlebt er meist als passiv oder antwortend, d. h. nicht als initiativ und somit auch nicht als verantwortlich (Verbindung I). Im Unterschied dazu erleben andere, dass der Patient keinesfalls nur reagiert, sondern vielmehr ein schwieriges Beziehungsangebot macht (II). Dieses Angebot legt bestimmte Antworten nahe, die als Impulse in der Gegenübertragung spürbar werden (III). Wenn andere diesen Impulsen nachgeben und entsprechend antworten, wird der Patient dies wahrscheinlich als eine Wiederholung jener Enttäuschung erleben, die er vonseiten an-

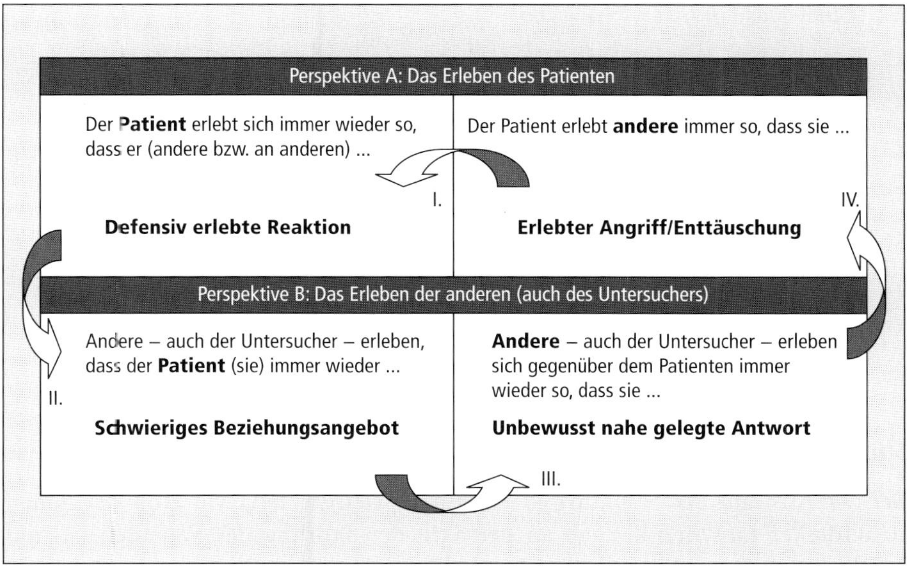

Abbildung 7-1: Schema für die beziehungsdynamische Formulierung

derer schon immer erwartet bzw. befürchtet hat (IV). Auf diese Weise entsteht ein sich selbst verstärkender Zirkel.

Eine nach diesem Schema beispielhaft entwickelte beziehungsdynamische Formulierung könnte lauten: »Die Patientin erlebt andere als anspruchsvoll und befürchtet, vor diesem Anspruch zu versagen und beschämt zu werden. Sie versucht dies zu vermeiden, indem sie sich anpasst und sich sehr um die anderen bemüht. Im Kontrast zu dieser Selbstsicht wirkt sie nach außen hin anspruchsvoll, fordernd und kritisch. Dies bringt andere dazu, entweder mit ihr behutsam zu sein und sich zu schützen oder sie offensiv zu korrigieren. Es besteht die Gefahr, dass sie jede dieser beiden Antworten als Zeichen dafür erlebt, dass sie Ansprüchen nicht genügt und versagt hat« (vgl. Fallbeispiel Kapitel 6).

Konflikt

Die Ableitung potenzieller Konfliktfoki aus dem OPD-Befund ist einfach: Als Foki kommen grundsätzlich jene beiden Konflikte in Betracht, die in dem Rating als wichtigster bzw. zweitwichtigster Konflikt benannt wurden (vgl. Abschnitt 4.3). Der Auswahl liegt folgende Liste zugrunde:

K1. Individuation versus Abhängigkeit

K2. Unterwerfung versus Kontrolle

K3. Versorgung versus Autarkie

K4. Selbstwertkonflikt

K5. Schuldkonflikt

K6. Ödipaler Konflikt

K7. Identitätskonflikt

K8. Aktualkonflikt

K9. Abgewehrte Konflikt- und Gefühlswahrnehmung

Struktur

Bei der Auswahl der Strukturfoki ist zunächst zu prüfen, wie groß der Anteil struktureller Einschränkungen an der aktuellen Störung des Patienten ist und welche Störungsaspekte andererseits konfliktbedingt sind. Das Gewicht der strukturbedingten Einschränkungen lässt sich beurteilen, wenn die diagnostische Einschätzung der acht strukturellen Dimensionen einschließlich der Gesamteinschätzung des Strukturniveaus und die Beurteilung der Konfliktausprägungen vorliegen (vgl. **Tab. 4-8** und **Tab. 4-17**). Der Vergleich der Struktur- und Konfliktdiagnose ergibt, welche Bedeutung strukturelle Merkmale für das diagnostische Verständnis und die therapeutische Zielsetzung haben. Wenn Strukturaspekte bedeutsam sind, können sie anhand der Liste struktureller Fähigkeiten (vgl. **Tab. 7-3**) inhaltlich spezifiziert werden. Es werden dabei jene Items markiert, von denen angenommen wird, dass sie die Einschränkung des Patienten wesentlich bewirken bzw. aufrechterhalten. Sie beschreiben zugleich jene Problembereiche, die zum Gegenstand der psychotherapeutischen Arbeit gemacht werden sollen und deren Modifikation eine wichtige therapeutische Zielsetzung darstellt. Die Items der Struktur-Fokusliste lauten:

Tabelle 7-3: Strukturelle Fähigkeiten im Überblick

Selbstwahrnehmung und Objektwahrnehmung	
Selbstwahrnehmung	**Objektwahrnehmung**
ST1.1 Selbstreflexion	ST1.4 Selbst-Objekt-Differenzierung
ST1.2 Affektdifferenzierung	ST1.5 Ganzheitliche Objektwahrnehmung
ST1.3 Identität	ST1.6 Realistische Objektwahrnehmung

Steuerung	
Selbststeuerung	**Regulierung des Objektbezugs**
ST2.1 Impulssteuerung	ST2.4 Beziehung schützen
ST2.2 Affekttoleranz	ST2.5 Interessenausgleich
ST2.3 Selbstwertregulierung	ST2.6 Antizipation

Emotionale Kommunikation	
Kommunikation nach innen	**Kommunikation nach außen**
ST3.1 Affekt erleben	ST3.4 Kontaktaufnahme
ST3.2 Fantasie nutzen	ST3.5 Affektmitteilung
ST3.3 Körperselbst	ST3.6 Empathie

Bindung	
Bindung innen	**Bindung außen**
ST4.1 Internalisierung	ST4.4 Bindungsfähigkeit
ST4.2 Introjekte nutzen	ST4.5 Hilfe annehmen
ST4.3 Variable Bindung	ST4.6 Bindung lösen

7.3 Prinzipien der Fokusauswahl

Bei der Auswahl eines Fokus für die therapeutische Arbeit spielen zahlreiche Aspekte eine Rolle, die nicht ausschließlich mit der Art der Störung, sondern auch mit den Rahmenbedingungen einer Therapie zu tun haben: Eine Behandlung kann z. B. zeitbegrenzt sein, weshalb die therapeutische Aufgabe so zu formulieren ist, dass sie innerhalb der Begrenzung gelöst werden kann. Es können sich auch bestimmte Aspekte einer Störung in der Therapie besonders heftig aufdrängen, wenn sie durch bestimmte Lebensumstände und -ereignisse aktualisiert sind. Schließlich kann es sinnvoll sein, die Arbeit an jenen Problempunkten zu beginnen, zu denen der Patient bereits einen gewissen Zugang hat und bei denen er als Partner eines therapeutischen Bündnisses am einfachsten gewonnen werden kann. In diesen und ähnlichen Fällen wird man jeweils aus einer Reihe grundsätzlich möglicher Foki jene auswählen, die sich aufgrund der speziellen Umstände anbieten, und erst später zu anderen, eventuell grundlegenderen Aspekten der Störung vordringen.

Auf der anderen Seite ist es wichtig, eine Störung zunächst ohne eine beengende Rücksicht auf solche Begrenzungen zu untersuchen und herauszuarbeiten, was die grundlegenden Schwierigkeiten eines Patienten in seinen Beziehungsgestaltungen, Konfliktbereitschaften und Strukturmerkmalen sind, was er daran ändern sollte und woran infolgedessen therapeutisch zu arbeiten ist. Bei dieser Analyse stellt der OPD-Befund eine wichtige Unterstützung zur Verfügung. Als Foki können diejenigen Merkmale des OPD-Befundes gelten, die die Störung (mit) verursachen und aufrechterhalten und deshalb für die Psychodynamik des Krankheitsbildes eine bestimmende Rolle spielen. Damit verbunden ist die Annahme, dass sich hinsichtlich dieser Foki etwas verändern muss, wenn ein substanzieller therapeutischer Fortschritt erreicht werden soll. Unter dieser Maßgabe können ein oder mehrere Foki aus dem OPD-Befund ausgewählt werden. Wie die Erfahrungen in den oben bereits erwähnten Studien zeigen, bedarf es gewöhnlich mehrerer Foki, um eine Störung in ihren verschiedenen Aspekten vollständig abzubilden (Grande et al., 2001; Rudolf et al., 2000).

Um die therapeutisch relevanten Foki auswählen zu können, muss sich der Therapeut ein Bild von den dynamischen Zusammenhängen und Abhängigkeiten zwischen den verschiedenen Störungsaspekten machen, die im OPD-Befund erfasst werden. Diese können miteinander verschränkt sein und interagieren. So kann es z. B. sein, dass sich dem Therapeuten vordergründig ein problematisches Konfliktthema aufdrängt, welches bei genauerer Untersuchung vor allem der Bewältigung eines weiteren, dahinter stehenden Konfliktes oder einer strukturellen Vulnerabilität dient, welche das eigentliche bzw. tiefer liegende Problem darstellt.

Beispiel: Ein 40-jähriger Patient gestaltet Beziehungen rechthaberisch und kontrollierend, sodass es in vergangenen Partnerschaften immer wieder zu frustrierenden Machtkämpfen und schließlich zur Trennung gekommen war (Konflikt: Unterwerfung vs. Kontrolle). Die genauere Analyse zeigt, dass der Patient damit Nähe und Distanz in Beziehungen steuert und auf diese Weise die Angst bewältigt, durch die intime Nähe einer anderen Person die eigenen Grenzen zu verlieren und überwältigt zu werden (Individuation vs. Abhängigkeit als tiefer liegender Konflikt und somit als primärer Fokus).

Die Auswahl der Strukturfoki ist gelegentlich dadurch erschwert, dass mehrere oder viele der strukturellen Fähigkeiten eines Patienten in ähnlichem Ausmaß eingeschränkt sind und daher die Frage entsteht, welchem (oder welchen) der infrage kommenden Foki der Vorzug zu geben ist. Diese Schwierigkeit rührt daher, dass die verschiedenen strukturellen Merkmale häufig miteinander eng verkoppelt und voneinander abhängig sind, sodass die Einschränkung der einen Funktion Defizite bei weiteren Funktionen nach sich zieht. Bei der Fokusauswahl muss deshalb geprüft werden, welche spezifischen Funktionseinschränkungen für die Beeinträchtigung der Gesamtstruktur *primär* ursächlich sind. Meist leiten sich andere strukturelle Schwierigkeiten daraus ab, die jedoch sekundär sind und sich deshalb als therapeutischer Fokus weniger eignen. Ein Beispiel: Die defizitäre Objektwahrnehmung eines Patienten kann ihre Begründung darin haben, dass die Identität eines Betroffenen fragil ist und er sich gleichsam im Kontakt mit anderen selbst »verloren« geht. Die Entwicklung und Ausdifferenzierung des »Eigenen« wäre in diesem Fall die Voraussetzung dafür, dass er gegenüber der Objektwelt Festigkeit gewinnt und sich dort sicherer orientieren kann. Das würde bedeuten, dass seine Einschränkungen im Bereich der Selbstwahrnehmung (Identität) den primären Fokus im Vergleich zu den Defiziten in der Objektwahrnehmung bilden und dass zugleich erwartet werden kann, dass sich diese letzteren Defizite im Verlauf der Bearbeitung des primären Fokus gleichsam »von selbst« verändern werden.

7.4 Zusammensetzung der Foki

Wie in Abschnitt 3.6 dargelegt wurde, sind im dysfunktionalen Beziehungsmuster alle Konfliktdispositionen und strukturellen Schwierigkeiten eines Patienten zu einer komplexen Gestalt verdichtet. Das Beziehungsmuster steht daher grundsätzlich immer im Fokus der therapeutischen Arbeit. Wie noch genauer zu zeigen sein wird, unterscheidet sich jedoch die Art der therapeutischen Arbeit an der Beziehung deutlich, je nachdem ob diese stärker durch strukturelle Merkmale oder Konflikte bestimmt wird.

Bei der Bestimmung der Foki aus den anderen beiden psychodynamischen Achsen II und IV ist darauf zu achten, dass je nach Art der Störung das Gewicht der Struktur- oder Konfliktanteile unterschiedlich ist, und dass dieses Verhältnis sich in der Auswahl der Foki widerspiegeln sollte. In eindeutigen Fällen können ausschließlich Konflikt- oder ausschließlich Strukturfoki gewählt werden. Meist sind jedoch beide Aspekte bedeutsam, sodass Mischungen der Regelfall sind. Untersuchungen haben gezeigt, dass bei einem insgesamt geringen Integrationsniveau der Struktur bestimmte Konflikte (Individuation vs. Abhängigkeit, Selbstwertkonflikte) besonders häufig sind. Umgekehrt finden sich bei gutem Integrationsniveau z. B. ödipale Konflikte relativ am häufigsten (Grande et al., 1998a; Rudolf et al., 2004a). Aufgrund der bisherigen Erfahrungen (Grande et al., 2001; Grande et al., 2003; Rudolf et al., 2002a) schlagen wir die Auswahl von insgesamt fünf Foki mit folgender Aufteilung vor:

- Das in der beziehungsdynamischen Formulierung zusammengefasste dysfunktionale Beziehungsmuster ist obligatorisch und bildet in jedem Fall einen der Foki.

- Den Achsen »Konflikt« und »Struktur« können bis zu maximal vier weitere Foki entnommen werden, wobei die jeweilige Anzahl in Abhängigkeit von dem Ausmaß der struktur- bzw. konfliktbedingten Einschränkungen variiert werden kann. Dies bedeutet, dass im Extremfall alle vier Foki der Strukturachse entnommen werden können, aber auch alle anderen Mischungen wählbar sind. Bei eindeutig konfliktbedingten Störungen kann es vorkommen, dass zwei oder drei Konflikte für die Beschreibung der Störung ausreichend sind und auf Strukturfoki ganz verzichtet wird; dies ist möglich und führt dazu, dass anstatt fünf eventuell nur drei oder vier Foki ausgewählt werden.

7.5 Therapieplanung und therapeutische Zielsetzung

Mithilfe der OPD-Achse I (Behandlungsvoraussetzungen) wird diagnostisch geklärt, ob bei der Art und Intensität der Störung des Patienten eine psychotherapeutische Behandlung grundsätzlich indiziert ist und welche Einstellungen und Erwartungen der Patient dazu hat. Wenn eine Psychotherapie grundsätzlich infrage kommt, gilt es, auf der Grundlage des diagnostischen Befundes die geeignete Behandlungsform auszuwählen und therapeutische Zielsetzungen für sie zu formulieren.

Therapieschwierigkeiten resultieren häufig aus der Tatsache, dass bei einem Patienten strukturelle Einschränkungen bedeutsam sind und die Bearbeitung der Konfliktdynamik erschweren. Dieser Gesichtspunkt wird in der OPD durch eine elaborierte Konflikt- und Strukturdiagnostik besonders klar herausgearbeitet. Dadurch ist es möglich, die relativen Gewichte konfliktbedingter und struktureller Störungsanteile einzuschätzen. Wir empfehlen, bei der Planung der Therapie auf der Grundlage dieser Einschätzung zunächst eine strategische Entscheidung darüber zu treffen, ob die prinzipielle therapeutische Ausrichtung eher konflikt- oder strukturbezogen sein muss oder ob es sich diagnostisch um eine gemischte Störung handelt, bei der die konfliktbezogene therapeutische Arbeit durch strukturelle Einschränkungen kompliziert wird. Diese Entscheidung lässt sich folgendermaßen darstellen:

Tabelle 7-4: Frage zur Konflikt- oder Strukturorientierung

Die grundsätzliche therapeutische Ausrichtung ist bei diesem Patienten …

	deutlich	eher	gemischt	eher	deutlich	
struktur-bezogen	☐	☐	☐	☐	☐	konflikt-bezogen

Aus der Antwort auf diese Frage können sodann Strategien des therapeutischen Handelns abgeleitet werden, die je nachdem stärker strukturierend oder aber herausfordernd bzw. konfliktmobilisierend sind (vgl. **Tab. 7-4**). Diese Strategien betreffen:

- das therapeutische Setting
- die therapeutische Haltung
- die Hierarchisierung der ausgewählten Foki
- den Umgang mit dysfunktionalen Beziehungsbereitschaften
- die therapeutischen Techniken.

Entsprechend dem Gewicht der konfliktbedingten oder strukturellen Einschränkungen lassen sich typisierend erstens überwiegend konfliktbedingte Störungen, zweitens überwiegend strukturell bedingte Störungen und schließlich drittens konfliktbedingte, aber durch strukturelle Einschränkungen komplizierte Störungen voneinander unterscheiden (Rudolf/Grande, 2006).

Überwiegend konfliktbedingte Störung

Bei diesem Typ verlaufen die psychischen Prozesse auf gutem oder mäßig integriertem Strukturniveau; die Störung wird als überwiegend konfliktbedingt eingeschätzt. In diesem Falle wird die Psychodynamik als Ausdruck einer unbewussten Intention des Patienten verstanden. Etwas in dem Patienten »macht« den Wunsch, die Abwehr und die daraus entstehenden Kompromissbildungen. Auch wenn der Patient aufgrund der Verdrängung zunächst keine Verantwortung dafür übernehmen kann, wird ihm diese Verantwortlichkeit zumindest grundsätzlich zugetraut. Welche Folgen hat dies für die psychotherapeutische Strategie?

Setting
Angesichts der weitgehenden Verfügbarkeit über einen psychischen Binnenraum und die strukturellen Funktionen kann die therapeutische Arbeit im Setting der Einzel- bzw. Gruppenpsychotherapie durchgeführt werden. Je nach Indikation kann die Behandlung im eher regressionsfördernden, übertragungsbezogenen Setting der analytischen Psychotherapie oder im fokal konfliktaufdeckenden, regressionsbegrenzenden Setting der tiefenpsychologisch fundierten Psychotherapie stattfinden. Da der Patient sein Tun grundsätzlich verantwortet, hat der therapeutische Rahmen keine vor allem strukturgebende, begrenzende oder stützende Aufgabe in dem Sinne, dass dem Patienten fehlende bzw. unzureichend entwickelte

strukturelle Funktionen von außen zur Verfügung gestellt werden müssten. Da bei konfliktorientierter Arbeitsweise die latent vorhandenen Möglichkeiten des Patienten gefördert werden sollen, würde dieses Angebot den Patienten unterfordern. Stattdessen definiert das Setting die Rahmenbedingungen, unter denen nach Übereinkunft der Beteiligten die Therapie stattfinden soll und die auch dann aufrechterhalten werden, wenn sie sich phasenweise spannungsreich gestaltet. Rahmenverletzungen können entsprechend therapeutisch aufgenommen und als Übertragungsphänomene auf der Grundlage des aktuellen unbewussten Konfliktgeschehens gedeutet werden.

Therapeutische Haltung
Der Therapeut kann davon ausgehen, dass der Patient seine unbewussten konflikthaften Erfahrungen auf ihn überträgt. Daher richtet der Therapeut seine Aufmerksamkeit auf die eigene Gegenübertragung und prüft, mit welcher unbewussten Intention der Patient sich an ihn wendet. Eine wichtige therapeutische Option besteht darin, diese Intentionen oder die mit ihnen verbundenen Befürchtungen anzusprechen und dem Patienten bewusst zu machen. Die Annahme ist, dass der Patient für sein Handeln grundsätzlich einstehen kann, wenn er dessen unbewusste Motive verstanden und anerkannt hat. Die therapeutische Arbeit soll diese Möglichkeit fördern und aktiv herausfordern. Sie geschieht deshalb in einer Haltung wohlwollender Abstinenz, welche den Patienten nicht durch vorwiegend stützende und haltende therapeutische Angebote schützt und dadurch eventuell unterfordert.

Fokushierarchisierung
Es gilt, eine Hypothese darüber zu bilden, welcher der Konflikte den Kern der Störung ausmacht und welche weiteren Konflikte an den Kernkonflikt angelehnt oder von ihm abgeleitet sind. Solche Konfliktverschränkungen sind häufig und können mit der OPD leichter analysiert werden, weil mit ihrer Hilfe komplexe klinische Bilder als Schichtungen unterscheidbarer einfacher Konflikte durchsichtig werden. Die aufdeckende Konfliktbearbeitung kann bei dem angelehnten Konflikt beginnen, dessen Ausgestaltung bezogen auf den Kernkonflikt häufig Bewältigungscharakter hat. Die darin eingeschlossene Bewältigungsleistung kann in einem ersten Schritt bestätigt und positiviert werden. Über die Bilanzierung der Kosten der Bewältigungsbemühungen wird im zweiten Schritt die Annäherung an den Kernkonflikt möglich. Dieser wird zunächst wiederum in seinen Abwehraspekten gedeutet, ehe sich die Interpretationen den abgewehrten unbewussten Intentionen annähern.

Beispiel: Eine depressive Patientin zeigt im Wesentlichen einen Versorgungs-Autarkie-Konflikt, der aus den biografischen Beziehungen zu den Eltern abgeleitet werden kann und alle aktuellen Beziehungen zu Ehepartner, Kindern und Freunden prägt. Ebenfalls erkennbar, wenngleich weniger gewichtig und aus der Versorgungsbedürftigkeit abgeleitet, sind Selbstwertkonflikte und Schuldkonflikte. Sie haben – bezogen auf den Kernkonflikt der Versorgung und Autarkie – eher reparativen Charakter. Die aufdeckende Arbeit (Schuldgefühlsentlastung, Selbstwertstabilisierung) beginnt bei den abgeleiteten Konflikten, da dieses Vorgehen die Patientin nicht, wie die Bearbeitung des Versorgungs-Autarkie-Konflikts, in ihrem zentralen Selbstverständnis berührt und verunsichert, sondern sie eher entlasten und stabilisieren kann.

Bearbeitung dysfunktionaler Beziehungen
Der Therapeut prüft für sich, welche Beziehungswünsche und Befürchtungen der Patient an ihn und an andere richtet. Er bildet eine Hypothese darüber, in welcher Weise die Beziehungsangebote als Kompromissbildungen verstanden werden können. In seiner Gegenübertragung entdeckt er die Gefühle und Impulse, die der Patient auslöst; er kann sich schließlich eine Vorstellung von den Verwicklungen machen, die eintreten würden, wenn er diesen Gefühlen und Impulsen nachgeben würde. Zusammen mit dem Patienten untersucht er dessen Befürchtungen bezogen auf andere und den Therapeuten und differenziert die zugehörigen Affekte. In einem weiteren Schritt fokussiert er auf die Bemühungen des Patienten, sich aufgrund seiner Befürchtungen in Beziehungen zu schützen, und zwar sowohl in der therapeutischen Beziehung wie auch in der Beziehung zu anderen. Der Therapeut akzeptiert und positiviert diese Bemühungen. Er zeigt dem Patienten dann aber auch die dysfunktionale Seite seiner Bemühungen auf, insbesondere die Wahrscheinlichkeit, dass sein defensives Verhalten im Sinne einer sich selbst erfüllenden Prophezeiung dazu führt, dass andere enttäuschend reagieren, sodass das Befürchtete eintritt und die eigentlichen Beziehungswünsche unerfüllt bleiben. In Verbindung damit kann es wichtig sein, dem Patienten aufzuzeigen, welche Gefühle und Impulse er bei anderen und dem Therapeuten selbst auslöst bzw. auslösen könnte und welche Folgen dies hat bzw. womöglich hätte, wenn andere diesen Impulsen entsprechend reagieren.

Interventionen
Es können therapeutische Interventionen verwendet werden, die die grundsätzlich vorhandenen, aber durch Abwehr und Kompromissbildungen verdeckten und eingeschränkten Möglichkeiten des Patienten fördern und herausfordern. Geeignet dazu sind in der Tendenz alle Interventionen, die das unbewusste Konfliktgeschehen beleben und aktualisieren. Dazu gehören z. B. Techniken der Affektmobilisierung. In Langzeittherapien können Interventionen und therapeutische Strategien eingesetzt werden, die die Regression fördern und das Übertragungsgeschehen intensivieren. Da Symptome und symptomwertige Schwierigkeiten des Patienten

durch Situationsmerkmale ausgelöst werden, die eine lebensgeschichtlich entstandene subjektive, d. h. durch die unbewussten Konflikte determinierte spezifische Bedeutung haben, sind Interpretationen bzw. Deutungen wichtig, die solche Bedeutungen herausarbeiten. Die konfliktorientierten Interventionstechniken sind in einer umfangreichen psychoanalytischen Literatur herausgearbeitet worden; eine praktische Zusammenstellung für die tiefenpsychologisch fundierte Psychotherapie findet sich z. B. bei Wöller und Kruse (2005).

Überwiegend strukturbedingte Störung

Die Störung ist in deutlichem Ausmaß durch die eingeschränkte Verfügbarkeit struktureller Funktionen bestimmt, z. B. Fähigkeit zur Selbstreflexion und Affektdifferenzierung, zur realistischen Objektwahrnehmung und Empathie, zur Selbststeuerung und reifen Abwehr, zur emotionalen Kommunikation und zur Internalisierung von Beziehungen. Das Strukturniveau insgesamt liegt im unteren Bereich (mäßig bis gering integriert, gering integriert, gering bis desintegriert). Konfliktthemen werden erkennbar, sind aber vielfältig und im Einzelnen nicht immer deutlich konturiert.

Für das Verständnis der Psychodynamik ist es entscheidend, dass die Schwierigkeiten des Patienten nicht auf unbewusste Intentionen (Wunsch, Abwehr) bezogen, sondern als Folge einer entwicklungsbedingten Einschränkung und Störbarkeit in der Selbstregulierung und Beziehungsgestaltung verstanden werden. Der Patient verantwortet seine Schwierigkeiten deshalb auch nicht primär im Sinne einer unbewussten Absicht. In seinem Umgang mit seinen strukturellen Einschränkungen kann er allerdings u. U. dysfunktionelle Verhaltensweisen zeigen, die selbst problematisch (z. B. destruktiv) sind und eine Aktivität darstellen, für die er grundsätzlich als Urheber angesprochen werden kann. Im therapeutischen Umgang mit diesen Patienten ist es deshalb von zentraler Bedeutung, zwischen ihrem strukturbedingten Unvermögen einerseits und den dennoch verfügbaren Möglichkeiten eines sekundär konstruktiven oder destruktiven Umgangs damit zu unterscheiden.

Setting

Je schwerwiegender die strukturelle Störung ist, desto eher kann es erforderlich sein, äußere Strukturen zur Verfügung zu stellen (u. U. Indikation zur stationären Psychotherapie, teilstationären Psychotherapie, Reha-Maßnahmen, betreutes Wohnen) und kompetenzfördernde Maßnahmen und Möglichkeiten des sozialen Lernens zu fördern (z. B. Ausbildungs- und Freizeitaktivitäten). In ambulanten Psychotherapien muss einerseits eine stabile Struktur (zuverlässige Verfügbarkeit) angeboten, andererseits relativ flexibel auf Befürchtungen, Absicherungstendenzen und krisenhafte Befindlichkeitsschwankungen des Patienten reagiert werden können. Die äußere Form der Behandlung und das inhaltliche Vorgehen der Therapie muss sorgfältig diskutiert und gut verabredet sein; einzelne inhaltlich bedeutsame Punkte können in »Verträgen« geregelt werden (z. B. bezüglich Suizidverhalten, Essverhalten, Suchtverhalten und anderen Formen der Selbstschädigung). Alle diese Struktur gebenden äußeren Bedingungen müssen in eine (therapeutische) Beziehung eingebettet und von dem Therapeuten (oder einem therapeutischen Team) als Person(en) vertreten werden, damit die zur Verfügung gestellten Funktionen (beispielsweise fürsorgliche Steuerung, Begrenzung, Aushalten schwieriger Affekte) vom Patienten als strukturelle Fähigkeit übernommen bzw. angeeignet werden können (z. B. als Fähigkeit zur selbstfürsorglichen Steuerung, Begrenzung, Affekttoleranz). Regelverletzungen werden nicht mit Blick auf verdeckte Intentionen des Patienten untersucht, sondern durch Grenzsetzungen und Festigkeit beantwortet. Grundsätzlich muss aber stets auch geprüft werden, ob der Patient eventuell überfordert ist und die Regeln nicht einhalten kann, weil ihm qua Setting eine Selbstverantwortung zugewiesen wird, die seine strukturellen Möglichkeiten übersteigt. Das würde die nächste Stufe der stärkeren Strukturierung erfordern.

Therapeutische Haltung
Angesichts der Rückzugstendenzen des Patienten bzw. seines häufig entwertenden und destruktiven Beziehungsverhaltens gilt es in erster Linie eine therapeutische Haltung auszubilden, welche dazu beiträgt, dass die therapeutische Beziehung und Zusammenarbeit nicht unmöglich gemacht oder zerstört wird. Dazu gehören vor allem bei Therapiebeginn »beelternde« Einstellungen, welche es dem Therapeuten nahe legen, zu containen, Hilfs-Ich-Funktion zu übernehmen, Sorge zu tragen, seine eigene Wahrnehmung und Emotion spiegelnd und antwortend zur Verfügung zu stellen oder auch entschieden Grenzen zu setzen. Wichtig ist es auch, den Patienten auf die ihm verfügbaren aktiven Möglichkeiten anzusprechen, seine strukturellen Schwierigkeiten konstruktiv oder destruktiv zu bewältigen. Das impliziert aber, dass der Therapeut das Verhalten des Patienten nicht primär als ein auf ihn gerichtetes Übertragungsangebot »persönlich nimmt«, sondern es – möglichst mit dem Patienten zusammen – als ein problematisches Muster des Erlebens und Verhaltens zu sehen lernt, mit dem der Patient besser umzugehen lernen soll. Zu der »beelternden« Einstellung gehört schließlich, dass Äußerungen des Patienten gleichsam »kindgerecht« durch eine aktivere therapeutische Haltung beantwortet werden. Die therapeutische Abstinenz wird dennoch dadurch gewahrt, dass der Therapeut nicht nur als personales Gegenüber, sondern aus einer elterlichen Funktion heraus antwortet.

Fokushierarchisierung
Initial gilt es zu prüfen, in welchen strukturellen Funktionen der Patient vorrangig therapeutische Unterstützung benötigt, um sich selbst und seine Beziehungen regulieren zu können. Dabei gilt: Je tief greifender die strukturelle Störung ist, desto eher geht es um die in der OPD beschriebenen Aspekte des Selbst (Selbstwahrnehmung, Selbststeuerung). Der Therapeut hat hier die Aufgabe, den Selbstbezug und die Autonomie des Selbst zu fördern. Bei Patienten dieses Typs zeigt sich oft, dass sich die Beziehungen zu den Objekten ohne zusätzliche Hilfestellungen verbessern, wenn sie mehr Orientierung und Festigkeit in sich selbst gewonnen haben. Bei weniger tief greifender struktureller Störung tritt die Beziehung zu den Objekten in den Vordergrund (Objektwahrnehmung, Kommunikation) und kann im interpersonellen Geschehen direkt therapeutisch bearbeitet werden. Der Therapeut kann den therapeutischen Prozess u. U. fördern, indem er sich deutlicher als Gegenüber bzw. als »anderer« ins Spiel bringt. Weiter gilt: Je tiefgreifender die Störung ist, desto zentraler werden Störungsmerkmale, die in der OPD-Strukturdimension der Bindung beschrieben werden. Diese Ebene des Erlebens wird durch Wortinhalte meist nur unvollkommen erreicht, sodass in solchen Fällen die Haltung und das Verhalten des Behandelnden (z. B. Verlässlichkeit, Festigkeit, Wohlwollen) für die therapeutische Wirkung manchmal wichtiger sind als die (gedanklichen) Inhalte des Gesprächs.

Bearbeitung dysfunktionaler Beziehungsbereitschaften
Der Therapeut prüft mit dem Patienten zusammen, welche strukturellen Schwierigkeiten, Einschränkungen und Vulnerabilitäten sich in seinem Beziehungsverhalten zeigen. Er bezieht problematische Beziehungsangebote nicht auf seine Person, sondern strebt eine Beziehungsfigur an, bei der das im therapeutischen Kontakt entstandene Problem gleichsam Seite an Seite mit dem Patienten als etwas Drittes objektiviert und untersucht wird. Der Therapeut unterstützt den Patienten darin, sein Beziehungsverhalten mit dem dabei gewonnenen Wissen zu verantworten und zu steuern. Besonders im Falle aggressiver und destruktiver Verhaltensweisen kann die Vorstellung hilfreich sein, dass diese gleichsam Äußerungen eines »Es«, d. h. noch nicht integrierter und steuerbarer Anteile bzw. Kräfte im Patienten sind (Benjamin, 1993). Diese Vorstellung erleichtert die angesprochene Triangulierung und hilft dem Patienten, sich von seinem Verhalten zu unterscheiden und sich davon zu distanzieren. Selbst wenn der Patient noch ganz identisch mit seinem Verhalten scheint, muss der Therapeut dennoch innerlich ein Modell entwerfen können, das diese Differenz festhält. Anderenfalls wäre es schwierig, den Patienten nicht als absichtsvoll destruktiv zu erleben.

Wichtig ist an dieser Stelle allerdings die bereits erwähnte Ergänzung, dass Patienten mit strukturellen Einschränkungen (z. B. aufgrund einer mit dem Insuffizienzerleben verbundenen Kränkung) sekundär Formen der Bewältigung entwickeln können, die durchaus aggressiven, entwertenden oder destruktiven Charakter haben. Dann treten sie sehr wohl als (partiell) verantwortlicher Akteur auf und müssen deshalb als Urheber dieser dysfunktionellen Bewältigung angesprochen werden: Nicht »Es« handelt, sondern der Patient.

Beziehungsmuster auf der Grundlage struktureller Einschränkungen sind andererseits keineswegs immer aggressiv, sondern häufig defensiv oder vermeidend. Rückzug und eine rigide Kontrolle von Beziehungen dienen dazu, strukturelle Empfindlichkeiten (z. B. eine fragile Identität, einen geringen Selbstwert) zu schützen. Der Therapeut arbeitet in solchen Fällen zusammen mit dem Patienten die Vulnerabilität heraus und findet Worte dafür. Insbesondere arbeitet er heraus, durch welche situativen Umstände und Beziehungssituationen diese Vulnerabilitäten berührt werden. Der Therapeut akzeptiert und positiviert die Art und Weise, wie der Patient seine Vulnerabilität in Beziehungen schützt, sodass seine Bewältigungskompetenz deutlich wird. In einem weiteren Schritt kann dann deutlich werden, dass dieser Selbstschutz auch etwas kostet, dass z. B. Beziehungswünsche nicht oder nur zum geringen Teil verwirklicht werden können.

Interventionen

Je schwerwiegender die strukturelle Störung ist, desto mehr Vorsicht und Zurückhaltung bezüglich affektmobilisierender Techniken ist geboten und desto weniger werden regressions- und abhängigkeitsfördernde Therapieangebote gemacht (z. B. Couchlage, höhere Stundenfrequenz). Stattdessen werden eher Techniken verwendet, welche eine basale Stabilisierung des Selbst vermitteln, die objektgerichteten interaktionellen Aspekte werden erst in einem späteren Therapieabschnitt intensiviert. Nonverbale Verfahren sind oft besser als sprachliche Interventionen geeignet, dem Patienten ein authentisches Gespür für die eigene Person zu vermitteln. Da strukturelle Einschränkungen durch unspezifische Belastungen manifest werden, d. h. nicht primär konfliktneurotisch durch Situationen mit einer lebensgeschichtlich entstandenen individuellen Bedeutung ausgelöst werden, spielen Deutungen auf etwas »dahinter« Liegendes (unbewusste Motive, Biografie) eine geringere Rolle. Der Blick ist auf das »Wie« (d. h. auf Objektivierung und Ausdifferenzierung der Einschränkung) und nicht auf das »Warum« gerichtet (Grande, 2002). Der Patient soll nicht »hinterfragt« werden, sondern zu seiner Schwierigkeit Distanz herstellen und sie steuern lernen. Die speziellen Sequenzen des therapeutischen Handelns, welches in starkem Maße durch die oben beschriebene therapeutische Haltung bestimmt ist, finden sich bei Rudolf (2004b) detailliert beschrieben.

Bezogen auf die Dimensionen der Strukturachse lassen sich unterschiedliche therapeutische Zielsetzungen und zu diesen Zielsetzungen führende Interventionstechniken zur Stärkung und Entwicklung struktureller Funktionen unterscheiden:

- Auf der kognitiven Ebene der Selbstwahrnehmung und Objektwahrnehmung besteht das Therapieziel darin, dass der Patient eine realistische Wahrnehmung seines Selbst und der Objekte gewinnt und dadurch Halt und Orientierung in sich und der äußeren Welt bekommt. Das bedeutet zugleich, dass er nicht nur Einblick in die Realität nimmt, sondern sie auch akzeptieren und berücksichtigen kann. Die Interventionen des Therapeuten sollen die Wahrnehmungen des Patienten durch Spiegeln, Aufzeigen, Differenzieren und Konfrontationen unterstützen.
- Auf der regulativen Ebene der Steuerung und Abwehr besteht das Therapieziel darin, dass der Patient situativ inneren Abstand von eigenen Impulsen, Affekten, Selbstbewertungen und Beziehungswünschen gewinnt. Aus dieser Position heraus soll er Grenzen ziehen, steuern, entscheiden und über Funktionen verfügen können. Die Interventionen des Therapeuten sollen dem Patienten helfen, eine abgegrenzte, beobachtende und autonome Position einzunehmen und sich aus überflutenden, vereinnahmenden oder entleerten Situationen zu lösen.
- Auf der Ebene der emotionalen Kommunikation besteht das Therapieziel darin, dass der Patient sich einlassen und emotional ergreifen lassen kann und dadurch eine Dynamisierung und Energetisierung seiner Erlebniswelt stattfindet. Die Interventionen des Therapeuten sollen affektiv beleben, zur Begegnung mit Emotionalität ermutigen und die dadurch ausgelösten Beunruhigungen aushaltbar machen.
- Auf der Ebene der inneren Bindung und äußeren Beziehung besteht das Therapieziel darin, dass sich der Patient auf gute innere und äußere Objekte beziehen lernt. Ziel ist die Selbstregulation mithilfe internalisierter positiver Objekte und die Möglichkeit, äußere Beziehungsressourcen zu nutzen. Die Interventionen des Therapeuten sollen auf diesbezügliche, grundsätzlich gegebene Möglichkeiten (in der äußeren Welt, in der therapeutischen Situation und in der biografischen Erfahrung) aufmerksam machen und zu ihrer Nutzung ermutigen bzw. gegenläufige biografische Erfahrungen bearbeiten und korrigieren.

Konfliktbedingte durch strukturelle Einschränkungen komplizierte Störungen

Bei diesem Typ liegen klar erkennbare bedeutsame Konflikte vor. Eine sorgfältige Diagnostik lässt jedoch erkennen, dass auch strukturelle Einschränkungen bestehen. Nicht selten wird diese Komplikation erst im Therapieverlauf deutlich: Es fällt den Patienten schwer, sich mit dem aufgedeckten Konfliktthema konstruktiv auseinander zu setzen, ein verändertes Bild des Selbst zu akzeptieren und sich mit der eigenen Situation auszusöhnen. In solchen Fällen zeigt sich, dass eine stabile strukturelle Basis für die Bearbeitung des Konfliktthemas fehlt und erst geschaffen werden muss, um seine Integration zu ermöglichen.

Beispiel: Bei einer depressiven Patientin mit starken anklammernden Versorgungswünschen an die Objekte (Versorgungs-Autarkie-Konflikt, passiver Modus) wird deutlich, dass sie im Grunde existenziell daran zweifelt, als eigenständiges Selbst unabhängig von den Objekten überleben zu können. Wenn sie nicht fordernd und klagend auf die Objekte ausgerichtet ist, zweifelt sie, dass »es sie gibt«. Die therapeutische Auseinandersetzung mit dem Versorgungskonflikt mobilisiert in diesem Fall basale Themen der fehlenden Internalisierungsmöglichkeiten, welche dazu führen, dass nach Abschieden und Trennungen nichts »bleibt« und ihre Selbstkohärenz verloren geht (struktureller Fokus: Bindung/Bindung lösen). Im Fall dieser Patientin ist eine Umstrukturierung im Bereich des zentralen Konfliktthemas nicht möglich, sodass das Thema der Objektbedürftigkeit und Trennungsangst immer wieder durchgearbeitet wird, ohne dass eine substanzielle Veränderung einsetzt.

Setting

Hier gibt es keine eindeutige Settingempfehlung. In der Regel erfolgt die Therapie im ambulanten Setting der Einzel- oder Gruppenpsychotherapie. Da sowohl Therapeuten als auch Patienten im Falle gemischter Störungsbilder dazu neigen, die sichtbaren Schwierigkeiten in konfliktneurotische Kategorien zu fassen, liegt die Gefahr einer Überschätzung der strukturellen Möglichkeiten und der Überforderung bzw. Selbstüberforderung nahe. Es ist deshalb denkbar, dass im Falle der Labilisierung der kompensatorischen Bewältigung zwischenzeitlich eine stationäre Behandlung erforderlich wird. Stationäre Therapien enthalten durch ihren strukturierenden Rahmen und durch die nonverbalen Behandlungsansätze außerdem Elemente, die dem Patienten besser angepasst sind und ihn gleichsam dort abholen, wo er in seinem strukturellen Entwicklungsniveau tatsächlich steht.

Therapeutische Haltung

Die therapeutische Haltung richtet sich nach dem aktuellen Bedarf, d. h. nach Art der vom Patienten eingebrachten aktuellen Problematik. Sie ist jedoch grundsätzlich strukturorientiert, d. h. die Bearbeitung von Konfliktthemen erfolgt unter der impliziten Annahme, dass die dabei erreichten Fortschritte nur relativ sind und es früher oder später einer Auseinandersetzung mit der strukturellen Thematik bedarf, um sich dann – besser ausgerüstet – wieder mit den Konfliktthemen auseinander setzen zu können. Das bedeutet, dass die initiale Fokussierung von Konflikten gleichsam unter Vorbehalt geschieht und ohne die (oft vom Patienten selbst angebotene) hoffnungsvolle Erwartung, dass hier eine tragfähige Lösung tatsächlich zu finden ist.

Fokushierarchisierung
Da eine Konfliktbearbeitung ohne ausreichende strukturelle Kompetenz oft nicht möglich ist, gilt es, als therapeutische Foki die strukturellen Themen neben den Konfliktthemen zu beachten. Bei der therapeutischen Arbeit können u. U. Irritationen auftreten, wenn einerseits die Bearbeitung offenkundiger Konfliktthemen aufgrund struktureller Einschränkungen fruchtlos bleibt, während andererseits die Fokussierung der Strukturprobleme durch konfliktbedingte Verwicklungen schwer gemacht wird. Im Zweifelsfall ist dem Strukturthema der Vorrang zu geben. Wenn Patienten ein Konfliktthema anbieten, ist es wichtig, die darin enthaltenen Strukturaspekte zu beachten und die Patienten zu deren Wahrnehmung hinzuführen. Nach den oben bereits erläuterten Prinzipien sollte grundsätzlich wiederum im ersten Schritt eine im Konfliktthema eingeschlossene Bewältigungsleistung bestätigt und positiviert werden. Über die Bilanzierung der Nachteile und der Ineffizienz der Bewältigungsbemühungen wird dann im zweiten Schritt die Annäherung an die strukturelle Problematik möglich.

Beispiel: Ein 35-jähriger Patient gerät – für ihn völlig unverständlich – immer wieder in Interaktionen, in denen andere ihn übergehen und in wichtige Entscheidungen nicht einbeziehen. Er reagiert darauf mit sturer Verweigerung. Er bemerkt jedoch überhaupt nicht, dass seine verweigernde Haltung andere frustriert und dazu verleitet, Entscheidungen ohne ihn zu treffen. Neben einem Unterwerfungs-Kontrolle-Konflikt spielt für die interpersonelle Störung dieses Patienten ein ausgeprägter Empathiemangel (als strukturelle Einschränkung) eine zentrale Rolle. Im Rahmen einer stationären Therapie kann er im Rahmen von Gruppensituationen nach und nach erkennen, dass seine Sturheit nicht nur gut im Sinne einer notwendigen Reaktion ist, sondern dass er offenbar vieles nicht mitbekommt, was in den anderen vor sich geht und was diese miteinander teilen.

Bearbeitung dysfunktionaler Beziehungsbereitschaften
Wie der gerade beschriebene Fall zeigt, muss geprüft werden, welche strukturellen Einschränkungen das interpersonelle Muster der Konfliktbewältigung vergröbern (z. B. bei mangelnder Empathiefähigkeit) und dessen dysfunktionellen Charakter verschärfen. Der Therapeut sollte insbesondere im Falle aggressiver Verwicklungen prüfen, ob diese vom Patienten im Sinne einer unbewussten Absicht verantwortet werden oder ob sie primär Anzeichen eines strukturellen Unvermögens sind. In anderen Fällen verhält es sich eher so, dass strukturelle Vulnerabilitäten

durch das Beziehungsverhalten geschützt werden. In beiden Varianten kann in einem ersten Schritt der Aspekt der Konfliktbewältigung therapeutisch akzeptiert und positiviert werden. Im weiter oben beschriebenen Beispiel der depressiven Patientin hieße das: Das Objektklammern ist ein Hilfesuchverhalten, das bei oberflächlicher Betrachtung zwar als Klage und Anklage gegen die Objekte und als Ringen um Zuwendung und Versorgung imponiert, aus kindlicher Sicht jedoch eher einen durchaus zweckmäßigen Bewältigungsversuch für basale Verlorenheits- und Vernichtungsängste darstellt. Das vorrangige therapeutische Ziel ist deshalb nicht, die Versorgungswünsche der Patientin aufzuarbeiten, sondern ihr bei der Bewältigung der tiefer liegenden Fragilität des Selbst zu helfen.

Interventionen
Generell erfolgt die Konfliktbearbeitung oder die Bearbeitung struktureller Themen nach Gesichtspunkten, die in Verbindung mit den beiden ersten Typen genannt wurden. Der Therapeut sollte sich von Konfliktthemen lösen können, wenn strukturelle Aspekte sichtbar werden, und zwar auch dann, wenn der Patient primär Konflikthaftes anbietet. Er sollte beachten, dass die Bearbeitung von Beziehungskonflikten bei diesem Patiententyp kein Selbstzweck sein sollte, sondern letztlich dazu führen soll, den strukturellen Kern der Schwierigkeit zu finden und als etwas Drittes gemeinsam mit dem Patienten zu untersuchen. Er sollte sich schließlich nicht in Deutungen des »Warum« (der Motive und ihrer Abwehr) verlieren, sondern – wenn immer notwendig – das »Wie« der strukturellen Einschränkung fokussieren und mit dem Patienten ausdifferenzieren.

7.6 Besonderheiten der psychodynamischen Bearbeitung von dysfunktionalen Beziehungsbereitschaften

Verschiedentlich wurde schon darauf hingewiesen, dass der Beziehungsaspekt der Störung und entsprechend der Beziehungsfokus der Therapieplanung sowohl konfliktdynamisch als Ausdruck von neurotischen Haltungen und Abwehrvorgängen wie auch strukturdynamisch als Folge von strukturellen Defiziten und darauf bezogene Bewältigungsmaßnahmen verstanden werden kann. In diesem Sinne wurde im vorigen Kapitel die therapeutische Bearbeitung der dysfunktionalen Beziehungsbereitschaften jeweils auf Konflikt- oder Strukturaspekte zentriert.

Im folgenden Abschnitt wird die therapeutische Arbeit an der dysfunktionalen Beziehungsbereitschaft nochmals grundsätzlich diskutiert und nach unterschiedlichen therapeutischen Zielsetzungen differenziert. Diese Differenzierung nimmt wieder Bezug auf das Schema für die beziehungsdynamische Formulierung (vgl.

Abb. 4-3, S. 197). Die hier gezeigte **Tabelle 7-6** (Grande et al., 2005) listet potenzielle Beziehungsfoki in drei Blöcken auf.

Tabelle 7-6: OPD-basierte Liste therapeutischer Beziehungsfoki

Wahrnehmen und emotionale Anreicherung des Beziehungserlebens	■ Differenzierung der eigenen Erlebensperspektive ■ Differenzierung von Eigen- und Fremdperspektive ■ Anerkennen und Aushalten von Widersprüchen zwischen den Perspektiven
Wahrnehmen und Verstehen von Wirkungsfolgen im Beziehungsgeschehen	■ Wahrnehmen aktiver und reaktiver Verhaltensaspekte im eigenen und im fremden Verhalten ■ Einsicht in die Beobachterabhängigkeit der Interpunktion von Beziehungsereignissen ■ Einsicht in dysfunktionale zyklische Wirkungszusammenhänge
Verstehen und Anerkennen von Absichten und unbewussten Motiven	■ Erkennen und Anerkennen eigener Absichten und unbewusster Motive, die das dysfunktionale Verhalten aufrechterhalten ■ Erkennen der dysfunktionalen Überzeugungen, die durch das Beziehungsmuster zirkulär verstärkt werden ■ Einsicht in den Testcharakter eigener Beziehungsangebote

Der *erste Block* enthält therapeutische Foki, bei denen die Ziele der Wahrnehmung, Objektivierung, Differenzierung und emotionalen Anreicherung von dysfunktionalen Beziehungserfahrungen im Vordergrund stehen. Die Interventionen des Therapeuten sind in diesem Bereich vor allem deskriptiv und aufzeigend, sie verzichten auf die Interpretation komplexer Zusammenhänge oder auf Motivdeutungen:

- Bei der Differenzierung der eigenen Erlebensperspektive des Patienten geht es um die Wahrnehmung, Verbalisierung und Ausdifferenzierung von Beziehungserfahrungen sowie um die Entdeckung und Belebung der begleitenden Affekte. Dieser Fokus weist Ähnlichkeiten zu der gesprächstherapeutischen Technik der »Verbalisierung emotionaler Erlebnisinhalte« auf (Tausch/Tausch, 1990).
- Bei der Differenzierung von Eigen- und Fremdperspektive geht es um die Wahrnehmung des Beziehungsgeschehens aus der Perspektive anderer bzw. des Gegenübers, um den empathischen Nachvollzug des Erlebens anderer sowie um den Vergleich und die Differenzierung der verschiedenen Erlebensperspektiven.
- Bei dem Anerkennen und Aushalten von Widersprüchen zwischen den Perspektiven geht es um Wahrnehmung von Widersprüchen in den eigenen Bezie-

hungsangeboten (wie sie »gemeint« sind und wie sie außen ankommen), in den Angeboten der anderen (wie sie es »meinen« und wie es bei dem Patienten ankommt) und um das Aushalten solcher Widersprüche zwischen der Eigen- und der Fremdperspektive.

Der *zweite Block* enthält therapeutische Foki, die das therapeutische Ziel beinhalten, Beziehungsereignisse durch die Wahrnehmung und das Verstehen von Verursachungen und Wirkungsfolgen miteinander zu verbinden. Dies kann zunächst wieder vor allem deskriptiv und aufzeigend geschehen, ohne dass die Frage der Urheberschaft und Verantwortung explizit berührt wird. Erst in einem zweiten Schritt kann diese Frage gestellt werden, um mit dem Patienten Möglichkeiten der Beeinflussung und Steuerung zu erarbeiten:

- Bei der Wahrnehmung aktiver und reaktiver Aspekte im eigenen Verhalten und im Verhalten anderer geht es um die Wahrnehmung und Anerkennung des Umstandes, dass als reaktiv erlebte eigene Verhaltensweisen zugleich eine Wirkung haben und dass auch umgekehrt andere mit ihrem Verhalten nicht nur eigene Zwecke verfolgen, sondern auch auf den Patienten antworten.
- Bei der Einsicht in die Betrachterabhängigkeit der Interpunktion von Beziehungsereignissen geht es um die Anerkennung der Tatsache, dass Interaktionen zirkulär sind und die Zuschreibung von Ursachen und Folgen von der Position des Betrachters abhängt (Watzlawik et al., 1971).
- Bei der Einsicht in dysfunktionale zyklische Zusammenhänge geht es um die Wahrnehmung und Anerkennung des Umstandes, dass die eigenen und fremden kommunikativen Akte zu einem dysfunktionalen, sich selbst verstärkenden Zirkel zusammengeschlossen sind (Strupp/Binder, 1984).

Der *dritte Block* schließlich enthält Foki, in denen die innere Logik bzw. der Sinn von Beziehungsmustern mit Bezug auf Absichten und unbewusste Motive des Patienten erklärt werden. Der Patient gerät damit in die Position des Akteurs oder Regisseurs, der seine interpersonellen Verwicklungen (mit) verantwortet, weil er sie partiell (unbewusst) will und deshalb befördert, auch wenn er ihre Folgen als leidvoll erlebt:

- Beim Erkennen und Anerkennen eigener Absichten/Motive, die das dysfunktionale Muster aufrechterhalten, geht es um die Einsicht, dass die eigenen Beziehungsangebote Kompromissbildungen zwischen Wünschen und Befürchtungen darstellen und dass das eigene Verhalten auch von Absichten gesteuert wird, die das dysfunktionale Muster unbewusst erzeugen bzw. eine konstruktivere Beziehungsgestaltung verhindern (Übertragungsbereitschaften vgl. Dahlbender/Kächele, 1994; Luborsky, 1988).

- Beim Erkennen dysfunktionaler Überzeugungen (Selbstbilder, Introjekte) geht es um die Einsicht, dass mithilfe der eigenen Beziehungsangebote interpersonelle Konstellationen gefördert werden, die bestimmte Überzeugungen zur eigenen Person bekräftigen bzw. potenziell korrigierende Erfahrungen verhindern (Anchin, 1982; Schacht/Henry, 1994; Strupp/Binder, 1984).
- Bei der Einsicht in den Testcharakter eigener Beziehungsangebote geht es schließlich um unbewusste Pläne des Patienten, mit problematischen Beziehungsangeboten prüfen zu wollen, ob andere in Übereinstimmung mit den eigenen negativen Überzeugungen reagieren oder ob ihre Reaktion diese Überzeugungen widerlegt (Curtis et al., 1994; Weiss/Sampson, 1986).

Welche Möglichkeiten der Fokussierung gewählt werden, hängt u. a. von dem Ausmaß der strukturellen Beeinträchtigung im Verhältnis zum Gewicht der pathogenen Konflikte ab. Im Falle einer konfliktorientierten Psychotherapie kommen alle drei genannten Blöcke infrage, wobei die Thematisierung unbewusster Motive (dritter Block) die Konflikthintergründe der Beziehungsstörung am direktesten berührt. Im Falle einer strukturorientierten Therapie (Grande, 2002; Rudolf, 2002a, 2004a, 2006a,b) sind Interventionen dieser Art keine sinnvolle Option: Die Motivationsklärung stellt keinen heilsamen Wirkfaktor dar, wenn die eingeschränkte Verfügbarkeit struktureller Funktionen den Kern der Schwierigkeit ausmacht. Patienten können solche Interventionen nicht für sich nutzen, weil sie ihre dysfunktionalen Beziehungen nicht mit einer unbewussten Absicht gestalten und infolgedessen überfordert sind, wenn ihnen diese Art der Verantwortlichkeit angetragen wird. Sie profitieren stattdessen besser von Fokussierungen mit deskriptivem und aufzeigendem Charakter, wie sie in den ersten beiden Blöcken enthalten sind. Dadurch wird die Wahrnehmung und Objektivierung struktureller Einschränkungen sowie eine Distanzierung von ihnen gefördert, wodurch ein steuernder und bewältigender Umgang möglich wird.

7.7 Schlussbemerkung

Die voranstehenden Empfehlungen sind selbstverständlich mehr als eine Orientierung und weniger als eine Rezeptur zu verstehen. Der Therapeut sollte sich auch in einer geplanten fokusorientierten Behandlung eine Grundhaltung der Offenheit bewahren, um den Patienten dort abzuholen, wo dieser sich gerade befindet. Der therapeutische Fokus wird dem Patienten nicht als etwas Äußerliches angetragen oder vorgegeben, sondern er ist in dem Material enthalten, das er mitbringt und anbietet. Die Fokusorientierung erleichtert es, das zentrale therapeutische Thema immer wieder in diesem Material aufzufinden und es in der Arbeit mit dem Patienten festzuhalten. Dies bedeutet, dass der Therapeut zwischen einer eher rezeptiven und einer aktiv fokussierenden Einstellung hin und her wechseln sollte.

Die zentrale Empfehlung dieses Kapitels lautet zu prüfen, mit welchem Gewicht konfliktbedingte oder strukturelle Einschränkungen für die Störung eines Patienten maßgeblich sind. Die Entscheidung darüber hat tief greifende Folgen für die Behandlung eines Patienten, d. h. für die Wahl des Settings, die therapeutische Haltung, die Auswahl der Foki, den Umgang mit der therapeutischen Beziehung und die zu verwendenden therapeutischen Techniken. Erfahrungen mit der Implementierung der hier präsentierten fokusbezogenen therapeutischen Strategie in Kliniken zeigen, dass eine Anpassung dieser Mittel an die strukturellen Möglichkeiten eines Patienten wichtig ist, um Umwege und Fehlversuche zu vermeiden, die beim Patienten – aber auch beim Therapeuten – zu Enttäuschung und Entmutigung führen können und um das jeweils Machbare zu bestimmen und therapeutische Aufgaben zu definieren, die gelöst werden können.

8 Veränderungsmessung mit der OPD

8.1 OPD und Veränderungsmessung: Grundsätzliche Überlegungen

Ihrer psychodynamischen Ausrichtung entsprechend erfasst die OPD Störungsaspekte, die zur Persönlichkeit der Betroffenen gehören und relativ stabil sind (Grande et al., 2000). Dies schlägt sich im Manual u. a. darin nieder, dass für die Strukturdiagnostik ein relativ großes Zeitfenster von ein bis zwei Jahren angegeben wird; im Zusammenhang mit der Konfliktdiagnostik ist ausdrücklich von »zeitlich überdauernden Konflikten« die Rede (vgl. Kap. 3.3). Diese Zeitstabilität der OPD-Befunde erscheint mit Blick auf das zugrunde liegende psychoanalytische Krankheitsmodell angemessen. Für die Veränderungsmessung stellt diese Eigenschaft jedoch eine Schwierigkeit dar, weil therapeutische Wirkungen nur abgebildet werden, wenn sie sich in einer Änderung der Beziehungs-, Konflikt- oder Strukturdiagnose niederschlagen. Kleinere therapeutische Schritte können nicht erfasst werden, jedenfalls nicht auf der Basis der OPD alleine.

Ein noch grundlegenderes Problem entsteht dadurch, dass jene Persönlichkeitsmerkmale, die durch die OPD erfasst werden, sich häufig gar nicht im Sinne einer »Merkmalsreduktion« verändern – und zwar auch dann nicht, wenn die Behandlung aus klinischer Sicht durchaus erfolgreich war. In der Achse III werden lebensbestimmende und dysfunktionale Konflikte diagnostiziert. Eine gelungene Psychotherapie kann das Ergebnis haben, dass ein Konfliktthema zwar lebensbestimmend bleibt, jedoch so erfolgreich bearbeitet worden ist, dass es von dem Patienten konstruktiv gestaltet und im Leben produktiv genutzt werden kann. Die Veränderung wäre in diesem Fall nicht am Grad der Minderung oder an dem Wegfall des pathogenen Konflikts zu messen, sondern am Grad seiner geglückten

Integration. Entsprechend gilt auch für strukturelle Einschränkungen (bzw. Vulnerabilitäten) und für dysfunktionale Beziehungsbereitschaften, dass nicht deren Wegfall oder Minderung, sondern die verbesserten Möglichkeiten eines steuernden und konstruktiven Umgangs Zeichen einer positiven therapeutischen Veränderung sind.

8.2 Modell einer OPD-basierten Veränderungsmessung

Solche Argumente führen zu der Überlegung, Fortschritte im psychotherapeutischen Prozess als Veränderungen im Umgang eines Patienten mit seinen zentralen Problembereichen zu erfassen. Dieses Vorgehen impliziert zwei methodische Schritte. Im ersten Schritt werden aus dem OPD-Befundspektrum eines Patienten jene Merkmale ausgewählt, die für seine Störung bedeutsam sind. Im zweiten Schritt wird erfasst, wie er mit ihnen umgeht und wie sich seine Art des Umgangs über die Zeit verändert.

Fokusauswahl:
Die zentralen Problembereiche bezeichnen wir als Foki, weil sie für die Veränderungsmessung als Orientierungspunkte dienen. (Mit den therapeutischen Foki können sie identisch sein, sie müssen es aber nicht!) Als zentral werden jene Problembereiche gewertet, die die Störung eines Patienten verursachen und aufrechterhalten, sodass sich in Bezug auf sie etwas ändern müsste, wenn ein nachhaltiger Erfolg erzielt werden soll. Die Zahl der auszuwählenden Foki kann im Prinzip nach Bedarf festgelegt werden. Nach eigenen Untersuchungen ist jedoch die Auswahl von maximal fünf Merkmalen aus dem Befundspektrum der Achsen II, III und IV ausreichend, um die Problematik eines Patienten vollständig zu erfassen (Grande et al., 2001; Grande et al., 2004b; Grande et al., 2003; Rudolf et al., 2002a). Es empfiehlt sich dabei so zu verfahren, dass das habituelle dysfunktionale Beziehungsmuster in jedem Fall einen Fokus bildet (Grande et al., 2004a), während die restlichen Foki aus den Bereichen Konflikt und Struktur gewählt werden (vgl Kap. 7.4). Das schließt die Möglichkeit ein, bei strukturell schwerer beeinträchtigten Patienten vollständig oder überwiegend Foki aus dem Strukturbefund auszuwählen, während man bei besser strukturierten Patienten häufiger Konfliktfoki nimmt. Wie in Abschnitt 7.4 dargestellt, können in manchen Fällen auch weniger als fünf Foki ausreichen, um die relevanten Aspekte der Störung zu beschreiben. Dies kann z. B. dann der Fall sein, wenn eine Störung eindeutig konfliktbedingt ist und sich neben dem Beziehungsfokus nur zwei (oder drei) bedeutsame Konflikte finden lassen.

Heidelberger Umstrukturierungsskala:
Die in **Abbildung 8-1** dargestellte Skala wird verwendet, um den Umgang eines Patienten mit den Foki zu erfassen. Sie stellt eine überarbeitete Form der »Assimilation of Problematic Experiences Scale (APES)« von Stiles und Kollegen (Stiles et al., 1990; Stiles et al., 1992) dar, die in Richtung einer stärkeren Anlehnung an ein psychoanalytisches Prozess- und Veränderungsmodell modifiziert wurde (Rudolf et al., 2000; Rudolf et al., 2001c). Die Skala beschreibt in sieben (Haupt-)Stufen unterschiedliche Modalitäten des Umgangs eines Patienten mit einem Fokusproblem, beginnend mit seiner erfolgreichen Ausblendung und Nichtwahrnehmung über seine langsame Wahrnehmung und interessierte Erkundung bis zu Bemühungen zu seiner aktiven Bewältigung. Die oberen Stufen beschreiben den Prozess einer therapieförderlichen Labilisierung habitueller Abwehrhaltungen und einer dadurch ermöglichten Neuorganisation der Persönlichkeit. Sie erfassen damit Veränderungen, die in dem psychoanalytischen Konzept der »Umstrukturierung« bzw. »strukturellen Veränderung« angesprochen werden.

Die für einen Patienten ausgewählten Foki werden zu jedem Messzeitpunkt unabhängig voneinander mit dieser Skala beurteilt, wobei auch die in **Abbildung 8-1** gezeigten Zwischenstufen gewählt werden dürfen. Für die Auswertung bieten sich unterschiedliche Strategien an (Grande, 2005), die in bisherigen Studien bereits angewendet wurden. Es können a) die Prä-Post-Differenzen der Umstrukturierungswerte als Maß für den Therapieerfolg berechnet werden. Wenn mehrere Foki gewählt wurden, kann der Mittelwert der Umstrukturierungseinschätzungen berechnet werden; dann bildet die Differenz der Mittelwerte Prä und Post das Erfolgsmaß (Grande et al., 2001). Da die Skalenstufen in ansteigender Folge eine zunehmend bessere Qualität des Behandlungserfolges beschreiben, kann auch b) die absolute Einschätzung bei Therapieabschluss für sich alleine als Outcomemaß verwendet werden. Bei Verwendung mehrerer Foki bietet sich wiederum der über die Foki gemittelte Skalenwert als Maß an (Grande et al., 2003).

Eine Besonderheit der Umstrukturierungsskala besteht darin, dass positive therapeutische Veränderungen im Sinne einer »Bewältigung« konzeptuell bereits mit Erreichen der Stufen 3 bzw. 4 möglich sind, wenn ein Patient aufgrund der auf dieser Stufe gewonnenen Problemeinsicht aktive Steuerungsbemühungen zur Problembewältigung vornimmt. Im Unterschied dazu beziehen sich die auf den Stufen 5 bis 7 beschriebenen Veränderungen auf basalere Umgestaltungen der Persönlichkeitsstruktur, die sich typischerweise spontan ereignen, d. h. ohne Bemühung und nicht selten überraschend für die Betroffenen selbst (vgl. Rudolf et al., 2000). Aufgrund dieses Konstruktionsprinzips können Behandlungsergebnisse bei Erreichen der Stufe 4 dem Veränderungsmodus der »Bewältigung« und beim Erreichen Stufe 5 bzw. 6 der »Umstrukturierung« kategorial zugeordnet werden (vgl. Rudolf et al., 2005).

Heidelberger Umstrukturierungsskala (HSCS)

1. Nichtwahrnehmung des Fokusproblems	1 1+	Völlige Abwehr bzw. Vermeidung des Fokusbereichs, es gibt »kein Problem«	
2. Ungewollte Beschäftigung mit dem Fokus	2– 2 2+	Symptomdruck, interpersonelle Schwierigkeiten: Zumutungen, von außen kommend erlebt	
3. Vage Fokuswahrnehmung	3– 3 3+	Passive Beschäftigung mit dem Fokus, ansatzweise Anerkennung, Ahnung eigener Verantwortung	Bewältigung
4. Anerkennung und Erkundung des Fokus	4– 4 4+	Interessiertes Problemverstehen, Arbeitsbeziehung, aktive »Bewältigung«, Handeln	Bewältigung
5. Auflösung alter Strukturen im Fokusbereich	5– 5 5+	Abwehr wird brüchig, Prozess wird zur »Passion«, Trauer, Ausgeliefertsein, Verwirrung	Strukturelle Veränderung
6. Neustrukturierung im Fokusbereich	6– 6 6+	Versöhnliches Erleben, neue Erlebens-/ Verhaltensmöglichkeiten stellen sich spontan ein	Strukturelle Veränderung
7. Auflösung des Fokus	7– 7	Integration, Selbstübereinstimmung, realitätsgerechtes Erleben, Neugestaltungen	Strukturelle Veränderung

Abbildung 8-1: Heidelberger Umstrukturierungsskala

8.3 Reliabilität und Validität

Grande et al. (2009) fanden in der sog. Praxisstudie Analytische Langzeittherapie (PAL) eine befriedigende Interraterreliabilität für die Fokusauswahl (kappa = 0,62) und eine sehr gute Interraterreliabilität für die Einschätzung der erreichten Umstrukturierung (ICC = 0,83). Vergleichbare Werte ergab bereits eine frühere Studie zu Veränderungen in der stationären Therapie (Grande et al. 2001, 2003). In dieser Untersuchung korrelierten die globalen Erfolgsbeurteilungen des therapeutischen Teams hoch mit der Umstrukturierung, und zwar höher als mit allen anderen erhobenen Erfolgsmaßen (Grande et al., 2001). In der gleichen Studie konnten starke positive Zusammenhänge zwischen dem über die Foki gemittelten Skalenwerte zu Therapiebeginn und prognostisch günstigen Merkmalen wie z. B. »Therapiemotivation«, »Emotionale Ansprechbarkeit« u. a. gemessen werden. Im Rahmen einer Katamnesestudie konnte gezeigt werden, dass der über die Foki gemittelte absolute Umstrukturierungswert bei Behandlungsende mit progressiven Schritten im äußeren Leben der Patienten nach der Entlassung aus der Klinik signifikant korrelierte und darüber hinaus als einziges Outcomemaß überhaupt solche Schritte vorhersagen konnte (Grande et al., 2003). Damit übereinstimmend konnte in der oben erwähnten PAL-Studie (Grande et al., 2009) gezeigt werden, dass die strukturellen Veränderungen zwischen Therapiebeginn und -ende das Outcome zu einer 3-Jahreskatamnese sehr signifikant vorhersagen konnten, während zwischen den symptombezogenen oder interpersonellen Prä-Post-Veränderungen und der 3-Jahreskatamnese keinerlei überzufällige Zusammenhänge mehr bestanden. Schneider et al. (2006) zeigten für eine gemischte Gruppe von stationären Patienten, dass Veränderungen auf der Heidelberger Umstrukturierungsskala signifikant mit Erreichung individueller Therapieziele korrelierte, die von den Patienten selbst definiert worden waren; sie korrelierten andererseits nicht mit symptombezogenen Prä-Post-Veränderungen oder mit Veränderungen bezüglich der interpersonellen Probleme.

8.4 Klinische Anwendung

Die Heidelberger Umstrukturierungsskala kann angewendet werden, sobald aus dem OPD-Befund ein oder mehrere Problembereiche ausgewählt worden sind, die die Störung verursachen bzw. aufrechterhalten und deshalb therapeutisch verändert werden müssen. Unter dieser Voraussetzung ist die Skala auch für den Praktiker leicht anwendbar. Zu Beginn einer Therapie lässt sich mit ihrer Hilfe prüfen, wie weit ein Patient im Umgang mit seinen zentralen Problembereichen bereits gekommen ist und woran die therapeutische Arbeit anknüpfen kann. Auf der Stufe 2 »Ungewollte Beschäftigung mit dem Fokus« ist bereits ein Leidensdruck gegeben, die Schwierigkeit wird jedoch als etwas von außen Zugemutetes erlebt, weshalb der Patient eher passiv eingestellt ist und von der Behandlung primär erwartet, dass diese Zumutung von ihm genommen wird. Eine psychotherapeutische Zusammenarbeit im eigentlichen Sinne ist deshalb erst möglich, wenn der Patient wenigstens eine vage Fokuswahrnehmung (Stufe 3) in dem Sinne hat, dass er eine eigene Beteiligung und eine eigene Verantwortung für die Schwierigkeit ahnt und ansatzweise anerkennt. Die Probesitzungen oder Vorgespräche zu einer Therapie dienen u. a. dazu, eine vage Fokuswahrnehmung für zumindest einen der verschiedenen Fokusbereiche herzustellen.

Im Verlauf der Behandlung kann sich der Therapeut mithilfe der Skala vergegenwärtigen, wie weit er in Bezug auf die verschiedenen Problembereiche mit einem Patienten bereits gekommen ist. Wie oben erwähnt, können sowohl das Erreichen von Stufe 4 (»Anerkennung und Erkundung des Fokus«) als auch das der Stufe 6 (»Neustrukturierung im Fokusbereich«) als gültige Therapieziele angesehen werden.

Auf Stufe 4 gewinnt der Patient Einsicht in seine Schwierigkeiten und erwirbt sich dadurch Möglichkeiten, regulierend damit umzugehen; dieser Veränderungsmodus wird in **Abbildung 8-1** als »Bewältigung« bezeichnet.

Mit der Stufe 5 wird ein Prozess der therapieförderlichen Labilisierung beschrieben, der dazu führt, dass gewohnte Formen der Bewältigung und Abwehr nicht mehr greifen. Damit entsteht eine gleichsam ausweglose Situation: Der Patient »macht« die Therapie jetzt nicht mehr, er »erleidet« sie. Sein Zustand ist entsprechend von Ratlosigkeit, Zweifeln, Traurigkeit oder sogar Hoffnungslosigkeit geprägt. Gleichzeitig kann er jedoch von anderen (auch von dem Therapeuten) bereits als positiv verändert erlebt werden, d. h. als weicher, durchlässiger und authentischer. Für den Patienten selbst wird diese positive Wendung erst später spürbar, nämlich gegen Ende der Stufe 5 oder auf der beginnenden Stufe 6. Er erlebt die dann stattfindenden Veränderungen typischerweise als etwas, das sich spontan und ohne sein Wollen einstellt. Er stellt fest, dass er plötzlich Dinge tun und fühlen kann, die ihm zuvor unzugänglich oder ganz unbekannt waren. Dies sind Indikatoren dafür, dass eine grundlegendere Veränderung und Neuorganisation der Persönlichkeit stattgefunden hat, die in intensiven psychoanalytischen Langzeitbehandlungen angestrebt und als »Umstrukturierung« bzw. »strukturelle Veränderung« bezeichnet wird.

Genau wie in der Anwendung zu Forschungszwecken können fokusbezogene Veränderungen auch in der therapeutischen Praxis erfasst werden, indem der Status der Umstrukturierung zu Beginn der Therapie eingeschätzt und diese Einschätzung im Verlauf und am Ende der Behandlung wiederholt wird. Dadurch wird der therapeutische Effekt als Progression der Foki auf der Skala sichtbar.

Beispiel: Eine 37-jährige Patientin reagiert auf einen beruflichen Aufstieg depressiv. Sie bemerkt diesen paradoxen Zusammenhang selbst nicht. Aus ihrem Bericht ergibt sich, dass sie in ihrer neuen Position das Gemeinschaftsgefühl vermisst, das sie in der Gruppe gleichrangiger Kollegen und Kolleginnen erlebte. Im Zusammenhang mit diesem Verlust kommt zur Sprache, dass der Vater vor einem Jahr verstarb. Sie äußert ihre Trauer darüber, dass ihre Herkunftsfamilie als Rückhalt und Quelle von Kraft dadurch beschädigt bzw. verloren ist. Nachdem der Therapeut die Verbindung zwischen diesen Ereignissen herstellt, ist sie sichtlich berührt und hält es für möglich, dass dies mit ihrer Depression zu tun haben könnte (Fokus: Versorgung vs. Autarkie, Stufe 3 der Skala: »Vage Fokuswahrnehmung«).

An anderen Stellen des Gesprächs wirkt die Patientin eher unwillig und ungeduldig: Sie finde sich in der jetzigen Form ganz unerträglich; sie hasse ihr Selbstmitleid, in ihrer beruflichen Stellung könne sie sich so etwas gar nicht leisten! Die biografische Anamnese zeigt, dass die Patientin eng mit dem Vater verbunden war, dessen Stärke sie bewunderte, während bei der Schilderung der weichen und vom Vater abhängigen Mutter kritisch-entwertende Töne hörbar werden. In ihrer aktuellen Schwäche wird sie der Mutter unbewusst ähnlich, was für sie nicht akzeptabel ist. Diese Zusammenhänge sind ihr ganz verborgen, Hinweise des Therapeuten in dieser Richtung kann sie gar nicht aufnehmen (Ödipaler Konflikt, Stufe 2: »Ungewollte Beschäftigung mit dem Fokusbereich«).

Im Rahmen einer tiefenpsychologisch fundierten Psychotherapie kann die Patientin ihre Geborgenheitswünsche anerkennen und Schritte unternehmen, ihre Lebenssituation mit Rücksicht darauf einzurichten; sie entdeckt und entwickelt vertrauensvolle Beziehungen in ihrem privaten Umfeld und kann ihr berufliches Engagement von solchen Bedürftigkeiten teilweise entlasten (Versorgung vs. Autarkie, Stufe 4: »Anerkennung des Fokusbereichs«). Ihre Stimmung normalisiert sich weitgehend. Beeinträchtigt ist sie jedoch weiterhin durch ihre Partnerlosigkeit. Kontakte mit Männern misslingen immer wieder durch deren Desinteresse, aber auch aufgrund ihrer eigenen hohen Ansprüche. Sie versteht ansatzweise, dass sie sich in ihrem Selbstbild als Frau gegen die Mutter konturieren muss und dadurch eingeschränkt wird, weil sie kein gutes Selbstgefühl als Frau entwickeln kann. Es wird im Verlauf der Behandlung aber auch zunehmend deutlich, dass sie sich dieser Problematik nicht weiter annähern will. Sie entscheidet sich schließlich, die Therapie nach 50 Sitzungen zu beenden (Ödipaler Konflikt, Stufe 3: »Vage Fokuswahrnehmung«).

9 Praxisfelder und Qualitätssicherung

9.1 Gesetzliche Grundlagen der Qualitätssicherung in der Psychotherapie

Sowohl psychodynamische als auch kognitiv-behaviorale Fachpsychotherapie kann sich als Teil der Krankenversorgung in unserem Gesundheitssystem der Erarbeitung von geeigneten Strukturen zur Qualitätssicherung nicht mehr entziehen. Denn Qualitätssicherung (QS) ist seit dem 01.01.1989 für das bundesdeutsche Gesundheitswesen im Fünften Sozialgesetzbuch (§ 137 ff.) gesetzlich vorgeschrieben. Damit soll gewährleistet werden, dass Patienten die Behandlung erhalten, die nach dem Stand der Forschung für ihre Problemlage optimal ist. Da der Gesetzgeber 1988 durch das Gesundheitsreformgesetz (GRG) die Durchführung qualitätssichernder Maßnahmen für alle Bereiche der Medizin zur Pflicht gemacht hat, gilt dies auch für die Psychotherapie als Teil der medizinischen Krankenversorgung. Im Kern sind die Initiativen zu Qualitätssicherung und -management (QM) kein Selbstzweck und auch nicht als Kontroll- und Disziplinierungsinstrument geschaffen worden. Qualitätssicherung dient letztlich dem Patienten. Die Akzeptanz der im Rahmen von Qualitätsmanagement eingesetzten Instrumente steht in engem Bezug zu ihrer rationalen und rationellen Handhabbarkeit sowie der klinischen Relevanz der erhobenen Daten.

Das multiaxiale Diagnosesystem der OPD ermöglicht nicht nur ein differenziertes und verlässliches diagnostisches Urteil; es ist auch bei der Therapieplanung in Kombination mit eingeführten Instrumenten der Basisdokumentation hilfreich. In zahlreichen psychotherapeutischen Institutionen wird die OPD zur Diagnostik und zunehmend auch zur Therapieplanung und Evaluation eingesetzt. Die OPD ist somit ein respektables Mitglied einer Instrumenten-Familie zur Evaluation von Struktur-, Prozess- und Ergebnisqualität in der Fachpsychotherapie geworden. Nachfolgend wird das Potenzial der OPD für die QS ambulanter Psychotherapien ebenso herausgearbeitet wie der aktuelle Stellenwert der OPD für die Aus- und Weiterbildung und im Gutachterverfahren der Richtlinienpsychotherapie. In der QS stationärer psychodynamischer (multimodaler) Krankenhausbehandlung hat die OPD ihren festen Platz, in der Rehabilitation beginnt sie, ihn sich zu erobern. Es mag überraschen, dass sich die OPD auch bei der Begutachtung von Probanden als nahezu unverzichtbar für das Fachgebiet Psychosomatische Medizin und Psychotherapie erweist.

9.2 Qualitätssicherung für Psychodynamische Psychotherapien (QPP)

Qualitätssicherung (QS) in ambulanten psychodynamischen Psychotherapien konzentriert sich bei definierter Behandlungsdosis im Wesentlichen auf die Ergebnisqualität: die Verringerung vorbestehender Symptome, die Steigerung oder Erhaltung von Lebensqualität und – um dies zu erreichen – einen veränderten Umgang mit maladaptiven Beziehungsmustern, repetitiv-dysfunktionalen Konflikten und strukturellen Einschränkungen (Dahlbender et al., 2004a). Mit der Qualitätssicherung für Psychodynamische Psychotherapien (QPP; www.opd-online.net; qpp@gmx.de) liegt ein praktikables System zur Beschreibung der Ergebnisse für ambulante Psychotherapien vor, das die bei stationären Behandlungsverläufen der Psychosomatischen Klinik Heidelberg (Jakobsen/Rudolf, 1998) und in der Praxisstudie »Analytische Langzeittherapie« (Rudolf et al., 2001b; Rudolf et al., 2004b) gesammelten Erfahrungen weiterentwickelt hat.

Unter Praxisbedingungen wird niedergelassenen Kollegen eine verfahrensspezifische Form der Qualitätssicherung ermöglicht. Neben Patientenfragebögen wird eine Therapeutendokumentation, basierend auf den Begrifflichkeiten der OPD, verwendet (zu den weiteren Instrumenten: Heuft et al., 2005). An zentraler Stelle wird die Heidelberger Umstrukturierungsskala (Grande et al., 2000; Rudolf et al., 2000) zur Abbildung psychodynamisch relevanter Veränderungen eingesetzt (siehe Kap. 8). Mithilfe der in der OPD abbildbaren Konflikte und der erweiterten Liste von Strukturmerkmalen (Rudolf et al., 1998) markiert der Therapeut vier bei dem Patienten vorliegende relevante Problembereiche. Diese sollten sich im Laufe der Psychotherapie verbessern, damit eine nachhaltige Veränderung der Schwierigkeiten/Symptomatik erreicht werden kann (vgl. auch Grande et al., 2004b). Eine Globaleinschätzung des strukturellen Niveaus hilft bei der späteren Beurteilung des Behandlungsverlaufes. Vertiefte Kenntnisse für eine vollständige

Einschätzung aller vier OPD-Achsen sind nicht zwingend, da kein vollständiges OPD-Rating erfolgen muss.

Die zentrale Idee ist, den behandelnden Therapeuten durch eine klare syndromale und psychodynamisch operationalisierte Diagnostik sowie durch eine systematische Dokumentation der ambulanten Therapieverläufe mit einer Rückmeldung zu unterstützen. Dazu werden die Ergebnisse der Dokumentation von einem Auswertungszentrum in eine übersichtliche Form gebracht, welche die Patienten- und die Therapeuten-Perspektive einander systematisch gegenüberstellt und dem Therapeuten zeitnah Rückmeldung gibt. Dies ermöglicht ihm eine nochmalige differenzierte Einschätzung der Ausgangslage bzw. des bisherigen Therapieverlaufs. Ein direktes steuerndes Einwirken von QPP auf den Therapieverlauf wird nicht intendiert. Wirksam i. S. eines Qualitätsmanagements ist vor allem der Rückblick auf bereits durchgeführte Therapien bzw. -abschnitte. QPP systematisiert damit den reichen Erfahrungsschatz der Therapeuten, wobei sich die dokumentierten Informationen nur dem Therapeuten als kompetentem Betrachter der Therapie vollständig erschließen. Nur er kennt die Besonderheiten der einzelnen Behandlung und des Patienten.

Psychodynamische Psychotherapien gestalten sich in relevantem Ausmaß individuell, da sie immer die ganz eigene Ausgestaltung von Lebensgeschichte und Psychodynamik des Einzelnen berücksichtigen müssen. Eine praxisübergreifende Evaluation nur anhand von statistischem Material ist kaum möglich, eine Diskussion der Ergebnisse insbesondere »problematischer« Verläufe mit Kollegen und ein Vergleich der Praxisergebnisse dagegen sehr sinnvoll. Die individuelle Betrachtung wird auch dadurch erleichtert, dass der einzelnen Falldokumentation die Werte von Vergleichsgruppen gegenübergestellt werden können. So könnte verbindlich vereinbart werden, dass die erhobenen Daten nicht an Dritte (Kostenträger etc.) weitergelangen, da eine sinnvolle Interpretation ohne den Therapeuten schwer möglich ist und sonst kaum mit offenen Äußerungen von Patienten und Therapeuten zu rechnen wäre. In jeder Praxis sollte, um ein Gesamtbild zu erhalten, eine Mindestzahl von Therapien mit dem System QPP untersucht werden: z. B. alle neu beginnenden Therapien (ohne die Patienten nur mit probatorischen Sitzungen). Soll die Gesamtzahl der untersuchten Fälle begrenzt werden, sind für einen Zeitraum die nächsten neuen Behandlungen zu dokumentieren bis zur Erreichung der gewünschten Fallzahl (konsekutive Stichprobe). Das System QPP erwartet nur einen minimalen Arbeitsaufwand für den Therapeuten, wenn zentrale Vor- und Auswertungsarbeiten durch ein Auswertungszentrum übernommen würden. Eine Übersichtsdarstellung für die einzelne Praxis wäre möglich und sinnvoll, eine Zertifizierung der Teilnahme könnte bei Einbringung einer ausreichenden Zahl von Behandlungen erfolgen.

Die Messzeitpunkte sind für Patient und Therapeut zeitgleich: eine Erhebung zu Behandlungsbeginn und -ende ist immer notwendig. Empfohlen werden zudem mindestens ein Zwischenmesszeitpunkt und vor allem eine katamnestische Erhebung. Die Zeitpunkte für die Zwischenerhebungen und die katamnestische Erhebung können in der Praxis frei gewählt werden, sollten aber für alle Patienten einer Praxis grundsätzlich einheitlich sein. Ein Mindestzeitabstand zwischen den Erhebungen von zwei Monaten sollte eingehalten werden. Neben den Messzeitpunkten zu Beginn und Ende wird empfohlen: für eine Kurzzeit-Psychotherapie (KZT) nur Beginn und Ende der Therapie; bei Umwandlung von KZT in LZT (Langzeit-Therapie) nach 25 Std. und nach 50 Std. bzw. nach 80 Std.; für eine LZT (einstündig) nach 50 Std. und nach 80 Std.; für eine höherfrequente LZT nach 160 Std. und nach 240 Std. Die Katamnese als postalische Befragung sollte frühestens nach einem halben Jahr, optimal ein Jahr nach Behandlungsende erfolgen. – Eine solche Praxis könnte die Diskussion um psychotherapeutische Behandlungsverfahren auf dem Prüfstand der Evidence Based Medicine (EBM; Leichsenring/Rüger, 2004) erheblich unterstützen.

9.3 OPD im Gutachterverfahren der Richtlinienpsychotherapie

Das Gutachterverfahren der Richtlinienpsychotherapie (Übersicht bei Rüger/Bell, 2004) leistet nach allgemeinem Verständnis einen wichtigen Beitrag zur Qualitätssicherung der psychotherapeutischen Versorgung dadurch, dass eine Expertise des Therapeuten über die Krankheit und psychotherapeutische Behandelbarkeit seines Patienten nochmals gespiegelt wird durch eine Expertise des Gutachters vor dem Hintergrund der Psychotherapierichtlinien (Rudolf/Schmutterer, 2003). Therapeuten formulieren angesichts einer geplanten Therapie für ihren Patienten ihr klinisches Urteil, ihre psychodynamischen Hypothesen über die Störung, ihre therapeutische Zielsetzung und Behandlungsplanung sowie ihre prognostische Einschätzung. Der Gutachter prüft diesen Text auf dem Hintergrund der Psychotherapierichtlinien, d. h. der Vereinbarungen über die Notwendigkeit, Zweckmäßigkeit und Wirtschaftlichkeit von definierten Psychotherapie-Verfahren bei einem umschriebenen Katalog von Störungen. Er untersucht die Leistungspflicht der Krankenkasse in dem speziellen Fall und empfiehlt ggf. die Kostenübernahme für ein bestimmtes Stundenkontingent.

Fragen des diagnostischen Vorgehens und der diagnostischen Klassifikation sind im Bereich der tiefenpsychologischen und analytischen Psychotherapie nicht unumstritten (Rudolf, 2001). Ist die Verwendung des OPD-Systems geeignet, die Qualität der Diagnostik, der Therapieplanung und Indikationsentscheidung zu verbessern? Dabei ist auch zu klären, wie die Gutachter auf die Verwendung von OPD-Formulierungen in den Berichten reagieren. Ein orientierender Überblick über Berichte der Antragspsychotherapie lässt erkennen, dass 30–40 % der Erstanträge OPD-Formulierungen mit inhaltlich unterschiedlichen Akzentsetzungen verwenden:

Vergleichsweise selten finden sich Patientencharakterisierungen auf der Beziehungsachse (Achse II) der OPD. Dort, wo sie vorliegen, lassen sie erkennen, dass die Therapeuten interessiert und in der Lage sind, damit eine sehr detaillierte Darstellung des interpersonellen Geschehens und speziell der therapeutischen Beziehungsgestaltung zu geben.

Häufiger werden OPD-Konflikte (Achse III) erwähnt, wobei in den meisten Fällen der Autonomie-Abhängigkeitskonflikt (OPD-2: Individuation-Abhängigkeit) zitiert wird. Die Formulierung Autonomie-Abhängigkeit scheint dazu zu verführen, vielfältige Lebensprobleme, welche mit Bindungsbedürfnissen und Selbstständigkeitsbemühungen von Menschen zusammenhängen, mit diesem Begriff diagnostisch zu belegen – unabhängig von den Operationalisierungen der OPD für diesen Konflikt. (Beispiele aus Psychotherapie-Anträgen: »Die enge, verleugnete Abhängigkeit von der Mutter bei weitgehend fehlendem, ängstigendem Vater ließ die Lösung des frühen Autonomie-Abhängigkeitskonflikts nicht gelingen«; »Bei dem Patienten besteht in partnerschaftlicher Hinsicht ein starker Autonomie-Abhängigkeitskonflikt. Er will dem eigenen Bedürfnis nach Autonomie nachgehen und sich gegenüber den überfordernden Ansprüchen der Partnerin abgrenzen, hat jedoch die Befürchtung, seine Frau zu verlieren«).

Es verwundert daher nicht, dass Gutachter sich zuweilen kritisch zu der Verwendung des Autonomie-Abhängigkeitskonflikts äußern, speziell dort, wo er deskriptiv-assoziativ verwendet wird und ein psychodynamisches Verständnis unterstellt, das inhaltlich nicht plausibel ausgeführt ist. Diese Schwierigkeit wird bei Anträgen zur tiefenpsychologisch fundierten Psychotherapie häufiger beobachtet als bei solchen zur analytischen Psychotherapie. Dagegen werden andere, seltener verwendete OPD-Konflikte (z. B. Versorgung-Autarkie, Schuld, ödipal-sexueller Konflikt) meist sehr präzise in psychodynamischen Zusammenhängen oft auch mit differenzierten therapeutischen Zielsetzungen dargestellt. Ähnlich häufig wie die OPD-Konfliktthematik wird das Strukturniveau i. S. der OPD (Achse IV) benannt. Dieser Begriff wird meist im Zusammenhang mit der Einschätzung der Störungsschwere und der therapeutischen Zielsetzung verwendet. Die Diskussion struktureller Merkmale, ihrer diagnostischen und prognostischen Bedeutung und ihrer Auswirkung auf das behandlungstechnische Vorgehen findet sich gleichermaßen in Anträgen zu tiefenpsychologisch fundierten wie auch zu analytischen Psychotherapien. In der Regel findet die Struktur-Diagnostik auch in den Fortführungsberichten Erwähnung: ob und wie eine strukturelle Stabilisierung therapeutisch erfolgt ist. Manche Therapeuten beziehen sich auf strukturbezogene Modifikationen tiefenpsychologischer und analytischer Psychotherapie (Rudolf, 2004b; Rudolf/Rüger, 2001), die auch in den Faber-Haarstrick-Kommentar Eingang gefunden haben (Rüger et al., 2003).

Wenn OPD-Formulierungen als psychodynamische Chiffren ohne die zugehörige Psychodynamik im OPD-Sinne verwendet werden, geschieht das Gleiche, was sich gelegentlich bei der Verwendung diagnostischer Begriffe wie »Borderline-Persönlichkeitsstörung«, »somatoforme Störung« oder »posttraumatische Belastungsstörung« etc. beobachten lässt: Sie werden nicht in ihrer operationalen Definition, sondern in privaten Bedeutungskontexten verwendet. Hier kommt den Gutachtern die Aufgabe zu, auf präzise Verwendung der die Behandlungsplanung begründenden diagnostischen Begriffe auch zum Wohle des Patienten zu dringen. Dort, wo konkrete OPD-Erfahrungen vorliegen, werden diese Kategorien verwendet, um diagnostisch fundierte psychodynamische Akzente im Bereich von Beziehungsgestaltung, Konflikterleben und Strukturniveau zu setzen und vor allem um den Behandlungsplan und das therapeutische Vorgehen daraufhin zu präzisieren. Die Gruppe der Psychotherapiegutachter hat nach anfänglicher Zurückhaltung mehr und mehr Interesse für ein operationalisiertes diagnostisches Vorgehen entwickelt und ist im Begriff, sich durch OPD-Schulungen vertieft mit dem System vertraut zu machen. Dort, wo OPD in der Richtlinienpsychotherapie dem Manual entsprechend verwendet wird, trägt sie zweifellos zur Qualität des psychodynamischen Verständnisses, der Behandlungsplanung und des therapeutischen Handelns bei.

9.4 OPD in der psychosomatisch-psychotherapeutischen Krankenhausbehandlung

Nahezu alle psychodynamisch ausgerichteten Krankenhausabteilungen für Psychosomatische Medizin und Psychotherapie arbeiten bereits systematisch mit der OPD und nutzen ihr Potenzial – ähnlich wie in der QPP – auch zum kritischen Qualitätsmanagement der Ergebnisqualität stationärer Verläufe. Neben der – i. d. R. auf der Psy-BaDo (Heuft/Senf, 1998) basierenden – Erhebung soziodemografischer Daten gründete die stationäre Behandlungsindikation auf der syndromalen Diagnostik (ICD-10) flankiert von einer Schweregradeinschätzung (BSS; GAF; Lange/Heuft, 2002) und der OPD-Diagnostik. Insbesondere der Strukturdiagnostik kommt i. S. einer differenziellen Therapieindikation eine wegweisende Funktion zu (Rudolf, 2004b; Rudolf et al., 2004c). Bereits in der ambulanten Vordiagnostik erkannte repetitiv-dysfunktionale Beziehungs- und Konfliktmuster lassen sich im Arztbrief und mit dem stationären Behandlungsteam klar kommunizieren: »Herr A. leidet unter einem Selbstwertkonflikt im aktiven Modus bei gut bis mäßig integriertem Strukturniveau. Er wird sicher rasch auf der Station aktiv in kränkende Dynamiken verwickelt sein, kann jedoch das mit ihm bereits vor der stationären Aufnahme kognitiv vereinbarte konsequente Aufzeigen der eigenen Anteile an solchen Konflikten, die ihm noch weitgehend unbewusst sind (HSCS: Stufe 2; Rudolf et al., 2000), mit hoher Wahrscheinlichkeit gut nutzen, wenn es ihm mit Empathie vermittelt wird.«

Dieses Beispiel demonstriert zugleich die Rolle der OPD in der Planung stationärer Behandlungen, denen immer der Charakter einer Fokaltherapie im Rahmen eines ambulant-stationär-ambulanten Gesamtbehandlungsplanes zukommt. Die Behandlungsfoki des stationären Behandlungsabschnittes können sich – wie beim QPP beschrieben – auf Problembereiche der Achsen II, III und IV beziehen. Im erwähnten Beispiel: »Erkennen eigener Anteile an einer sich entwickelnden Kränkungsdynamik (HSCS: Stufe 3) und erfolgreiches Antizipieren mit Alternativen zu solchen Eskalationen (HSCS: Stufe 4).« Der Behandlungserfolg ist über die HSCS darstellbar. Die erneute Schweregradeinschätzung der Diagnosen im Licht der abgelaufenen Behandlung sowie erlebens- und verhaltensnah (eventuell zusammen mit dem Patienten) formulierte Individuelle Therapieziele ITZ (Heuft/Senf, 1998) komplettieren die Abschlussdokumentation, die auch externen Prüfungen etwa durch den MDK aussagekräftige Einblicke in den kurativen Behandlungsverlauf gibt.

Als nächster Schritt steht nun eine Intensivierung von Institutionen vergleichenden Untersuchungen an mit dem Ziel: Wie viel Zeit benötigt eine definierte Patientengruppe durchschnittlich bei welcher Therapiedosis (OPS 301, 2.1; Heuft et al., 2002), um auf der HSCS welche Stufen zu erreichen? Und: Welche Behandlungserfolge erweisen sich als stabil?

Einen weiteren möglichen Einsatzbereich stellt der Konsiliar- und Liaisondienst bei Patienten anderer (somatischer) Krankenhausabteilungen dar: Welchen Einfluss hat möglicherweise die psychische Komorbidität und beispielsweise die Struktur (Achse IV) eines Krankenhauspatienten auf Verweildauer, Compliance sowie Behandlungs- und Rehabilitationsverlauf (Burgmer et al., 2004)?

9.5 OPD in der psychosomatischen Rehabilitationsbehandlung

Rehabilitation stellt neben Prävention, kurativer Kranken(haus-)behandlung und Krankenpflege eine weitere Säule im Gesundheitssystem dar. Ziel ist die Wiederherstellung der Leistungs-, Funktions- und Beziehungsfähigkeit im Alltag und Berufsleben. Unterschiede zur kurativen Medizin liegen in Organisations- und Kostenstrukturen, in räumlicher und technischer Ausstattung, in unterschiedlichen Personalstrukturen sowie der konzeptuellen Ausrichtung am Krankheitsfolgemodell (Kriebel/Paar, 1999). Insofern stellt die psychosomatische Rehabilitation eine spezifische Form der stationären psychotherapeutischen Versorgung dar: weniger in der Versorgung spezifischer psychischer Diagnosegruppen als vielmehr in der Behandlung chronischer und chronifizierter Erkrankungen mit den sich daraus ergebenden spezifischen Therapiezielen. Haben ambulante bzw. stationäre ärztliche und psychotherapeutische Maßnahmen nicht ausgereicht, um eine Schädigung und deren Symptomatik zu bessern, besteht eine Rehabilitations-Indikation. Gleiches gilt, wenn krankheitsbedingte Schädigungen zu einer nicht nur vorübergehenden Beeinträchtigung der Aktivität (im Sinne einer Funktionseinschränkung bei der Durchführung von Aufgaben und Handlungen), der Teilnahme am Arbeitsleben oder am gesellschaftlichen Leben geführt haben.

In seiner konzeptuellen Weiterentwicklung hat sich das Krankheitsfolgemodell dem biopsychosozialen Paradigma der Psychosomatischen Medizin angenähert, versteht Gesundheit und Krankheit als Ergebnis des Ineinandergreifens physiologischer, psychischer und sozialer Prozesse und richtet unter salutogenetischer Perspektive den Blick weniger auf Defizite der Krankheitsfolgen als vielmehr auf noch bestehende Ressourcen (Internationale Klassifikation der Funktionsfähigkeit, Behinderung und Gesundheit ICF) (vgl. Gerdes/Weis, 2000).

Psychosomatische Rehabilitation unter psychodynamischer Ausrichtung ist fokale KZT (Kriebel/Paar, 1999) und folgt weitgehend einer gruppenpsychotherapeutischen Schwerpunktsetzung (Günther/Lindner, 1999; Tschuschke/Mattke, 1997). Die gruppentherapeutische Arbeit zielt darauf ab, habituelle dysfunktionale Beziehungsmuster, wie sie sich im Rahmen von Ich-Funktionsdefiziten, von Selbst- und Selbstwertstörungen ausgebildet haben und sich in den alltäglichen, aber auch beruflichen Beziehungen der Patienten niederschlagen, erfahrbar zu machen, um die daraus resultierenden sozialen Integrationsstörungen günstig zu beeinflussen und eine selbstwertstabilisierende Entfaltung der leistungsbezogenen beruflichen Fähigkeiten zu ermöglichen (Lindner, 1992). Entsprechend den besonderen Zielen der Rehabilitation stehen berufliche Konflikte und Überforderungssituationen, Arbeits- und Leistungsstörungen im Mittelpunkt. Identitäts-, Autoritäts- und narzisstische Konflikte, die zu chronischen Verzerrungen der Einstellung des Patienten zu sich selbst und anderen führen, spielen hierbei eine besondere Rolle. Es ist weniger daran zu denken, die OPD in das bestehende Qualitätssicherungsprogramm der Rentenversicherungsträger einzubringen, da dieses vorerst festgelegt ist. Vielmehr kann die OPD im Rahmen der parallel laufenden klinikinternen Qualitätssicherungssysteme zur Verbesserung von Prozess- und Ergebnisqualität auf folgende Weise beitragen:

1. OPD-Diagnostik zur Erarbeitung der Psychodynamik, bei der Entwicklung eines Verständnisses für »schwierige« Behandlungsverläufe und zur Fokusentwicklung im Reha-Team (Prozessqualität).
2. OPD-Diagnostik zur Zuweisung von Patienten mit unterschiedlichem Strukturniveau (Achse IV) zu einem differenziellen Behandlungsangebot: (1.) für Patienten mit gutem bis mäßig integriertem Strukturniveau: Gruppen zur Bearbeitung der Konfliktpathologie; (2.) für Patienten mit gering integriertem Strukturniveau: Gruppen mit Bearbeitung ich-struktureller Defizite (Nachentwicklung eingeschränkter Ich-Funktionen, Ermöglichung korrigierender emotionaler Erfahrung (Günther/Lindner, 1999)).
3. OPD-Diagnostik in der sozialmedizinischen Beurteilung zur Abschätzung des Veränderungspotenziales in Abhängigkeit vom Strukturniveau und des Chronifizierungsgrades der Konfliktdynamik (Bückers et al., 2001).
4. OPD-Diagnostik in der Basisdokumentation (ergänzend zur ICD-10 in der Eingangs- und Abschlussdiagnostik), um Veränderungsprozesse auch im Arztbrief abzubilden und neue Hinweise auf Responder vs. Nichtresponder zu erhalten.

9.6 Aus-, Fort- und Weiterbildung

Die in diesem Kapitel beschriebenen vielfältigen Anwendungen der OPD in der Praxis sind nicht zuletzt ein Grund dafür, dass in der Ausbildung zum Psychologischen Psychotherapeuten und in der Weiterbildung zu den Fachärzten für Psychosomatische Medizin und Psychotherapie sowie Psychiatrie und Psychotherapie die Vermittlung der OPD nicht mehr wegzudenken ist (z. B. Bestandteil des Gegenstandskatalogs für Psychologische Psychotherapeuten). Sie ermöglicht auch Berufsanfängern, in einer überschaubaren Einarbeitungszeit basale Konzepte psychodynamischer Therapie zu erarbeiten (bspw. Lehrbücher von Heuft et al., 2006; Jaeggi et al., 2003). Indem die syndromale Diagnostik nach ICD-10 klinisch evident durch die Fähigkeit ergänzt wird, etwa die konfliktbezogenen Hintergründe einer Dysthymia oder das »Strukturniveau« verschiedener »Persönlichkeitsstörungen« (nach ICD-10) abzubilden, wird leicht nachvollziehbar, was beispielsweise eine »strukturelle Störung« im Unterschied zu einer umschriebenen Konfliktdynamik ausmacht. Dies ist nicht nur – der ursprünglichen Intention der OPD entsprechend – unter wissenschaftlichen Gesichtspunkten von Interesse; vielmehr werden so auch Fragen der differenziellen Psychotherapieindikation sowohl im Hinblick auf ambulante als auch auf stationäre Verfahren erhellt.

Es spricht für die klinische Relevanz der OPD, dass sich mithilfe der OPD-Seminare (vgl. Kap. 10) in den letzten Jahren auch eine große Zahl von verhaltenstherapeutisch oder psychodynamisch arbeitenden Kollegen fortgebildet haben, die bereits seit Jahren in Praxis oder Klinik etabliert sind. Nicht zuletzt wird die Möglichkeit, sich interkollegial auch über die therapeutischen Grundverfahren in Qualitätszirkeln mithilfe »operationalisierter Begriffe« verständigen zu können, als große Hilfe erlebt.

9.7 OPD in der Begutachtung

In der Psychosomatischen Medizin und Psychotherapie wächst die Bedeutung von Begutachtungsaufgaben in unterschiedlichen rechtlichen Kontexten (z. B. im Strafrecht, im Zivilrecht oder auch Sozialrecht). Für alle diese Rechtsbereiche kann die OPD neben der deskriptiven psychiatrischen Diagnostik die psychische Entwicklung des Probanden verstehen helfen. Eine forensische Begutachtung, die keinen Zugang zu den relevanten individuellen psychischen Entwicklungslinien des Individuums unter einer psychodynamischen und/oder verhaltenstherapeutischen Perspektive aufweist, wird nur wenig in der Lage sein, Aussagen über die einem »kritischen Verhalten« (z. B. einer Straftat) zugrunde liegenden Motive bzw. Ursachen oder auch zur Prognose zu machen. Sozialrechtliche Fragestellungen umfassen z. B. die Frage der Behandlungs- bzw. Rehabilitationsbedürftigkeit gesundheitlicher Einschränkungen und deren Folgen wie einer möglichen Berufs- oder Erwerbsunfähigkeit (siehe z. B. International Classification of Functioning; WHO, 2001). Geht es in der Begutachtung im Rahmen der Rentenversicherung bzw. der Kranken- oder Arbeitslosenversicherung insbesondere um die Beurteilung der Leistungs- und Einsatzfähigkeit eines Probanden im Erwerbsleben, so besteht zusätzlich im sozialen Entschädigungsrecht oder auch in der gesetzlichen und der privaten Unfallversicherung die Notwendigkeit, die Ursächlichkeit schädigender Ereignisse zu beurteilen. Bislang existieren für die Begutachtung in den unterschiedlichen Rechtsgebieten keine einheitlichen Standards über die regelhaft zu berücksichtigenden psychosozialen Dimensionen sowie über die Methoden zu deren Erhebung.

Im Folgenden werden aufgrund unseres Arbeitsschwerpunktes sozialrechtliche Aufgabenstellungen fokussiert. Die Begutachtung in der Psychosomatischen Medizin und Psychotherapie umfasst die folgenden Perspektiven:

Die deskriptive störungsbezogene Diagnostik bildet die psychiatrischen und psychosomatischen Symptome oder Syndrome mithilfe der ICD-10 unter Berücksichtigung der somatischen (Vor-)Diagnosen ab.

Die konflikt-, struktur- und verhaltensorientierte Diagnostik ermöglicht die auch für das erkennende Gericht nachvollziehbare Darlegung von repetitiv-dysfunktionalen Beziehungs- (Achse II) und Konfliktmustern (Achse III) oder Einbußen struktureller Fähigkeiten (Achse IV) über die gesamte Lebenszeit hinweg. Der Nachweis solcher Konflikte ist etwa bei der Diagnostik somatoformer (Schmerz-)Störungen Bestandteil der syndromalen Diagnose nach ICD-10. Weiterhin lassen sich daraus Rückschlüsse auf aktuelle Erlebens-, Beziehungs- und Verhaltensmuster gewinnen, um etwaige psychosoziale Hintergründe (z. B. erhöhte Kränkbarkeit) für die Prognose der Leistungsfähigkeit oder Ressourcen einschätzen zu können.

Aspekte der Krankheitsverarbeitung sind ebenfalls oft bedeutsam, da bei einer Begutachtung in der Regel chronifizierte Störungs- und Problemmuster vorliegen. Die Achse I der OPD untersucht das Krankheitserleben (Leidensdruck, sekundären Krankheitsgewinn) und fokussiert veränderungsrelevante Aspekte der Krankheitsverarbeitung wie den Zugang des Probanden zu intrapsychischen und interpsychischen Faktoren am Krankheitsgeschehen bzw. deren Folgen für die Leistungsbeurteilung. Die systematische Erhebung dieser Aspekte im Begutachtungsprozess wie auch der Behandlungserwartungen des Probanden ist sowohl für die Prognose der Störung als auch für die Prognose der Leistungsfähigkeit hilfreich.

Bei der Kausalitätsbeurteilung im Sozialrecht (Schneider et al., 2001) wird bei multifaktoriell bedingten Störungen ein Faktor (z. B. das schädigende Ereignis) als wesentliche Mitursache angesehen, wenn er für das Eintreten des Erfolgs als gleichwertig anzusehen ist. Kommt einem von mehreren Faktoren eine wesentlich größere Bedeutung bei der Entstehung der Störung zu, so ist er als alleiniger Verursacher zu benennen. Entsprechend ist einerseits das kritische Ereignis hinsichtlich seines besonderen schädigenden Potenzials zu beurteilen und zum anderen die Person bezüglich ihrer psychosozialen Entwicklung und ihrer Kompetenzen bzw. Defizite bei der Bewältigung der mit dem schädigenden Ereignis verbundenen somatischen, psychischen oder sozialen Belastungen. Konkret sind die folgenden Gesichtspunkte im Ablauf der Begutachtung zu klären:

- Wie war die individuelle Entwicklung vor dem schädigenden Ereignis (auffällig oder unauffällig)?
- Gibt es Hinweise auf spezifische psychosoziale und somatische Belastungen des Probanden vor dem Eintreten des schädigenden Ereignisses, welche die zu begutachtende psychische oder psychosomatische Störung begründen könnten?
- Hat das schädigende Ereignis (z. B. ein Unfall) zu einer krankheitswertigen Störung im Sinne einer wesentlichen Mitverursachung geführt? Dazu ist das schädigende Ereignis in seiner besonderen Qualität und den damit verbundenen Folgen für das betroffene Individuum zu prüfen und in Beziehung zu den rele-

vanten psychosozialen Entwicklungslinien des Individuums zu setzen. Beeinflussen diese bereits vor dem Ereignis bestehenden (vom schädigenden Ereignis unabhängigen) Belastungen das aktuelle Störungsbild gravierend, so sind sie als wesentliche Ursache anzusehen. Dies gilt auch dann, wenn maladaptive Prozesse der Krankheits-/Ereignisbewältigung in der längsschnittlichen psychischen Entwicklung des Individuums begründet sind. Das schädigende Ereignis ist nach den Prinzipien des Sozialrechts dann nicht als wesentliche Mitverursachung anzusehen.

Zur Beantwortung der ersten beiden Punkte ist es notwendig, die psychische Entwicklung des Probanden vor dem Eintreten des Ereignisses zu beschreiben. Dafür ist die ausschließliche oder schwerpunktmäßige Orientierung an vorbestehenden psychischen oder psychosomatischen Störungen in der Regel nicht ausreichend. Der Proband ist in seinen grundlegenden psychischen Entwicklungslinien zu beschreiben. Insbesondere die Achsen II–IV der OPD (Beziehung, Konflikt, Struktur) sind unserer Erfahrung nach gut geeignet, die individuelle Entwicklung in ihren relevanten Grundzügen zu beschreiben und Rückschlüsse auf das Verursachungsgefüge später aufgetretener psychischer oder psychosomatischer Störungen zuzulassen. Die Operationalisierung von relevanten psychischen Merkmalen sowie die damit verbundene Strukturierung und Systematisierung erlauben eine Erhöhung der Validität der Aussagen sowie eine Verbesserung der Kommunizier- und Nachvollziehbarkeit. Damit wird die Kausalitätsbeurteilung besser überprüf- und entscheidbar. Die Achse I (Krankheitserleben und Behandlungserwartungen) gibt demgegenüber nur wenig Informationen, die zur Beurteilung der Kausalitätsfrage geeignet sind, da die erhobenen Merkmale sich am »Hier und Jetzt« des Probanden orientieren.

Gerade die Aspekte der Transparenz, Kommunizierbarkeit und Nachvollziehbarkeit, die durch die Anwendung der OPD gefördert werden, sind für den Begutachtungsprozess sehr wertvoll. Der Richter steht regelhaft vor der Aufgabe, die gutachterlichen Aussagen nachvollziehen und ihre Qualität beurteilen zu müssen. Die Verfügbarkeit eines operationalisierten diagnostischen Modells erleichtert ihm diese Aufgabe. Wir haben es auch schon erlebt, dass in der Auseinandersetzung um eine hohe Summe aus privater Rentenversicherung ein Richter mehrere Verwandte und Nachbarn als Zeugen lud, um die im Gutachten beschriebenen repetitiv-dysfunktionalen Beziehungs- und Konfliktmuster des Probanden mit deren Worten beschreiben zu lassen. Derart aufgebaute Gutachten erweisen sich als gerichtsfest.

Zusammenfassend lässt sich festhalten, dass die OPD, die ursprünglich als Instrument zur empirischen Psychotherapie-Forschung entwickelt wurde, in den vielfältigen Anwendungsfeldern auch unter dem Aspekt der QS nicht mehr wegzudenken ist.

10 Fortbildung (mit Adressenverzeichnis)

Die Komplexität der OPD macht es nötig, dass sie, auch wenn sie sich teilweise auf bereits bekannte Kategorien bezieht, den klinisch und wissenschaftlich Tätigen in eigenen Trainingsseminaren vermittelt wird. Die Erfahrung hat gezeigt, dass dies und die dauerhafte Anwendung im Rahmen von supervidierter Diagnostik die Qualität der Anwendung kontinuierlich verbessern. Ein solcher Lernprozess ermöglicht auch den »Rückfluss« von Kritik, Einwänden und Veränderungsvorschlägen. Von Beginn an hat der Arbeitskreis OPD deshalb großen Wert auf das kontinuierliche Angebot von Trainingsseminaren und Fortbildungsmaßnahmen gelegt, wie es sich auch für die Einführungen des ICD-10 und anderer psychiatrischer Diagnoseinstrumente bewährt hat.

Interessenten und Bedarf

Nach der Veröffentlichung des Manuals 1996 entwickelte sich über die folgenden Jahre ein zunehmendes Interesse an der OPD, das sich auch in der Nachfrage nach Trainingsmöglichkeiten niederschlug. Zu den besonders interessierten Berufsgruppen zählten zunächst jüngere Kollegen in psychiatrischer und psychosomatisch-psychotherapeutischer Ausbildung, aber auch niedergelassene Kollegen, die schon über langjährige klinische Erfahrung verfügten. Immer wieder erwies es sich als anregend, dass auch Kollegen, die in psychodynamischer Diagnostik keine Vorbildung aufwiesen, im Rahmen der Auseinandersetzung mit der OPD psychodynamisches Denken vermittelt bekommen konnten. Diese Erfahrung stand im Gegensatz zur ursprünglichen Konzeption, dass das System überwiegend für solche Psychotherapeuten geeignet sei, die bereits über längere Erfahrung in diesem Bereich verfügten.

Im Verlauf der Jahre kamen insbesondere psychotherapeutische Ausbildungsinstitute (zunächst für tiefenpsychologisch fundierte Therapie, später jedoch zunehmend auch für Psychoanalyse) hinzu, wobei hier oftmals Trainings mit den Multiplikatoren, d. h. dem Dozentenkreis der jeweiligen Institute, durchgeführt wurden.

Eine weitere Gruppe bestand aus jüngeren Wissenschaftlern, die die Methode zur Anwendung in Forschungsprojekten erlernten. Im Zuge der Veröffentlichung von Übersetzungen in verschiedene Sprachen entwickelte sich auch im Ausland ein Interesse an Seminaren (z. B. Italien, England, Ungarn, Chile, China).

Zum Aufbau von OPD-Trainings- und Fortbildungsseminaren

Im Bereich der psychodynamischen Therapieverfahren besteht eine traditionelle Schwierigkeit, einheitliche diagnostische Gewohnheiten zu entwickeln. Dies hängt u. a. damit zusammen, dass sich psychodynamisch orientierte Diagnostik insbesondere in Hinblick auf den therapeutischen Prozess und weniger in Bezug auf deskriptive und symptomorientierte Aspekte entwickelt hat. Der diagnostische Prozess wurde als Möglichkeit begriffen, eine Beziehung zum Patienten zu initiieren und zu erproben, und er diente darüber hinaus der Motivierung des Patienten für eine Psychotherapie. Erst in diesem Zusammenhang war die Herausarbeitung relevanter psychodynamischer Konstrukte intendiert. Ein Training im Rahmen der OPD muss deshalb versuchen, diese beiden zentralen Aspekte von Diagnostik, also kategoriale und interaktionelle Komponenten, zu integrieren.

Trainings- und Fortbildungsseminare sollten folgende Aufgaben haben: Inhaltliche Vermittlung der Achsen der OPD; Verdeutlichung und Diskussion bisheriger Diagnosegewohnheiten bei den Teilnehmern; unmittelbare praktische Erprobung des neuen Systems.

Die Ausbildung gliedert sich in einen Grund- und zwei Aufbaukurse, die jeweils 20 Std. umfassen. Diese Zeitvorgaben haben sich bewährt, können aber auch lokalen Besonderheiten in verschiedener Weise angeglichen werden. Insgesamt bedeutet dies einen Umfang, der auch bei den gängigen psychiatrischen Diagnosesystemen veranschlagt wird.

Aufbau eines OPD-Grundkurses

1. Einführung in die Besonderheiten und Geschichte der psychodynamischen Diagnostik und der OPD
2. Vorstellung der Achsen, einschließlich ihrer Entstehungstradition und Kategorien unter Verwendung von Videomaterial

3. Rating und Diskussion von ein bis zwei kompletten Interviews (Video oder live)
4. Abschlussdiskussion
5. optional: Spezialblock zur Interviewführung.

Aufbau eines OPD-Aufbaukurses

1. Vertiefung der Kenntnisse zu den einzelnen Achsen durch ausgewähltes Fallmaterial und unter didaktischen Gesichtspunkten angefertigten Videoausschnitten
2. Beurteilung und Diskussion von vollständigen exemplarischen Videofilmen oder Live-Interviews
3. Abschlussdiskussion
4. je nach Bedarf Diskussion spezieller klinischer Fragen und Forschungsthemen, z. B. Veränderungsmessungen mit der Heidelberger Umstrukturierungsskala, Fokusfindung mithilfe der Beziehungsachse, Anwendung im wissenschaftlichen Projekt.

Spezieller Aufbaukurs

»Upgrade-Seminar« zur Einführung in die Neuerungen der OPD-2.

Andere Unterrichtsformen umfassen:

- einfache Informationsveranstaltungen, die beispielsweise für Kliniken oder Institute als kurze Vorträge oder »Schnuppernachmittage« durch autorisierte Trainer durchgeführt werden können
- Trainingsseminare für ganze Klinikteams, die häufig über längere Zeiträume als regelmäßige OPD-orientierte Supervisionsangebote, meist über ganze oder halbe Tage, durchgeführt werden
- gezielte Seminare für Ausbildungsinstitute bzw. Dozenten
- forschungsorientierte Supervision in Projekten, die die OPD als Methode anwenden etc.

Inhaltliche Schwerpunkte der Trainings

Zu vermitteln ist, dass die OPD relevante Persönlichkeitsaspekte abbildet, die unterschiedlichen theoretischen und klinischen Traditionen entstammen. Deren historische Herkunft liegt in der allgemeinen Gesundheitspsychologie (Krankheitserleben), der Forschung zu interpersonellen Mustern (Beziehungsachse), der traditionellen psychoanalytischen Trieb- und Objektbeziehungstheorie (Konfliktachse) sowie der Ich- und Objektbeziehungstheorie (Strukturachse). Dies bildet die Grundlage zum Verständnis des Systems und wird in den Einführungen zu den Seminaren vermittelt.

Daran schließt sich eine Einführung in die zur Beantwortung des OPD-Ratings nötigen Informationsquellen an. Herangezogen werden sowohl »objektive Befunde«, wie sie sich aus klinischen Untersuchungsergebnissen und auch medizinischen Befunden sowie aus »harten« biografischen Daten ergeben. Andererseits sollen Informationen berücksichtigt werden, die sich aus dem Gespräch, seiner inhaltlichen Gestaltung, seinen verbalen und nonverbalen Elementen sowie aus hieraus entstehenden »szenischen« Informationen ergeben. In vielen Seminaren wird in einem eigenen Block auch die Durchführung des OPD-Interviews (s. Kap. 5) vermittelt.

Die OPD-Diagnostik will helfen, Merkmale mittels beschreibbarer und an Beispielen verdeutlichter Kategorien zu erfassen und einzuordnen. Sie muss hierzu die Komplexität der ursprünglichen Theorie bewusst reduzieren, um sie untersuchbar und kommunizierbar zu machen. Vom OPD-Anwender ist deshalb von Beginn an gefordert, diese Komplexitätsreduktion kritisch zu akzeptieren. Nur so ist es möglich, die enge Orientierung an den vorgegebenen Definitionen und Operationalisierungen zu erreichen und sich so den testtheoretisch geforderten Gütekriterien von Reliabilität und Validität anzunähern. Die Auseinandersetzung mit dieser Problematik geschieht zu Beginn im Rahmen der Vermittlung der einzelnen Achsen. Für den Unterricht in diesem Bereich liegt inzwischen umfangreiches Material an aufbereiteten Videos, unterstützenden Skripten (z. B. Checklisten, Folien etc.) vor, das die Anwendung im klinischen Alltag erleichtern soll.

Insgesamt hat sich dabei die Arbeit am Fall als beste Diskussions- und Beurteilungsgrundlage herausgestellt. Die OPD-Gruppe hat im Verlauf der Jahre »standardisierte« Fälle videodokumentiert und ausgewertet, sodass die Seminarteilnehmer sich in ihrer Beurteilung in Beziehung zur »Expertengruppe« setzen können. Darüber hinaus wird oft, beispielsweise in Kliniken und anderen Institutionen, die Möglichkeit genutzt, Live-Interviews mit Patienten der Klinik durchzuführen. Dies ermöglicht neben einer guten Einführung in Probleme der Interview-Führung auch quasi eine fallbezogene Supervision für die beteiligten Therapeuten. In diesem Zusammenhang hat sich auch die Arbeit an der Fokusbildung und an der Veränderungsbeurteilung (Heidelberger Umstrukturierungsskala) etabliert.

Zertifizierung

Die standardisierten Fälle werden bei Bedarf auch dazu herangezogen, einzelnen Teilnehmern nach Absolvierung der drei Kurse, eine Zertifizierung für die Anwendung in wissenschaftlichen Studien zu geben. Diese Zertifizierung erfordert eine ausreichend reliable Beurteilung eines zuvor von der Arbeitsgruppe eingeschätzten Falles. Die Kriterien für das »Bestehen« der Reliabilitätstestung wurden aus den Erfahrungen der letzten Jahre ständig angepasst und weiterentwickelt.

Selbstverständlich können auch Teilnehmer, die nicht in wissenschaftlichen Projekten mitarbeiten, eine solche Zertifizierung erlangen bzw. sich über den Stand ihrer Vertrautheit mit dem OPD-System informieren. Gerichtlich bestellte Gutachter können beispielsweise auf das Zertifikat als Legitimation für ihre Nutzung der OPD-Kriterien bei Gericht zurückgreifen. Die Zertifikate werden nach Zusendung entsprechender Teilnahme- bzw. Reliabilitätsbescheinigungen durch den Ausbildungsbeauftragten der OPD ausgestellt.

Bisherige Erfahrungen mit den Trainingsseminaren

Oben wurde beschrieben, aus welchen Gruppen sich die Interessenten an den Seminaren zusammensetzen. Im Verlauf der letzten Jahre wurden in offenen Trainingsseminaren, Seminaren im Rahmen von psychotherapeutischen Weiterbildungswochen sowie an Kliniken und Instituten mehrere Tausend psychotherapeutisch tätige Kollegen trainiert. An vielen Kliniken hat sich die OPD unter Supervision als fester Bestandteil der Förderung der »diagnostischen Kultur« und in der fachärztlichen Weiterbildung bzw. der Ausbildung zum psychologischen Psychotherapeuten etabliert. Das wachsende Interesse an der OPD im Bereich der forensischen Psychiatrie sowie unter den Gutachtern im Rahmen der Richtlinien-Psychotherapie hat ebenfalls neue Felder erschlossen.

Unsere Erfahrung in den ersten Jahren hat gezeigt, dass die Auseinandersetzung mit der OPD und die Durchführung von fallorientierten Trainingsseminaren für viele Kollegen hilfreich ist. Die Anwendung der OPD erlaubt die Einordnung hochkomplexer Sachverhalte in ein angemessen reduzierendes Kategoriensystem. Die Diskussion konkreter Fälle ermöglicht die Reflexion eigener Diagnosegewohnheiten ebenso wie die Diskussion strittiger Fragen mit Kollegen auf gleicher und nicht hierarchischer Ebene. Viele der in Trainingsseminaren geäußerten Einwände gegen einzelne Kategorien wurden von den Trainern und der Arbeitsgruppe aufgegriffen und bei der Erarbeitung der OPD-2 berücksichtigt.

Ein häufig geäußerter Wunsch war der direktere Bezug der diagnostischen Einordnung zur klinisch-therapeutischen Praxis. So hat die Entwicklung der Heidelberger Umstrukturierungsskala es ermöglicht, die Erarbeitung von Foki mithilfe der OPD in die OPD-2 aufzunehmen. Unsere ursprüngliche Sorge, dass die OPD dazu verleiten würde, »unterkomplexe« Diagnosen zu stellen, hat sich nicht bestätigt. Die Diskussion in den Trainingsseminaren zeigte, dass die Orientierung an dem »OPD-Gerüst« allemal Raum genug für die Berücksichtigung individueller Konstellationen lässt, im Gegenteil diese sogar befördert und erleichtert.

Perspektiven

Auch in Zukunft werden regelmäßig an Orten im gesamten Bundesgebiet offene Trainingsseminare (Grund- und Aufbaukurse) in regelmäßigen Abständen angeboten. Die Angebote, die Mitarbeiter einzelner Kliniken zu schulen bzw. über längere Zeiträume supervisorisch zu begleiten, bestehen ebenso weiterhin. Wünschenswert wird sein, dass aus laufenden Forschungsprojekten Initiativen entstehen, die Module störungsspezifischer Anwendungsfelder (Forensik, Sucht siehe z. B. Kapitel 4.1) entwickeln. Diese können entsprechende Trainingsmodule für die jeweiligen klinischen Bereiche erarbeiten.

Ausbildungszentren

Die augenblickliche Struktur der OPD-Ausbildungsseminare orientiert sich an Zentren, die für bestimmte Regionen zuständig sind. Anfragen für Trainingsseminare sollten an den zuständigen Vertreter des jeweiligen Ausbildungszentrums gerichtet werden.

Nord (Nordniedersachsen, Schleswig-Holstein, Nordbrandenburg, Mecklenburg-Vorpommern, Bremen, Hamburg):

Leiter: Prof. Dr. Dr. med. Wolfgang Schneider
Klinik für Psychosomatik und Psychotherapeutische Medizin der Universität Rostock
Gehlsheimer Straße 20, 18147 Rostock
Tel. 0381/4949671
wolfgang.schneider@med.uni-rostock.de

Mitte/Süd (Mittel- und Südniedersachsen, Südbrandenburg, Thüringen, Sachsen-Anhalt, Nord- und Mittelhessen, Berlin, Baden, Südhessen, Bayern, Sachsen, Württemberg):

Prof. Dr. med. Manfred Cierpka
Institut für Psychosomatische Kooperationsforschung und Familientherapie
Universitätsklinikum Heidelberg
Bergheimer Straße 54, 69115 Heidelberg
Tel. 06221/564700
Fax 06221/564701
manfred_cierpka@med.uni-heidelberg.de

Prof. Dr. med. Henning Schauenburg
Klinik für Psychosomatische und Allgemeine Klinische Medizin
Universitätsklinikum Heidelberg
Thibautstraße 2, 69115 Heidelberg
Tel. 06221/565865
henning_schauenburg@med.uni-heidelberg.de

West (Nordrhein-Westfalen, Rheinland-Pfalz, Saarland, Westliches Niedersachsen):

Leiter: Prof. Dr. med. Gereon Heuft
Klinik und Poliklinik für Psychotherapie u. Psychosomatik Universitätsklinikum Münster
Domagkstraße 22, 48149 Münster
Tel. 0251/8352902
Fax 0251/8352903
heuftge@mednet.uni-muenster.de

Schweiz:

Prof. Dr. Joachim Küchenhoff
Chefarzt und Ärztlicher Leiter
Klinik für Psychiatrie und Psychotherapie
der Psychiatrie Baselland
Bienentalstraße 7, D-4410 Liestal
Tel. +41/61/5535102
joachim.kuechenhoff@pbl.ch

Österreich:

Prof. Dr. med. Gerhard Schüßler
Klinik für Medizinische Psychologie und Psychotherapie
Schöpfstraße 23a, A-6020 Innsbruck
Tel. +43/512/50427707
Fax +43/512/585418
gerhard.schuessler@uki.at

Italien:
Alessandra De Coro, Ph.D.
University of Roma »La Sapienza«
Department of Dynamic and Clinical Psychology
Via dei Marsi 78, I-00185 Roma
Tel. +39/06/4991/7622
Fax +39/06/3724520
alessandra.decoro@uniroma1.it

Chile:
Dr. med. Guillermo de la Parra
Assistant Professor
Chair Psychotherapy Unit
Universidad Catolica de Chile, Santiago
gdelap@vtr.net

Ungarn:
Janos Harmatta
Tündérhegyi Pszichoterapeuta Képzés
Szilassy Ut 6, Budapest 1121
harmatta@hu.inter.net

Großbritannien:
Dr. med. Matthias von der Tann
8 Elthworthy Terrace, London NW3 3DR
Tel. +44/207/7221497
mvondertann@googlemail.com

Rumänien:
Dr. Gabriela Hum
Asociatia de Psihoterapie Pozitiva
str. Observatorului 121/12
400352 Cluj-Napoca
Tel./Fax 0264-438.819
www.positum.ro

Russland:
Dr. Maxim Goncharov
Pushkina Str. 6
680000 Khabarovsk, Russische Föderation
Phone +7/42/12237007
info@cpprussia.ru

Tschechische Republik:
Mgr. Roman Telerovský
Institute of Clinical Psychology
Na Srpečku 3/328, Prag 5, 152 00, Tschechische Republik
Clinical practice: Day psychotherapeutic Clinic Horní Palata
U Nesypky 28, Prag 5, 150 00, Tschechische Republik
Mob. +420 737 366 293
E-mail: rtelerovsky@gmail.com

MUDr. David Holub, Ph. D.
Institute of Clinical Psychology
Na Srpečku 3/328, Prag 5, 152 00, Tschechische Republik
Clinical practice: Consultant Psychiatrist and Psychotherapist
Táboritská 12/722, Prag 3, 13000, Tschechische Republik
Mob. +420 603 92 11 92
holub.mail@gmail.com

China:
Dr. Jianjun Huang
Department of Clinical Psychology, Beijing Anding Hospital, Affiliated to Capital Medical University No. 5 Ankang Hutong
De Sheng Men Wai Street, Xicheng District, 100088, Beijing, P. R. China
Tel/Fax: 86 10 58303259; 13521956332
E-Mail: redsun3699@sina.com

Autorisierte Trainer

Voraussetzung für die Akkreditierung als autorisierter OPD-Trainer ist nicht nur die langjährige klinische Erfahrung mit psychodynamischen oder psychoanalytischen Therapieverfahren sowie mit der OPD selber, sondern auch die aktive Mitarbeit in einer der OPD-Achsen-Arbeitsgruppen. Im Augenblick sind folgende Personen mit der Durchführung von OPD-Trainings beauftragt:

Prof. Dr. med. Peter Buchheim
Heinrich-Vogel-Straße 4a, 82327 Tutzing

Dr. med. Markus Burgmer
Klinik und Poliklinik für Psychosomatik und Psychotherapie
Domagkstraße 22, 48149 Münster
Tel. 0251/8352909
Fax 0251/8352903
burgmem@mednet.uni-muenster.de

PD Dr. Cord Benecke
Institut für Psychologie
Holländische Straße 36–38, 34127 Kassel
Tel.: 0561/8043630
benecke@uni-kassel.de

Prof. Dr. med. Manfred Cierpka
Institut für Psychosomatische Kooperationsforschung und Familientherapie
Universitätsklinikum Heidelberg
Bergheimer Straße 54, 69115 Heidelberg
Tel. 06221/564700
Fax 06221/564701
manfred_cierpka@med.uni-heidelberg.de

PD Dr. med. Reiner W. Dahlbender
Klinik Am schönen Moos
Am schönen Moos 7, 88348 Bad Saulgau
Tel. 07581/507275
Fax 07581/507211
reiner.dahlbender@klinik-a-s-moos.de

Prof. Dr. med. Stephan Doering
Klinik für Psychoanalyse und Psychotherapie
Medizinische Universität Wien, 1090 Wien
Tel. +43/1404002519
stephan.doering@meduniwien.ac.at

Ph. D. Alessandra De Coro
University »La Sapienza«
Dept. of Dynamic and Clinical Psychology
Via dei Marsi, 78, I-00185 Rome
Tel. +39/06/4991/7622
Fax +39/06/372/4520
alessandra.decoro@uniroma1.it

Prof. Dr. med. Matthias Franz
Klinisches Institut für Psychosomatische Medizin und Psychotherapie
Universität Düsseldorf
Postfach 101007, 40001 Düsseldorf
Tel. 0221/8118338
Fax 0221/8116250
matthias.franz@uni-duesseldorf.de

Prof. Dr. med. Harald J. Freyberger
Klinik und Poliklinik für Psychiatrie und Psychotherapie
der Universität Greifswald
Postfach 2341, 18410 Stralsund
Tel. 03831/452101
Fax 03831/452105
freyberg@mail.uni-greifswald.de

Dr. phil. Dipl.-Psych. Tilman Grande
Hauptstraße 48, 69117 Heidelberg
Tel. 06221/9148778

Dr. med. Karsten Hake
Klinik u. Poliklinik für Psychosomatik u. Psychotherapeutische Medizin
Universität Rostock
Gehlsheimer Straße 20, 18147 Rostock
Tel. 0381/4949661
Fax 0381/4949603
karsten.hake@medizin.uni-rostock.de

Prof. Dr. med. Gereon Heuft
Klinik und Poliklinik für Psychosomatik und Psychotherapie
Universitätsklinikum Münster
Domagkstraße 22, 48149 Münster
Tel. 0251/8352902
Fax 0251/8352903
heuftge@mednet.uni-muenster.de

Prof. Dr. med. Sven Olaf Hoffmann
Sierichstraße 175, 22299 Hamburg-Winterhude
Tel. 040/478192
s.o.hoffmann@hamburg.de

Dipl.-Psych. Thorsten Jakobsen
Gerbergasse 43/Postfach 710, CH-4001 Basel
Tel. +41/61/2633350
Fax +41/61/2633352
jakobsen@gmx.de

Prof. Dr. med. Paul L. Janssen
Kraepelinweg 9, 44287 Dortmund
Tel. 0231/458765
Fax 0231/4462325
paul.janssen@ruhr-uni.bochum.de

Dr. rer. nat. Dipl.-Psych. Reinholde Kriebel
Halbe Höhe 8, 45147 Essen
Tel. 0201/733360
reinholde.kriebel@gmx.de

Prof. Dr. med. Joachim Küchenhoff
Chefarzt und Ärztlicher Leiter
Klinik für Psychiatrie und Psychotherapie
der Psychiatrie Baselland
Bienentalstraße 7, D-4410 Liestal
Tel. +41/61/5535102
joachim.kuechenhoff@pbl.ch

Dr. phil. Dipl.-Psych. Claudia Oberbracht
Hohemarkstraße 27, 60439 Frankfurt
Tel. 069/95502654
claudia.oberbracht@t-online.de

Dr. med. Doris Pouget-Schors
Institut und Poliklinik für Psychosomatische Medizin, Psychotherapie und Medizinische Psychologie der Technischen Universität München
Langerstraße 3, 81675 München
Tel. 089/41407421
Fax 089/41404845
D.Pouget-Schors@lrz.tu-muenchen.de

Prof. Dr. med. Gerd Rudolf
Klinik für Psychosomatische und Allgemeine Klinische Medizin
Universitätsklinikum Heidelberg
Thibautstraße 2, 69115 Heidelberg
Tel. 06221/565814
Fax 06221/565330
gerd_rudolf@med.uni-heidelberg.de

Prof. Dr. med. Henning Schauenburg
Klinik für Psychosomatische und Allgemeine Klinische Medizin
Universitätsklinikum Heidelberg
Thibautstraße 2, 69115 Heidelberg
Tel. 06221/565865
henning_schauenburg@med.uni-heidelberg.de

Prof. Dr. med. Gudrun Schneider
Klinik und Poliklinik für Psychosomatik und Psychotherapie
Universitätsklinikum Münster
Domagkstraße 22, 48149 Münster
Tel. 0251/8352904

Fax 0251/8352903
schneig@mednet.uni-muenster.de

Prof. Dr. phil. Dr. med. Wolfgang Schneider
Universität Rostock
Klinik u. Poliklinik für Psychosomatik u. Psychotherapeutische Medizin
Gehlsheimer Straße 20, 18147 Rostock
Tel. 0381/4949671
Fax 0381/4949672
wolfgang.schneider@med.uni-rostock.de

Prof. Dr. med. Gerhard Schüßler
Klinik für Medizinische Psychologie und Psychotherapie
Schöpfstraße 23a, A-6020 Innsbruck
Tel. +43/512/50427707
Fax +43/512/585418
gerhard.schuessler@uki.at

Dipl.-Psych. Michael Stasch
Praxis für Psychotherapie, Psychoanalyse, Paar- und Familientherapie
Rohrbacher Straße 22, 69115 Heidelberg
Tel. 06221/7288210
Fax 06221/7288211
praxis@psychotherapie-stasch.de

Dr. med. Matthias von der Tann
8 Elthworthy Terrace, London NW3 3DR
Tel. +44/207/7221497
mvondertann@googlemail.com

Dr. Sabine Stehle
Weimarer Straße 12, 10625 Berlin
Tel. 030/20069027
mail@sabine-stehle.de

Dipl.-Psych. Valentina Albertini
Bayrische Straße 2, 10707 Berlin
Tel. 030/12026024
valentina.albertini@gmx.de

Dr. med Wolfram Keller
International Psychoanalytic University
Stromstraße 3,10555 Berlin
Tel. 030/300117500
wolfram.keller@ipu-berlin.de

Dr. med. Astrid Stumpf
Klinik und Poliklinik für Psychosomatik und Psychotherapie
Domagkstraße 22, 48169 Münster
Tel. 0251/8352917
astrid.stumpf@ukmuenster.de

Dr. Marco Wrenger
Johannes Klinik
Billerbecker Straße 28, 48341 Altenberge
Tel. 02505/8090

Dr. phil. Dipl.-Psych. Johannes Ehrenthal
Zentrum für Psychosoziale Medizin
Klinik für Psychosomatische und Allgemeine Klinische Medizin
Universitätsklinikum Heidelberg
Thibautstraße 2, 69115 Heidelberg
Tel. 06221/565839
johannes.ehrenthal@med.uni-heidelberg.de

Lic. phil. Cordula Olshausen Küchenhoff
Thiersteinerallee 61, CH-4053 Basel
Tel. +41/61/3618236
co.olshausen@bluewin.ch

PD. Dr. med. Henrik Kessler
Klinik für Psychosomatische Medizin und Psychotherapie
Universitätsklinikum der Ruhr-Universität
Alexandrinenstr. 1–3, 44791 Bochum
Tel. 0234/50773176
henrik.kessler@ruhr-uni-bochum.de

11 Literaturverzeichnis

Abraham, K.: Psychoanalytische Studien zur Charakterbildung. Internationale Psychoanalytische Bibliothek, 16 (1925) 1–64.

Ahrens, S.: Empirische Ergebnisse zum Konsultationsverhalten neurotischer und psychosomatischer Patienten I. Zeitschrift für Psychosomatische Medizin und Psychoanalyse, 28 (1982) 335–346.

Ainsworth, M., Blehar, M. C., Walters, E., Wall, S.: Patterns of attachment. A psychological study of the strange situation. Erlbaum, New York 1978.

Albani, C., Blaser, G., Körner, A., König, S., Marschke, F., Geißler, I., Geyer, M., Pokorny, D., Staats, H., Benninghofen, D., Dahlbender, R., Cierpka, M., Kächele, H.: Zum Zusammenhang zwischen der Valenz von Beziehungserfahrungen und der Schwere der psychischen Beeinträchtigung. Psychotherapie, Psychosomatik und Medizinische Psychologie, 52 (2002a) 282–285.

Albani, C., Geyer, M., Kächele, H., Pokorny, D.: Beziehungsmuster und Beziehungskonflikte. Psychotherapeut (2003) 48: 388–402.

Albani, C., Pokorny, D., Blaser, G., Grüninger, S., König, S., Marschke, F., Geissler, I., Körner, A., Geyer, M., Kächele, H.: Reformulation of the Core Conflictual Relationship Theme (CCRT) categories: The CCRT-LU category system. Psychotherapy Research, 12 (2002b) 319–338.

Anchin, J. C.: Sequence, pattern, and style: Integration and treatment implications of some interpersonal concepts. In: J. C. Anchim, D. J. Kiesler (Eds.): Handbook of interpersonal psychotherapy. Pergamon Press, New York 1982.

APA: Diagnostic and statistical manual of mental disorders: DSM-III-R. (3rd ed., revised). American Psychiatric Association, Washington, DC 1987.

APA: Diagnostic and statistical manual of mental disorders (4th ed.) DSM-IV. American Psychiatric Association, Washington, DC 1994.

Appelbaum, S.: Psychological-mindedness: word, concept and essence. International Journal of Psychoanalysis, 54 (1973) 35–46.

Arbeitskreis OPD. Operationalisierte Psychodynamische Diagnostik. Grundlagen und Manual. Huber, Bern 1996.

Arbeitskreis OPD. Operationalisierte Psychodynamische Diagnostik. Grundlagen und Manual. Huber, Bern 2004.

Arbeitskreis OPD-Abhängigkeitserkrankungen. Modul Abhängigkeitserkrankungen. Das Diagnostik-Manual. Bern: Huber, 2013

Argelander, H.: Das Erstinterview in der Psychotherapie. Wissenschaftliche Buchgesellschaft, Darmstadt 1970.

Bales, R. F., Cohen, S. P.: Ein System für die mehrstufige Beobachtung von Gruppen. Klett-Cotta, Stuttgart 1982.

Balint, M., Balint, E.: Psychotherapeutic techniques in medicine. Travistock, London 1961.

Basler, H. D.: Das Verhältnis der Compliance-Forschung zum Patienten. In: W. Schneider (Hrsg.): Indikationen zur Psychotherapie. Beltz, Weinheim/Basel 1990.

Becker, M. H., Maimann, L. H., Kirscht, J. B., Häfner, D. P., Drachmann, R. H., Taylor, D. W.: Wahrnehmungen des Patienten und Compliance: Neuere Untersuchung zum ›Health Belief-Model‹. In: R. B. Haynes, D. W. Taylor, D. L. Sackett (Hrsg.): Compliance-Handbuch. Oldenbourg, München, Wien 1982.

Becker, P.: Die Bedeutung der subjektiven Krankheitstheorie des Patienten für die Arzt-Patient-Beziehung. Psychotherapie, Psychosomatik und Medizinische Psychologie, 34 (1984) 313–321.

Beckmann, D.: Grundlagen der medizinischen Psychologie. Vandenhoeck & Ruprecht, Göttingen 1984.

Bellak, L., Goldsmith, L. A.: The broad scope of ego function assessement. Wiley, New York 1984.

Bellak, L., Hurvich, M.: Systematic study of ego functions. Journal of Nervous and Mental Disease, 148 (1969) 569–585.

Benjamin, L. S.: Structural analysis of social behavior. Psychological Review, 81 (1974) 392–425.

Benjamin, L. S.: Use of Structural Analysis of Social Behavior (SASB) to guide intervention in psychotherapy. In: J. C. Anchim, D. J. Kiesler (Eds.): Handbook of interpersonal psychotherapy. Guilford, New York 1982.

Benjamin, L. S.: Interpersonal diagnosis and treatment of personality disorders. Guilford, New York 1993.

Bettighofer, S.: Übertragung und Gegenübertragung im therapeutischen Prozeß. Kohlhammer, Stuttgart 1998.

Beutler, L. E., Clarkin, J. F., Bongar, B.: Guidelines for the systematic treatment of the depressed patient. Oxford University Press, New York 2000.

Bibring, G. L., Dwyer, T. F., Huntington, D. S., Valenstein, A. F.: A study of the psychological process in pregnancy and of the earliest mother-child relationship. I. Some propositions and comments. II. Methodological considerations. Appendices, outline of variables, glossary of defences. Psychoanalytic Study of the Child, 16 (1961) 9–24, 25–44, 45–72.

Billing, A. G., Moos, R. H.: The role of coping responces and social resources in attenuating the impact of stressful life events. Journal of Behavioral Medicine, 4 (1981) 139–157.

Bischof, N.: Das Rätsel Ödipus. Piper, München 1985.

Bishop, G. D.: Lay conceptions of physical symptoms. Journal of Applied Psychology, 17 (1987) 127–146.

Blanck, G., Blanck, R.: Ego psychology I. Theory and practise. Columbia University Press, New York 1974.

Blanck, G., Blanck, R.: Ego psychology II. Theory and practise. Columbia University Press, New York 1979.

Bowlby, J.: Attachment and loss. Basic Books, New York 1969.

Bowlby, J.: A secure base. Clinical applications of attachment theory. Routledge, London 1988.

Brewin, C. R., Furnham, A.: Attributional versus preattributional variables in self-esteem and depression: a comparison and test of learned helplessness theory. Journal of Personality and Social Psychology, 50 (1986) 1013–1020.

Brockhaus Enzyklopädie. FA Brockhaus, Mannheim 1990.

Buchheim, P., Cierpka, M., Kächele, H., Jimenez, J. P.: Das ›Strukturelle Interview‹ – ein Beitrag zur Integration von Psychopathologie und Psychodynamik im psychiatrischen Erstgespräch. Fundamenta Psychiatrica (1987) 1: 154–161.

Buchheim, P., Dahlbender, R. W., Kächele, H.: Biographie und Beziehung in der psychotherapeutischen Diagnostik. In: P. L. Janssen, W. Schneider (Hrsg.): Diagnostik in Psychotherapie und Psychosomatik. Fischer, Stuttgart 1994.

Buck, R.: Human motivation and emotion. Wiley, New York 1988.

Bückers, R., Kriebel, R., Paar, G. H.: Der »geschickte« Patient in der psychosomatischen Rehabilitation – Leitlinien für die sozialmedizinische Beurteilung und Behandlung von fremdmotivierten Patienten. Rehabilitation, 40 (2001) 65–71.

Burgmer, M., Fiori, W., Bunzemeier, H., Roeder, R., Heuft, G.: Komorbidität psychischer Störungen im G-DRG-System – Einfluss auf die Verweildauer und Erlössituation an einem deutschen Universitätsklinikum. Zeitschrift für Psychosomatische Medizin und Psychotherapie, 50 (2004) 306–316.

Caligor, E., Stern, B., Buchheim, A., Doering, S., Clarkin, J.: Strukturiertes Interview zur Erfassung von Persönlichkeitsorganisation (STIPO) – wie verhalten sich Objektbeziehungstheorie und Bindungstheorie zueinander? Persönlichkeitsstörungen, 8 (2004) 209–216.

Carver, C. S., Scheier, M. F., Weintraub, K.: Assessing coping strategies: A theoretically based approach. Journal of Personality and Social Psychology, 56 (1989) 267–283.

Caspar, F.: Beziehungen und Probleme verstehen. Eine Einführung in die psychotherapeutische Plananalyse. Huber, Bern 1989.

Cicchetti, D. V.: Guidelines, criteria, and rules of thumb for evaluating normed and standardized assessment instruments in psychology. Psychological Assessment, 6 (1994) 284–290.

Cierpka, M.: Zur Entwicklung des Familiengefühls. Forum der Psychoanalyse, 8 (1992) 32–46.

Cierpka, M. (Hrsg.): Handbuch der Familiendiagnostik. Springer, Heidelberg 2003.

Cierpka, M., Grande, T., Stasch, M., Oberbracht, C., Schneider, W., Schüßler, G., Heuft, G., Dahlbender, R., Schauenburg, H., Schneider, G.: Zur Validität der Operationalisierten Psychodynamischen Diagnostik (OPD). Psychotherapeut, 46 (2001) 122–133.

Cierpka, M., Stasch, M.: OPD und Repräsentation interpersonellen Beziehungsverhaltens – ein Beitrag zur Konstruktvalidierung. 3. Kongreß zur Operationalisierten Psychodynamischen Diagnostik, Ulm 2000.

Cierpka, M., Strack, M., Benninghoven, D., Staats, H., Dahlbender, R., Pokorny, D., Frevert, G., Blaser, G., Kaechele, H., Geyer, M., Koerner, A., Albani, C.: Stereotypical relationship patterns and psychopathology. Psychotherapy and Psychosomatics, 67 (1998) 4–5: 241–248.

Cierpka, M., Thomas, V., Sprenkle, D. (Eds.): Family assessment. Integrating multiple clinical perspectives. 2005.

Clarkin, J. F., Caligor, E., Stern, B., Kernberg, O. F.: Structured Interview of Personality Organization (STIPO), Weill Medical College of Cornell University. Unpublished (2004a).

Clarkin, J. F., Caligor, E., Stern, B., Kernberg, O. F.: Structured Interview of Personality Organization (STIPO), Weill Medical College of Cornell University. Unpublished (2004b).

Clarkin, J. F., Yeomans, F. E., Kernberg, O. F.: Psychotherapy for Borderline Personality. Wiley, New York 1999.

Cohen, J.: Weighted kappa: nominal scale agreement with provision for scaled disagreement or partial credit. Psychological Bulletin, 70 (1968) 213–220.

Crits-Christoph, P., Demorest, A., Muenz, L. R., Baranackle, K.: Consistency of interpersonal themes for patiens in psychotherapy. Journal of Personality, 62 (1994) 4: 499–526.

Crits-Christoph, P., Luborsky, L.: Changes in CCRT pervasiveness during psychotherapy. In: P. Crits-Christoph, L. Luborsky (Eds.): Unterstanding transference. Basic Books, New York 2001.

Curtis, J. T., Silberschatz, G., Sampson, H., Weiss, J.: The plan formulation method. Psychotherapy Research (1994) 4: 197–207.

Dahlbender, R. W.: Schwere psychischer Erkrankungen und Meisterung internalisierter Beziehungskonflikte. Profund, Ulm 2002.

Dahlbender, R. W., Buchheim, P., Schüßler, G. Hrsg: Lernen an der Praxis. OPD und die Qualitätssicherung in der Psychodynamischen Psychotherapie. Huber, Bern 2004a.

Dahlbender, R. W., Grande, T., Buchheim, A., Schneider, G., Perry, J. C., Oberbracht, C., Freyberger, H. J., Janssen, P. L., Schauenburg, H., Buchheim, P., Doering, S.: Qualitätssicherung im OPD-Interview. Entwicklung eines Interviewleitfadens. In: R. W. Dahlbender, P. Buchheim, G. Schüßler (Hrsg.): Lernen an der Praxis. OPD und die Qualitätssicherung in der psychodynamischen Psychotherapie. Huber, Bern 2004b.

Dahlbender, R. W., Kächele, H.: Qualitativ-quantifizierende Analyse internalisierter Beziehungsmuster. In: H. Faller, J. Frommer (Hrsg.): Qualitative Psychotherapieforschung. Asanger, Heidelberg 1994.

Damasio, A.: Looking for Spinoza. Harcourt, Orlando 2003.

Deutsch, F.: The associative anamnesis. Psychoanalytic Quarterly, 8 (1939) 354–381.

Deutsch, F., Murphy, W. F.: The clinical interview. Volume one: diagnosis. International Universities Press, New York 1955.

Dilling, H., Freyberger, H. J. (Hrsg.): Taschenführer zur Klassifikation psychischer Störungen. Mit Glossar und Diagnostischen Kriterien ICD-10: DCR-10. Huber, Bern 2001.

Dilling, H., Mombour, W., Schmidt, M. H. (Hrsg.): Internationale Klassifikaton psychischer Störungen. ICD-10, Kapitel V (F). Klinisch-diagnostische Leitlinien. Huber, Bern 1993.

Dilling, H., Mombour, W., Schmidt, M. H., Schulte-Markwort, E. (Hrsg.): Internationale Klassifikaton psychischer Störungen. ICD-10, Kapitel V (F). Forschungskriterien. Huber, Bern 1994.

DIMDI: Internationale statistische Klassifikation der Krankheiten und verwandter Gesundheitsprobleme. 10. Revision (ICD-10). Amtliche deutschsprachige Ausgabe. Vol. I. Systematisches Verzeichnis. Huber, Bern 1994.

Dittmann, V., Dilling, H., Freyberger, H. J. (Hrsg.): Psychiatrische Diagnostik nach ICD-10. Klinische Erfahrungen bei der Anwendung. Ergebnisse der ICD-10 Merkmallistenstudie. Huber, Bern 1992.

Dittmann, V., Freyberger, H. J., Stieglitz, R. D., Mombour, W., Dilling, H.: Die ICD-10 Merkmalliste. Instrument und Manual. Huber, Bern 1995.

Doering, S.: Wo steht der Neurosebegriff heute? Persönlichkeitsstörungen, 7 (2003) 176–187.

Doering, S., Schüßler, G.: Theorie und Praxis der psychodynamischen Diagnostik, Indikationsstellung und Therapieplanung. In: W. Hiller, S. Sulz, F. Leichsenring (Hrsg.): Lehrbuch der Psychotherapie – Ausbildungsinhalte nach dem Psychotherapeutengesetz (PsychThG). CIP Medienverlag, München 2004.

Dornes, M.: Die frühe Kindheit. Entwicklungspsychologie der ersten Lebensjahre. Fischer, Frankfurt a.M. 1997.

Dornes, M. V.: Der kompetente Säugling. Fischer, Frankfurt a.M. 1993.

Dührssen, A.: Das Problem der auslösenden Konfliktsituation in der Diagnostik psychogener Erkrankungen. Zeitschrift für Psychosomatische Medizin und Psychoanalyse, 1 (1954/55) 45–51.

Dührssen, A.: Die biographische Anamnese unter tiefenpsychologischen Aspekten. Vandenhoeck & Ruprecht, Göttingen 1981.

Eagle, M. N.: Kritische Rezension: A. Grünbaums. The foundation of psychoanalysis: A philosophical critique (1984). In: A. Grünbaum (Hrsg.): Kritische Betrachtungen zur Psychoanalyse. Springer, Berlin/Heidelberg 1991.

Ehlers, W., Hettinger, R., Paar, G.: Operational diagnostic approaches in the assessment of defense mechanism. Psychotherapy and Psychosomatics, 63 (1995) 124–135.

Ehlers, W., Peter, R.: Entwicklung eines psychometrischen Verfahrens zur Selbstbeurteilung von Abwehrkonzepten (SBAK). Psychosomatik, Psychotherapie und medizinische Psychologie, 1 (1990) 1–19.

Eissler, R., Freud, A., Kris, M., Solnit, A.: Psychoanalytic assessment: The diagnostic profile. Yale University Press, New Haven/London 1977.

Emde, N.: A developmental orientation for contemporary psychoanalysis. In: E. Person, A. Cooper, G. Gabbard (Eds.): Textbook of psychoanalysis. APA, Washington 2005.

Emde, R.: Development terminable and interminable. I. Innate and motivational factors from Infancy. The International Journal of Psychoanalysis, 69 (1988) 23–42.

Emde, R. M.: Changing models of infancy and the nature of early development: remodelling the foundations. Journal of the American Psychoanalytic Association, 29 (1981) 179–219.

Ermann, M.: Die sogenannte Realbeziehung. Forum der Psychoanalyse, 8 (1992) 281–294.

Fairbairn, W. R. D.: Psychoanalytic studies of the personality. Tavistock Publications, London 1952.

Fleiss, J. L.: Statistical methods for rates and proportions. Wiley, New York 1981.

Fleiss, J. L., Cohen, J.: The equivalence of weighted kappa and the intraclass correlation coefficient as measures of reliability. Educational and Psychological Measurement, 33 (1973) 613–619.

Foa, U. G.: Convergences in the analysis of the structure of interpersonal behavior. Psychological Review, 68 (1961) 341–353.

Fonagy, P.: Psychoanalytic developmental theory. In: E. Person, A. Cooper, G. Gabbard (Eds.): Textbook of psychoanalysis. APA, Washington 2005.

Fonagy, P., Gergely, G., Jurist, E. L., Target, M.: Affect regulation, mentalization, and the development of the self. Other Press, New York 2002.

Fonagy, P., Target, M.: Attachment and reflective function: the role in self-organization. Development and Psychopathology, 9 (1997) 679–700.

Franz, C., Bautz, M.: Das Interaktionsverhalten des Patienten mit ›chronisch unbehandelbarem Schmerz‹. In: H. D. Basler, C. Franz, B. Kröner-Herwig, H.-P. Rehfisch, H. Seemann (Hrsg.): Psychologische Schmerztherapie. Springer, Berlin 1990.

Franz, M., Dahlbender, R. W., Gündel, H., Hake, K., Klauer, T., Kessler-Scheeler, S., Siol, T., Schneider, W.: Ergebnisse der Multizenterstudie zur OPD-Achse I (Krankheitserleben und Behandlungsvoraussetzungen) im Konsildienst. In: W. Schneider, H. Freyberger (Hrsg.): Was leistet die OPD? Empirische Befunde und klinische Erfahrungen mit der Operationalisierten Psychodynamischen Diagnostik. Huber, Bern 2000.

Freud, A.: Normality and pathology in childhood: Assessments of development. In: The writings of Anna Freud. International Universities Press, New York 1965.

Freud, A.: Wege und Irrwege in der Kinderentwicklung. Gemeinschaftsverlag Huber, Klett, Bern/Stuttgart 1968.

Freud, A.: Schriften, Bd. I: Einführung, Vorträge, Abwehrmechanismen. Fischer, Frankfurt a.M. 1987 (1936).

Freud, S.: Metapsychologische Ergänzung zur Traumlehre. In: Gesammelte Werke, Bd. 10. Fischer, Frankfurt a.M. 1916.

Freud, S.: Das Ich und das Es. In: Gesammelte Werke, Bd. 13. Fischer, Frankfurt a.M. 1923a.

Freud, S.: Zur Dynamik der Übertragung. In: Gesammelte Werke, Bd. 6. Fischer, Frankfurt a.M. 1925 (1912).

Freud, S.: Zur Einleitung der Behandlung. Weitere Ratschläge zur Technik der Psychoanalyse I. In: Gesammelte Werke, Bd. 6. Fischer, Frankfurt a.M. 1925 (1913).

Freud, S.: Das Unbewusste. In: Gesammelte Werke, Bd. 10. Fischer, Frankfurt a.M. 1925 (1915).

Freud, S.: Neue Vorlesungen zur Einführung in die Psychoanalyse. In: Gesammelte Werke, Bd. 15. Fischer, Frankfurt a.M. 1933.

Freud, S.: Studien über Hysterie. In: Gesammelte Werke, Bd. 1. Fischer, Frankfurt a.M. 1952 (1895).

Freyberger, H., Dierse, B., Schneider, W., Strauß, B., Heuft, G., Schauenburg, H., Pouget-Schors, D., Seidler, G.H., Küchenhoff, J., Hoffmann, S.O.: Operationalisierte Psychodynamische Diagnostik (OPD) in der Erprobung – Ergebnisse einer multizentrischen Anwendungs- und Praktikabilitätsstudie. Psychotherapie, Psychosomatik und Medizinische Psychologie, 46 (1996a) 356–365.

Freyberger, H., Schneider, W., Dierse, B., von Wietersheim, J., Muhs, A., Hoffmann, S.O.: Operationalisierte Psychodynamische Diagnostik (OPD): Psychische und psychosomatische Störungen nach Kapitel V (F) der ICD-10 im multiaxialen System. In: P. Buchheim, M. Cierpka, T. Seifert (Hrsg.): Lindauer Texte. Springer, Berlin 1996b.

Freyberger, H. J., Dilling, H. (Hrsg.): Fallbuch Psychiatrie. Kasuistiken zum Kapitel V (F) der ICD-10. Huber, Bern 1993.

Freyberger, H. J., Dittmann, V., Stieglitz, R. D., Dilling, H.: ICD-10 in der Erprobung: Ergebnisse einer multizentrischen Feldstudie in den deutschsprachigen Ländern. Der Nervenarzt, 61 (1990a) 109–127.

Freyberger, H. J., Schneider, W., Heuft, G., Schauenburg, H., Seidler, G. H.: Zur Anwendbarkeit, Praktikabilität, Reliabilität und zukünftigen Forschungsfragestellungen der OPD. In: H. Schauenburg, H. J. Freyberger, M. Cierpka, P. Buchheim (Hrsg.): OPD in der Praxis. Konzepte, Anwendungen, Ergebnisse der Operationalisierten Psychodynamischen Diagnostik. Huber, Bern 1998.

Freyberger, H. J., Schneider, W., Malchow, C. P.: The assessment of comorbidity in the diagnosis of psychosomatic and neurotic disorders – results from the ICD-10 field trials with the Diagnostic Criteria for Research (DCR) in Germany. Psychotherapy and Psychosomatics, 63 (1995) 90–98.

Freyberger, H. J., Schulte-Markwort, E., Dilling, H.: Referenztabellen der WHO zum Kapitel V (F) der 10. Revision der Internationalen Klassifikation der Krankheiten (ICD-10): ICD-9 vs ICD-10. Fortschritte der Neurologie und Psychiatrie, 61 (1993a) 109–127.

Freyberger, H. J., Schulte-Markwort, E., Dilling, H.: Referenztabellen der WHO zum Kapitel V (F) der 10. Revision der Internationalen Klassifikation der Krankheiten (ICD-10): ICD-9 vs. ICD-10. Fortschritte der Neurologie und Psychiatrie, 61 (1993b) 128–143.

Freyberger, H. J., Stieglitz, R. D., Berner, P.: Neurotic, stress-related and somatoform disorders: Results of the ICD-10 field trial in German-speaking countries. Pharmacopsychiatry, 23 (1990b) 165–169.

Freyberger, H. J., Stieglitz, R. D., Dilling, H.: Ergebnisse multizentrischer Diagnosestudien zur Einführung des Kapitels V (F) der ICD-10. Fundamenta Psychiatrica, 6 (1992) 121–127.

Furnham, A.: Lay conceptions of neuroticism. Personality and Individual Differences, 5 (1984) 95–103.

Furnham, A., Wardley, Z.: Lay theories of psychotherapy: I. Attitudes toward, and beliefs about psychotherapy and therapists. Journal of Clinical Psychology, 46 (1990) 878–890.

Fydrich, T., Renneberg, B., Schmitz, B., Wittchen, H. U.: Strukturiertes Klinisches Interview für DSM-IV Achse II: Persönlichkeitsstörungen. Hogrefe, Göttingen 1997.

Gabbard, G. O.: Countertransference: The emerging common ground. International Journal of Psychoanalysis, 76 (1995) 475–485.

George, C., Kaplan, N., Main, M.: Adult attachment interview, University of California. Unpublished (1985).

Gerdes, N., Weis, J.: Zur Theorie der Rehabilitation. Themen, Strategien und Methoden der Rehabilitationsforschung. Springer, Berlin 2000.

Gergely, G.: Ein neuer Zugang zu Margaret Mahler: Normaler Autismus, Symbiose, Schaltung, libidinöse Objektkonstanz aus der Perspektive der kognitiven Entwicklungspsychologie. Psyche, 56 (2002) 9/10: 809–838.

Gill, M. M.: Analysis of transference. Volume I: Theory and technique. International Universities Press, New York 1982.

Gill, M. M., Hoffmann, I. Z.: A method for studying the analysis of aspects of the patient's experience in psychoanalysis and psychotherapy. Journal of the American Psychoanalytic Association, 30 (1982) 137–167.

Gill, M. M., Newman, R., Redlich, F. C.: The initial interview in psychiatric practice. International Universities Press, New York 1954.

Grande, T.: Therapeutische Haltungen im Umgang mit ›Struktur‹ und ›Konflikt‹. In: G. Rudolf, T. Grande, P. Henningsen (Hrsg.): Die Struktur der Persönlichkeit. Vom theoretischen Verständnis zur therapeutischen Anwendung des psychodynamischen Strukturkonzepts. Schattauer, Stuttgart 2002.

Grande, T.: Heidelberger Umstrukturierungsskala. In: B. Strauß, J. Schumacher (Hrsg.): Klinische Interviews und Ratingsskalen. Hogrefe, Göttingen 2005.

Grande, T., Dahlbender, R. W., Schauenburg, H., Stasch, M., Cierpka, M.: Neue Möglichkeiten der Diagnostik dysfunktionaler Beziehungen – die Beziehungsachse der OPD-II. Zeitschrift für Psychosomatische Medizin und Psychotherapie, 51 (2005) 403–418.

Grande, T., Dilg, R., Jakobsen, Th., Keller, W., Krawietz, B., Langer, M., Oberbracht, C., Stehle, S., Stennes, M., Rudolf, G.: Structural change as a predictor of long-term follow-up outcome. Psychotherapy Research, 19 (2009)3, 344–357.

Grande, T., Oberbracht, C.: Die Konflikt-Checkliste. Ein anwenderfreundliches Hilfsmittel für die Konfliktdiagnostik nach OPD. In: W. Schneider, H. Freyberger (Hrsg.): Was leistet die OPD? Empirische Befunde und klinische Erfahrungen mit der Operationalisierten Psychodynamischen Diagnostik. Huber, Bern 2000.

Grande, T., Oberbracht, C., Rudolf, G.: Einige empirische Zusammenhänge zwischen den Achsen ›Beziehung‹, ›Konflikt‹ und ›Struktur‹. In: H. Schauenburg, H. J. Freyberger, M. Cierpka, P. Buchheim (Hrsg.): OPD in der Praxis. Konzepte, Anwendungen, Ergebnisse der Operationalisierten Psychodynamischen Diagnostik. Huber, Bern 1998a.

Grande, T., Rudolf, G., Jakobsen, T.: Beziehungsdynamische Fallformulierung, Fokusbildung und Interventionsplanung auf der Grundlage der OPD-Beziehungsdiagnostik. In: R. W. Dahlbender, P. Buchheim, G. Schüßler (Hrsg.): Lernen an er Praxis. OPD und die Qualitätssicherung in der psychodynamischen Psychotherapie. Huber, Bern 2004a.

Grande, T., Rudolf, G., Oberbracht, C.: Die Strukturachse der Operationalisierten Psychodynamischen Diagnostik (OPD) – Forschungsergebnisse zum Konzept und zur klinischen Anwendung. Persönlichkeitsstörungen, 2 (1998b) 173–182.

Grande, T., Rudolf, G., Oberbracht, C.: Veränderungsmessung auf OPD-Basis: Schwierigkeiten und ein neues Konzept. In: W. Schneider, H. Freyberger (Hrsg.): Was leistet die OPD? Empirische Befunde und klinische Erfahrungen mit der Operationalisierten Psychodynamischen Diagnostik. Huber, Bern 2000.

Grande, T., Rudolf, G., Oberbracht, C., Jakobsen, T.: Therapeutische Veränderungen jenseits der Symptomatik. Wirkungen stationärer Psychotherapie im Licht der Heidelberger Umstrukturierungsskala. Zeitschrift für Psychosomatische Medizin und Psychotherapie, 47 (2001) 3: 213–233.

Grande, T., Rudolf, G., Oberbracht, C., Jakobsen, T., Keller, W.: Investigating structural change in the process and outcome of psychoanalytic treatment: The Heidelberg-Berlin Study. In: P. Richardson, H. Kächele, C. Renlund (Eds.): Research on psychoanalytic psychotherapy with adults. Karnac, London 2004b.

Grande, T., Rudolf, G., Oberbracht, C., Pauli-Magnus, C.: Progressive changes in patients' lives after psychotherapy: which treatment effects support them? Psychotherapy Research, 13 (2003) 1: 43–58.

Grande, T., Schauenburg, H., Rudolf, G.: Zum Begriff der ›Struktur‹ in verschiedenen Operationalisierungen. In: G. Rudolf, T. Grande, P. Henningsen (Hrsg.): Die Struktur der Persönlichkeit. Vom theoretischen Verständnis zur therapeutischen Anwendung des psychodynamischen Strukturkonzepts. Schattauer, Stuttgart 2002.

Grawe-Gerber, M., Benjamin, L.: Structural analysis of social behavior (SASB). Coding manual for psychotherapy research. Psychologisches Institut der Universität, Bern 1989.

Grossmann, K. E., Becker-Stoll, F., Grossmann, K., Kindler, H., Schiechem, M., Spengler, G., Wennsauer, M., Zimmermann, P.: Die Bindungstheorie. Modell und entwicklungspsychologische Forschung. In: H. Keller (Hrsg.): Handbuch der Kleinkindforschung. Springer, Heidelberg 1989.

Grütering, T., Schauenburg, H.: Die Erfassung psychodynamisch relevanter Persönlichkeitsmerkmale – Vergleich zweier klinisch relevanter Instrumente: Karolinska Psychodynamic Profile (KAPP) und OPD-Strukturachse. In: M. Bassler (Hrsg.): Leitlinien in der stationären Psychotherapie: Pro und Kontra. Psychosozial-Verlag, Gießen 2000.

Gülick-Bailer, M., von Maurer, K.: Deutsche Übersetzung der ›Schedules for clinical assessment in neuropsychiatry (SCAN)‹. Huber, Bern 1994.

Günther, U., Lindner, J.: Die psychoanalytisch begründete Kurzgruppenpsychotherapie unter rehabilitationsbezogenem Fokus. Gruppenpsychotherapie und Gruppendynamik, 35 (1999) 203–221.

Gurtman, M. B.: Construct validity of interpersonal personality measures: The interpersonal circumplex as a nomological net. Journal of Personality and Social Psychology, 63 (1992) 1: 105–118.

Gurtman, M. B.: Relational measures in psychotherapy research on process and outcome: a commentary on the studies. Journal of Personality Assessment, 83 (2004) 3: 248–255.

Guttman, L.: A new approach to factor analysis: the radex. In: P. F. Lazarsfeld (Ed.): Mathematical thinking in the social sciences. Free Press, Glencoe 1954.

Haan, N.: Coping and defending. Academic Press, New York 1972.

Hans, G., Krause, R., Steimer, E.: Interaktionsprozesse bei Schizophrenen. In: E. Nordmann, M. Cierpka (Hrsg.): Familienforschung in Psychiatrie und Psychotherapie. Springer, Berlin/Heidelberg/New York 1986.

Harlow, H. F.: Learning to love. Albion, San Francisco 1971.

Hartmann, H.: Ich-Psychologie und Anpassungsproblem. Klett, Stuttgart 1960.

Heigl-Evers, A., Henneberg-Mönch, U.: Die Bedeutung der Affekte für Diagnose, Prognose und Therapie. Psychotherapie, Psychosomatik und Medizinische Psychologie, 40 (1990) 39–47.

Heigl, F.: Dauer und Wandel, Struktur und Prozess in der Gruppenpsychotherapie. Praxis der Psychotherapie, 22 (1977) 241–248.

Heimann, P.: On counter-transference. International Journal of Psychoanalysis, 31 (1950) 81–84.

Herrmann, T.: Lehrbuch der empirischen Persönlichkeitsforschung. Hogrefe, Göttingen 1972.

Herrmann, T.: Psychologie als Problem. Klett-Cotta, Stuttgart 1979.

Heuft, G.: Bedarf es eines Konzeptes der Eigenübertragung? Forum der Psychoanalyse, 6 (1990) 299–315.

Heuft, G., Eich, W., Henningsen, P., Janssen, P. L., Merkle, W., Fichter, M., Senf, W., Giere, G.: Psychosomatic and Psychotherapeutic Medicine goes DRG. Der Prozeduren-Katalog OPS 301 2.1 als erster Schritt. Zeitschrift für Psychosomatische Medizin und Psychotherapie, 48 (2002) 90–103.

Heuft, G., Hoffmann, S. O., Mans, E. J., Mentzos, S., Schüßler, G.: Das Konzept des Aktualkonflikts und seine Bedeutung für die Therapie. Zeitschrift für Psychosomatische Medizin und Psychotherapie, 43 (1997a) 1–14.

Heuft, G., Hoffmann, S. O., Mans, E. J., Mentzos, S., Schüßler, G.: Die Bedeutung der Biographie im Konzept des Aktualkonflikts. Zeitschrift für Psychosomatische Medizin und Psychotherapie, 43 (1997b) 34–38.

Heuft, G., Jakobsen, T., Kriebel, R., Schneider, W., Rudolf, G., OPD Task-Force: Potenzial der Operationalisierten Psychodynamischen Diagnostik (OPD) für die Qualitätssicherung. Zeitschrift für Psychosomatische Medizin und Psychotherapie, 51 (2005) 261–276.

Heuft, G., Kruse, A., Radebold, H.: Lehrbuch der Gerontopsychosomatik und Alterspsychotherapie. Reinhardt, München 2006.

Heuft, G., Senf, W.: Praxis der Qualitätssicherung in der Psychotherapie: Das Manual zur Psy-BaDo. Thieme, Stuttgart 1998.

Hiller, W., Zaudig, M., Mombour, W.: Münchner-Diagnosen-Checklisten für DSM-III-R und ICD-10 (MDCL), vorläufige Version. München 1990.

Hiller, W., Zaudig, M., Mombour, W.: ICD-10 Checklisten. Huber, Bern 1995.

Hoffmann, I. Z., Gill, M. M.: A scheme for coding the patient experience of the therapist (PERT): some applications, extensions and comparisons. In: H. Dahl, H. Kächele, H. Thomä (Eds.): Psychoanalytic process research strategies. Springer, Berlin 1988.

Hoffmann, S. O.: Die psychoanalytische Abwehrlehre: aktuell, antiquiert oder obsolet. Forum der Psychoanalyse, 3 (1987) 22–39.

Hoffmann, S. O., Hochapfel, G.: Neurosenlehre, Psychotherapeutische und Psychosomatische Medizin. Schattauer, Stuttgart 1995.

Horn, H., Rudolf, G.: Strukturelle Störungen und strukturbezogene Psychotherapie bei Kindern und Jugendlichen. In: G. Rudolf, T. Grande, P. Henningsen (Hrsg.): Die Struktur der Persönlichkeit. Vom theoretischen Verständnis zur psychotherapeutischen Anwendung des psychodynamischen Strukturkonzepts. Schattauer, Stuttgart 2002.

Horn, K., Beier, C., Kraft-Krumm, D.: Gesundheitsverhalten und Krankheitsgewinn: Zur Logik von Widerständen gegen gesundheitliche Aufklärung. Westdeutscher Verlag, Opladen 1984.

Horowitz, L. M., Strauß, B., Kordy, H.: Manual zum Inventar zur Erfassung interpersonaler Probleme (IIP-D). Beltz, Weinheim 1993.

Horowitz, M. J.: Person schemas and maladaptive interpersonal patterns. University of Chicago Press, Chicago 1991.

Jacobs, T., J.: Gedanken zur Rolle unbewußter Kommunikation und verdeckten Enactments im analytischen Setting. Internationales Symposium ›Erinnern, Agieren und Inszenieren‹, Tiefenbrunn 1999.

Jacobson, E.: The self and the object world. International Universities Press, New York 1964.

Jaeggi, E., Gödde, G., Hegener, W., Möller, H.: Tiefenpsychologie lehren – Tiefenpsychologie lernen. Klett-Cotta, Stuttgart 2003.

Jakobsen, T., Rudolf, G.: Stationäre Qualitätssicherung am Beispiel von einzelfallbezogenen Rückmeldungen. 47. Jahrestagung des Deutschen Kollegiums für Psychosomatische Medizin (DKPM), Leipzig 1998.

Janssen, P. L.: Zur psychoanalytischen Diagnostik. In: P. L. Janssen, W. Schneider (Hrsg.): Diagnostik in Psychotherapie und Psychosomatik. Fischer, Stuttgart 1994.

Janssen, P. L., Dahlbender, R. W., Freyberger, H. J., Heuft, G., Mans, E. J., Rudolf, G., Schneider, W., Seidler, G. H.: Leitfaden zur psychodynamisch-diagnostischen Untersuchung. Psychotherapeut, 41 (1996) 297–304.

Kächele, H.: Klaus Grawes Konfession und die psychoanalytische Profession. Psyche, 5 (1995) 481–492.

Kaplan, A. H.: From discovery to validation: A basic challenge to psychoanalysis. Journal of the American Psychoanalytic Association, 29 (1981) 3–26.

Kendell, R., Jablensky, A.: Distinguishing between the validity and utility of psychiatric diagnoses. American Journal of Psychiatry, 160 (2003) 4–12.

Kernberg, O. F.: A psychoanalytical classification of character pathology. Journal of the American Psychoanalytic Association, 18 (1970) 800–822.

Kernberg, O. F.: Object relations theory and clinical psychoanalysis. Jason Aronson, New York 1976.

Kernberg, O. F.: The structural diagnosis of borderline personality organisation. In: P. Hartocollis (Ed.), Borderline personality disorders. International Universities Press, New York 1977.

Kernberg, O. F.: Internal world and external reality. Object relations theory applied. Jason Aronson, New York 1980.

Kernberg, O. F.: Structural interviewing. The psychiatric clinics of North America, 4 (1981) 169–195.

Kernberg, O. F.: Severe personality disorders. Psychotherapeutic strategies. Yale University Press, New Haven 1984.

Kernberg, O. F.: Objektbeziehungen und Praxis der Psychoanalyse. Klett-Cotta, Stuttgart 1992.

Kernberg, O. F.: Die Bedeutung neuerer psychoanalytischer und psychodynamischer Konzepte für die Befunderhebung und Klassifikation von Persönlichkeitsstörungen. In: H. Schauenburg, H. J. Freyberger, M. Cierpka, P. Buchheim (Hrsg.): OPD in der Praxis: Konzepte, An-

wendungen, Ergebnisse der Operationalisierten Psychodynamischen Diagnostik. Huber, Bern 1998.
Kernberg, O. F.: Borderline-Persönlichkeitsorganisation und Klassifikation der Persönlichkeitsstörungen. In: O. F. Kernberg, B. Dulz, U. Sachsse (Hrsg.): Handbuch der Boderline-Störungen. Schattauer, Stuttgart 2001.
Kernberg, O. F., Selzer, M. A., Koenigsberg, H. W., Carr, A. C., Appelbaum, A. H.: Psychodynamic psychotherapy of borderline patients. Basic Books, New York 1989.
Kiesler, D. J.: The 1982 interpersonal circle: A taxonomy for complementarity in human transactions. Psychological Review, 90 (1983) 185–214.
Kiesler, D. J.: Contemporary interpersonal theory and research. Personality, psychopathology, and psychotherapy. Wiley, New York 1996.
Kind, H.: Leitfaden für die psychiatrische Untersuchung. Springer, Berlin/Heidelberg 1973.
Kind, H.: Das psychiatrische Erstinterview. Nervenarzt, 49 (1978) 255–260.
Kind, H., Haug, H. J.: Psychiatrische Untersuchung. Springer, Berlin 2002.
Kohut, H.: Narzißmus. Suhrkamp, Frankfurt a.M. 1971.
König, K.: Der interaktionelle Anteil der Übertragung in Einzelanalyse und analytischer Gruppenpsychotherapie. Gruppenpsychotherapie und Gruppendynamik, 18 (1982) 76–83.
König, K.: Basale und zentrale Beziehungswünsche. Forum der Psychoanalyse, 4 (1988) 177–185.
Kraepelin, E.: Die Richtungen der psychiatrischen Forschung. Vogel, Leipzig 1887.
Krause, M. S.: A cognitive theory of motivation for treatment. Journal of General Psychology, 75 (1966) 9–19.
Krause, R.: Allgemeine psychoanalytische Krankheitslehre, Bd. 2: Modelle. Kohlhammer, Stuttgart 1998.
Kriebel, R., Paar, G. H.: Psychosomatische Rehabilitation. Möglichkeit und Wirklichkeit. Keuck, Geldern 1999.
Künzel, R.: Motivation zur Psychotherapie. In: R. Bastine, et. al. (Hrsg.): Grundbegriffe der Psychotherapie. Beltz, Weinheim 1979.
Laimböck, A.: Das psychoanalytische Erstgespräch. Edition Diskord, Tübingen 2000.
Landis, J. R., Koch, G. G.: The measurement of observer agreement for categorial data. Biometrics, 33 (1977) 159–174.
Lange, C., Heuft, G.: Die Beeinträchtigungsschwere in der psychosomatischen und psychiatrischen Qualitätssicherung: Global Assessment of Functioning Scale (GAF) vs. Beeinträchtigungs-Schwere-Score (BSS). Zeitschrift für Psychosomatische Medizin und Psychotherapie, 48 (2002) 3: 256–269.
Laplanche, J., Pontalis, J.-B.: Das Vokabular der Psychoanalyse. Suhrkamp, Frankfurt a.M. 1991.
Lazarus, R. S.: Psychological stress and the coping process. McGraw Book Company, New York 1966.
Lazarus, R. S.: Emotion and adaptation. Oxford University Press, London 1991.
Lazarus, R. S.: Coping theory and research: past, present, and future. Psychosomatic Medicine, 55 (1993) 234–247.
Lazarus, R. S., Folkman, S.: Stress, appraisal and coping. Springer, New York 1984.
Leary, T.: Interpersonal diagnosis of personality. Ronald Press, New York 1957.
Leichsenring, F., Rüger, U.: Psychotherapeutische Behandlungsverfahren auf dem Prüfstand der Evidence Based Medicine (EBM). Zeitschrift für Psychosomatische Medizin und Psychotherapie, 50 (2004) 203–217.

Leising, D.: Die Klinische Emotionsliste. Ein Instrument zur Erfassung des selbstberichteten affektiven Erlebens, Ruprecht-Karls-Universität. Unveröffentlicht (2000).

Leising, D., Rudolf, G., Stadler, K., Jakobsen, T., Oberbracht, C., Grande, T.: Do interpersonal behavior and emotional experience change in the course of successful long-term psychoanalytic therapies? Psychotherapy Research, 13 (2003) 4: 461–474.

Leising, D., Stadler, K., Grande, T., Rudolf, G.: Lassen sich intrapsychische Konflikte anhand unterschiedlicher ›Leitaffekte‹ unterscheiden? Psychosomatische Klinik des Universitätsklinkums, Heidelberg 2000.

Leppin, A., Schwarzer, R.: Sozialer Rückhalt, Krankheit und Gesundheitsverhalten. In: R. Schwarzer (Hrsg.): Gesundheitspsychologie: Ein Lehrbuch. Hogrefe, Göttingen 1997.

Levine, S.: Coping: An overview. In: H. Ursin, R. Mursin (Eds.): Biological and psychological basis of psychosomatic disease. Pergamon, Oxford 1983.

Lichtenberg, J. D.: Psychoanalysis and infant research. Analytic Press, Hillsdale/London 1983.

Lichtenberg, J. D.: Psychoanalysis and motivation. Analytic Press, Hillsdale/London 1989.

Lindner, J.: Die Bedeutung der Gruppe für die psychotherapeutische Versorgung. Gruppenpsychotherapie und Gruppendynamik, 28 (1992) 337–348.

Loewald, H. W.: On motivation and instinct theory. Psychoanalytic Study of the Child, 26 (1971) 91–128.

Lohmer, M., Klug, G., Herrmann, B., Pouget, D., Rauch, M.: Zur Diagnostik der Frühstörung. Versuch einer Standortbestimmung zwischen neurotischem Niveau und Borderline-Störung. Praxis der Psychotherapie und Psychosomatik, 37 (1992) 243–255.

Luborsky, L.: Research cannot yet influence clinical practice. International Journal of Psychiatry, 7 (1969) 135–140.

Luborsky, L.: Einführung in die analytische Psychotherapie. Ein Lehrbuch. Springer, Berlin 1988.

Luborsky, L., Crits-Christoph, P.: Understanding transference. The Core Conflictual Relationship Theme method. Basic Books, New York 1998.

Luborsky, L., Kächele, H. (Hrsg.): Der zentrale Beziehungskonflikt – ein Arbeitsbuch. PSZ-Verlag, Ulm 1988.

Mahler, M., Pine, F., Bergmann, A.: The psychological birth of the human infant. Basic Books, New York 1975.

Malan, D. H.: Individual psychotherapy and the science of psychodynamics. Butterworths, London 1979.

Maslow, A. H.: Motivation and personality. Harper & Row, New York 1970.

McCallum, M., Piper, W. E.: The psychological mindedness assessment procedure. In: M. McCallum, W. E. Piper (Eds.): Psychological mindedness: a contemporary understanding. Lawrence Erlbaum Associates, New York 1997.

McCallum, M., Piper, W. E., Ogrodniczuk, J. S.: Relationships among psychological mindedness, alexithymia and outcome in four forms of short-term psychotherapy. Psychology and Psychotherapy: Theory, Research and Practice, 76 (2003) 133–144.

Mentzos, S.: Neurotische Konfliktverarbeitung. Fischer, Frankfurt a. M. 1991.

Mertens, W.: Kompendium psychoanalytischer Grundbegriffe. Quintessenz, München 1992.

Mertens, W.: Einführung in die psychoanalytische Therapie. Kohlhammer, Stuttgart 1993.

Mertens, W.: Von der Theorie zur Praxis: Operationalisierung und die Tiefe von Bedeutung am Beispiel der OPD-Konfliktachse. In: R. W. Dahlbender, P. Buchheim, G. Schüßler (Hrsg.): Lernen an der Praxis. OPD und die Qualitätssicherung in der psychodynamischen Psychotherapie. Huber, Bern 2004.

Mezzich, J. E.: Positive health: conceptual place, dimensions and implications. Psychopathology, 38 (2005) 177–179.

Mezzich, J. E., Berganza, C. E.: Purposes and models of diagnostic systems. Psychopathology, 38 (2005) 177–179.

Miller, N. (Ed.): Psychodynamic treatment research. A handbook for clinical practice. Basic Books, New York 1993.

Millstein, S. G., Irwin, C. E.: Concepts of health and illness: Different constructs or variations on a theme? Health Psychology, 6 (1987) 515–524.

Mombour, W., Zaudig, M., Berger, P., Gutierrez, K., Berner, P., Berger, K., von Cranach, M., Giglhuber, O., von Bose, M.: Deutsche Übersetzung und Adaption des International Personality Disorder Examination (IPDE). Version 1.2. Huber, Bern 1994.

Moore, B. E., Fine, B. D.: A glossary of psychoanalytic terms and concepts. American Psychoanalytic Assossiation, New York 1968.

Muck, M., Paal, J.: Kriterien der Behandelbarkeit und ihre Feststellung im Interview. Psyche, 22 (1968) 770–777.

Müller, E.: Zusammenhänge zwischen inadäquaten Verarbeitungsformen unbewußter Konflikte und unsicheren Bindungsstilen. Diplomarbeit, Unveröffentlicht (1999).

Müßigbrodt, H., Kleinschmidt, S., Schürmann, A., Freyberger, H. J., Dilling, H.: Deutsche Übersetzung und Bearbeitung der ICD-10 (Kapitel V) Fassung für die primäre Gesundheitsversorgung (ICD-10 PHC, Primary Health Care Classification), Universität Lübeck. Unveröffentlicht (1994).

Nitzgen, D.: Sucht als Abwehrorganisation. Perspektiven einer operationalisierten psychodynamischen Diagnostik der Sucht. Suchttherapie (2003) 4: 65–71.

Nitzgen, D., Brünger, M.: Operationalisierte Psychodynamische Diagnostik in der Rehabilitationsklinik Birkenbuck: Einsatz und Befunde. In: W. Schneider, H. Freyberger (Hrsg.): Was leistet die OPD? Empirische Befunde und klinische Erfahrungen mit der Operationalisierten Psychodynamischen Diagnostik. Huber, Bern 2000.

Nübling, R.: Psychotherapiemotivation und Krankheitskonzept. VAS, Frankfurt a.M. 1992.

Oberbracht, C.: Psychische Struktur im Spiel der Beziehung. Klinische Anwendung und empirische Prüfung der Strukturachse der Operationalisierten Psychodynamischen Diagnostik bei stationären psychosomatischen Patienten, Universität Heidelberg. Unveröffentlicht (2005).

Panksepp, J.: Affective neuroscience. Oxford University Press, Oxford 1998.

Papoušek, M.: Frühe Phase der Eltern-Kind-Beziehung. Praxis der Psychotherapie und Psychosomatik, 34 (1989) 109–122.

Perry, J. C.: The psychodynamic conflict rating scales. The Cambridge Hospital, Cambridge, MA 1990.

Perry, J. C., Augusto, F., Cooper, S. H.: Assessing psychodynamic conflicts: I. Reliability of idiographic conflict formulation method. Psychiatry, 52 (1989a) 289–301.

Perry, J. C., Cooper, S. H., Michels, R.: The psychodynamic formulation: Its purpose, structure, and clinical application. American Journal of Psychiatry, 144 (1987) 543–550.

Perry, J. C., Hoglend, P.: Convergent and discriminant validity of overall defensive functioning. Journal of Nervous and Mental Disease, 186 (1998) 9: 529–535.

Perry, J. C., Luborsky, L., Silberschatz, G., Popp, C.: An examination of three methods of psychodynamic formulation based on the same videotaped interview. Psychiatry, 52 (1989c) 302–323.

Pierce, G. R., Sarason, I. G., Sarason, B. R.: Coping and social support. In: M. Zeidner, N. S. Endler (Eds.): Handbook of coping – Theory, research, applications. Wiley, New York 1996.
Pilkonis, P. A.: Personality prototypes among depressives: themes of dependency and autonomy. Journal of Personality Disorders, 2 (1988) 144–152.
Posner, M. I., Rothbart, M. K.: Intentional chapters on unintended thoughts. In: J. S. Uleman, J. Bargh (Eds.): Unintended thought. Guilford, New York 1989.
Prelinger, E., Zimet, C. N., Schafer, R., Levin, M.: An ego-psychological approach to character assessment. Free Press Glencoe, New York 1964.
Rabin, R., de Charro, F.: EQ-5D: a measure of health status from the EuroQol Group. Annals of Medicine, 33 (2001) 5: 337–343.
Reymann, G., Zbikowski, A., Martin, K., Tetzlaff, M., Janssen, P. L.: Erfahrungen mit der Anwendung von Operationalisierter Psychodynamischer Diagnostik bei Alkoholkranken. In: W. Schneider, H. Freyberger (Hrsg.): Was leistet die OPD? Empirische Befunde und klinische Erfahrungen mit der Operationalisierten Psychodynamischen Diagnostik. Huber, Bern 2000.
Rippere, V.: How depressing: Another cognitive dimension of commonsense knowledge. Behavior Research and Therapy, 19 (1981) 169–181.
Rosin, U.: Lernbarrieren und Widerstände in der Balint-Gruppenarbeit mit Psychiatern. Gruppenpsychotherapie und Gruppendynamik, 16 (1981) 360–382.
Rudolf, G.: Krankheiten im Grenzbereich von Neurose und Psychose. Ein Beitrag zur Psychopathologie des Ich-Erlebens und der zwischenmenschlichen Beziehungen. Vandenhoek & Ruprecht, Göttingen 1977.
Rudolf, G.: Untersuchungen und Befund bei Neurosen und psychosomatischen Erkrankungen. Beltz, Weinheim/Basel 1981.
Rudolf, G.: Die Struktur der Persönlichkeit. In: G. Rudolf (Hrsg.): Psychotherapeutische Medizin. Enke, Stuttgart 1993.
Rudolf, G.: Operationalisierte Psychodynamische Diagnostik (OPD): Die Einschätzung des Strukturniveaus. In: P. Buchheim, M. Cierpka, T. Seifert (Hrsg.): Lindauer Texte. Springer, Berlin 1996.
Rudolf, G.: Psychotherapeutische Medizin und Psychosomatik. Thieme, Stuttgart 2000.
Rudolf, G.: Wie analytische Psychotherapeuten Diagnosen handhaben. Eine Bestandsaufnahme und ein Plädoyer. Psychotherapeut, 46 (2001) 102–109.
Rudolf, G.: Konfliktaufdeckende und strukturfördernde Zielsetzungen in der tiefenpsychologisch fundierten Psychotherapie. Zeitschrift für Psychosomatische Medizin und Psychotherapie, 48 (2002a) 2: 163–173.
Rudolf, G.: Struktur als psychodynamisches Konzept der Persönlichkeit. In: G. Rudolf, T. Grande, P. Henningsen (Hrsg.): Die Struktur der Persönlichkeit. Vom theoretischen Verständnis zur therapeutischen Anwendung des psychodynamischen Strukturkonzepts. Schattauer, Stuttgart 2002b.
Rudolf, G.: Strukturbezogene Psychotherapie. In: G. Rudolf, T. Grande, P. Henningsen (Hrsg.): Die Struktur der Persönlichkeit. Vom theoretischen Verständnis zur therapeutischen Anwendung des psychodynamischen Strukturkonzepts. Schattauer, Stuttgart 2002c.
Rudolf, G.: Störungsmodelle und Interventionsstrategien in der psychodnamischen Depressionsbehandlung. Zeitschrift für Psychosomatische Medizin und Psychotherapie, 49 (2004a) 363–376.
Rudolf, G.: Strukturbezogene Psychotherapie. Leitfaden zur psychodynamischen Therapie struktureller Störungen. Schattauer, Stuttgart 2004b, 2006a.

Rudolf, G.: Psychoanalytische Therapie struktureller Störungen. Behandlung »as usual« oder strukturbezogene Modifikation. In: Springer, A., Gerlach, A., Schlösser, A. (Hrsg.): Störungen der Persönlichkeit. Psychosozial Verlag, Gießen 2006b.

Rudolf, G., Buchheim, P., Ehlers, W., Küchenhoff, J., Muhs, A., Pouget-Schors, D., Rüger, U., Seidler, G. H., Schwarz, F.: Struktur und strukturelle Störung. Zeitschrift für Psychosomatische Medizin und Psychoanalyse, 41 (1995) 197–212.

Rudolf, G., Cierpka, M., Freyberger, H. J., Heuft, G., Schneider, W.: Operationalisierte Psychodynamische Diagnostik (OPD). In: C. Mundt, M. Linden, W. Barnett (Hrsg.): Psychotherapie in der Psychiatrie. Springer, Wien 1997.

Rudolf, G., Dilg, R., Grande, T., Jakobsen, T., Keller, W., Oberbracht, C., Pauli-Magnus, C., Stehle, S., Wilke, S.: Therapeutische Umstrukturierung im analytischen Prozeß: Modellbildung und Verlaufsbeobachtungen. In: A.-M. Schlösser, A. Gerlach (Hrsg.): Kreativität und Scheitern. Psychosozial-Verlag, Gießen 2001a.

Rudolf, G., Doering, S.: Strukturachse der Operationalisierten Psychodynamischen Diagnostik (OPD-2). In: S. Doering, S. Hörz (Hrsg.): Handbuch der Strukturdiagnostik. Schattauer, Stuttgart 2012.

Rudolf, G., Grande, T.: Vergleich und Validierung zweier Instrumente zur Einschätzung von Struktur und struktureller Veränderung. The Scales of Psychological Capacities (RS Wallerstein) und Operationalized Psychodynamic Diagnosis (Arbeitsgruppe OPD). Psychosomatische Universitätsklinik, Heidelberg 1999.

Rudolf, G., Grande, T.: Struktur der gesunden Persönlichkeit. Persönlichkeitsstörungen – Theorie und Therapie, 6 (2002) 174–185.

Rudolf, G., Grande, T.: Fokusbezogene psychodynamische Psychotherapie: Ein OPD-basierter Leitfaden. Psychotherapeut, 51 (2006). 276–289.

Rudolf, G., Grande, T., Dilg, R., Jakobsen, T., Keller, W., Krawietz, B., Langer, M., Oberbracht, C., Stehle, S.: (in Vorbereitung): Die Praxisstudie analytische Langzeitpsychotherapie (PAL), Zentrum für Psychosoziale Medizin.

Rudolf, G., Grande, T., Dilg, R., Jakobsen, T., Keller, W., Oberbracht, C., Pauli-Magnus, C., Stehle, S., Wilke, S.: Strukturelle Veränderungen in psychoanalytischen Behandlungen – Zur Praxisstudie analytischer Langzeittherapien (PAL). In: U. Stuhr, M. Leuzinger-Bohleber, M. Beutel (Hrsg.): Langzeitpsychotherapie. Perspektiven für Therapeuten und Wissenschaftler. Kohlhammer, Stuttgart 2001b.

Rudolf, G., Grande, T., Dilg, R., Jakobsen, T., Keller, W., Oberbracht, C., Pauli-Magnus, C., Stehle, S., Wilke, S.: Structural changes in psychoanalytic therapys – the Heidelberg-Berlin Study on long-term psychoanalytic therapies (PAL). In: M. Leuzinger-Bohleber, M. Target (Eds.): Outcomes of psychoanalytic treatment. Perspectives for therapists and researchers. Whurr Publishers, London 2002a.

Rudolf, G., Grande, T., Jakobsen, T.: Struktur und Konflikt: Gibt es strukturspezifische Konflikte? In: R. W. Dahlbender, P. Buchheim, G. Schüßler (Hrsg.): Lernen an der Praxis. OPD und die Qualitätssicherung in der psychodynamischen Psychotherapie. Huber, Bern 2004a.

Rudolf, G., Grande, T., Jakobsen, T., Krawietz, B., Langer, M., Oberbracht, C.: Effektivität und Effizienz psychoanalytischer Langzeittherapie: Die Praxisstudie analytische Langzeitpsychotherapie. In: A. Gerlach, A.-M. Schlösser, A. Springer (Hrsg.): Psychoanalyse des Glaubens. Psychosozial-Verlag, Gießen 2004b.

Rudolf, G., Grande, T., Oberbracht, C.: Die Heidelberger Umstrukturierungsskala. Ein Modell der Veränderung in psychoanalytischen Therapien und seine Operationalisierung in einer Schätzskala. Psychotherapeut, 45 (2000) 237–246.

Rudolf, G., Grande, T., Oberbracht, C.: Die Heidelberger Umstrukturierungsskala. Manual. Materialien der Praxisstudie Analytische Langzeittherapie, Universität Heidelberg. Unveröffentlicht, 2001c.

Rudolf, G., Grande, T., Oberbracht, C., Jakobsen, T.: Erste empirische Untersuchungen zu einem neuen diagnostischen System: Die Operationalisierte Psychodynamische Diagnostik (OPD). Zeitschrift für Psychosomatische Medizin und Psychoanalyse, 42 (1996) 4: 343–357.

Rudolf, G., Jakobsen, T., Grande, T., Oberbracht, C.: Strukturelle Aspekte der Persönlichkeitsstörungen. In: G. Rudolf, T. Grande, P. Henningsen (Hrsg.): Die Struktur der Persönlichkeit. Vom theoretischen Verständnis zur therapeutischen Anwendung des psychodynamischen Strukturkonzepts. Schattauer, Stuttgart 2002b.

Rudolf, G., Jakobsen, T., Micka, R., Schumann, E.: Störungsbezogene Ergebnisse psychodynamisch-stationärer Psychotherapie. Zeitschrift für Psychosomatische Medizin und Psychotherapie 50 (2004c) 37–52.

Rudolf, G., Oberbracht, C., Grande, T.: Die Struktur-Checkliste. Ein anwenderfreundliches Hilfsmittel für die Strukturdiagnostik nach OPD. In: H. Schauenburg, H. Freyberger, M. Cierpka, P. Buchheim (Hrsg.): OPD in der Praxis. Konzepte, Anwendungen, Ergebnisse der Operationalisierten Psychodynamischen Diagnostik. Huber, Bern 1998.

Rudolf, G., Rüger, U.: Zur Differentialindikation zwischen tiefenpsychologisch fundierter und analytischer Psychotherapie. Psychotherapeut, 46 (2001) 216–219.

Rudolf, G., Schmutterer, J.: Qualitätssichernde Therapiebegleitung. Deutsches Ärzteblatt 1 (2003) 13–15.

Rudolf, G., Stille, D.: Der Einfluß von Krankheitsbild und Krankheitsverhalten auf die Indikationsentscheidung in der Psychotherapie. Praxis der Psychotherapie und Psychosomatik, 29 (1984) 115–128.

Rüger, U., Bell, K.: Historische Entwicklung und aktueller Stand der Richtlinien-Psychotherapie in Deutschland. Zeitschrift für Psychosomatische Medizin und Psychotherapie, 50 (2004) 127–150.

Rüger, U., Blomert, A. F., Förster, W.: Coping. Verlag für Medizinische Psychologie. Vandenhoek & Ruprecht, Göttingen 1990.

Rüger, U., Dahm, A., Kallinke, D. (Hrsg.): Faber/Haarstrick: Kommentar Psychotherapierichtlinien. Urban & Fischer, München 2003.

Rutter, D. R., Calnan, M.: Do health beliefs predict health behaviour? A further analysis of breast self-examination. In: H. Dent (Ed.), Clinical psychology: research and developments. Croom Helm, New York 1987.

Rycroft, C.: A critical dictionary of psychoanalysis. Penguin, Harmondsworth 1968.

Sandler, J.: Research in psychoanalysis. The Hampstead Index as an instrument of psychoanalytic research. International Journal of Psychoanalysis, 43 (1962) 287–291.

Sandler, J.: Gegenübertragung und Bereitschaft zur Rollenübernahme. Psyche, 30 (1976) 297–306.

Sandler, J.: Die Beziehungen zwischen psychoanalytischen Konzepten und psychoanalytischer Praxis. Psyche, 7 (1983) 577–595.

Sandler, J., Sandler, A. M.: On the development of object relationships and affects. International Journal of Psychoanalysis, 39 (1978) 285–296.

Sass, H., Wittchen, H. U., Zaudig, M.: Diagnostisches und statistisches Manual psychischer Störungen DSM-IV. Hogrefe, Göttingen 2001.

Schacht, T. E., Henry, W. P.: Modeling recurrent patterns of interpersonal relationship with Structural Analysis of Social Behavior: the SASB-CMP. Psychotherapy Research, 4 (1994) 208–221.

Schauenburg, H.: Zum Verhältnis zwischen Bindungsdiagnostik und psychodynamischer Diagnostik. In: W. Schneider, H. Freyberger (Hrsg.): Was leistet die OPD? Empirische Befunde und klinische Erfahrungen mit der Operationalisierten Psychodynamischen Diagnostik. Huber, Bern 2000.

Schauenburg, H., Cierpka, M.: Methoden der Fremdbeurteilung interpersoneller Beziehungsmuster. Psychotherapeut, 39 (1994) 3: 135–145.

Schneider, G., Lange, C., Heuft, G.: Operationalized Psychodynamic Diagnostics and differential therapy indication in routine diagnostics at a psychosomatic outpatient department. Psychotherapy Research, 12 (2002) 2: 159–178.

Schneider, G., Schmitz-Moormann, S., Bär, O., Driesch, G., Heuft, G.: Psychodynamische Therapiefoki in einer stationären multimodalen Therapie – Zusammenhänge zu den Selbstauskunftsskalen und individuellen. Zeitschrift für Psychosomatische Medizin und Psychotherapie, 52 (2006) 259–273.

Schneider, W.: Die Psychotherapiemotivation – Behandlungsvoraussetzungen oder ein zu vernachlässigendes Konstrukt? In: W. Schneider (Hrsg.): Indikationen zur Psychotherapie. Beltz, Weinheim 1990.

Schneider, W.: Bilden Persönlichkeitstests Krankes oder Gesundes ab? Zur Pathophilie der diagnostischen Instrumente. Persönlichkeitsstörungen: Theorie und Praxis, 6 (2002) 3: 155–173.

Schneider, W., Basler, H.-D., Beisenherz, B.: Fragebogen zur Psychotherapiemotivation. Beltz, Weinheim 1989.

Schneider, W., Freyberger, H. J.: Diagnostik in der psychoanalytischen Psychotherapie unter besonderer Berücksichtigung deskriptiver Klassifikationsmodelle. Forum der Psychoanalyse, 6 (1990) 316–330.

Schneider, W., Freyberger, H. J.: Diagnostik nach ICD-10 – Möglichkeiten und Grenzen für die Psychotherapie/Psychosomatik. Psychotherapeut, 39 (1994) 269–275.

Schneider, W., Freyberger, H. J., Muhs, A., Schüßler, G. (Hrsg.): Diagnostik und Klassifikation nach ICD-10 Kapitel V (F). Eine kritische Auseinandersetzung. Ergebnisse der ICD-10-Forschungskriterienstudie aus dem Bereich Psychosomatik/Psychotherapie. Vandenhoek & Ruprecht, Göttingen 1993.

Schneider, W., Henningsen, P., Rüger, U.: Sozialmedizinische Begutachtung in Psychosomatik und Psychotherapie. Autorisierte Leitlinien, Quellentexte und Kommentar. Huber, Bern 2001.

Schneider, W., Heuft, G., Freyberger, H. J., Janssen, P. L.: Diagnostic concepts, multimodal and multiaxial approaches in psychotherapy and psychosomatics. Psychotherapy and Psychosomatics, 63 (1995) 63–70.

Schneider, W., Hoffmann, S. O.: Diagnostik und Klassifikation neurotischer und psychosomatischer Störungen. Fundamenta Psychiatrica, 6 (1992) 137–142.

Schneider, W., Klauer, T.: Symptom level, treatment motivation, and the effects of inpatient psychotherapy. Psychotherapy Research, 11 (2001) 2: 153–167.

Schneider, W., Klauer, T., Hake, K.: Prädiktive Validität der OPD-Achse I: Krankheitserleben und Behandlungsvoraussetzungen. 47. Jahrestagung des Deutschen Kollegiums für Psychosomatische Medizin (DKPM), Leipzig 1998.

Schultz-Hencke, H.: Schicksal und Neurose. Fischer, Jena 1931.

Schultz-Hencke, H.: Lehrbuch der analytischen Psychotherapie. Thieme, Stuttgart 1951.

Schulz, S.: Affektive Indikatoren struktureller Störungen, Universität des Saarlandes. Unveröffentlicht (2000).
Schüßler, G.: Bewältigung chronischer Krankheiten. Vandenhoek & Ruprecht, Göttingen 1993.
Schüßler, G.: Lehrbuch der Psychosomatischen Medizin und Psychotherapie. Uni-Med, Lorch 1995.
Schüßler, G.: Psychoanalytische Diagnostik. In: W. Senf, M. Broda (Hrsg.): Praxis der Psychotherapie. Thieme, Stuttgart 2000.
Schüßler, G.: Aktuelle Konzeption des Unbewußten – Empirische Ergebnisse der Neurobiologie, Kognitionswissenschaften, Sozialpsychologie und Emotionsforschung. Zeitschrift für Psychosomatische Medizin und Psychotherapie, 48 (2002) 192–214.
Schüßler, G.: Innerpsychischer Konflikt und Struktur: Wo steht das Unbewusste heute? In: R. W. Dahlbender, P. Buchheim, G. Schüßler (Hrsg.): Lernen an der Praxis. OPD und die Qualitätssicherung in der psychodynamischen Psychotherapie. Huber, Bern 2004.
Schüßler, G., Bertl-Schüßler, A.: Neue Ansätze zur Revision der psychoanalytischen Entwicklungstheorie. Zeitschrift für Psychosomatische Medizin, 38 (1992) 77–87 und 101–114.
Schwarzer, R.: Psychologie des Gesundheitsverhaltens. Hogrefe, Göttingen 1996.
Schwidder, W.: Klinik der Neurosen. In: K. P. Kisker, J. E. Meyer, M. Müller, E. Strömgren (Hrsg.): Psychiatrie der Gegenwart II/1. Springer, Berlin/Heidelberg/New York 1972a.
Schwidder, W.: Neopsychoanalyse. In: G. Bally (Hrsg.): Grundzüge der Neurosenlehre. Urban & Schwarzenberg, Berlin/Wien 1972b.
Selye, H.: Stress without distress. Signet, New York 1974.
Shapiro, D.: Neurotic Styles. Basic Books, New York 1965.
Shapiro, T.: The concept of structure in psychoanalysis. International Universities Press, Madison 1991.
Siebel, U., Michels, R., Freyberger, H. J., Dilling, H.: Deutsche Übersetzung und Bearbeitung des multiaxialen Systems zum Kapitel V (F) der ICD-10. Klinik für Psychiatrie der Medizinischen Universität zu Lübeck, 1994.
Silver, D.: Psychotherapy of the characterologically difficult patient. Canadian Journal of Psychiatry, 28 (1983) 513–521.
Simon, G. E.: Somatization and psychiatric disorders. In: L. J. Kirmayer, J. M. Robbins (Eds.): Current concepts of somatization: Research and clinical perspectives. American Psychiatric Press, London 1991.
Spitzer, C., Michels-Lucht, F., Siebel, U., Freyberger, H. J.: Zur Konstruktvalidität der Strukturachse der Operationalisierten Psychodynamischen Diagnostik (OPD). Zeitschrift für Psychosomatische Medizin und Psychotherapie, 48 (2002) 3: 299–312.
Sporn, H.: Aneignung der Suchterkrankung. Ein Konzept und ein Instrument zu seiner Erfassung. Psychotherapeut, 50 (2005) 5: 347–353.
Squire, L., Bloom, F., McConnell, S., Roberts, j., Spitzer, N., Zigmond, M.: Fundamental neuroscience. Academic Press, Amsterdam 2003.
Stasch, M.: Interpersonal tuning in inpatient psychotherapy. A clinical approach based on the Operationalized Psychodynamic Diagnostics (OPD). 34th annual meeting of the Society for Psychotherapy Research, Weimar 2003.
Stasch, M.: Interpersonal diagnosis, treatment-focus and clinical implementation based on OPD-Axis II. 35th annual meeting of the Society for Psychotherapy Research, Rome 2004.
Stasch, M., Cierpka, M.: Changes in patients' perceptions of their interpersonal behavior during inpatient psychotherapy. 31st annual meeting of the Society for Psychotherapy Research, Chicago 2000.

Stasch, M., Cierpka, M., Dahlbender, R. W., Grande, T., Hillenbrand, E., Kraul, A., Schauenburg, H.: OPD und Repräsentation interpersonellen Beziehungsverhaltens: ein Ansatz zur Konstruktvalidierung. In: R. W. Dahlbender, P. Buchheim, G. Schüßler (Hrsg.): Lernen an der Praxis. OPD und die Qualitätssicherung in der psychodynamischen Psychotherapie. Huber, Bern 2004.

Stasch, M., Cierpka, M., Hillenbrand, E., Schmal, H.: Assessing reenactment in inpatient psychodynamic therapy. Psychotherapy Research, 12 (2002) 3: 355–368.

Steffens, W., Kächele, H.: Abwehr und Bewältigung – Strategien und Mechanismen: Wie ist eine Integration möglich? In: H. Kächele, W. Steffens (Hrsg.): Bewältigung und Abwehr: Beiträge zur Psychologie und Psychotherapie schwerer körperlicher Krankheiten. Springer, Berlin 1988.

Steptoe, A.: Psychological coping, individual differences and physiological stress responses. In: C. L. Cooper, R. Payne (Eds.): Personality and stress: Individual differences in the stress process. Wiley, Chichester 1991.

Stern, D. N.: Mutter und Kind: Die erste Beziehung. Klett, Stuttgart 1979.

Stern, D. N.: The interpersonal world of the infant. A view from psychoanalytic and developmental psychology. Basic Books, New York 1985.

Stern, D. N.: The motherhood constellation. Basic Books, New York 1995.

Stieglitz, R. D., Dittmann, V., Mombour, W.: Erfassungsmethoden und Instrumente zur ICD-10. Fundamenta Psychiatrica, 6 (1992) 128–136.

Stiles, W. B., Elliot, R., Lewelyn, S. P., Firth-Cozens, J. A., Margison, F. R., Shapiro, D. N., Hardy, G.: Assimilation of problematic experiences by clients in psychotherapy. Psychotherapy, 27 (1990) 411–420.

Stiles, W. B., Meshot, C. M., Anderson, T. M., Sloan, W. W.: Assimilation of problematic experiences. The case of John Jones. Psychotherapy Research, 2 (1992) 81–101.

Stolorow, R. D.: Closing the gap between theory and practice with better psychoanalytic theory. Psychotherapy, 2 (1992) 159–166.

Strauß, B., Hüttmann, B., Schulz, N.: Kategorienhäufigkeit und prognostische Bedeutung einer operationalisierten psychodynamischen Diagnostik. Erste Erfahrungen mit der ›OPD-1‹ im stationären Rahmen. Psychotherapie, Psychosomatik und Medizinische Psychologie, 47 (1997) 2: 58–63.

Streek, U., Alberti, L., Heigl, F., Kollmann, F., Trampisch, H. J.: Der lange Weg zur Psychotherapie: Zur ›Patientenkarriere‹ von psychoneurotisch und psychosomatisch Kranken. Zeitschrift für Psychosomatische Medizin und Psychoanalyse, 32 (1986) 103–116.

Stroebe, W., Stroebe, M.: Social psychology and health. Open University Press, Buckingham 1995.

Strupp, H., Schacht, T.: Problem-treatment-outcome congruence: A principle whose time has come. In: H. Dahl, H. Kächele, H. Thomä (Eds.): Psychoanalytic process research strategies. Springer, Berlin 1988.

Strupp, H. H., Binder, J., L.: Psychotherapy in a new key. A guide to time-limited dynamic psychotherapy. Basic Books, New York 1984.

Strupp, H. H., Binder, J., L.: Kurzpsychotherapie. Klett-Cotta, Stuttgart 1993.

Sullivan, H. S.: The psychiatric interview. Norton, New York 1954.

Tausch, R., Tausch, A.-M.: Gesprächs-Psychotherapie. Hogrefe, Göttingen 1990.

Thoits, P.: Dimensions of life event that influence psychological distress: An evaluation and synthesis of the literature. In: H. Kaplan (Ed.), Psychological stress. Tends in theory and research. Academic Press, New York 1983.

Thomä, H.: Vom spiegelnden zum aktiven Analytiker. Suhrkamp, Frankfurt a.M. 1981.
Thomä, H., Kächele, H.: Lehrbuch der psychoanalytischen Therapie. Bd. 1: Grundlagen. Springer, Berlin 1989.
Tress, W., Henry, W. P., Strupp, H. H., Geister, G., Junkert, B.: Die strukturale Analyse sozialen Verhaltens (SASB) in Ausbildung und Forschung: Ein Beitrag zur ›funktionellen Histologie‹ des psychotherapeutischen Prozesses. Zeitschrift für Psychosomatische Medizin und Psychoanalyse, 36 (1990) 3: 240–257.
Tress, W., Junker-Tress, B.: Erkenntnistheoretische Grundlagen und Probleme der Psychotherapeutischen Medizin. In: S. Ahrens, W. Schneider (Hrsg.): Lehrbuch der Psychotherapie und Psychosomatischen Medizin. Schattauer, Stuttgart 2002.
Tress, W. H. (Hrsg.): Die Strukturale Analyse Sozialen Verhaltens SASB. Asanger, Heidelberg 2000.
Tschuschke, V., Mattke, D.: Kurzgruppenpsychotherapie. Entwicklung, Konzept und aktueller Forschungsstand. Gruppenpsychotherapie und Gruppendynamik, 33 (1997) 36–54.
Vaillant, G. E.: Theoretical hierarchy of adaptive ego mechanisms. Archives of General Psychiatry, 24 (1971) 107–118.
Vaillant, G. E., Bond, M., Vaillant, C. O.: An empirically validated hierarchy of defense mechanisms. Archives of General Psychiatry, 43 (1986) 786–794.
von Wietersheim, J.: Entwicklung und Perspektiven der OPD-Achse I: Krankheitserleben und Behandlungsvoraussetzungen. In: W. Schneider, H. Freyberger (Hrsg.): Was leistet die OPD? Empirische Befunde und klinische Erfahrungen mit der Operationalisierten Psychodynamischen Diagnostik. Huber, Bern 2000.
von Wietersheim, J., Jantschek, G.: Darstellung und erste Ergebnisse eines erweiterten Diagnoseschlüssels für psychosomatische Erkrankungen in ICD-9 und ICD-10. Zeitschrift für Psychosomatische Medizin, 40 (1994) 266–273.
Watzlawik, P., Beavin, J. H., Jackson, D. D.: Menschliche Kommunikation. Formen, Störungen, Paradoxien. Huber, Bern 1971.
Wegener, P.: Zur Bedeutung der Gegenübertragung im psychoanalytischen Erstinterview. Psychoanalyse, Klinik und Kulturkritik, 46 (1992) 286–307.
Weinryb, R. M., Rössel, R. J.: Karolinska Psychodynamic Profile KAPP. Acta Psychiatrica Scandinavia, 83 (1991) 1–23.
Weinryb, R. M., Rössel, R. J., Schauenburg, H.: Eine deutsche Version des ›Karolinska Psychodynamic Profile – KAPP‹. Psychotherapeut, 44 (1999) 227–233.
Weisman, A.: The psychodynamic formulation of conflict. Archives of General Psychiatry, 1 (1959) 288–309.
Weiss, J., Sampson, H.: The psychoanalytic process: theory, clinical observation and empirical research. Guilford, New York 1986.
WHO: Composite international diagnostic interview (CIDI). WHO, Geneva 1991.
WHO: The ICD-10 classification of mental and behavioral disorders. Clinical descriptions and diagnostic guidelines. WHO, Geneva 1993a.
WHO: The ICD-10 classification of mental and behavioral disorders. Diagnostic criteria for research (DCR). WHO, Geneva 1993b.
WHO: The ICD-10 classification of mental and behavioral disorders. Primary health care classification (PHC). WHO, Geneva 1993c.
WHO: The ICD-10 classification of mental and behavioral disorders. Short glossary. WHO, Geneva 1993d.
WHO: Schedules for clinical assessment in neuropsychiatry (SCAN). WHO, Geneva 1993e.

WHO: International Classification of Functioning VDR. http:\\www.vdr.de, 2001.
Widiger, T., Simonson, E.: Alternative models of personality disorder: finding a common ground. Journal of Personality Disorders 19 (2005) 110–130.
Wiggins, J. S.: Circumplex models of interpersonal behavior in clinical psychology. In: J. C. Kendall, J. N. Butcher (Eds.): Handbook of research methods in clinical psychology. Wiley, New York 1991.
Wittchen, H. U., Semmler, G.: Composite International Diagnostic Interview (CIDI). Interview, Manual und computerisiertes Auswertungsprogramm. Beltz, Weinheim 1992.
Wittchen, H. U., Zaudig, M., Fydrich, T.: Strukturiertes Klinisches Interview für DSM-IV. Achse I und II. Handanweisung. Hogrefe, Göttingen 1997.
Wöller, W., Kruse, J.: Tiefenpsychologisch fundierte Psychotherapie. Schattauer, Stuttgart 2005.
Zacharias, G.: Der Kompromiß. Vermittlung zwischen gegensätzlichen Positionen als Ermöglichung des Friedens. Hauser, München 1974.
Zaudig, M., Hiller, W. (Hrsg.): SIDAM: Strukturiertes Interview für die Diagnose der Demenz vom Alzheimer-Typ, der Multiinfarkt- (oder vaskulären) Demenz und Demenzen anderer Ätiologie. Huber, Bern 1993.
Zlatanovic, B.: Intrapsychische und interpersonelle Konflikte: Operationalisierte Psychodynamische Diagnostik versus Beziehungskonfliktthema. Dissertation, unveröffentlicht, 2000.

12 Adressen der Autoren

Prof. Dr. Cord Benecke
Institut für Psychologie
Holländische Straße 36–38, 34127 Kassel
Tel.: 0561/8043630
benecke@uni-kassel.de

Prof. Dr. med. Peter Buchheim
Heinrich-Vogel-Straße 4a, 82327 Tutzing

Dr. med. Markus Burgmer
Klinik und Poliklinik für Psychosomatik und Psychotherapie
Universitätsklinikum Münster
Domagkstraße 22, 48149 Münster
Tel. 0251/8352909
Fax 0251/8352903
burgmem@mednet.uni-muenster.de

Prof. Dr. med. Manfred Cierpka
Institut für Psychosomatische Kooperationsforschung und Familientherapie
Universitätsklinikum Heidelberg
Bergheimer Straße 54, 69115 Heidelberg
Tel. 06221/564700
Fax 06221/564701
manfred_cierpka@med.uni-heidelberg.de

PD Dr. med. Reiner W. Dahlbender
Klinik Am schönen Moos
Am schönen Moos 7–9, 88348 Bad Saulgau
Tel. 07581/507275
Fax 07581/507211
reiner.dahlbender@klinik-a-s-moos.de

Prof. Dr. med. Stephan Doering
Klinik für Psychoanalyse und Psychotherapie
Medizinische Universität Wien, 1090 Wien
Tel. +431404002519
stephan.doering@meduniwien.ac.at

Prof. Dr. med. Matthias Franz
Klinisches Institut für Psychosomatische Medizin und Psychotherapie
Universität Düsseldorf
Postfach 101007, 40001 Düsseldorf
Tel. 0221/8118338
Fax 0221/8116250
matthias.franz@uni-duesseldorf.de

Prof. Dr. med. Harald J. Freyberger
Klinik und Poliklinik für Psychiatrie und Psychotherapie
der Universität Greifswald
Postfach 2341, 18410 Stralsund
Tel. 03831/452101
Fax 03831/452105
freyberg@mail.uni-greifswald.de

Dr. phil. Dipl.-Psych. Tilman Grande
Hauptstraße 48, 69117 Heidelberg
Tel. 06221/9148778

Dr. med. Karsten Hake
Klinik u. Poliklinik für Psychosomatik u. Psychotherapeutische Medizin
Universität Rostock
Gehlsheimer Straße 20, 18147 Rostock
Tel. 0381/4949661
Fax 0381/4949603
karsten.hake@medizin.uni-rostock.de

Prof. Dr. med. Gereon Heuft
Klinik und Poliklinik für Psychosomatik und Psychotherapie
Universitätsklinikum Münster
Domagkstraße 22, 48149 Münster
Tel. 0251/8352902
Fax 0251/8352903
heuftge@mednet.uni-muenster.de

Prof. Dr. med. Sven Olaf Hoffmann
Sierichstraße 175, 22299 Hamburg-Winterhude
Tel. 040/478192
s.o.hoffmann@hamburg.de

Dipl.-Psych. Thorsten Jakobsen
Gerbergasse 43/Postfach 710, CH-4001 Basel
Tel. +41/61/2633350
Fax +41/61/2633352
jakobsen@gmx.de

Prof. Dr. med. Paul L. Janssen
Kraepelinweg 9, 44287 Dortmund
Tel. 0231/458765
Fax 0231/4462325
paul.janssen@ruhr-uni-bochum.de

Dr. med. Marianne Junghan
Scherzligweg 4, CH-3600 Thun
Tel. +41/33/2216707
Fax +41/33/2216708
marianne.junghan@bluewin.ch

Dr. rer. nat. Dipl.-Psych. Reinholde Kriebel
Halbe Höhe 8, 45147 Essen
Tel. 0201/733360
reinholde.kriebel@gmx.de

Prof. Dr. med. Joachim Küchenhoff
Chefarzt und Ärztlicher Leiter
Klinik für Psychiatrie und Psychotherapie
der Psychiatrie Baselland
Bienentalstraße 7, D-4410 Liestal
Tel. +41/61/5535102
joachim.kuechenhoff@pbl.ch

Dr. Elmar Mans
Psychosomatische Fachklinikik St. Franziska-Stift
Franziska-Puricelli-Straße 3, 55543 Bad Kreuznach
Tel. 0671/8820206
e.mans@fskh.de

Dr. phil. Dipl.-Psych. Claudia Oberbracht
Hohemarkstraße 27, 60439 Frankfurt
Tel. 069/95502654
claudia.oberbracht@t-online.de

Dr. med. Doris Pouget-Schors
Institut und Poliklinik für Psychosomatische Medizin, Psychotherapie
und Medizinische Psychologie der Technischen Universität München
Langerstraße 3, 81675 München
Tel. 089/4140-7421
Fax 089/4140-4845
D.Pouget-Schors@lrz.tu-muenchen.de

Prof. Dr. med. Gerd Rudolf
Klinik für Psychosomatische und Allgemeine Klinische Medizin
Universitätsklinikum Heidelberg
Thibautstraße 2, 69115 Heidelberg
Tel. 06221/565814
Fax 06221/565330
gerd_rudolf@med.uni-heidelberg.de

Prof. Dr. med. Henning Schauenburg
Klinik für Psychosomatische und Allgemeine Klinische Medizin
Universitätsklinikum Heidelberg
Thibautstraße 2, 69115 Heidelberg
Tel. 06221/565865
Fax 06221/565330
henning_schauenburg@med.uni-heidelberg.de

Prof. Dr. med. Gudrun Schneider
Klinik und Poliklinik für Psychosomatik und Psychotherapie
Universitätsklinikum Münster
Domagkstraße 22, 48149 Münster
Tel. 0251/8352904
Fax 0251/8352903
schneig@mednet.uni-muenster.de

Prof. Dr. phil. Dr. med. Wolfgang Schneider
Universität Rostock
Klinik u. Poliklinik für Psychosomatik u. Psychotherapeutische Medizin
Gehlsheimer Straße 20, 18147 Rostock
Tel. 0381/4949671
Fax 0381/4949672
wolfgang.schneider@med.uni-rostock.de

Prof. Dr. med. Gerhard Schüßler
Klinik für Medizinische Psychologie und Psychotherapie
Schöpfstraße 23a, A-6020 Innsbruck
Tel. +43/512/50427707
Fax +43/512/585418
gerhard.schuessler@uki.at

Dipl.-Psych. Michael Stasch
Praxis für Psychotherapie, Psychoanalyse, Paar- und Familientherapie
Rohrbacher Straße 22, 69115 Heidelberg
Tel. 06221/7288210
Fax 06221/7288211
praxis@psychotherapie-stasch.de

Dr. med. Matthias von der Tann
8 Elthworthy Terrace, London NW3 3DR
Tel. +44/207/7221497
mvondertann@googlemail.com

13 OPD-Arbeitsmaterialien

13.1 Achse I – Modul Forensik

In aller Regel steht bei Menschen, die von forensisch-psychiatrischen Diensten Gebrauch machen, zunächst die Straftat oder das antisoziale Verhalten ganz im Vordergrund. Das trifft sowohl für Menschen zu, die untergebracht oder inhaftiert sind, als auch für diejenigen, die sich ohne Freiheitsbeschränkung in der Öffentlichkeit bewegen. Viele dieser Menschen können kaum anerkennen, dass sie unter psychischen Problemen leiden. Daher sind sie wenig oder gar nicht bereit, sich auf eine Behandlung einzulassen, die sie nur als von außen auferlegt erleben. Diese Ablehnung verstärkt sich noch, wenn Therapien tatsächlich zwangsweise verordnet werden. Viele dieser Menschen sind in chaotischen, missbrauchenden und von Vernachlässigung und Gewalt geprägten Verhältnissen aufgewachsen und haben sich davon nicht gelöst. Auch das kann die Behandlung behindern. Daher müssen zusätztliche Faktoren in der OPD abgebildet werden, um den besonderen Anforderungen und Schwierigkeiten der Behandlung forensischer Patienten gerecht werden zu können. So sind das Ausmaß des Problems und die Risikoabschätzung eng mit der Schwere und Häufigkeit der begangenen Straftaten und der daraufhin erfolgten Unterbringung verknüpft. Der Schweregrad von paraphilen Neigungen und des (häufigen) Missbrauchs von psychotropen Substanzen hat ein großes Gewicht für Indikation und Prognose. Daneben spielt eine erhebliche Rolle, inwieweit das Individuum sich innerlich von seiner Straftat distanzieren und gleichwohl Verantwortung für diese übernehmen kann – was häufig erst nach Jahren möglich ist. Jedoch ermöglicht die diesbezügliche Einschätzung auf den verschiedenen Beschreibungsebenen des forensischen Moduls (zusammen mit Basismodul und Psychotherapiemodul sowie den anderen Achsen der OPD) eine Beurteilung der psychischen Situation des Individuums, was insbesondere für Therapieindikation und Prognose von großer Bedeutung ist.

Theoretische Begründung und Operationalisierung des forensischen Moduls werden in einer gesonderten Publikation erfolgen.

Modul Forensik

Objektivierende Bewertung der Erkrankung/des Problems	
1.	Gegenwärtige Schwere der Störung/des Problems
1.F1	Art und Schweregrad der Paraphilie
1.F2	Art und Schweregrad der Störung durch psychotrope Substanzen
1.F3	Art, Schweregrad und Häufigkeit von delinquentem und/oder antisozialem Verhalten
1.F4	Form und Art der Unterbringung
1.F5	Freiwilligkeit der Behandlung
2.	Dauer der Störung/des Problems
2.F1	Alter bei Erstmanifestation von antisozialem Verhalten
2.F2	Alter bei der ersten Verurteilung/Jugendstrafe oder dokumentierten antisozialen Handlung
Krankheitserleben, -darstellung und -konzepte des Patienten	
3.	Krankheitserleben und Krankheitsdarstellung
3.F1	Darstellung des Tatverhaltens und/oder von antisozialen Verhaltensweisen
4.	Krankheitskonzepte des Patienten
5.	Veränderungskonzepte des Patienten
5.F1	Einstellung zur Unterbringung
5.F2	Einstellung zur Behandlungsauflage
5.F3	Einstellung zum Behandlungsziel (Reduktion von antisozialen Verhaltensweisen)
Veränderungsressourcen/Veränderungshemmnisse	
6.	Veränderungsressourcen
6.F1	Offenheit – Anerkennung des Einflusses von psychischen Faktoren auf das Tatverhalten/antisoziale Verhalten
6.F2	Offenheit – Anerkennung des Einflusses von Tatverhalten/antisozialem Verhalten auf die nachfolgende psychische Verfassung
7.	Veränderungshemmnisse
7.F1	Komorbidität
7.F2	Psychosoziale Vorteile durch Tatverhalten/antisoziales Verhalten
7.F3	Psychosoziale Vorteile durch Zwangsmaßnahmen und eingeschaltete Dienste
7.F4	Instrumentalisierung von psychischer Störung im Hinblick auf Tatverhalten/antisoziales Verhalten

13.2
Achse II

13.2.1
Itemliste Achse Beziehung

			Der Patient erlebt sich immer wieder so, dass er (andere/n) … Andere – auch der Untersucher – erleben, dass der Patient immer wieder (andere/n) …	Beziehungsthemen				Der Patient erlebt andere immer wieder so, dass sie … Andere – auch der Untersucher – erleben sich gegenüber dem Patienten immer wieder so, dass sie …
O	□	1.	viel Freiraum lässt, alleine machen lässt	Freiraum lassen	O	□	1.	ihm viel Freiraum lassen, ihn alleine machen lassen
O	□	2.	wenig führt, Einflussnahme vermeidet	Andere anleiten	O	□	2.	ihn wenig führen, Einflussnahme vermeiden
O	□	3.	bewundert, idealisiert	Andere anerkennen	O	□	3.	ihn bewundern, idealisieren
O	□	4.	entschuldigt, Vorwürfe vermeidet	Verantwortlich machen	O	□	4.	ihn entschuldigen, Vorwürfe vermeiden
O	□	5.	mit seiner Zuneigung bedrängt	Zuneigung zeigen	O	□	5.	ihn mit ihrer Zuneigung bedrängen
O	□	6.	harmonisiert, Aggressionen vermeidet	Aggression zeigen	O	□	6.	harmonisieren, Aggressionen vermeiden
O	□	7.	sich besonders kümmert, sorgt	Sich kümmern	O	□	7.	sich um ihn besonders kümmern, sorgen
O	□	8.	sich aufdrängt, taktlos ist	Kontakt aufnehmen	O	□	8.	sich ihm aufdrängen, taktlos sind
O	□	9.	wenig Freiraum lässt, sich einmischt	Freiraum lassen	O	□	9.	ihm keinen Freiraum lassen, sich einmischen
O	□	10.	bestimmt, kontrolliert/Ansprüche stellt	Andere anleiten	O	□	10.	ihn bestimmen, kontrollieren/Ansprüche stellen
O	□	11.	klein macht, entwertet, beschämt	Andere anerkennen	O	□	11.	ihn klein machen, entwerten, beschämen
O	□	12.	Vorwürfe macht/beschuldigt	Verantwortlich machen	O	□	12.	ihm Vorwürfe machen/ihn beschuldigen
O	□	13.	seine Zuneigung entzieht	Zuneigung zeigen	O	□	13.	ihm ihre Zuneigung entziehen
O	□	14.	angreift/schädigt	Aggression zeigen	O	□	14.	ihn angreifen/schädigen
O	□	15.	vernachlässigt, im Stich lässt	Sich kümmern	O	□	15.	ihn vernachlässigen, ihn im Stich lassen
O	□	16.	übersieht, ignoriert	Kontakt aufnehmen	O	□	16.	ihn übersehen, ignorieren
O	□	17.	viel Freiraum/Selbstständigkeit für sich beansprucht	Sich entfalten	O	□	17.	viel Freiraum/Selbstständigkeit für sich beanspruchen
O	□	18.	trotzt, sich widersetzt	Sich einordnen	O	□	18.	ihm trotzen, sich widersetzen
O	□	19.	sich wichtig macht, in den Mittelpunkt stellt	Sich zur Geltung bringen	O	□	19.	sich wichtig machen, sich in den Mittelpunkt stellen
O	□	20.	jede Schuld von sich weist	Schuld anerkennen	O	□	20.	jede Schuld von sich weisen
O	□	21.	sich selbst verliert, wenn andere Zuneigung zeigen	S. auf Zuneigung einlassen	O	□	21.	sich selbst verlieren, wenn er Zuneigung zeigt
O	□	22.	sich wenig schützt, in Gefahr begibt	Sich schützen	O	□	22.	sich vor ihm wenig schützen, sich in Gefahr begeben
O	□	23.	sich anlehnt, sich anklammert	Sich anlehnen	O	□	23.	sich an ihn anlehnen, anklammern
O	□	24.	sich im Kontakt wenig abgrenzt, viel an sich heranlässt	Kontakt zulassen	O	□	24.	s. im Kontakt wenig abgrenzen, viel an sich heranlassen
O	□	25.	Eigenständigkeit vermeidet, Anleitung sucht	Sich entfalten	O	□	25.	Eigenständigkeit vermeiden, Anleitung suchen
O	□	26.	sich anpasst/sich zurücknimmt/aufgibt	Sich einordnen	O	□	26.	sich anpassen/sich zurücknehmen/aufgeben
O	□	27.	sich klein macht, sich selbst entwertet	Sich zur Geltung bringen	O	□	27.	sich klein machen, sich selbst entwerten
O	□	28.	sich die Schuld gibt	Schuld anerkennen	O	□	28.	sich die Schuld geben
O	□	29.	sich verschließt/flüchtet, wenn and. Zuneigung zeigen	S. auf Zuneigung einlassen	O	□	29.	sich verschließen/flüchten, wenn er Zuneigung zeigt
O	□	30.	sich besonders vor Angriffen schützt, auf der Hut ist	Sich schützen	O	□	30.	sich bes. vor seinen Angriffen schützen, auf der Hut sind
O	□	31.	sich wenig anlehnt, sich wenig bedürftig zeigt	Sich anlehnen	O	□	31.	sich wenig anlehnen, sich wenig bedürftig zeigen
O	□	32.	sich zurückzieht, abschottet, weggeht	Kontakt zulassen	O	□	32.	sich zurückziehen, abschotten, weggehen

13.2.2
Themen- und Ressourcen-Rating

A) Markieren Sie zunächst in den beiden äußersten Spalten links und rechts alle *dysfunktionalen* Verhaltensweisen des Patienten.
B) Entscheiden Sie anschließend, welche dieser Verhaltensweisen in Bezug auf die Störung des Patienten *am bedeutsamsten* sind.
C) Identifizieren Sie dann die dazu gehörenden *Beziehungsthemen* in der mittleren Spalte. Wählen Sie *maximal zwei* dieser Themen aus und markieren Sie diese in der Spalte P (= Problemthema), indem Sie bei dem Wichtigsten eine „1", beim Zweitwichtigsten eine „2" eintragen.
D) Sie können dann zwei Problemformulierungen mit dem allgemeinen Format anfertigen: *„Der Pat. neigt dazu, [dysfunktionelle Variante] anstatt [Beziehungsthema]"*. Beispiel: „Der Pat. neigt dazu, sich selbst total wertlos zu machen anstatt sich angemessen zur Geltung bringen."
E) Zum Schluss können Sie in der Spalte R (= Ressourcen) markieren, über welche interpersonellen Kompetenzen im Sinn einer Ressource der Pat. verfügt. Allgemeines Format der Ressourcenformulierung: *„Der Pat. verfügt über die Fähigkeit, [Beziehungsthema]."*

	Dysfunktionale Varianten: „zu wenig"		P	Beziehungsthema	R	Dysfunktionale Varianten: „zu viel"		
☐	and. keinen Freiraum lassen, and. dauernd bevormunden	and. wenig Freiraum lassen, sich einmischen	☐	and. Freiraum gewähren, and. auf eigene Weise tun lassen	☐	and. sehr viel Freiraum lassen	and. ganz alleine machen lassen	☐
☐	bei and. dauernd Anleitung suchen	Eigenständigkeit vermeiden	☐	sich gegenüber and. frei und eigenständig entfalten	☐	viel Freiraum u. Eigenständigkeit für sich beanspruchen	alles völlig frei auf seine eigene Weise machen	☐
☐	and. total entwerten, vernichtend beurteilen	and. entwerten, beschämen	☐	and. wertschätzen und anerkennen	☐	and. bewundern und besonders anerkennen	and. idealisieren, vollkommen überschätzen	☐
☐	sich selbst total wertlos, sich nichtig machen	sich selbst entwerten, klein machen	☐	seinen Wert and. gegenüber angem. zur Geltung bringen	☐	viel Geltung für sich beanspruchen	sich ständig wichtig machen, sich in den Mittelpunkt stellen	☐
☐	and. Zuneigung seine aufkündigen	and. seine Zuneigung entziehen	☐	and. seine Zuneigung zeigen	☐	and. mit seiner Zuneigung bedrängen	and. mit seiner Zuneigung verfolgen	☐
☐	die Flucht ergreifen, wenn and. Zuneigung zeigen	sich verschließen, wenn and. Zuneigung zeigen	☐	sich einlassen, wenn and. Zuneigung zeigen	☐	sich sehr rasch einlassen, wenn and. Zuneigung zeigen	sich selbst verlieren, wenn and. Zuneigung zeigen	☐
☐	sich um and. gar nicht kümmern, and. im Stich lassen	sich um and. wenig kümmern, and. vernachlässigen	☐	sich angemessen um and. kümmern, sorgen	☐	sich besonders um and. kümmern, sorgen	sich ständig um andere kümmern, sorgen	☐
☐	ganz unbedürftig sein, keinerlei Hilfe benötigen	sich wenig bedürftig zeigen, sich wenig anlehnen	☐	sich bedürftig zeigen, anvertrauen, anlehnen	☐	sich sehr bedürftig zeigen, sich sehr anlehnen	sich anklammern, sich sehr an andere hängen	☐
☐	vor jeglicher Einflussnahme auf and. zurückschrecken	Einflussnahme auf and. lieber vermeiden, and. wenig führen	☐	and. angemessen (rollengerecht) anleiten, führen	☐	kontrollieren, Ansprüche und Forderungen stellen	sehr kontrollieren, strenge Anspr. u Fordergn. stellen	☐
☐	sehr trotzig sein, sich jeglicher Regel widersetzen	rasch trotzig sein, sich gerne gegen and. auflehnen	☐	sich angemessen (rollengerecht) einordnen, einfügen	☐	sich rasch anpassen, sich rasch zurücknehmen	sich ganz unterwerfen, aufgeben, resignieren	☐
☐	jeglichen Vorwurf vermeiden, and. sofort entschuldigen	Vorwürfe lieber vermeiden, and. entschuldigen	☐	and. angemessen für ihre Schuld verantwortlich machen	☐	rasch vorwurfsvoll sein, and. häufig anklagen	and. ständig beschuldigen, fortwährend Klage führen	☐
☐	jegliche Schuld gänzlich von sich weisen	Schuld rasch von sich weisen	☐	eigene Schuld angemessen anerkennen	☐	Schuld rasch auf sich nehmen	sich ständig für alles die Schuld geben	☐
☐	vor jeglicher Aggression zurückschrecken	Aggression lieber vermeiden, harmonisieren	☐	Ablehnung und Aggression angemessen zeigen	☐	rasch aggressiv werden, andere angreifen	and. aggressiv bedrohen oder schädigen	☐
☐	sich immer wieder völlig ungeschützt in Gefahr begeben	leichtfertig Bedrohungen verkennen/übersehen	☐	sich vor Angriffen/Gefahren angemessen schützen	☐	aus Furcht vor Angriffen sehr vorsichtig sein	aus Furcht vor Angriffen ständig auf der Hut sein	☐
☐	die Grenzen and. ignorieren, sich distanzlos aufdrängen	and. zu nahe treten, taktlos sein	☐	angemessen zu and. Kontakt aufnehmen	☐	sich für and. wenig interessieren, and. leicht übersehen	and. gar nicht beachten, and. ignorieren	☐
☐	and. ggü. völlig durchlässig sein, alles an sich heranlassen	sich im Kontakt wenig abgrenzen	☐	sich im Kontakt angemessen öffnen und abgrenzen	☐	sich verschließen, aus dem Kontakt zurückziehen	sich abschotten, sich von and. absondern, weggehen	☐

13.3
OPD-2 Konfliktcheckliste

Abgewehrte Konflikt- und Gefühlswahrnehmung

Abgewehrte Konflikt- und Gefühlswahrnehmung
Allgemeine Kriterien
Typus: Menschen, die Konflikte in sich und in zwischenmenschlichen Beziehungen übersehen und Schwierigkeiten haben, Gefühle und Bedürfnisse bei sich und anderen wahrzunehmen.
Leitaffekt: Kein Leitaffekt, da Zurückdrängen vor allem anhedonischer Affekte und Konflikte durch übersteigerte Abwehr i. S. einer Schutzfunktion.
Gegenübertragung/Interaktion: In der Gegenübertragung entstehen entweder wenig Affekte (Desinteresse, Langeweile) oder die vom Patienten ausgesparten oder durch Sachlichkeit überdeckten Affekte, evtl. Ärger aufgrund der abwehrenden Darstellung.

Lebensbereiche
Herkunftsfamilie
Trotz evtl. schwieriger Verhältnisse werden die Beziehungen gleichförmig, affektarm, sachlich und als »unproblematisch« geschildert. Umgang durch Konventionen bestimmt. Veränderungen (z. B. Trennungen) verlaufen scheinbar wie selbstverständlich und ohne Reibungen.
Partnerschaft/Familie
Normalität und Funktionalität werden hervorgehoben. Veränderungen werden als Fakten ohne Gefühlsbeteiligung berichtet.
Beruf
Oft Berufe mit ausgeprägter Sachbezogenheit. Leistung in Bezug auf sachliche Lösung von Arbeitsaufgaben wichtig. Gelegentlich interpersonelle Konflikte am Arbeitsplatz, weil emotionale Beziehungen nicht berücksichtigt werden.
Soziales Umfeld
Funktional erscheinender Umgang unter Vermeidung emotionaler und konflikthafter Bereiche.
Besitz
Umgang mit Besitz wirkt funktional und sachbezogen. Manchmal besteht zu materiellen Dingen eine spürbar gefühlshaftere Beziehung als zu lebenden Objekten (zur Kompensation).
Körper/Sexualität
Sachlich-rationaler Umgang, der Körper soll wie eine Maschine funktionieren.

Gefühlvolle, genussvolle Körperlichkeit ist kaum möglich, sexuelles »Funktionieren« kann als Ausdruck von Normalität wichtig sein. Veränderungs- und Alterungsprozesse werden verleugnet oder »zur Reparatur gegeben«.
Erkrankungen
Erkrankung wird als schicksalhaftes Ereignis ohne große emotionale Beteiligung erlebt oder als Problem, das technisch zu lösen ist. Vordergründig meist gute Compliance im Bemühen, die »Reparaturbemühungen« der Ärzte zu unterstützen. Bevorzugung technischer Behandlungsmaßnahmen.

Konflikthafte Belastung (Aktualkonflikt)

Konflikthafte Belastung (Aktualkonflikt)
Allgemeine Kriterien
Unter erheblicher bis schwerster Belastung (Zeitraum: die letzten sechs Monate) entsteht ein durch diese innere oder äußere Anforderung hinreichend begründeter konflikthafter Motivationswiderspruch. Die Wahrscheinlichkeit für das Entstehen einer konflikthaften Belastung bestimmt sich aus (1.) dem Ausmaß der inneren motivationalen Konfliktspannung und der äußeren Belastung und (2.) den verfügbaren Ressourcen. Der Aktualkonflikt drückt sich innerhalb der menschlichen Motivationsantinomien aus und gestaltet die vorbestehende individuelle Konfliktspannung. Der Aktualkonflikt ist konflikthaft »eingefärbt«, da die motivationalen Grundmuster das innere Erleben bestimmen, ohne dass ein Konflikt im vorgenannten Sinne als zeitlich überdauerndes dysfunktionales Muster vorliegt (cave: Auslösesituation). Unabhängig davon können anders geartete dysfunktionale innere Konfliktmuster vorliegen. Die hier gemeinten motivationalen Konfliktvulnerabilitäten können mit den strukturellen und biologischen ineinander greifen und jede für sich, aber auch insgesamt die Kriterien einer Anpassungstörung nach der ICD-10 erfüllen. Der Aktualkonflikt ist abzugrenzen von einer Posttraumatischen Belastungsstörung (PTSD). Grundsätzlich ist ein passiver oder aktiver Modus der Belastungsverarbeitung möglich. Die Kriterien für die einzelnen Lebensbereiche entsprechen in der Ausprägung den bei den anderen Konflikten beschriebenen Kriterien für den aktiven oder passiven Modus, je nachdem welches Motivationssystem angesprochen ist. Typus/Leitaffekte/Gegenübertragung/Interaktion entsprechen hinsichtlich der Ausprägung den bei den anderen Konflikten beschriebenen, je nachdem welches Motivationssystem angesprochen ist.

Individuation versus Abhängigkeit

Individuation versus Abhängigkeit	
Existenzielle Bedeutung von Selbstständigkeit in Beziehungen. Bipolare Spannung zwischen der Suche nach enger Beziehung und intensiver Nähe (Abhängigkeit) und dem Streben nach betonter Selbstständigkeit und ausgeprägter Distanz (Individuation). Ausprägung des Konflikts bei akzentuierter Polarisierung mit existenzieller Bedeutung im lebensgeschichtlichen Verlauf im Sinne des Allein-Sein-*Müssens* bzw. des Zusammen-Sein-*Müssens.* *Abgrenzung:* Bei Vorherrschen von Versorgungsbestrebungen, Identitätsproblemen o. Ä. in der Bindungskonstellation Zuordnung zu anderen Konflikten.	
Passiver Modus	**Aktiver Modus**
Allgemeine Kriterien	
Typus: Enge und dauerhafte Beziehungen (fast) um jeden Preis, Vermeiden von Verantwortung und Eigenständigkeit, Unterordnung unter die Wünsche und Interessen der Beziehungspersonen, Verleugnung, Bagatellisierung oder Rationalisierung von Konflikten in Beziehungen, Selbstwahrnehmung von Hilflosigkeit, Schwäche und Angewiesensein-auf-Andere **Leitaffekt:** Existenzielle Angst bei Verlust, Trennung und Einsamkeit **Gegenübertragung:** Sorge und Verantwortung, Befürchtung vor überstarken Nähewünschen und Vereinnahmung	**Typus:** Übersteigerte emotionale und existenzielle Unabhängigkeit, Kampf in allen Lebensbereichen um Eigenständigkeit und Unabhängigkeit, Unterdrückung eigener Bedürfnisse nach Anlehnung und Nähe, Selbstwahrnehmung von großer Stärke und Nicht-Angewiesensein-auf-Andere **Leitaffekt:** Existenzielle Angst vor Nähe, Vereinnahmung und Verschmelzung **Gegenübertragung:** Kaum Verantwortungsgefühl, wenig Bedürfnis von Fürsorge und Schutz, Besorgnis vor abgewehrten Abhängigkeitswünschen

Lebensbereiche	
Herkunftsfamilie	
■ Inneres Nicht-Erwachsen-Werden, Vorherrschen der Kind-Position im Selbstverständnis und in der realen Beziehungsgestaltung ■ Verlängertes reales Verbleiben innerhalb der Familie ■ Erhaltung des familiären Kontextes auch durch Inkaufnahme großer Nachteile ■ Wechsel zwischen positiven und negativen Bewertungen der primären Bezugspersonen	■ Forcierte Loslösung aus der Familie, oft unter Konflikten bis zum radikalen Bruch, Verweigerung der Sohn/Tochter-Rolle ■ Frühes Verlassen der Familie ■ Verleugnung der Kind-Position, frühzeitiges Erwachsen-Fühlen ■ Bekämpfung oder Ignorieren familiärer Traditionen und Normen
Partnerschaft/Familie	
■ Freiwillig nachgeordnete Position	■ Ausgeprägte Unabhängigkeit in der Partnerbeziehung

■ Weitgehender Verzicht auf aktive und interessengeleitete Gestaltung der Partnerbeziehung, Abgabe der Verantwortung an den Partner ■ Verhinderung oder Verleugnung divergenter Entwicklungen der Partner ■ Harmonisierung von Differenzen und Bagatellisierung von Konflikten ■ Vermeiden von Veränderung zur Selbstständigkeit	■ Dominieren in der gemeinsamen Lebensgestaltung ■ Hohes Maß an Konflikten durch Ambitendenz der Beziehungsmuster der Partner ■ Betonung von Differenzen und Ausleben von Konflikten ■ Verfolgung einer eigenständigen Entwicklung unabhängig oder auch zu Lasten des Partners
Beruf und Arbeitswelt	
■ Bevorzugung nachgeordneter und zuarbeitender Tätigkeit, Vermeiden von Verantwortung und Leitung ■ Unterordnung von Konkurrenz und Karriere, Wünsche nach Aufrechterhaltung der Beziehung ■ Bedeutsamkeit kollegialer Zusammenarbeit und Zugehörigkeit zur Firma ■ Langjähriges Verbleiben an einer Arbeitsstelle ■ Festhalten am Arbeitsplatz in Krisensituationen auch bei Nachteilen, Verharren in der Berufstätigkeit auch bei gesundheitlichen Einschränkungen	■ Anstreben von Berufsnischen mit Eigenständigkeit und möglichst geringen Kooperationsnotwendigkeiten ■ Größtmögliche Eigenverantwortung und Selbstständigkeit, berufliche Karriere oder wirtschaftlicher Erfolg nachrangig ■ Bevorzugung eines unabhängigen Gestaltungsrahmens am Arbeitsplatz ■ Neigung zu Konflikten mit Kollegen und Vorgesetzten, Probleme mit Teamarbeit ■ Tendenz zu häufigem Wechsel der Arbeitsstätte oder des Berufes
Besitz und Geld	
■ Unterordnung von Besitz unter Beziehung ■ Anstrengungen zur Schaffung von Besitz zur Stiftung oder Erhaltung von Beziehungen ■ Vermeidung oder Verleugnung von Besitz bei Beeinträchtigung der Beziehungen ■ Großzügigkeit oder karitative Handlungen zur Etablierung oder Sicherung von Beziehungen ■ Verzicht auf Besitz bei Gefährdung der Beziehung	■ Streben nach sicheren ökonomischen Verhältnissen als Basis für Unabhängigkeit ■ Vermeiden von finanziellen Verpflichtungen ■ Herausstellen von Besitz zur Schaffung von Distanz ■ Besitz als Mittel, sich aus Beziehungen zu lösen ■ Besitzlosigkeit als Ideal völliger Unabhängigkeit
Soziales Umfeld	
■ Bevorzugung von Gruppenkontakten gegenüber Einzelbeziehungen ■ Neigung zu Gruppen mit fester Zusammengehörigkeit und gemeinsamer Ideologie ■ Bemühung um Integration in die Gruppe, Gefühl des Dazugehörens wichtig ■ Engagement in Organisation und Leitung für Gruppe und Gruppenzusammenhalt	■ Tendenz zur Vermeidung von Gruppenzugehörigkeiten ■ Neigung zu wechselnden und kurzzeitigen sozialen Kontakten ■ Ignorieren oder Entwerten von sozialen Verpflichtungen ■ Bevorzugung von Weltanschauungen und Ideologien mit dem Ideal der Unabhängigkeit

Körper/Sexualität	
■ Unterordnung von Bedürfnissen unter Erhalt der Beziehung ■ Geltendmachen von Bedürfnissen und Einschränkungen des Körpers zur Herstellung von Nähe zu Beziehungspersonen ■ Sexualität als Mittel zur Sicherung von Nähe, dabei oft Verzicht auf eigene Bedürfnisse	■ Ignorieren von körperlichen Bedürfnissen und Einschränkungen, um Abhängigkeit und Nähe zu vermeiden ■ Kultivieren körperlicher Leistungsfähigkeit als Mittel der Eigenständigkeit und Unabhängigkeit ■ Ausblenden körperlicher Einschränkungen und Nachlassen der Leistungsfähigkeit, übertriebene Jugendlichkeit ■ Unterdrückung von sexuellen Bedürfnissen oder Ausleben unter Vermeidung von Bindung und Nähe
Erkrankung	
■ Möglichkeit zum Ausleben von Abhängigkeit, Legitimation des Bestrebens nach Abhängigkeit ■ Unselbstständigkeit in der Behandlung ■ Häufige Arztbesuche, langjähriges Verbleiben bei einem Behandler (»treue« Patienten) ■ Streben nach Fortsetzung der Behandlung durch Verbleiben in der Krankheit ■ Versuch, die Arzt-Patient-Beziehung als enge, nahe Beziehung zu gestalten	■ Bedrohung der Unabhängigkeit ■ Bestreben nach Ignorieren von Krankheitssymptomen und Krankheitsfolgen ■ Tendenz zur Eigenständigkeit in der Behandlung ■ Ablehnung von vorgegebenen Behandlungsprogrammen, schlechte Compliance ■ Versachlichung und Distanzierung in der Arzt-Patient-Beziehung, häufiger Wechsel von Behandlern zur Vermeidung von Bindungen

Unterwerfung versus Kontrolle

Unterwerfung versus Kontrolle	
Zentrales Motiv ist, den anderen zu dominieren oder sich dem anderen unterzuordnen. Unterwerfung versus Kontrolle sind die unangepassten Pole von »sich anleiten lassen« zu können bzw. andere »anleiten« zu können. Erlebnisse von Macht und Ohnmacht beeinflussen in besonderer Weise das Selbstwerterleben, deswegen ist die Abgrenzung von den Selbstwertkonflikten i. e. S. besonders zu beachten.	
Passiver Modus	**Aktiver Modus**
Allgemeine Kriterien	
Typus: Passiv-aggressive Unterwerfung **Leitaffekt:** Ohnmächtige Wut, Unterwerfungslust, Furcht, Scham **Gegenübertragung/Interaktion:** Untergründig spürbare Verärgerung bei gefügigem Verhalten	**Typus:** Aggressives Dominanzstreben **Leitaffekt:** Trotzige Aggressivität, Machtlust, Wut, Ärger **Gegenübertragung/Interaktion:** Machtkampf mit Angst, bestimmt zu werden

Lebensbereiche

Herkunftsfamilie

- Unterwerfung unter Familientradition
- Hinnahme hierarchisch fixierter Beziehungen
- Verpflichtungen und Aufgaben als Korsett ggf. über Generationen hinweg
- Alternativlose Hinnahme von vorgegebenen Regeln
- Fehlen von einfühlbarem Aufbegehren

- Durchsetzung generationsübergreifender rigider Regeln
- Ausübung von Macht wird vor allem durch Fürsorge rationalisiert
- (Generationsübergreifende) Spannungen u. U. mit radikalem Kontaktabbruch und Wut
- Geringe Fähigkeit zum Interessenausgleich
- Schwierigkeit zur angemessenen Einordnung

Partnerschaft/Familie

- Unfähigkeit, »nein« zu sagen
- Eigene Ansichten oder Wünsche werden nachgeordnet
- Zur Vegeltung werden die »Bestimmer« der Familie auf feste Regeln verpflichtet
- Passiver Widerstand indirekt durch Zögern, Trödeln, Eigensinn
- Unfähigkeit zum Widerspruch erscheint als Aufopferung für die Familie

- Eigenwilligkeit bis zur trotzigen Aggressivität
- Abweichende Vorschläge lösen Gefühl von fremdbestimmter Regulierung aus
- Verhalten erscheint ausgesprochen dominant, regulierend, oft störend, ggf. als ständige Besserwisserei
- Unfähigkeit zur Reflexion eigener Regeln
- Tyrannis kann als übergroßes Engagement für die Familie/Partnerschaft imponieren

Beruf

- Trotz Aufstiegschancen untergeordnete Position
- Passives Unterlaufen von Anforderungen
- Vermittelt den Eindruck der reduzierten beruflichen Leistungsfähigkeit
- Position des »typischen, erfolgreichen Zweiten« im gemischten, überwiegend passiven Modus denkbar

- Anstreben von leitenden Positionen oder Positionen mit großer Selbstständigkeit
- Eigenes Urteil und Führungsstil als Maß aller Dinge
- Missdeutung von konstruktiver Kritik oder Anregungen anderer als Angriff
- Dominanzbedürfnisse führen zur Überbewertung von Arbeit, Leistung und Beruf
- Ehrgeiz begründet konflikträchtiges Verhalten

Soziales Umfeld

- In Nachbarschaft, Gemeinde, Vereinen und Freundschaftsgruppen eher untergeordnete Position
- Gefügige oder unkritische Unterordnung unter weltanschauliche, religiöse oder politische Ideologien
- Ertragen von kränkendem Bestimmt-Werden

- Mitgliedschaft in sozialen Gruppen, Vereinen sowie Freundschaften als Möglichkeit, Macht und Einfluss auszuüben
- Vordergründig uneigennütziges Engagement kann sich bei Meinungsverschiedenheiten, Neuwahlen oder Auseinandersetzungen mit dem Nachfolger als persönlicher Machtanspruch erweisen
- Bedrohung durch Machtverlust

Besitz	
■ Scheinbar gefügige Bereitschaft abzugeben verschleiert die zentrale Bedeutung von Besitz und Geld ■ Hergabebereitschaft und Anspruchslosigkeit werden durch heftige Verteidigung eines hochbesetzten »Kernbesitzes« konterkariert	■ Besitz und Geld sind wichtige Machtmittel ■ Weniger Begüterte können rücksichtslos an die Seite gedrängt werden
Körper/Sexualität	
■ Erlebnis eines Aufgeliefertseins an die Forderungen und Bedürfnisse des Körpers ■ Genaues Befolgen von gesundheitserhaltenden oder paramedizinischen Anleitungen ■ Gefühl der Hilflosigkeit unkontrollierbaren Signalen des Körpers gegenüber ■ Durch körperliche Haltung kann Unterwerfung nonverbal ausgedrückt werden ■ Unterwerfung unter sexuelle Forderungen anderer bzw. unbewusste Verweigerung	■ Körper funktionalisiert als Instrument des Machtstrebens ■ Körperliche Grenzen (»innerer Schweinehund«) werden ignoriert ■ Körperliche Attribute und Kleidung zur Machtdemonstration ■ Beherrschungsfantasien gegenüber dem Körper ■ Sexualität als Mittel der Machtausübung
Erkrankungen	
■ Krankheit als zu ertragendes Schicksal ■ In Arzt-Patient-Beziehung überwiegt Fügsamkeit ■ Passives Unterlaufen von medizinischen Anordnungen und Vereinbarungen ■ Coping bei schweren Erkrankungen: Passiv-aggressives Ertragen	■ Kampf gegen die Krankheit »mit allen Mitteln« ■ Aktive Krankheitsbewältigung bis zur Verbissenheit mit Unflexibilität bzw. Schwierigkeit, auch Rezidive und Rückschläge zu integrieren ■ Arzt-Patient-Beziehung mit rechthaberischen oder kontrollierenden Auseinandersetzungen ■ Coping bei schweren Erkrankungen: Trotzige Reaktionsbildung gegen Kontrollverlust

Versorgung versus Autarkie

Versorgung versus Autarkie

Grundsätzliche Beziehungsfähigkeit besteht, die Beziehungen und das Erleben sind von Wünschen nach Versorgung und Geborgenheit beziehungsweise deren Abwehr geprägt.

Ausbeutung anderer und anklammerndes Verhalten (»depending und demanding«, passiver Modus) versus selbstversorgende, anspruchslose Grundhaltung mit erheblichem »altruistischem« Einsatz für andere (aktiver Modus).

Es geht um »Etwas bekommen«, oder im Gegensatz dazu, keiner Versorgung bedürfen und damit um Abhängigkeit *in* der Beziehung und nicht *von* der Beziehung (Abgrenzung zu Individuation/Abhängigkeit).

Passiver Modus	Aktiver Modus
Allgemeine Kriterien	
Typus: Anklammernd, fordernd **Leitaffekt:** Trauer, Depression mit der Angst, den anderen zu verlieren, Neidgefühle **Gegenübertragung/Interaktion:** Anklammerung, Erpressung, Sorge, Ausbeutung und Ärger	**Typus:** Anspruchsloser Verzicht, um es dem anderen recht zu machen **Leitaffekt:** Sorge um den anderen, untergründige Depressivität, Neidgefühle **Gegenübertragung/Interaktion:** »Alles recht machen« und nicht zur Last fallen, »untergründige Sehnsucht«, Mitleid, Traurigkeit

Lebensbereiche	
Herkunftsfamilie	
■ Versorgungsabhängigkeit über die Generationsgrenzen hinweg ■ Lang bestehender, teils überloyaler Familienverbund	■ Forciertes Absetzen von der Familie (Nestflüchter) ■ Aktive Fürsorge um die Familie als Möglichkeit, weiter unbewusst die Versorgungsbeziehung aufrechtzuerhalten
Partnerschaft/Familie	
■ Anklammern und Versorgungswünsche an die Partnerschaft ■ Enge, fordernde Beziehungen (»immer zusammen«) ■ Trennungsfantasien lösen Angst und Niedergeschlagenheit aus	■ Selbstgenügsamkeit und Aufopferung in Partnerschaft mit dem Wunsch, »es wird einmal vergolten.« ■ Enge Beziehungen (»Ich bin immer für den anderen da.«) ■ Abwehr der Beziehungs-/Anklammerungstendenzen, auch häufig wechselnde Beziehungen (»Ich habe den anderen in der Hand!«)
Beruf	
■ Es werden Arbeitssituationen gesucht, die Unterstürzung und Geborgenheit vermitteln ■ Anforderungen und sozialer Aufstieg können als Verlust der Unterstürzung erlebt werden und lösen Verweigerungen bis hin zu Niedergeschlagenheit aus	■ Unersetzbare, aufopfernd fleißige Mitarbeiter, die aber permanentes Wohlwollen erwarten ■ Die Selbstausbeutung kann gesundheitlich gefährdend werden ■ Bei Verlust oder Bedrohung des Berufs/der Anerkennung droht Depression
Besitz	
■ Alles muss besessen werden, um ein Gefühl des Versorgtseins zu gewinnen ■ Abgeben wird vermieden	■ Die gezeigte Selbstlosigkeit enthält erhebliche (auch materielle) Verpflichtungen für den anderen ■ Aufgrund der Selbstlosigkeit kann es zu erheblichem Risiko für den Besitz kommen

Soziales Umfeld	
■ Wenige, aber extrem enge soziale Kontakte ■ Andere Menschen erleben sie als fordernd und anstrengend	■ Kontakte dienen der Versorgung anderer, schaffen jedoch keine echten Freundschaften ■ Andere fühlen sich meistens nicht verpflichtet, sondern neigen zu Ausbeutung bis hin zur Abwertung
Körper/Sexualität	
■ Der eigene Körper fordert ständige Versorgung und ist steter Anlass zur Sorge ■ Real wird dem eigenen Körper jedoch wenig echte Fürsorge zuteil ■ Sexualität ist eine Möglichkeit, sich versorgen zu lassen, bis hin zum »Sexhunger«	■ Der eigene Körper wird mit seinen Signalen und Grenzen nicht wahrgenommen, er hat »da zu sein« ■ Der Körper wird genauso wie andere Objekte aktiv umsorgt ■ Sexualität ist Gefahr, sich »hinzugeben«, aber auch geheime Möglichkeit der Bindung
Erkrankungen	
■ Krankheit und Unfälle erfordern »noch mehr« Versorgung ■ Die passive Haltung ist für Betreuer mühsam bis ärgerlich	■ Hilfestellungen werden meist abgewehrt, adäquat-regressives Verhalten fehlt ■ Leiden ermöglicht Klagen und Fordern ■ Die reale Betreuung ist oft »nicht genug«

Selbstwertkonflikt

Selbstwertkonflikt

Jeder Mensch ist auf die Befriedigung und Anerkennung seines Selbstwertgefühls bedacht (Selbst- versus Objektwert).

Ein Selbstwertkonflikt ist dann vorhanden, wenn die Anstrengungen zur Anerkennung des Selbstwerts übermäßig stark und erfolglos oder anamnestisch und/oder aktuell unzureichend oder gescheitert erscheinen.

Nicht gemeint ist die grundsätzliche Beteiligung des narzisstischen Motivationssystems (narzisstische »Tönung«) beim Auftreten jedes anderen Konflikts.

Hinsichtlich des Selbstwerts (Struktur) ist wie bei allen Konflikten eine hinreichende Möglichkeit zur Regulation vorauszusetzen, um einen motivationalen Konflikt mit spezifischer Auslösesituation überhaupt entstehen zu lassen.

Passiver Modus	Aktiver Modus
Allgemeine Kriterien	
Typus: Selbstbild eines Menschen, der im Vergleich zu anderen weniger wertvoll ist **Leitaffekt:** Deutlich wahrnehmbare Scham	**Typus:** Forcierte Selbstsicherheit gegenüber anderen **Leitaffekt:** Narzisstische Wut

Gegenübertragung/Interaktion: In der Übertragung idealisierende Bewunderung. In der Gegenübertragung Gefühle des Bestätigen-Müssens (wobei untergründig durchaus Abwertendes spürbar sein kann) oder des Herabsetzens	**Gegenübertragung/Interaktion:** In der Interaktion wird der Untersucher oft infrage gestellt – bis hin zur abwertenden Kränkung, in der Gegenübertragung bestehen Rechtfertigungsimpulse gefolgt von Ärger bis hin zur Herabsetzung
Lebensbereiche	
Herkunftsfamilie	
■ Trotz Bemühung und Anstrengung besteht der Mythos vom Versagen ■ Selbstabwertung auf dem Hintergrund der überwertigen Familie	■ Idealisierung der Herkunfstfamilie, Idealisierung der eigenen Biografie ■ Bagatellisierung bis zur Verleugnung der (eventuell beschämenden) Familiengeschichte
Partnerschaft/Familie	
■ Stabilisierung in der Partnerschaft mit gemeinsamen Kränkungserfahrungen ■ Abgrenzung von anderen, die es scheinbar besser haben	■ Beziehungen dienen der Stabilisierung des Selbstwertgefühls (Selbstobjekt), man wird selbst bewundert oder der Partner ist so bewunderungswürdig ■ Stetige Abwertung des Partners dient der eigenen Selbsterhöhung
Beruf	
■ Arbeit und Anstrengung als Kompensation für Kränkungen ■ Erhöhte Verletzbarkeit bei Einsatz, wenn dieser nicht gesehen oder anerkannt wird ■ Leistungsverweigerung (»Ich schaffe es nicht.«) mit dem Hinweis auf eigenes Unvermögen	■ Eigene Position und Leistungsfähigkeit werden überbewertet ■ Probleme in der eigenen Leistung werden verleugnet, wodurch Konflikte am Arbeitsplatz entstehen
Soziales Umfeld	
■ Wenn soziale Kontakte, eher mit Benachteiligten ■ Resignativer Rückzug gegenüber sozialen Ansprüchen	■ Kontakte mit Berühmtheiten oder bekannten Persönlichkeiten werden zur Selbstbestätigung gesucht oder herausgestellt ■ Aktive Abgrenzung gegenüber vermeintlichen »Versagern«
Besitz	
■ Vorhandener Besitz kompensiert das unzureichende oder fehlende Selbstwerterleben (»Besitz bestätigt«)	■ Besitz und Geld dienen der Selbstbestätigung (»Wohlstands-Fetische«)

Passiver Modus	Aktiver Modus
Körper/Sexualität	
■ Erleben des Körpers als minderwertig ■ Vernachlässigung des eigenen Körpers (»Der Körper kriegt, was er verdient!«) ■ Alternativ: Frustrane Korrekturversuche am Körper ■ Überzeugtheit der eigenen sexuellen Unattraktivität	■ Überstarke Tendenz, den Körper jung, schön und attraktiv erscheinen zu lassen, um vermeintliche (ggf. reale) Schwächen zu kompensieren; Probleme mit dem älter werdenden Körper ■ Fantasie der körperlichen Unverletzlichkeit ■ Überbetonung der eigenen sexuellen Potenz/Attraktivität als Selbstwerttonikum
Erkrankungen	
■ Krankheiten bestätigen die defizitäre Selbstsicht ■ Krankheiten oder Unfälle sind oft Auslöser für Schädigungsfantasien durch andere (Ärzte) ■ Oft sind sie Auslöser für Wiedergutmachungswünsche ■ Coping: Resignation	■ Erkrankungen können das Selbstwertgefühl bedrohen ■ Auch Bagatellerkrankungen können zum Zusammenbruch des Selbstwertgefühls führen ■ Dekompensation in passiven Modus möglich ■ Coping: Verleugnung, Bagatellisierung
Für beide Modi gilt, dass Symptomen oft eine weit über das klinisch Nachvollziehbare selbstwertbedrohende oder -stabilisierende Wirkung zugeschrieben wird.	

Schuldkonflikt (Selbst- versus Fremdbeschuldigung)

Schuldkonflikt (Selbst- versus Fremdbeschuldigung)

Beim Schuldkonflikt geht es darum, die Schuld über ein angemessenes Maß der Verantwortung hinaus entweder sich selbst oder den anderen aufzubürden.
Voraussetzung ist die Fähigkeit, Schuld zu empfinden.

Entweder fühlen Patienten sich für Schwierigkeiten schnell verantwortlich; übernehmen dafür die Schuld, leisten Verzicht für andere und neigen zu Selbstvorwürfen. Schuld wird durch selbstauferlegte Strafen ausgeglichen.

Oder Patienten externalisieren die Schuld nach außen und machen andere verantwortlich. Schuldgefühle werden auf andere abgewälzt. Es besteht dann keine Bereitschaft, Schuld auch nur anteilmäßig zu übernehmen.

Es geht hierbei nicht um die Motive der Versorgung oder Selbstwertstabilisierung, sondern um die Selbst- versus Fremdbelastung bei Gewissenskonflikten.

Passiver Modus	Aktiver Modus
Allgemeine Kriterien	
Typus: Neigung zu Selbstvorwürfen, Verzicht und Schuldübernahme für andere **Leitaffekt:** Trauer, Depression, Schuld	**Typus:** Anklagend, Schuld wird immer anderen zugeschrieben, egoistisches Verhalten **Leitaffekt:** Ärger, Schuld

Interaktion/Gegenübertragung: Schuldzuweisungen, Vorsicht, Mitleid	**Interaktion/Gegenübertragung:** Beschuldigung der anderen (»Die sind schuld!«), Ablehnung, Ärger

Lebensbereiche	
Herkunftsfamilie	
■ Übernahme von Schuld für Probleme in der Familie ■ Häufig Verzicht zugunsten der Angehörigen ■ Andere werden entschuldigt bei gleichzeitiger Neigung zu Selbstanklagen	■ Herkunftsfamilie und Angehörige werden für Probleme verantwortlich gemacht ■ Kaum Bereitschaft, Schuld auch nur anteilmäßig zu übernehmen ■ Herkunftsfamilie und Generationenkonflikte werden meist in selbstgerechter Weise beurteilt und dargestellt
Partnerschaft/Familie	
■ Neigung, Schuld auf sich zu nehmen und Partner sowie Kinder zu entschuldigen ■ Selbstanklagen und Herbeiführen von Situationen, in denen man automatisch als der Schuldige erscheint ■ Unterwürfige, teils demütige Haltung im Verhalten	■ Es wird versucht, Schuld vorwiegend dem Partner und den Kindern zuzuschieben, um eigene Schuldgefühle abzuwehren ■ Negative Handlungen, Verhaltensweisen werden »gesammelt« und bei jeder Gelegenheit angeführt
Beruf	
■ Bevorzugung der »zweiten Rolle«; Führungspositionen werden gemieden ■ Erfolge, Karrieresprünge führen eher zu Schuldgefühlen ■ Lob und Anerkennung werden als unangenehm empfunden ■ Eigene Fehler werden »vorschnell« zugegeben. Schuld von anderen wird »vorschnell« mit übernommen ■ Nachlassen eigener Leistung wird durch eigene Versäumnisse erklärt	■ Führungs- und Machtpositionen werden mit Selbstverständlichkeit übernommen ■ Es wird versucht, für eigene Fehler keine Verantwortung zu übernehmen ■ Privilegien werden als Bestätigung erachtet ■ Rücksichtsloses Verhalten gegenüber anderen ist möglich (»Die sind selbst schuld!«) ■ Eigene Unzulänglichkeiten und Versäumnisse werden auf schlechte Arbeitsbedingungen oder Versäumnisse anderer zurückgeführt (»Nicht meine Schuld!«)
Soziales Umfeld	
■ Auch im sozialen Umfeld wird die Schuld schnell übernommen ■ Bevorzugung von sozialen Gruppierungen, in denen Schuld abgearbeitet werden kann	■ Das soziale Umfeld wird zur Schuldzuweisung benötigt ■ »Selbstverständliche« soziale Vorteilnahme bis hin zur »schuldfreien« Ausnutzung anderer

Besitz	
■ Besitzverhalten, Geben und Nehmen sind hochkonfliktha ft ■ Die durch Geschenke ausgelösten Schuldgefühle müssen sofort durch Gegengeschenke ausgeglichen werden ■ »Aufmerksamkeiten« und Geschenke halten das subjektive Schuldkonto niedrig	■ Eigennütziges, besitzergreifendes Verhalten wird als gerechtfertigt dargestellt (»Das ist mein Recht.«) ■ Geschenke und Lob werden als selbstverständlich erachtet ■ Tendenz, sich immer benachteiligt oder betrogen zu fühlen
Körper/Sexualität	
■ Der Körper mit seinen Bedürfnissen und Sexualität werden eher schuldbetont erlebt ■ Missachtung körperlicher Grundbedürfnisse und gesundheitliches Fehlverhalten sind oft die Folge	■ Der Körper wird ausgebeutet. – Die Verantwortung und Schuld dafür tragen andere ■ Die Sexualität wird »schuldfrei« ausgelebt, bis hin zur Rücksichtslosigkeit
Erkrankungen	
■ Erkrankungen werden demütig hingenommen ■ Fügsamkeit bis Unterwürfigkeit in der Arzt-Patient-Beziehung ■ »Pflegeleichte« Patienten	■ Krankheiten werden schlecht ertragen ■ Ständige Unzufriedenheit und Schuldzuweisung gegenüber Behandlern und Institutionen ■ Konfliktfreudiges und schwieriges Verhalten, wobei eigene Anteile nicht gesehen werden

Ödipaler Konflikt

Ödipaler Konflikt

Zentrales Motiv ist, sich anderen Menschen gegenüber als besonders attraktiv und begehrenswert zu zeigen, um ihre Aufmerksamkeit und Anerkennung vor anderen zu gewinnen und den Kontakt erotisch-zärtlich zu gestalten und sich des eigenen Mann- bzw. Frauseins zu versichern. Dies ergibt sich aus der Identifikation mit bzw. der Übernahme der geschlechtsspezifischen elterlichen Rollen.

Die ödipale Konfliktkonstellation beschreibt unangepasste Pole; i. S. v. Etwas-gelten-Wollen versus Sich-im-Hintergrund-Halten, Rivalisieren-Können versus Nachgeben-Können, Körperliche-Lust-genießen-Können versus Auf-körperliche-Lust-verzichten-zu-Müssen. Primär handelt es sich nicht um eine sexuelle Störung.

Der ödipale Konflikt ist vor allem gegenüber dem Selbstwert-, Schuld- und Identitätskonflikt abzugrenzen.

Passiver Modus	Aktiver Modus
Allgemeine Kriterien	
Typus: Als graue Maus, harmlos, unattraktiv und geschlechtslos im Hintergrund halten	**Typus:** Phallisch-hysterisch im Mittelpunkt stehen

Leitaffekt: Konfliktspezifische Lücken, Schüchternheit (Scham), Angst **Interaktion/Gegenübertragung:** Verdrängung von Erotik/Sexualität aus Affekt, Wahrnehmung und Interaktion, unattraktiv, langweilig	**Leitaffekt:** Stark wechselnde, zum Teil dramatische Emotionen, Erotisierung/Sexualisierung, Rivalisieren (Schamlosigkeit, Aggression) **Interaktion/Gegenübertragung:** Angezogensein wechselt mit Zurückweisung; Erotisierung/Sexualisierung, ärgerliche Enttäuschung

Lebensbereiche

Herkunftsfamilie

- Familiengeschichte wird trotz Bindung wenig lebendig
- Beziehungen idealisiert und enterotisiert
- Konflikte und Rivalitäten werden verleugnet
- Ängstlicher Konservativismus

- Enge u. U. unbewusste/abgewehrte Bindungen, besonders an gegengeschlechtlichen Elternteil
- Rolle des »Lieblings« – oft bis ins Erwachsenenalter

Beide Modi sind stark an die Herkunftsfamilie gebunden.

Partnerschaft/Familie

- Meist stabile Partnerschaften, in denen es vorrangig um Schutz und Geborgenheit geht
- Rivalisierendes und erotisch-sexuelles Erleben erscheinen verdrängt »farblos«
- Oft werden ältere PartnerInnen gewählt
- Die alterserforderlichen Rollenänderungen können Krisen auslösen

- Um jeden Preis Aufmerksamkeit und Anerkennung gewinnen
- Theatralisch-emotionales Verhalten oder widersprüchliches sexuelles Verhalten (locken-blocken)
- Die Partnerwahl ist meist am Primärobjekt orientiert
- Partner enttäuschen dadurch häufig

Beruf

- Unauffällige oder sogar »gute« Arbeitsbeziehungen, meist Vermeidung von Rivalitäten
- Einnahme eher nach- bzw. untergeordneter Positionen
- Leistungsfähigkeit und interpersonelle Kompetenzen werden herabgespielt

- Häufig fehlen beständige kognitive Kompetenz und konstante Leistungsfähigkeit
- Es besteht überstarke Neigung zum Rivalisieren und Sexualisieren (»phallisch-rivalisierend«)
- Zeitweilig reale Erfolge, eher aber Positionen unter den individuellen Fähigkeiten und häufig wechselnde Berufskonstellationen

Soziales Umfeld

- Stabile, unauffällige Beziehungen unter Zurückstellung des rivalisierend anerkennend sexuellen Momentes werden bevorzugt
- Vermeiden von sozialen Beziehungen, die Geschlechtsrollen und Konkurrenz betonen (»den Schwanz einziehen«)

- Soziale Gruppen, Vereine und Freunde dienen durch vielfältige und meist rasch wechselnde Aktivitäten dazu, im Mittelpunkt zu stehen (»Platzhirsch«, »Königin«, »sich brüsten«)
- Beziehungen werden häufig als persönlicher beurteilt, als sie es tatsächlich sind

■ Kaum einer kann sich ihrer nachhaltig erinnern, obwohl sie nicht unbeliebt sind	■ Rivalisieren bis hin zum Zerstören von partnerschaftlichen Bindungen anderer
Besitz	
■ Besitz dient eher als stiller und unbewusster Ersatz für Attraktivität, Potenz oder Rivalität	■ Besitz dient dazu, im Mittelpunkt zu stehen, zu rivalisieren und Anerkennung zu gewinnen (besonderes Haus, Auto usw.)
Körper/Sexualität	
■ Körperlichkeit wird wenig beachtet, aber auch nicht vernachlässigt ■ Der Körper erscheint eher neutral und unattraktiv, wird verhüllt, versteckt oder verborgen ■ Körperlich-erotische Bereiche werden ausgespart bzw. vermieden ■ Im Extremfall sexuelles Desinteresse ■ Reduktion der ödipalen Bedrohung und der Neutralisierungsmaßnahmen im Alter	■ Körperlichkeit wird viel Aufmerksamkeit zuteil ■ Körper wird zum überpointierten Ausdrucksmittel von Attraktivität, Rivalität und Anerkennung funktionalisiert ■ Im Extremfall übersteigertes sexuelles Interesse ■ Der Verlust der körperlichen Attraktivität (z. B. im Alter) ist bedrohlich
Erkrankungen	
■ Bieten unbewusste Möglichkeit, Aufmerksamkeit und Anerkennung zu erhalten ■ Erscheinen in der Krankheit schwach und pseudoregressiv ■ Krankheiten dienen als stiller Ersatz für Anerkennung und/oder sexuelle Befriedigung, u. U. werden therapeutische Prozeduren angestrebt	■ Erkrankungen werden eingesetzt, um Aufmerksamkeit und Zuwendung zu erfahren ■ Kein Helfer vermag diese Bedürfnisse zu erfüllen ■ Immer neue medizinische Experten (»Koryphäen«) müssen aufgesucht werden

Identitätskonflikt

Identitätskonflikt	
Passiver Modus	**Aktiver Modus**
Allgemeine Kriterien	
Gefühl des chronischen oder immer wiederkehrenden Identitätsmangels Als Bewältigungsstrategien überwiegen Bagatellisieren, Rationalisieren, Verleugnen von Identitätsdissonanzen Extrem: Gefühl eines völligen Identitätsmangels	Generelle Tendenz: Aktives Überspielen der Unsicherheit in der Identität Kompensatorischer Umgang und Vermeidung von Dissonanzen, die die eigene Identität widerspiegeln (z. B. die Konstruktion eines Familienromans, fantasierte Abstammung und geliehene Identitäten)

Die Vermeidung von mit der eigenen Identitätsunsicherheit konfrontierenden (Lebens-)Situationen ist durchgängig	Vorherrschendes Grundgefühl: Befürchtung und Angst, das Identitätssystem könne gefährdet werden

Lebensbereiche	
Herkunftsfamilie	
■ Herkunftsidentität ist farblos und matt oder sichtlich gebrochen ■ Wenig attraktive und tragende Rollenangebote, mit denen eine Identifizierung akzeptabel gewesen wäre ■ Unklare oder widersprüchliche Identitäten in der Altfamilie	■ Generelle Tendenz: Aktives Überspielen der Identitätsstörungen durch Konstruktionen ■ Die berichtete Geschichte der Herkunftsfamilie weist Idealisierungen und Fiktionen auf ■ Bei einer als bedeutungslos oder sogar gedemütigt erlebten Herkunftsfamilie dominiert der unbewusste Wunsch, sich abzugrenzen und neu anzufangen
Partnerschaft/Familie	
■ Meidung von Partnern mit klaren und bewunderten Eigenschaften. Die Diskrepanz wäre schwer auszuhalten und erinnerte unablässig an die eigene Identitätsunsicherheit. ■ Gerät der Patient dennoch an einen identitätsstabilen Partner, stellt er seine eigene Identität oft bedingungslos unter die des anderen	■ Aktive Suche von Partnern, Beziehungen und Familien, die Identität und Unterstützung geben können ■ Günstigenfalls stabile Lösungen durch angepasste Rollenübernahme im neuen »Clan« ■ Forcierte oder übertriebene Annahme der neuen Familienidentität führt auch zu Fehlanpassungen
Beruf und Arbeitswelt	
■ Widersprüchlichkeit in den Lern- und Leistungserfolgen ■ Zum Erfolg fehlt meist innere Konstanz und Rollensicherheit ■ Professionelle Wirkung nach außen manchmal unecht (»verkleidet«) oder unbeständig ■ Versuche in vielen Rollen und Positionen	■ Der Arbeitswelt kommt eine unangemessen identitätsstiftende Rolle zu (»immer im Dienst«) ■ Arbeits- und Leistungsverhalten dadurch oft problematisch und unflexibel ■ Notwendiger Sachbezug und Aufgabenorientiertheit stehen hinter der Beziehung zur eigenen Person und ihrer Identität zurück
Besitz und Geld	
■ Vorbestehende Besitzverhältnisse können dazu dienen, das Sicherheitsgefühl zu ersetzen (Haben statt Sein) ■ Manchmal wissen auch die Menschen mit dem Geld, das sie verdienen, nichts anzufangen (»passt nicht zu mir«)	■ Besitzverhältnisse dienen im Wesentlichen der Stabilisierung der eigenen Identität und werden in dieser Funktion angestrebt

Soziales Umfeld

- Sozial chamäleonhaft wirkend, dabei jedoch eher farblos (»angepasst«)
- Fehlen eines eigenständigen Profils, das für die soziale Diskriminanz notwendig ist
- Wahrscheinlich deswegen letztlich keine soziale Respektierung
- Meidung exponierender sozialer Kontakte

- Gruppenzugehörigkeiten werden hinsichtlich ihrer identitätsstiftenden Funktion gesucht und gepflegt (»wir Künstler«)
- Auffallen können die Patienten dann aufgrund der Übertreibung, mit der diese Rollenidentitäten vertreten werden. Dies kann bis zur Karikatur gehen.

Körper/Sexualität

- Am ehesten besteht ein indifferenter Umgang mit dem eigenen Körper
- Umgang mit der Kleidung zurückgenommen und nicht festgelegt
- Teilweise stark wechselnde Orientierungen hinsichtlich der äußeren Erscheinung (»Man muss mit der Mode gehen.«)

- Dem forcierten Stil im Umgang mit dem eigenen Körper kommt eine identitätsstiftende Funktion zu
- Soziale Bewertungen eines trainierten Körpers ermöglichen z. B. Stabilisierung für den hinsichtlich seiner Männlichkeit Unsicheren
- Kleidung hat schon immer Identität begründet und den Unsicheren getarnt (»Kleider machen Leute.«)
- Auch »bemühte Verwahrlosung« der Kleidung ist identitätsstiftend
- Kennzeichnend sind die eingeschränkte Wahlmöglichkeit und die Fixierung

Erkrankungen

- Aufgrund der Passivität Schwierigkeit, bei schwereren Erkrankungen eine neue und adäquate (Kranken-)Rolle zu finden und zu akzeptieren
- Patienten weichen der Auseinandersetzung aus und sind in der Mehrzahl ratlos und passiv-fügsam

- Deutliche Neigung, Krankenrollen aktiv aufzugreifen und zu gestalten
- War man bisher »nichts«, so ist man nun krank. Die ganze Selbstdarstellung wird über das Kranksein definiert
- Anderes Extrem: Verweigerung der Krankenrolle, weil sie mit den Vorstellungen von der eigenen Identität nicht in Übereinstimmung steht (»Ich bin doch niemand, der so etwas kriegt.«)
- Patienten sind damit sowohl hinsichtlich der Chronifizierung als auch durch die Folgen der Verleugnung von Krankheit gefährdet

13.4 OPD-2 Strukturcheckliste

1.1 Kognitive Fähigkeit: Selbstwahrnehmung

OPD-2	Gut integriert	Mäßig integriert	Gering integriert	Desintegriert
1.1 Selbstreflexion	Die Fähigkeit, den Blick auf die eigene Person und die eigene Innenwelt zu richten, ist vorhanden. Es kann realitätsgerecht wahrgenommen werden, was für ein Mensch man ist und was in einem vorgeht. Dies kann in sprachliche Begriffe gefasst werden.	Es ist wenig Interesse vorhanden, über sich nachzudenken. Selbstreflexion richtet sich vor allem auf das handelnde Selbst (was Patient selbst gesagt und getan hat); Selbstbild wirkt vergröbert. Es fällt schwer, treffende sprachliche Begriffe zu finden.	Selbstreflexive Wahrnehmung ist kaum möglich; es kann auch mit Unterstützung kein kohärentes Bild von sich selbst und der inneren Situation entworfen werden; widersprüchliche Selbstaspekte stehen nebeneinander. Keine Begriffssprache für innere Vorgänge.	Selbstschilderung erzeugt das Gefühl der Beliebigkeit, fehlende Realitätsbezogenheit, Unverständlichkeit; Selbstbild wirkt wenig authentisch, u. U. entliehen, abwegig. Sprachlich befremdliche, widersprüchliche Formulierungen.
1.2 Affektdifferenzierung	Affekte können trotz konflikthafter Einschränkungen differenziert wahrgenommen werden und sind handlungssteuernd. Im Erleben überwiegen positive Affekte wie Freude, Neugier und Stolz. Negative Affekte wie Angst, Verachtung, Ärger, Ekel, Trauer, Schuld und Scham haben große Variabilität.	Affekte werden nur eingeschränkt wahrgenommen und in schwierigen Situationen zur Wahrung der Stabilität auch vermieden. Sie sind daher auch nur begrenzt handlungssteuernd. Im affektiven Erleben überwiegen negative Affekte wie Wut, Angst, Enttäuschung, Selbstentwertung und Depression.	Affekte können nicht differenziert wahrgenommen oder nachvollziehbar geschildert werden. Sie äußern sich entweder in Erregung oder in Entfremdung, Affektleere, Depression und manischer Gestimmtheit. Sie können von daher auch nicht zur gezielten Verhaltenssteuerung eingesetzt werden. Im affektiven Ausdruck dominieren chronische Verachtung, Ekel und Wut.	Kein innerer Abstand zu den eigenen Gefühlen und keine introspektive Wahrnehmung von Affekten. Zwischen Handlungen und Affekterleben ist nur sehr wenig steuernde Instanz geschaltet. Ausgeliefertsein an heftige, nicht ausgestaltete emotionale Zustände, die nicht in Worten benannt werden können.

OPD-2	Gut integriert	Mäßig integriert	Gering integriert	Desintegriert
1.3 Identität	Das Selbstbild erscheint über die Zeit hinweg konstant und kohärent und lässt eine eindeutige psychosexuelle Identität erkennen.	Situations- und stimmungsabhängige Einbrüche und Wechsel im Selbstbild.	In unterschiedlichen Zeiten und Situationen treten unterschiedliche Selbstaspekte in den Vordergrund; das Gefühl einer konstanten psychosexuellen und sozialen Ausrichtung im Sinne einer Identität ist nicht verfügbar.	Weitgehendes Fehlen einer differenzierten psychosozialen und sexuellen Identität zugunsten verzerrter oder klischeehafter Eigenschaftszuschreibungen, u. U. wahnhafte Identitätsaspekte.

1.2 Kognitive Fähigkeit: Objektwahrnehmung

OPD-2	Gut integriert	Mäßig integriert	Gering integriert	Desintegriert
1.4 Selbst-Objekt-Differenzierung	Affekte, Impulse und Gedanken können bzgl. der Zuordnung zum Selbst oder zu den Objekten sicher auseinander gehalten werden; Patient kann sich sicher abgrenzen und den anderen von außen wahrnehmen.	Zuordnung von Affekten, Impulsen und Gedanken ist bzgl. Selbst und Objekt unsicher; Abgrenzung vom anderen und distanzierte Wahrnehmung des anderen ist erschwert.	Selbst und Objekt sind konfundiert, werden miteinander verwechselt; dem Objekt werden diejenigen Affekte zugeschrieben, die für das Selbst unerträglich sind.	Symptomwertige Schwierigkeit, zwischen Selbst- und Objektaspekten zu unterscheiden bzw. Objekt als vom Selbst getrennt wahrzunehmen.
1.5 Ganzheitliche Objektwahrnehmung	Andere werden als Menschen mit eigenen Interessen, Bedürfnissen, Rechten und einer eigenen Geschichte erlebt; unterschiedliche Seiten können zu einem lebendigen Bild integriert werden.	Andere werden in ihrer Komplexheit und Widersprüchlichkeit nicht wahrgenommen, sondern entsprechend den eigenen Wünschen erlebt, sodass positive und negative Seiten überzeichnet werden.	Andere werden in Extremen erlebt, besonders gut oder besonders schlecht, schwarz oder weiß, Widersprüche können nicht integriert werden.	Andere werden vorwiegend als aggressiv verfolgend, ungerecht, bedrohlich erlebt und als solche gefürchtet und bekämpft; einzelne Eigenschaften können für das ganze Objekt stehen.

OPD-2	Gut integriert	Mäßig integriert	Gering integriert	Desintegriert
1.6 Realistische Objektwahrnehmung	Es kann ein realistisches Bild des anderen entworfen werden.	Es fällt schwer, andere hinsichtlich ihrer inneren Intentionen und ihrer äußeren Situation realistisch wahrzunehmen.	Das Bild des anderen ist durch eigene Projektionen von Bedürfnissen und Befürchtungen bestimmt. Unabhängig davon können Einstellungen des anderen sensitiv erahnt werden.	Die innere und äußere Realität anderer sind nicht wirklich zugänglich.

2.1 Steuerungsfähigkeit: Selbstregulierung

OPD-2	Gut integriert	Mäßig integriert	Gering integriert	Desintegriert
2.1 Impulssteuerung	Aggressive, sexuelle und orale Impulse können erlebt und unter Berücksichtigung von Wert- sowie Moralvorstellungen aufgeschoben und integriert, aber auch befriedigt werden.	Impulse sind durch Übersteuerung gehemmt oder brechen gelegentlich auch durch. Das Selbst erlebt sich als blockiert oder unter großem Druck. Das übermäßige Über-Ich ist entweder stark kritisierend oder punktuell ausgeblendet.	Impulse sind nicht gut integriert, können nicht aufgeschoben werden (Untersteuerung) oder durch ein differenziertes, handlungsleitendes Wertesystem aufgefangen werden. Aggressive Tendenzen münden in selbst- und fremddestruktiven Handlungen. Unter Umständen Sexualisierung von Beziehungslosigkeit; perverse Lösungen.	Unbändiger, zerstörerischer Hass wird als angemessene Reaktion auf das Tun anderer erlebt. Manifeste Aggressivierung von Sexualität und Beziehungsverhalten. Sexuelle Impulse haben Partialobjektcharakter. Aufschub und Sublimierung sind nicht möglich, daher auch Zustände von ausgeprägtem Steuerungsverlust in delinquenten Handlungen oder im Gebrauch von Alkohol und Drogen. Bewertungen erfolgen in einfachen Gut-Böse-Alternativen.

OPD-2	Gut integriert	Mäßig integriert	Gering integriert	Desintegriert
2.2 Affekttoleranz	Auch heftige, negative oder ambivalente Affekte können erlebt und ausgedrückt werden.	Heftige und speziell negative Affekte können schlecht ertragen werden; sie werden bevorzugt übersteuernd reguliert.	Negative Affekte können überfluten und so unerträglich werden, dass sie impulsives Verhalten auslösen.	Intensive und speziell negative Affekte können nicht ertragen werden und hochgradige Erregung auslösen, sodass sie reflektorisch durch Gegenhandlungen beantwortet werden.
2.3 Selbstwertregulierung	Selbstwertgefühl kann mit konfliktbedingten Einschränkungen auch bei Differenzen zwischen eigenen und fremden Wünschen aufrechterhalten bzw. wiedererlangt werden.	Selbstwertgefühl ist z. B. bei Misserfolgen oder Meinungsverschiedenheiten störbar, was sich in Empfindlichkeit, Selbstüberhöhung oder -entwertung, -bestrafung, Rückzug äußert. Es bedarf der Bestätigung durch andere.	Selbstwertgefühl ist schon bei leichter Verletzung und Differenzen zwischen eigenen und fremden Wünschen sehr fragil, was sich in großer Kränkbarkeit, unrealistischen Größenvorstellungen, Scham, Ekel vor sich selbst, Entwertung, Gereiztheit, Beziehungsabbruch und einer Unfähigkeit, eigene Grenzen zu akzeptieren, zeigt.	Selbstwertgefühl kann kaum reguliert werden. Dies zeigt sich in erheblichen Verzerrungen der eigenen Selbstbewertung (Grandiosität oder chronisch niedriges Selbstwertgefühl), Verzerrungen der Realitätswahrnehmung.

2.2 Steuerungsfähigkeit: Regulierung des Objektbezugs

OPD-2	Gut integriert	Mäßig integriert	Gering integriert	Desintegriert
2.4 Beziehungen schützen	Die Beziehung kann geschützt werden, indem störende Impulse verarbeitet und bewältigt werden (intrapsychische Abwehr).	Beziehungen sind dadurch belastet, dass störende Impulse nur mühsam und unvollständig verarbeitet werden können.	Störende Impulse können nicht intrapsychisch bewältigt werden, sondern belasten die Beziehung (interpersonelle Abwehr).	Wenn die Beziehung überhaupt geschützt wird, dann mit dysfunktionalen, destruktiven Mitteln.

OPD-2	Gut integriert	Mäßig integriert	Gering integriert	Desintegriert
2.5 Interessenausgleich	In Beziehungen können eigene Interessen aufrechterhalten und die der anderen angemessen berücksichtigt werden; die Beziehung kann konfliktbedingt eher altruistisch oder eher egoistisch gefärbt sein.	Es stehen dauerhaft die eigenen oder die anderen Interessen im Vordergrund, sodass kein Interessenausgleich erfolgt.	Die Beziehung ist geprägt durch das Gefühl der Bedrohtheit eigener Interessen und fehlender Vorstellung von den Interessen des anderen.	Überwertiges und existenzielles Erleben eigener Interessen, die oft schwer nachvollziehbar sind.
2.6 Antizipation	Reaktionen des anderen können handlungssteuernd antizipiert werden.	Negative Reaktionen des anderen auf das eigene Tun werden übertrieben vorgestellt.	Negative Reaktionen des anderen auf das eigene Tun können kaum antizipiert und zur Verhaltenskontrolle eingesetzt werden.	Unfähigkeit der Berücksichtigung von Reaktionen anderer auf das eigene Tun.

3.1 Emotionale Fähigkeit: Kommunikation nach innen

OPD-2	Gut integriert	Mäßig integriert	Gering integriert	Desintegriert
3.1 Affekte erleben	Affekte können in ihrer Vielfältigkeit zugelassen und erlebt werden. Dadurch Fühlen von Lebendigkeit.	Affekte werden eingeschränkt erlebt und normativ dargestellt.	Negative Affekte (Panik, Wut, Ekel, Verachtung etc.) drängen sich auf und sind anhaltend.	Einzelne Affekte können befremdlich in den Vordergrund treten; alternativ dazu affektive Unbeteiligtheit.

OPD-2	Gut integriert	Mäßig integriert	Gering integriert	Desintegriert
3.2 Fantasien nutzen	Mithilfe von Fantasien und Träumen können Erlebnisräume erweitert und kreative Lösungen vorbereitet werden.	Die Fantasietätigkeit ist deutlich eingeschränkt.	Negative Fantasien werden rasch zu bedrohlicher Gewissheit.	Realitätsbeschreibung und subjektive Fantasien verschwimmen ineinander.
3.3 Körperselbst	Der Körper kann in Bezug auf Alter, Geschlecht, Gesundheit, Attraktivität realitätsgerecht beschrieben werden; Körpererleben ist lebendig.	Unsicherheiten des Körperselbstbildes; Einschränkungen des Körpererlebens; ich-dystone Körperbeschreibung im Sinne von »ich und mein Körper«.	Unklares oder fragmentiertes Körperselbstbild, Körpererleben bedrohlich und eingefroren.	Körperliche Aspekte des Selbst werden als entfremdet oder als befremdlich erlebt. Es sind besondere Formen des Rückzugs auf den eigenen Körper möglich. Das Körperselbst kann durch kosmetische Chirurgie modifiziert werden, wodurch Identitätsaspeke (z. B. Geschlecht) verändert werden.

3.2 Emotionale Fähigkeit: Kommunikation nach außen

OPD-2	Gut integriert	Mäßig integriert	Gering integriert	Desintegriert
3.4 Kontaktaufnahme	Fähigkeit zu lebendiger Kontaktaufnahme ist vorhanden.	Das Interesse an Kontakt und Beziehungsaufnahme erscheint eingeschränkt und wenig persönlich.	Vermeidung emotionaler Kontaktaufnahme oder drängendes, übergriffig distanzloses Kontaktverhalten.	Emotionale Kontaktaufnahme ist nicht möglich oder erfolgt formal rollenhaft bei emotional entleerter oder angespannter Situation.

OPD-2	Gut integriert	Mäßig integriert	Gering integriert	Desintegriert
3.5 Affektmitteilung	Durch affektive Beteiligung ist die Kommunikation belebend, interessant und fruchtbar. Konflikthafte Einschränkung oder Beeinträchtigung der Kommunikation ist möglich.	Durch reduzierte Affektdifferenzierungsfähigkeit oder durch Vorherrschen negativer Affekte (Enttäuschung, Selbstentwertung, depressiver Affektlage, Kränkbarkeit) ist es schwer, sich mitzuteilen. Kommunikation ist aufgrund von retentivem, forderndem, reizbarem, vorwurfsvollem, selbstbezogenem Verhalten und einer übermäßigen Verletzbarkeit schwierig.	Reduzierte Affektdifferenzierungsfähigkeit, Unbeteiligtsein, Unfähigkeit zur Empathie, Mangel an warmen Affekten, Überwiegen von Entwertung machen die Verständigung sehr schwer. Es entsteht beim Gegenüber Verwirrung, Leere, Distanz, das Gefühl von Als-ob, Mangel an Bezogenheit sowie Wechsel zwischen Überengagement und Resignation.	Affekte können nicht kontrolliert und symbolisiert werden, sodass es zu einer Emotionalisierung der Situation, Realisierung eigener defensiver und aggressiver Interessen oder zur Sprengung des Rahmens kommt. Der Kommunikation wird durch Wegschauen, Ablenken auf anderes oder Unzugänglichkeit ausgewichen.
3.6 Empathie	Es ist situativ möglich, sich in die innere Erlebniswelt anderer einzufühlen, sich vorübergehend damit zu identifizieren und auf dieser Grundlage des empathischen Verständnisses zu handeln.	Unter dem Druck eigener Wünsche und Befürchtungen wird die Empathie für das Gegenüber eingeschränkt.	Die Erlebniswelt anderer kann schlecht nachempfunden werden. Sehr eingeschränktes Verständnis und Mitgefühl für andere.	Einfühlendes Verstehen des anderen ist weitgehend unmöglich.

4.1 Fähigkeit zur Bindung: Innere Objekte

OPD-2	Gut integriert	Mäßig integriert	Gering integriert	Desintegriert
4.1 Internalisierung	Die Fähigkeit, emotional stabile innere Bilder von wichtigen Menschen zu entwerfen und aufrechtzuerhalten, ist gegeben. Zentrale Angst ist es, die Liebe des Objekts zu verlieren.	Die Fähigkeit, stabile innere Bilder von wichtigen Personen zu entwerfen und so unabhängiger von ihrer äußeren Präsenz zu sein, ist erschwert: Innere Bilder können nach kürzerer Zeit oder in konflikthaften Situationen verloren gehen (»aus den Augen aus dem Sinn«). Zentrale Angst ist, das wichtige, stützende, steuernde Objekt zu verlieren.	Die Beziehungen zu anderen Menschen hinterlässt keine positiven inneren Bilder. Es überwiegen bedrohliche und verfolgende Objektvorstellungen. Zentrale Angst ist es, durch die Objekte beschädigt oder vernichtet zu werden.	Konstante, ausreichende Repräsentanzen von anderen existieren nicht; eine Internalisierung positiver Beziehungserfahrungen erfolgt nicht. Stattdessen zeigen innere Objekte aggressiv-destruktive Tendenzen oder die Qualität des Unheimlichen. Die zentrale Angst besteht vor symbiotischer Verschmelzung der Selbst- und Objektrepräsentanzen mit der Folge des Identitätsverlustes.
4.2 Introjekte nutzen	Die Fähigkeit, mithilfe internalisierter guter Beziehungserfahrungen für sich zu sorgen, sich zu beruhigen, für sich einzustehen, ist vorhanden.	Die Fähigkeit, für sich zu sorgen, ist kaum vorhanden, da innere Objekte eher antreibend, kritisierend, fordernd, vernachlässigend wirken.	Bezug auf positive innere Objekte ist nicht möglich, daher fehlt die Fähigkeit für sich selbst zu beruhigen, für sich zu sorgen, sich zu schützen.	Internalisierte Partialobjekte führen zu Erregung und Verwirrung.
4.3 Variable Bindungen	Innere Bilder wichtiger anderer sind unterschiedlich und vielfältig; triadische Beziehungen können unterhalten werden.	Innere Bilder wichtiger Personen unterscheiden sich wenig; vor allem dyadische Beziehungen werden gesucht.	Die inneren Bilder wichtiger Personen sind vorwiegend negativ geprägt und wenig unterschiedlich; die Beziehungen erscheinen funktionalisiert.	Alle Objekte erscheinen ähnlich; wenn Bindungen existieren, dann vorwiegend fantasiert und auf regressivem Niveau.

4.2 Fähigkeit zur Bindung: Äußere Objekte

OPD-2	Gut integriert	Mäßig integriert	Gering integriert	Desintegriert
4.4 Bindungsfähigkeit	Andere haben emotionale Bedeutung; es bestehen die Fähigkeit und der Wunsch, sich an sie zu binden. Um bestehende Beziehungen zu schützen, werden Interaktionsregeln entwickelt; keine Objektabhängigkeit.	Emotionale Bedeutung des wichtigen anderen kann überhöht sein (deutliche Objekt-Abhängigkeit).	Emotionale Bedeutung und Zugehörigkeitsgefühle nur bei Realpräsenz des Objekts, daher wechselnde, kurzfristige Beziehungen.	Sehr symbiotische Beziehungen oder ängstliche Wahrung der Autonomie und Vermeidung von Objektbindungen.
4.5 Hilfe annehmen	Bei Bedarf können andere Menschen als gute Objekte in Anspruch genommen werden.	Auch bei Bedürftigkeit und Notlagen können nur schwer hilfreiche andere gefunden und in Anspruch genommen werden; u. U. Versuch, anderen bis zur eigenen Überforderung zu helfen.	Unterstützende Hilfe anderer wird reflektorisch, ängstlich, misstrauisch, aggressiv zurückgewiesen. Keine Vorstellung, anderen helfen zu können.	Keine Vorstellung von hilfreichen anderen oder aber Objektgrenzen ignorierende Aktivitäten.
4.6 Bindung lösen	Trennungen werden mit angemessenem Gefühl von Trauer toleriert; affektive Besetzungen von verlorenen Objekten können abgezogen werden.	Abschiede werden übergangen, oder es findet ein Anklammern an die Objekte statt, um befürchtete Verluste zu vermeiden.	Die innere Erfahrung der Loslösung und des Abschiednehmens unter Trauer existiert nicht; reale Trennungen können gleichwohl Depression oder Desorganisation auslösen.	Trennungen werden scheinbar reaktionslos hingenommen, dennoch können Trennungsthemen massive Reaktionen auslösen.

13.5 Umstrukturierungsskala

1. Nichtwahrnehmung des Fokusproblems	1 1+	Völlige Abwehr bzw. Vermeidung des Fokusbereichs, es gibt »kein Problem«	
2. Ungewollte Beschäftigung mit dem Fokus	2– 2 2+	Symptomdruck, interpersonelle Schwierigkeiten: Zumutungen, von außen kommend erlebt	
3. Vage Fokuswahrnehmung	3– 3 3+	Passive Beschäftigung mit dem Fokus, ansatzweise Anerkennung, Ahnung eigener Verantwortung	Bewältigung
4. Anerkennung und Erkundung des Fokus	4– 4 4+	Interessiertes Problemverstehen, Arbeitsbeziehung, aktive »Bewältigung«, Handeln	Bewältigung
5. Auflösung alter Strukturen im Fokusbereich	5– 5 5+	Abwehr wird brüchig, Prozess wird zur »Passion«, Trauer, Ausgeliefertsein, Verwirrung	Strukturelle Veränderung
6. Neustrukturierung im Fokusbereich	6– 6 6+	Versöhnliches Erleben, neue Erlebens-/Verhaltensmöglichkeiten stellen sich spontan ein	Strukturelle Veränderung
7. Auflösung des Fokus	7– 7	Integration, Selbstübereinstimmung, realitätsgerechtes Erleben, Neugestaltungen	Strukturelle Veränderung

13.6 Interviewtools

Im ersten Teil der Interviewtools wird stichwortartig zusammengefasst, welche Inhalte exploriert werden sollen. Die zwei folgenden Teile stehen bewusst nebeneinander, da sie im Interview zeitlich parallel ablaufen; sie enthalten zum einen mögliche Fragen und Vorschläge für verbale Interventionen und zum anderen weisen sie auf typisches verbales, szenisches und Gegenübertragungsmaterial hin, das bei der Untersuchung der spezifischen Inhalte entstehen kann. Abschließend enthält die Tool-Box Hinweise sowohl für die vertiefte Exploration als auch für das Rating der gesammelten Informationen, die das Augenmerk auf die differenzialdiagnostische Abgrenzung innerhalb der Achsen und zwischen den Achsen legen.

Es wird ausdrücklich darauf hingewiesen, dass diese Interviewtools nur als didaktische Hilfsmittel gedacht sind. Sie können beim Erlernen des Interviews zu Rate gezogen werden, sollen später aber keinesfalls in »Kochbuchmanier« bei der Durchführung der Interviews eingesetzt werden, da auf diese Weise das Interview zu einem strukturierten Interview verändert werden und wichtiges szenisches Material verloren gehen würde.

13.6.1 Interviewtools für Achse I

Themen
Krankheitserleben und -darstellung,
Leidensdruck, Beschwerde- u. Problemdarstellung

Interventionsmöglichkeiten

Einleitende Fragen:

- Bitte schildern Sie mir Ihre Beschwerden, Probleme und Ihr Anliegen.
- Warum kommen Sie (gerade) jetzt zu mir?

Vertiefende Fragen:

- Wie sehr werden Sie durch die Krankheit eingeschränkt?
- Welche Auswirkungen hat die Krankheit (persönlich, sozial, beruflich)?

Informationsquellen

Aussagen des Patienten

- Ich weiß gar nicht, was ich hier soll. Mein Arzt meint, die Rückenschmerzen könnten was mit der Seele zu tun haben.
- Ich habe ständige Schmerzen, immer die Stärke 10. Ich kann nichts mehr machen, und meine Frau ist auch schon ganz fertig.

Szenische Information

- Ist das Leiden in Mimik und Gestik sichtbar?
- Passt die Mimik und Gestik zu dem angegebenen Leiden?
- Sind die geschilderten Einschränkungen im Interview zu merken?

Gegenübertragung

- Entsteht bei mir ein Gefühl von Nachvollziehbarkeit, evtl. Mitleid oder eher Misstrauen und Ablehnung?

Thema
Krankheitskonzept des Patienten

Interventionsmöglichkeiten
- Welche Erklärung haben Sie für Ihre Beschwerden (die Entstehung Ihrer Beschwerden)?
- In der Psychosomatik untersucht man u. a. Zusammenhänge zwischen seelischen Belastungen und körperlichen Krankheiten. Können Sie sich vorstellen, dass es bei Ihrer Krankheit solche Zusammenhänge gibt?

Informationsquellen
Aussagen des Patienten
- Woher soll ich das wissen, ich bin kein Arzt.
- Ich denke, das hängt alles mit dem Tod meines Mannes zusammen.
- Die Schmerzen müssen von einem eingeklemmten Nerv kommen.

Szenische Information
- Schildert der Patient spontan ein – möglicherweise auch abwegiges – Krankheitskonzept?
- Drängt der Patient auf bestimmte Diagnostik?

Gegenübertragung
- Kann ich ein klares Krankheitskonzept entwickeln?
- Lässt sich mein Konzept mit dem des Patienten differenziert vergleichen?
- Entsteht bei mir ein diffuses Gefühl von Unwissenheit und Hilflosigkeit?

Themen
Veränderungskonzept des Patienten,
gewünschte Behandlungsform

Interventionsmöglichkeiten
- Was glauben Sie kann Ihnen helfen?
- Können Sie sich vorstellen, dass eine Psychotherapie eine hilfreiche Behandlung für Sie wäre?

Informationsquellen
Aussagen des Patienten
- Ich hoffe, dass Sie mir die richtigen Medikamente verschreiben können.
- Meine Schmerzen gehen durch Reden auch nicht weg, aber es hilft mir vielleicht zu hören, wie andere damit umgehen.
- Wenn ich einen Arbeitsplatz finden würde, wäre ich auch nicht mehr depressiv.

Szenische Information
- Fragt der Patient direkt nach bestimmten Behandlungs- oder Beratungsformen?
- Zeigt der Patient Interesse, wenn ihm Therapiemöglichkeiten erläutert werden, und stellt Nachfragen?
- Ist spürbar, ob dem Patienten die persönliche Beziehung wichtig ist?

Gegenübertragung
- Fühle ich mich ausgenutzt?

- Entsteht bei mir das Gefühl, hilfreich für den Patienten sein zu können?
- Entsteht bei mir ein großer Druck, bestimmte diagnostische oder therapeutische Hilfe zu leisten?

Differenzialdiagnostik

Hinter einem dringend geäußerten Wunsch nach einer bestimmten Behandlungsform kann sich auch eine geringe Veränderungsmotivation z. B. bei hohem sekundärem Krankheitsgewinn verbergen. Hier kann die Gegenübertragung zur Motivklärung weiterhelfen.

Themen

Veränderungsressourcen/Hemmnisse,
persönliche Ressourcen, soziale Unterstützung, Krankheitsgewinn

Interventionsmöglichkeiten

- Wer (oder was) hilft Ihnen bei der Bewältigung Ihrer Krankheit?
- Können Sie mir genauer schildern, wie Ihre Familie reagiert, wenn die Schmerzen wieder ganz stark werden?
- Sie haben gesagt, dass Sie schon einmal unter ähnlichen Symptomen gelitten haben, was haben Sie damals getan, damit es Ihnen besser ging?
- Haben Sie einen Rentenantrag gestellt? Was würde sich für Sie verändern, wenn die Rente bewilligt würde?
- Haben Sie eine Krankenhaustagegeld-Versicherung abgeschlossen?
- Gibt es jemanden, der zu Hause nach dem Rechten sieht, während Sie in der Klinik sind?

Informationsquellen

Aussagen des Patienten

- Wenn mein Herzrasen kommt, kann ich mich nur hinlegen. Mein Mann macht dann den ganzen Haushalt.
- Ich habe schon schlimmere Krankheiten überstanden.
- Trotz meiner Beschwerden gelingt es mir ganz gut, mein Leben zu gestalten.
- Meine Frau kann mich immer wieder aufbauen, wenn ich am Boden liege.

Szenische Information

- Äußert der Patient, dass er zum Gespräch geschickt wurde (vom Hausarzt, MDK etc.)?
- Zeigt der Patient Widerstand, wenn ihm Behandlungsmöglichkeiten angeboten werden?
- Wer hat den Gesprächstermin vereinbart?
- Kommt der Patient in Begleitung zum Gespräch?
- Ist der Patient offen für andere Perspektiven oder Lösungsmöglichkeiten bezüglich seiner Probleme?

Gegenübertragung

- Entsteht bei mir ein Gefühl, dem Patienten helfen zu wollen?
- Entsteht bei mir ein Gefühl der Zuversicht, mit dem Patienten gut arbeiten zu können?
- Habe ich das Gefühl, alle Bemühungen meinerseits werden nicht angenommen?

13.6.2
Interviewtools für Achse II

Themen

Erfasst werden Schilderungen von relevanten Interaktionen mit bedeutsamen anderen Menschen (Beziehungsepisoden). Eine typische Beziehungsepisode besteht im Wesentlichen aus der Schilderung von Verhalten und ggf. Intentionen anderer Menschen sowie aus Verhaltensweisen bzw. Reaktionen des Erzählers, die erfragt werden müssen, wenn sie nicht unmittelbar deutlich werden. Insbesondere verborgene Ängste oder Wünsche können oft nur durch vorsichtig interpretierende oder konfrontierende Fragen ergründet werden.
Für die Diagnostik relevant sind Episoden, die offensichtlich konflikthaften bzw. dysfunktionalen und/oder repetitiven Charakter haben.

Interventionsmöglichkeiten

Einleitende Fragen

- Falls vom Patienten schon bedeutsame Personen genannt wurden, kann direkt daran angeknüpft werden: Ich kann mir die Beziehung zu X noch nicht so recht vorstellen, vielleicht könnten Sie mir diese an einer konkreten Situation mit X deutlich machen, die für Sie besonders belastend, schwierig und konflikthaft war?
- Falls nach einiger Zeit keine ausreichenden Informationen über relevante Beziehungsgestaltungen vorliegen, kann direkt erfragt werden: Wer sind die wichtigsten Menschen in Ihrem Leben? Wer steht Ihnen besonders nahe?
- Dann kann weiter gefragt werden: Würden Sie mir bitte eine konkrete Situationen schildern, die Sie mit X erlebt haben und die für Sie besonders belastend, schwierig und konflikthaft war.
- Können Sie mir sagen, was Sie in dem Moment von ihr/ihm erwartet oder befürchtet haben?
- ... was sie/er in dem Moment tatsächlich tat oder was sie/er wohl fühlte oder dachte?
- ... wie es Ihnen in dem Moment erging, was Sie fühlten und/oder dachten?
- ... was Sie schließlich ihr/ihm gegenüber sagten oder taten?
- Haben Sie den Eindruck, dass andere immer wieder ähnlich auf Sie reagieren?

Informationsquellen

Aussagen des Patienten

- Schilderung von Beziehungsepisoden im definierten Sinn.

Szenische Information

- Da für die Diagnostik das faktische Interaktionsverhalten, wie es sich auch im Kontakt mit dem Interviewer/Therapeuten ausdrückt, relevant ist, müssen solche »szenischen Informationen« für ein vollständigeres Bild der Beziehungsgestaltung erfasst werden. Nahezu alle in der Itemliste der Beziehungsachse aufgeführten Verhaltensweisen können hier herangezogen werden. Besonders wichtig ist misstrauisches, ausweichendes, aggressives, unterwürfiges, dominierend-kontrollierendes, anklagendes Verhalten.
- Ein Bezug zur Dimension der Objektwahrnehmung in der Strukturachse kann über die Beobachtung der Lebendigkeit, Plastizität und Differenziertheit der Schilderung von Beziehungsepisoden hergestellt werden.

Gegenübertragung

- Spürbar werdende Gegenübertragungsimpulse sind analog zu registrieren und beziehen sich vor allem auf Sorge, Hilfeimpulse, Rückzugswünsche, Ablehnung und Angst/Unsicherheit.

- Ich habe den Eindruck, dass Sie sich so verhalten, weil Sie insgeheim befürchten, dass Sie sonst …

Differenzialdiagnostik

Achse III:

- Wichtig ist die Unterscheidung zwischen Aktualkonflikten und äußeren Lebensbelastungen sowie damit einhergehenden u. U. angemessenen Verhaltensweisen einerseits und repetitiven und dysfunktionalen Mustern andererseits.

Achse IV:

- Gibt es offensichtliche Diskrepanzen zwischen der Selbstwahrnehmung des Erzählers und den Wahrnehmungen der anderen an der Interaktion Beteiligten?
- Kann der Interviewer/Therapeut Beziehungen zwischen seinen eigenen inneren Reaktionen und den Reaktionen der vom Erzähler geschilderten Interaktionspartner feststellen?
- Hat der Erzähler ein Verständnis von in anderen eventuell durch ihn hervorgerufenem Interaktionsverhalten (Antizipationsfähigkeit)?

13.6.3
Interviewtools für Achse III

K1. Individuation vs. Abhängigkeit

Themen

Existenzielle Bedeutung von Bindung und Beziehung. Beziehungsgestaltung zwischen den Polen von Sehnsucht nach enger Beziehung und symbiotischer Nähe (Abhängigkeit) und von Streben nach betonter Selbstständigkeit und ausgeprägter Distanz (Individuation). Basale Angst vor Einsamkeit und Verlust von Beziehung und Bindung einerseits und Angst vor Verschmelzung und Vereinnahmung in der Beziehung andererseits. Nähe und Bindung suchen um jeden Preis sowie übersteigerte Unabhängigkeit und forciertes Vermeiden von Bindungen.

Interventionsmöglichkeiten

- Sind Sie jemand, der eher enge und nahe Beziehungen sucht, oder brauchen Sie eher Abstand und Unabhängigkeit?
- Wie viel Nähe und Kontakt zu anderen Menschen brauchen Sie und wie viel Abstand und Raum für sich?
- Können Sie gut alleine sein?
- Fühlen Sie sich am wohlsten, wenn Sie immer mit anderen zusammen sind?
- Wie waren für Sie Veränderungen, die so der Lauf des Lebens mit sich bringt, z. B. Weggang aus dem Elternhaus, Wechsel des Arbeitsplatzes, Ausscheiden von Kollegen oder

Informationsquellen

Aussagen des Patienten

- Die Gemeinsamkeit mit anderen ist mir das Wichtigste.
- Ich bin gerne allein.
- Ich mache gerne mein eigenes Ding.
- Ich fühle mich am wohlsten, wenn ich mit anderen zusammen bin.
- Trennungen sind für mich schwer, da tue ich alles, um sie zu vermeiden.
- In der Familie fühle ich mich am wohlsten, wir sind eine enge Gemeinschaft.
- Ich kann am besten allein arbeiten.
- Die Kollegen am Arbeitsplatz sind mir wichtiger als besserer Verdienst.

Chef, Trennung vom Partner, Weggang der Kinder aus dem Haus?
- Ist Ihnen wichtiger, bei vertrauten Kollegen oder in der gewohnten Firma zu bleiben, als wegzugehen und in einer anderen Arbeitsgruppe oder neuen Firma beruflich weiterzukommen?
- Wie erleben Sie Erkrankungen, bei denen Sie auf andere angewiesen sind?
- Fühlen Sie sich wohl in Vereinen oder anderen sozialen Gemeinschaften?
- Kennen Sie in Beziehungen das Gefühl von Angst, dass Ihnen andere zu nahe kommen, dass Sie zu sehr gebunden sind oder Sie vereinnahmt werden?
- Fühlen Sie sich am wohlsten, wenn Sie für sich sein können?
- Kommt bei Ihnen leicht ein Gefühl von Einsamkeit auf, wenn Sie alleine sind?
- Haben Sie leicht Heimweh?
- Aus Ihren Schilderungen habe ich den Eindruck gewonnen, dass Sie jemand sind, dem es ganz wichtig ist, seinen Raum für sich zu haben, nicht so eng in Beziehungen zu sein und seine Unabhängigkeit zu haben. Ist das richtig so?
- Wie ich Sie im Gespräch erlebt habe, sind Sie am glücklichsten, wenn Sie ganz eng mit anderen zusammen sind. Sehen Sie das auch so?
- Krank zu sein und von anderen anhängig ist eine schreckliche Vorstellung.

Szenische Information

- Geben Blickkontakt (eng und intensiv oder kurz, selten und oberflächlich) und Körperhaltung (nahe und zugewandt oder auf Abstand bedacht und abgewandt) Hinweise auf Nähe und Distanz?
- Ist der Patient bemüht, den Fragen des Interviewers genau zu entsprechen, schafft der Patient durch seine Äußerungen Nähe und Kontakt, oder gibt es häufiger Missverständnisse, nicht passende Äußerungen oder Widerspruch, die Distanz herstellen?
- Wie geht der Patient mit den Grenzen des Interviews um, z. B. unvermittelt intensiver und wie selbstverständlicher Gesprächsbeginn, ggf. verbunden mit intensiven Gefühlen, oder vorsichtiges Hineintasten in das Gespräch, abwartende Haltung und distanzierte Beiträge ohne größere Gefühlsfärbung; am Ende deutliche Schwierigkeiten des Patienten, sich aus der Gesprächssituation zu lösen, oder ein unvermitteltes Abbrechen des Gesprächs, fast ohne Abschiednehmen?

Gegenübertragung

- Erlebe ich den Patienten als besonders anklammernd und Nähe suchend oder besonders distanziert und auf Unabhängigkeit bedacht?
- Fühle ich mich vom Patienten vereinnahmt oder gezielt auf Distanz gehalten?
- Entstehen bei mir Gefühle, den Patienten unbedingt halten zu wollen und ihn auf jeden Fall in Therapie zu nehmen, oder solche, lieber nichts mit ihm zu tun haben und ihn unbedingt an jemand anderes verweisen zu wollen?
- Spüre ich in der Identifikation mit dem Patienten Gefühle von Angst vor Vereinnahmung oder Verschmelzung oder von Einsamkeit und Verlassenheit?
- Gibt es die beschriebenen Gefühle und inneren Reaktionen stärker ausgeprägt in die eine oder andere Richtung oder wechseln beide Arten?

Differenzialdiagnostik

Achse III:

- *Unterwerfung vs. Kontrolle:* Dient das Individuations- bzw. Abhängigkeitstreben dazu, sich Macht und Kontrolle über andere zu verschaffen?
- *Versorgung vs. Autarkie:* Verhilft das Individuationsstreben dazu, möglichst nichts von anderen zu brauchen und autark zu sein? Steht das Abhängigkeitsstreben im Dienste von Versorgungswünschen?
- *Selbstwertkonflikt:* Dient das Individuationsstreben dazu, die eigene Grandiosität gegenüber anderen zu inszenieren, Kränkungen durch andere durch die Distanz möglichst auszuschließen oder das kränkende Angewiesensein auf andere zu vermeiden? Wird das Abhängigkeitsstreben dazu benutzt, einen beeinträchtigten Selbstwert zu kaschieren oder durch die Nähe zu anderen und die Teilhabe an deren Größe das eigene Größengefühl zu stützen?
- *Ödipaler Konflikt:* Wird das Individuations- bzw. Abhängigkeitsstreben dazu eingesetzt, durch starke Nähe bzw. große Distanz Konkurrenz und Rivalität zu vermeiden? Dient die Individuation dazu, promiske Bindungsunfähigkeit zu verdecken? Wird das Abhängigkeitsstreben benutzt, um die Frage der Anerkennung als Mann bzw. Frau zu umgehen oder sexuell-triebhafte Strebungen zu kontrollieren?

K2. Unterwerfung vs. Kontrolle

Themen

Dominanz – Unterordnung, Macht – Ohnmacht, Rigidität, Tradition, Regeln, Hierarchie, passiver Widerstand, Retentivität, Rechthaberei, Widerspruch, Trotz, Unterwürfigkeit, Nachgiebigkeit.

Interventionsmöglichkeiten

- Wie wichtig sind Ihnen Regeln und Ordnungen im Leben?
- Ist es so, dass Sie sich gern/ungern Regeln und Vorschriften unterordnen?
- Ist es so, dass Sie gern/ungern den Ton im Kontakt mit anderen angeben?
- Wie gehen Sie mit Anweisungen und Vorschriften um?
- Wie reagieren Sie, wenn die Ihnen wichtigen Regeln und Ordnungen einmal infrage gestellt sind?
- Hatten Sie öfters in Ihrem Leben Schwierigkeiten mit Autoritäten?
- Ist es eigentlich so, dass Sie immer wieder Meinungsverschiedenheiten mit anderen erleben?
- Ist es so, dass Sie bei Meinungsverschiedenheiten meist Recht behalten (wollen)?
- Sagen andere Ihnen, dass Sie unnachgiebig sind – oder immer »den unteren Weg« gehen?

Informationsquellen

Aussagen des Patienten

- Das muss ich Ihnen jetzt aber zuerst noch zu Ende erzählen.
- Mir wäre es lieber, wenn Sie Fragen stellen würden, damit ich Ihnen auch das Richtige erzähle.

Szenische Information

- Wird der Patient ärgerlich, gereizt oder wütend protestierend, wenn er sich eingeschränkt fühlt?
- Wird im Gespräch spürbar, dass der Patient Spaß (Freude, Lust) am Widersprechen, Trotzen und Kontrollieren anderer hat?

Gegenübertragung

- Fühle ich mich vom Patienten untergründiger Kontrolle ausgesetzt?
- Spüre ich bei mir Impulse, mich dem Patienten unterzuordnen?
- Spüre ich bei mir Impulse, dem Patienten ärgerlich zu widersprechen?

- Erlebe ich das Bedürfnis bzw. die besondere Bereitschaft beim Patienten, sich mir unterzuordnen?
- Fühle ich mich »verführt«, den Patienten zu bestimmen?

Differenzialdiagnostik

Achse III:

- *Individuation vs. Abhängigkeit:* dient eher der Nähe-Distanz-Regulierung in Beziehungen.
- *Selbstwertkonflikt:* dient eher dem Schutz vor Kränkung bzw. Verteidigung des Selbstwerts.
- *Schuldkonflikt:* dient eher der Besänftigung/Vermeidung oder Projektion von Schuldgefühlen.

Achse IV:

- Bei gering integrierter Struktur oder drohender Desintegration kann Kontrolle der Erhaltung von Struktur dienen und stellt dann kein eigenes motivationales Konfliktstreben dar.

K3. Versorgung vs. Autarkie

Themen

Übermäßiges Streben nach Versorgung, Geborgenheit bzw. Autarkie, Altruismus. Bekommen, Verlieren, Trauer, Depression. Sich selbst versorgen, anderen geben, abgewehrte Versorgungswünsche und Enttäuschung.

Interventionsmöglichkeiten

- Haben Sie oft das Gefühl, dass andere sich nicht ausreichend um Sie kümmern?
- Sind Sie ein Mensch, der vor allem viel für andere tut, für sich selbst aber nichts beansprucht?
- Können Sie um Hilfe bitten?
- Wie gehen Sie damit um, wenn jemand etwas für Sie tun will, beispielsweise für Sie sorgen, Sie bekochen etc.?
- Ist es Ihnen im Leben vor allem wichtig, für andere da zu sein, andere zu unterstützen, ohne Rücksicht auf eigene Bedürfnisse?
- Wie geht es Ihnen damit, wenn Sie anderen etwas abschlagen?
- Wünschen Sie sich mehr Unterstützung und Geborgenheit?
- Fällt es Ihnen schwer, Menschen loszulassen?

Informationsquellen

Szenische Information

- Erleben Sie den Patienten im Gespräch als besonders anklammernd und fordernd oder als besonders autark und altruistisch?
- Erleben Sie beim Patienten Sehnsucht nach Versorgung bzw. Traurigkeit bei Enttäuschung der Versorgungswünsche?

Gegenübertragung

- Fühle ich mich vom Patienten eingeengt, ausgebeutet, erpresst und dadurch möglicherweise ärgerlich?
- Erlebe ich bei mir selbst Impulse, den Patienten zu versorgen, ihm besonders viel zu geben, obwohl der Patient anspruchslos erscheint?

Differenzialdiagnostik

Achse III:

- *Individuation vs. Abhängigkeit:* Geht es darum, von dem Objekt etwas zu bekommen, oder existenziell darum, dass überhaupt ein Objekt präsent ist?
- *Selbstwertkonflikt:* Steht bei Enttäuschungen im Vordergrund, zu wenig bekommen, etwas verloren zu haben oder gekränkt, zurückgesetzt, entwertet worden zu sein? Dient das autarke Ver-

halten der kompensatorischen Abwehr von Versorgungswünschen oder der Darstellung der eigenen Größe und Bedeutsamkeit?
- *Schuldkonflikt:* Dienen Forderungen und Vorwürfe dazu, den anderen zu beschuldigen, oder drücken sie den Neid auf den anderen aus, das Gefühl, zu kurz gekommen zu sein?

K4. Selbstwertkonflikt

Themen

Selbst- vs. Objektwertigkeit; situativ übermäßig starke Anstrengungen, um Einbrüche im Selbstwerterleben zu kompensieren; Konflikt kann sich als Persönlichkeitseigenart bemerkbar machen (»narzisstische Persönlichkeit«); Versagen, Kränkung, Minderwertigkeit, Überidealisierung anderer bzw. eigene Großartigkeit, Entwertung anderer.

Interventionsmöglichkeiten

- Fühlen Sie sich anderen Menschen gegenüber oft minderwertig und unterlegen?
- Gibt es oft Situationen/Gedanken/Gefühle, für die Sie sich schämen?
- Wurde Ihnen schon einmal gesagt, Sie hätten eine zu hohe Meinung von sich selbst?
- Mir scheint, Sie sind ein besonders selbstsicherer Mensch. Gibt es Situationen, in denen Sie sich nicht so sicher fühlen?
- Erleben Sie es häufig, dass andere Menschen Ihnen besondere Bewunderung entgegenbringen?
- Wie fühlen Sie sich, wenn Sie im Mittelpunkt stehen?
- Gibt es etwas, was Sie sehr verletzt und kränkt?

Informationsquellen

Szenische Information

- Erleben Sie den Patienten als besonders schamhaft?
- Erleben Sie, dass der Patient sich als besonders »klein und minderwertig« darstellt?
- Wirkt der Patient vordergründig besonders selbstsicher, hintergründig besonders unsicher?
- Ist der Patient bei Infragestellung gereizt und verärgert?

Gegenübertragung

- Fühle ich gegenüber dem Patienten das Bedürfnis, ihn besonders zu stützen und zu stärken oder ihn lächerlich zu machen?
- Habe ich den Impuls, den Patienten übermäßig zu bewundern?
- Fühle ich mich durch den Patienten gekränkt und abgewertet?
- Habe ich den Impuls, den Patienten »klein zu machen«?

Differenzialdiagnostik

Achse III:

- In der Konfliktdynamik aller Konflikte spielt eine Selbstwertproblematik mit eine Rolle. Hier ist die Selbstwertregulierung das vorrangige Motiv.

Achse IV »Das Selbst regulieren«:

- Sind die auslösenden Situationen spezifisch, ist ein Konflikt wahrscheinlich, ist ›alles‹ destabilisierend, handelt es sich eher um ein Strukturproblem.
- Sind die Positionen/Selbstbilder im aktiven (»oben auf«) und passiven Modus (defizitär) ausgestaltet und über lange Zeit stabil, ist ein Konflikt wahrscheinlich. Steht eher ein ständiger Wechsel im Vordergrund, d. h. der auffällige zeitliche Verlauf der Regulation, die Fragilität des Selbstwertgefühls, handelt es sich eher um ein Strukturproblem.

K5. Schuldkonflikt (Selbst- versus Fremdbeschuldigungen)

Themen

Konstante Tendenz zur Schuldabweisung oder Schuldannahme; übermäßige Übernahme von Verantwortung bzw. Abwälzung von Schuld und Verantwortung auf andere; Selbstvorwürfe, Selbstanklagen bzw. Selbstgerechtigkeit und Fremdanklagen.

Interventionsmöglichkeiten

- Mir scheint, dass Sie dazu neigen, die Verantwortung/Schuld vor allem bei sich/bei anderen zu suchen, z. B. im Beruf.
- Übernehmen Sie die Verantwortung bei Versagen Ihres Partners, Ihrer Eltern, Ihrer Kinder oder halten Sie Partner, Eltern oder Kinder für schuldig, wenn Sie sich »schlecht« fühlen?
- Wie geht es Ihnen damit, wenn jemand anderes Sie beschuldigt, etwas falsch gemacht zu haben? Verteidigen Sie sich oder nehmen Sie die Schuld auf sich?
- Quälen Sie oft die Gedanken, dass Sie sich anderen gegenüber falsch verhalten oder dass andere Ihnen gegenüber etwas falsch gemacht haben?
- Neigen Sie dazu, Krankheiten hinzunehmen, ernstliche Erkrankungen zu übersehen, oder können Sie Krankheiten schlecht ertragen und halten Sie die Ärzte für unfähig, Ihnen zu helfen?

Informationsquellen

Aussagen des Patienten

- Kein Arzt hat sich je die Mühe gemacht, mich genau zu untersuchen, sonst hätte man die Ursache meiner Schmerzen längst gefunden.
- Immer wenn meine kleine Tochter weint, habe ich das Gefühl, etwas falsch gemacht zu haben.

Szenische Information

- Der Patient sucht im Gespräch und in seinen Berichten von sozialen Situationen ganz überwiegend die Verantwortung/Schuld bei sich oder ganz überwiegend die Schuld bei anderen.

Gegenübertragung

- Erlebe ich den Impuls, den Patienten zu »entschuldigen«, von Verantwortung zu entbinden bzw. ihn zu verurteilen?
- Erlebe ich im Gespräch, dass ich Sorge habe, den Patienten zu sehr zu belasten und schuld daran zu sein, dass der Patient sich schlecht oder unverstanden fühlt?

Differenzialdiagnostik

Achse III:

- Dienen die Vorwürfe und Anklagen dazu, andere für Fehlhandlungen zu beschuldigen, oder stehen sie im Dienst anderer Konflikte?
  Unterwerfung vs. Kontrolle: sich nicht unterzuordnen bzw. zu sehr zu dominieren
  Versorgung vs. Autarkie: nicht ausreichend versorgen
- Stehen die Vorwürfe/Schuldgefühle motivational im Dienste anderer Konflikte?
  Versorgung vs. Autarkie: Über-Ich-Verbot von Gier und Neid
  Selbstwertkonflikt: Rufen die Fehlhandlungen Schamgefühle oder Schuld hervor?
  Ödipaler Konflikt: ödipale Über-Ich-Verbote
- Bei Adoleszenzkonflikten können altersentsprechend Unterwerfung vs. Kontrolle, Versorgung vs. Autarkie forcierte Abgrenzungen zur Identitätssicherung eine wichtige Rolle spielen.

Achse IV:

- Prüfen Sie differenzialdiagnostisch das Strukturmerkmal »Steuerungsfähigkeit«: Sind die Trigger spezifisch, ist ein Konflikt wahrscheinlich, sind sie generalisiert, handelt es sich eher um ein Strukturproblem.

K6. Ödipaler Konflikt

Themen

Anerkennung als Frau/Mann durch Primärobjekte/andere, Rivalität versus Identifikation mit geschlechtsspezifischen Rollen, körperlich-erotische Attraktivität, zärtlich-sexueller Kontakt; Konkurrenz: als Frau oder Mann etwas gelten zu wollen versus sich im Hintergrund halten zu können, körperliche Lust genießen versus auf körperliche Lust verzichten zu können, rivalisieren versus nachgeben zu können.

Interventionsmöglichkeiten

- Schildern Sie mir bitte an Beispielen Ihre Beziehung zu Ihren Eltern/Ihren Geschwistern/Ihrer Partnerin/Ihrem Partner/Ihren Arbeitskollegen/den Menschen um Sie herum.
- Erklären Sie mir an Beispielen bitte, wie Sie zu Ihrem Körper und zu Erotik und Sexualität/Rivalität stehen, wie Sie damit zurechtkommen und inwieweit Sie diese genießen können.
- Erläutern Sie mir an Beispielen bitte, wie gut Sie sich als Frau/Mann anerkannt und beachtet erleben und inwieweit Sie dies genießen können.
- Geben Sie mir bitte mindestens ein Beispiel, an dem ich verstehen kann, wie Sie mit Erkrankungen umgehen und wie Sie damit klarkommen.
- Nehme ich das richtig wahr, dass Sie sich generell eher als schwach, unscheinbar und als Frau/Mann wenig attraktiv erleben und dazu neigen, sich eher schüchtern-schamhaft zurückzuhalten?
- Ich habe den Eindruck, dass Sie sich in Ihren sozialen Beziehungen sehr um Harmonie bemühen, insbesondere in Ihrer Beziehung zu Ihren Eltern/Ihren Geschwistern/Ihrer Partnerin/Ihrem Partner/Ihren Arbeitskollegen – und dass Sie dadurch manche Spannungen und notwendige Auseinandersetzung vermeiden.
- Ich habe den Eindruck, dass Ihnen Schutz und Geborgenheit in einer Partnerschaft wichtiger sind, als besonders attraktiv und begehrenswert zu sein.
- Mir scheint, dass Sie dazu neigen, Erotik und Sexualität/Rivalität aus Ihrem Leben auszuschließen, z. B. in Ihrer Partnerschaft/in Ihren sozialen Beziehungen/Ihrem Beruf … –

Informationsquellen

Aussagen des Patienten

- Ich war immer/bin heute noch Mamas/Papas Liebling.
- Ich verstehe auch nicht, weshalb alle immer glauben, ich wolle etwas von ihnen.
- Sich wirklich zu verstehen ist in einer Partnerschaft doch viel wichtiger als Sexualität.

Szenische Information

- Der Patient/die Patientin stellt sich im Gespräch als »graue Maus« (wenig lebendig, »kindlich«, idealisierend, um Harmonie bemüht, Schutz und Geborgenheit suchend, schwach, pseudoregressiv) bzw. als »Platzhirsch«/»Diva« (»Liebling«, theatralisch-emotionalisiert, erotisierend, rivalisierend) dar.
- Der Patient/die Patientin verhält sich eher schüchtern und schamhaft bzw. lässt in konfliktspezifischen Situationen angemessene Affekte vermissen.
- Der Patient/die Patientin zeigt dramatische Emotionen, verhält sich forciert sexualisiert bzw. lässt die zu erwartende Scham im erotischen Kontext vermissen.
- Aussparung oder Betonung von Erotik, Sexualität und Rivalität in Affekt, Wahrnehmung, sozialem Leben und Interaktion im Interview.
- Körper »vernachlässigt« bzw. enterotisiert oder »lustvoll funktionalisiert« bzw. u. U. sexualisiert.

Gegenübertragung

- Erlebe ich bei mir Gefühle von Unattraktivität bzw. erotischem Desinteresse gegenüber dem Patienten/der Patientin?
- Erlebe ich bei mir Gefühle von Faszination und erotischer Anziehung im Wechsel mit Peinlichkeit oder ärgerlicher Enttäuschung?

vielleicht, weil Sie sich sorgen, als Frau/Mann nicht richtig anerkannt und begehrt zu werden.

- Wie geht es Ihnen eigentlich bei dem Gedanken und wie reagieren Sie, wenn Sie als Frau/Mann tatsächlich von jemandem ernsthaft begehrt werden oder würden?
- Nehme ich das richtig wahr, dass Sie sich generell eher als stark, überlegen und als Frau/Mann besonders attraktiv erleben und dazu neigen/keine Schwierigkeiten haben, auf sich in besonderer Weise aufmerksam zu machen und sich in den Mittelpunkt zu stellen?
- Habe ich richtig verstanden, dass es Ihnen sehr wichtig ist, gefühlsmäßig besonders eng mit Ihrer Mutter/Ihrem Vater verbunden zu sein, und Sie auch heute noch mit Ihren Geschwistern darum ringen, der »Liebling« zu sein?
- Ich habe den Eindruck, dass Sie anderen, z. B. Ihren Geschwistern/Arbeitskollegen ..., immer wieder zeigen wollen, dass Sie besser/fähiger und attraktiver/begehrenswerter sind – und dass es dadurch oft zu Spannungen und Problemen kommt, da diese Sie etwa kritisieren, dass Sie sich zu sehr in den Mittelpunkt stellen?
- Ich habe den Eindruck, dass Ihnen Ihr Körper und Ihr Aussehen sehr wichtig sind und Sie sehr viel dafür tun, z. B. Körperpflege/Fitnessstudio/kosmetische Operation ..., um körperlich attraktiv und auch möglichst überlegen zu sein.
- Ich habe den Eindruck, dass Krankheiten für Sie sehr dramatische Ereignisse sind und Sie sich volle medizinische Aufmerksamkeit und Zuwendung wünschen, Sie letztlich aber auch von den ärztlichen Experten enttäuscht werden und sich unverstanden fühlen.
- Mir scheint, dass Sie in Ihren Beziehungen immer wieder die Anerkennung und Bestätigung als Frau/Mann suchen (müssen) – vielleicht, weil Sie sich nicht wirklich sicher sind, ob Sie denn in den Augen anderer tatsächlich so fähig, attraktiv und begehrenswert sind?
- Mir scheint, dass Ihnen Sexualität besonders wichtig ist und Sie in Ihren sexuellen Bezie-
- Fühle ich mich provoziert, mit der Patientin/dem Patienten als Frau/Mann zu rivalisieren?
- Erlebe ich bei mir die Verführung, von der Patientin/dem Patienten zur Koryphäe erhoben zu werden, bzw. fürchte ich, letztlich doch nicht zu »genügen« und »abserviert« zu werden?

hungen immer wieder die Anerkennung und sexuelle Bestätigung als Frau/Mann suchen, sie aber nicht wirklich genießen können.
- Wie geht es Ihnen eigentlich damit, wenn Sie als Frau/Mann, insbesondere Ihre erotisch-sexuelle Anziehungskraft und Leistungsfähigkeit, tatsächlich infrage gestellt wird/werden/ würde und wie reagieren Sie/würden Sie reagieren?

Differenzialdiagnostik
Stehen die Bemühungen motivational im Dienst der Anerkennung als Frau oder Mann, der Rivalität bzw. eines erotisch-zärtlichen Kontaktes und Genusses? Abzugrenzen sind vor allem:
Achse III:
- *Selbstwertkonflikt:* Hier geht es generell um die Anerkennung des »Wertes« des Selbst, nicht spezifisch um die Anerkennung als Frau oder Mann.
- *Schuldkonflikt:* Hier geht es um eine eigenständige generalisierte Schuldthematik, nicht um eine konfliktspezifische Schuldtönung, d. h. Schuldgefühle, die sich aus der gleichzeitigen Loyalität zu involvierten Beziehungspartnern ergeben (Über-Ich-Verbote).
- *Identitätskonflikt:* Hier geht es um konflikthafte chronische Identitätsdissonanzen bzw. um deren Kompensation oder Vermeidung, nicht spezifisch um die Identifikation und Übernahme der geschlechtsspezifischen Rollenanforderungen von den Eltern.

Achse IV:
- Beim möglichen Leitaffekt Schamlosigkeit, prüfen Sie differenzialdiagnostisch das Strukturmerkmal »Selbststeuerung« bzw. »Kommunikation«: Steht die Schamlosigkeit in einem spezifischen erotischen Kontext, ist ein Konflikt wahrscheinlich, ist sie generalisiert, handelt es sich eher um ein Strukturmerkmal.

Achse V:
- Sexualstörung: Der ödipale Konflikt kann syndromal mit einer Sexualstörung einhergehen, ist primär aber keine.

K7. Identitäts-(Selbst-)Konflikte (Identitätsdissonanz)

Themen
Abgrenzbare, aber widersprüchliche Selbstrepräsentanzen; chronisches Ringen um Identität und Wohlbefinden bzw. Überspielen von Identitätsdissonanzen, kompensatorische Bereitschaft zur Identitätsübernahme.

Interventionsmöglichkeiten
- Erleben Sie sich zwischen Ihrer Rolle als … und Ihrer Rolle als … förmlich zerrissen?
- Mir scheint, es gibt Situationen, in denen die Vorstellungen, die Sie von sich selber haben, untereinander so sehr in Widerspruch geraten, dass Sie nicht mehr ganz so sicher (wie sonst) sind, was Sie als Person auszeichnet, ob Sie mehr so oder mehr so sind?

Informationsquellen
Szenische Information
- Erleben Sie den Patienten im Gespräch in bestimmten Aspekten seiner Persönlichkeit als derart widersprüchlich, dass er mit seiner Identität ringt oder Identitätsdissonanzen überspielt?
- Erleben Sie den Patienten als zwischen diesen widersprüchlichen Aspekten hin und her

- Kennen Sie das Gefühl, widersprüchliche Vorstellung davon zu haben, welche Berufs- bzw. welche Lebensform zu Ihnen passt?

gerissen und dass er mit seinen verschiedenen, klar abgrenzbaren Selbstaspekten dermaßen in Widerspruch gerät, dass seine Identität wankt?

Differenzialdiagnostik

Achse IV »Selbstwahrnehmung«:

- Sind die auslösenden Situationen spezifisch, ist ein Konflikt wahrscheinlich, ist keine klare Identität vorhanden, handelt es sich eher um ein Strukturproblem.
- Sind die konflikthaft gegeneinander stehenden Positionen/Selbstbilder ausgestaltet und gegeneinander polarisiert, oder steht stattdessen eher die Fragilität der Identität im Vordergrund?
- Geht die Widersprüchlichkeit der inneren Rollen/Selbstbilder in den Positionen der anderen Konflikte auf, oder bleibt noch ein unerklärter Bereich, der als Identitätskonflikt abgebildet werden muss?

8. Abgewehrte Konflikt- und Gefühlswahrnehmung

Themen

Menschen, die Konflikte in sich und in zwischenmenschlichen Beziehungen übersehen und Schwierigkeiten haben, Gefühle und Bedürfnisse bei sich und anderen wahrzunehmen; Alexithymie, Rationalisierung, Harmonisierung.

Interventionsmöglichkeiten

- Kennen Sie Situationen, in denen Sie gefühlsmäßig besonders intensiv reagieren?
- Ich habe den Eindruck gewonnen, dass Ihr Leben besonders glatt und unproblematisch, ohne allzu heftige Gefühlsregungen verläuft. Wie erleben Sie das?
- Hat Ihnen schon einmal jemand gesagt, Sie seien zu vernünftig und/oder Sie würden zu wenig Gefühle zeigen?
- Ich habe den Eindruck gewonnen, dass Sie immer bemüht sind, Schwierigkeiten und Probleme mit anderen Menschen schnell aus der Welt zu schaffen, anstatt heftige Gefühle aufkommen zu lassen. Wie erleben Sie das?
- Ich habe den Eindruck gewonnen, dass es Ihnen sehr wichtig ist, dass es in Ihren zwischenmenschlichen Beziehungen möglichst harmonisch und ohne Konflikte zugeht. Stimmt das?
- Kennen Sie es aus Ihren vertrauten Beziehungen, dass Sie eher die vernünftige Seite übernehmen, während Sie anderen eher die emotionale Seite überlassen?

Informationsquellen

Aussagen des Patienten

- Alles verläuft ganz normal.
- Ich habe keine Konflikte oder Schwierigkeiten.
- Es ist alles okay, mir geht's gut.
- Wir verstehen uns gut, es gibt keine Probleme.
- Ich kriege das schon alles hin, wir regeln das vernünftig.

Szenische Information

- Stellt der Patient sich so dar, als habe er keinerlei Probleme oder Konflikte?
- Kann der Patient offensichtliche Zusammenhänge zwischen seiner Lebenssituation, seiner inneren Verfassung und seinen Beschwerden nicht sehen?
- Durch die affektiv gleichförmige Schilderung oder die rationalisierende Beschreibung wird es dem Untersucher erschwert, ein konturiertes Bild des Gesprächspartners und von dessen Innenleben zu gewinnen.
- Aufgrund des Fehlens und Zurückdrängens der Affekte gibt es keinen Leitaffekt.

- Wundern Sie sich manchmal, wie unvernünftig, heftig und emotional andere reagieren?
- Ich habe den Eindruck gewonnen, dass Sie davon überzeugt sind, dass es für alle Schwierigkeiten und Probleme, egal welche, vernünftige Lösungen gibt. Wie erleben Sie das?

Gegenübertragung

- Erlebe ich den Patienten als unlebendig, rationalisierend, harmonisierend, Vernunft und schnelle Lösungen betonend?
- Löst der Patient bei mir entweder Ungläubigkeit über seine unproblematische Lebenssituation oder Spannung, Ärger, Langeweile wegen seiner Rationalisierungs- und Harmonisierungstendenzen aus?
- In der Gegenübertragung können auch jene Gefühle entstehen, die diese Menschen aus ihrer Darstellung aussparen oder durch Sachlichkeit überdecken.
- Im Hinblick auf eine Psychotherapie werden die Patienten oft als nicht motiviert und schwierig eingeschätzt.

Differenzialdiagnostik

Achse III:

- Nicht gemeint ist eine neurotische, nur punktuell eingeschränkte Konflikt- und Gefühlswahrnehmung, hier sind die Affekte über das gesamte Spektrum reduziert.
- Wenn mehrere andere Konflikte lebendig und deutlich werden, ist die hier gemeinte eingeschränkte Konflikt- und Gefühlswahrnehmung unwahrscheinlich.
- Auch wenn hierbei Elemente der Selbst- und Fremdkontrolle häufig anzutreffen sind, liegt eine klare Abgrenzung zum Konflikt »Unterwerfung vs. Kontrolle« vor, da es dem Patienten nicht motivational darum geht, Kontrolle über andere auszuüben oder sich anderen zu unterwerfen.

Achse IV:

- Auch bei Menschen mit verminderten strukturellen Fähigkeiten vor allem der Selbst- und Objektwahrnehmung und Selbststeuerung findet sich eine verminderte Gefühlswahrnehmung bei sich und bei anderen. Im Gegensatz zu strukturell gestörten Menschen, bei denen die anhedonischen Affekte überwiegen, finden sich solche bei Menschen mit abgewehrter Konflikt- und Gefühlswahrnehmung aufgrund einer aktiven Abwehrleistung meist nicht.

9. Aktualkonflikt

Themen

Unter erheblicher bis schwerster Belastung entsteht ein durch diese innere oder äußere Anforderung hinreichend begründeter konflikthafter Motivationswiderspruch, der zur Erklärung der seelischen und/oder körperlichen Symptomatik des Patienten ausreicht (Zeitraum: die letzten sechs Monate). Nicht jede Lebensbelastung zieht einen Aktualkonflikt nach sich. Maßgebend ist vielmehr die subjektive Bedeutung (verstehbar durch die vorbestehende motivationale Konfliktspannung) der Belastung. Unabhängig davon können anders geartete dysfunktionale innere Konfliktmuster vorliegen. Konflikthafte Einfärbung nach dem Muster der anderen Konflikte. Bewältigung und Abwehr: passiv: regressiv (Selbstbezogenheit) oder aktiv: kontraphobisch (Objektbezogenheit).

Interventionsmöglichkeiten

- Gab es in zeitlichem Zusammenhang zu Ihren Beschwerden eine schwere Lebensbelastung?

Informationsquellen

Aussagen des Patienten

- Patient stellt zeitlichen Zusammenhang zwischen seinen Beschwerden und einer schweren Lebensbelastung her, ohne dass der motivational entsprechende neurotische Konflikt lebenslang nachweisbar ist.

Szenische Information

- Entsprechend der jeweiligen konflikthaften Einfärbung nach dem Muster der anderen Konflikte.

Gegenübertragung

- Entspricht hinsichtlich der Ausprägung der bei den anderen Konflikten beschriebenen, je nachdem welches Motivationssystem angesprochen ist.
- Ähnliche Leitaffekte wie bei den repetitiv-dysfunktionalen Konflikten.

Differenzialdiagnostik

Achse III:

- Zwar wird dieser Konflikt von dem Grundmuster der anderen Konflikte »eingefärbt«, aber es liegt kein überdauernder, repetitiver Konflikt vor, der den aktuellen konflikthaften Motivationswiderspruch begründet (cave: Auslösesituation). Unabhängig davon können anders geartete dysfunktionale innere Konfliktmuster vorliegen.

Achse I:

- Die Wahrscheinlichkeit für das Entstehen eines Aktualkonflikts bestimmt sich erstens aus dem Ausmaß der inneren motivationalen Konfliktspannung und der äußeren Belastung und zweitens den verfügbaren Ressourcen.

Achse I und V:

- Der Aktualkonflikt ist abzugrenzen von einer Posttraumatischen Belastungsstörung (PTSD). Traumatische Situationen, die zu Posttraumatischen Belastungsstörungen (PTSD) führen, sind die dimensional extremste Stufe der Belastung. In diesen Fällen ist die psychische Belastung derart ausgeprägt (Überforderung der Ich-Funktionen, Abwehrmöglichkeiten etc.), dass ein motivationaler Konflikt sich kaum entwickelt, sondern die typischen klinischen Zeichen mit Intrusion, Gefühllosigkeit und Dissoziationen auftreten.

13.6.4 Interviewtools für Achse IV

1.1. Kognitive Fähigkeit: Selbstwahrnehmung

Definition
Fähigkeit, sich ein Bild des Selbst und der eigenen inneren Vorgänge zu machen.
Themen
Selbstreflexion, Affektdifferenzierung, Identität.

Interventionsmöglichkeiten
Einleitende Interventionen
- Sie haben schon einiges über sich erzählt, vielleicht können Sie sich nun noch einmal selbst beschreiben, möglichst so, dass ich mir vorstellen kann, was für ein Mensch Sie sind.
- Können Sie mir schildern, was in dieser Situation in Ihnen vorgegangen ist?
- Ich kann mir diese Seite von Ihnen noch nicht so recht vorstellen. Könnten Sie versuchen, mir mehr darüber zu erzählen?
- Kommt es manchmal vor, dass Sie gar nicht wissen, wie Sie sich fühlen?
- Können Sie über sich nachdenken, wann geht Ihnen diese Fähigkeit auch verloren?

Vertiefende Interventionen
- Sie haben sich vorhin geschildert als … und jetzt beschreiben Sie sich als …, wie passt das zusammen?
- Mir fällt auf, dass es Ihnen sehr schwer fällt, sich selbst zu beschreiben.
- Kann es sein, dass Sie andere um Rat fragen, weil Sie selbst nicht wissen, was in Ihnen vorgeht oder was gut für Sie wäre?
- Das, was Sie erzählen, wirkt so, als wüssten Sie nicht genau, wer Sie sind.
- Da scheint XY Sie ganz anders wahrzunehmen als Sie sich selbst.
- Ich habe den Eindruck, dass Sie sich in unterschiedlichen Situationen ganz verschieden erleben und darstellen. Machen Sie dies um anderen gerecht zu werden?
- Kann es sein, dass Sie, nachdem Sie sich entschlossen haben, … zu machen, nicht mehr unter so starken Spannungsgefühlen gelitten haben?

Informationsquellen
Äußerungen und Verhalten des Patienten im Gespräch
- Patient findet auf Fragen nach seinem Innenleben keine Antwort und ist ratlos.
- Die geschilderten Situationen unterscheiden sich gänzlich von dem, was der Patient selbst schildert.
- Angesprochen auf widersprüchliches Erleben oder Verhalten, kann der Patient keine reflektierende Haltung einnehmen.
- Im zeitlichen Verlauf werden ganz unterschiedliche Seiten geschildert, die miteinander unverbunden wirken, ohne dass es dem Patienten aufzufallen scheint.

Reaktionen des Interviewers
- Haben mich die Selbstschilderungen des Patienten interessiert und mir Klarheit verschafft?
- Kommen mir die Selbstschilderungen des Patienten plastisch vor?
- Bin ich verwirrt darüber, wer geschildert wird?
- Fühle ich mich innerlich unbeteiligt?
- Kommen mir die Selbstschilderungen floskelhaft und unecht vor?
- Werden zwischen verschiedenen Erlebnisweisen Übergänge geschildert, sodass ich verstehen kann, was im Patienten vorging?
- Fühle ich mich im Gespräch leer bzw. habe ich mit heftigen Gefühlen zu kämpfen?
- Habe ich den Eindruck, die emotionalen Bewegungen des Patienten im Gespräch nachvollziehen zu können? Hat hier eine minimale Entwicklung stattgefunden?

- Diese Art von Gefühlen scheint für Sie ganz unerträglich zu sein, sodass Sie auch mit mir gar nicht darüber sprechen mögen.

Differenzialdiagnostik

Achse III:

- *»Identitätskonflikt«:* Während bei der *Identitätsdiffusion* unbewusste Selbstanteile unverbunden nebeneinander stehen und keine Dissonanzen bei dem Betroffenen erzeugen, handelt es sich bei den *Identitätskonflikten* um bewusste oder vorbewusste gegensätzliche Selbstanteile, die bei der Person Spannung erzeugen (ausreichend gute Ich-Funktionen).

1.2. Kognitive Fähigkeit: Objektwahrnehmung

Definition

Fähigkeit, sich ein realistisches Bild des Gegenübers zu machen.

Themen

Selbst-Objektdifferenzierung, ganzheitliche Objektwahrnehmung, realistische Objektwahrnehmung.

Interventionsmöglichkeiten

Einleitende Interventionen

- Sie haben bereits mehrfach von XY gesprochen. Könnten Sie ihn mir bitte so schildern, dass ich ihn mir möglichst gut vorstellen kann.
- Ich kann mir diese Seite von XY nicht so gut vorstellen. Könnten Sie versuchen, mir mehr darüber zu erzählen?
- Wie würden Sie XY im Unterschied zu sich selbst beschreiben?
- Manche Leute haben eine gute Menschenkenntnis. Verfügen Sie auch darüber? Erzählen Sie mir ein Beispiel.

Vertiefende Interventionen

- Sie haben gesagt, XY sei …, hat er auch andere Seiten?
- Sie haben mir gerade erzählt, dass XY … ist, das passt aber nicht zu dem, was Sie vorhin erzählt haben. Wie kann man das verstehen?
- In der Beziehungsepisode mit XY, die Sie mir vorhin geschildert haben, hatte ich den Eindruck, dass Sie gar nicht richtig verstanden haben, was er wollte. Kennen Sie dieses Gefühl?
- Bei mir entsteht bei Ihrer Schilderung von XY der Eindruck, dass Ihr Bild von ihm sich immer verändert, entsprechend Ihrer eigenen Befindlichkeit. Kann das sein?

Informationsquellen

Äußerungen und Verhalten des Patienten im Gespräch

- Patient kann sein Bild vom anderen nicht relativieren oder differenziert schildern.
- Gefragt nach einer Selbsteinschätzung, erzählt der Patient unvermittelt von seiner Partnerin.
- Patient glaubt Handlungsweisen beim Gegenüber zu entdecken, die mehr zum Patienten gehören als zum Gegenüber.
- Auch bei klärenden Fragen ist der Patient nicht in der Lage, seine unrealistische Sichtweise zu relativieren.
- Patient kann eigene Interessen anderen gegenüber nicht klar vertreten.
- Patient nimmt Interviewer in unrealistischer Weise wahr oder unterstellt ihm allerhand.
- Selbstschilderungen verschwimmen sprachlich mit Fremdschilderungen.

Reaktionen des Interviewers

- Entsteht bei mir Unklarheit darüber, von wem der Patient gerade spricht – von sich oder jemand anders?
- Habe ich den Eindruck, dass es diesen geschilderten Menschen in der Form nicht geben kann?

- Kann es sein, dass Sie immer dann, wenn jemand diese Eigenschaft hat, Schlimmeres dahinter vermuten, ohne noch die innere Möglichkeit zu haben, weiter zu prüfen, wie es wirklich ist?
- Finde ich die dargestellten Motive der anderen verständlich oder fühle ich mich verwirrt?
- Kommen mir die Schilderungen der anderen plastisch und lebendig vor?
- Kann ich die Handlungen der geschilderten Personen emotional nachvollziehen?
- Kommen mir die Schilderungen logisch plausibel vor?

Differenzialdiagnostik

Achse IV:

- *»Den Bezug zum Objekt regulieren«:* Während bei der Selbst-Objekt-Differenzierung eine kognitive und emotionale Irritation zwischen Selbst und Objekt zu beobachten ist, können bei dem Aspekt *Schutz der Beziehung* die eigenen Affekte nicht mehr innerlich kontrolliert werden, sondern schießen gleichsam ins Gegenüber und entfalten da ihre Wirkung. Ein Mangel an Schutz der Beziehung führt also zu einer Erschwerung der Selbst-Objekt-Differenzierung. Die Abgrenzung ist im konkreten Fall gleichwohl oft schwierig.

2.1. Selbststeuerungsfähigkeit: Selbstregulierung

Definition

Fähigkeit zur Regulation des inneren Erlebens.

Themen

Impulssteuerung, Affekttoleranz, Selbstwertregulierung.

Interventionsmöglichkeiten

Einleitende Interventionen

- Wie gehen Sie damit um, wenn Sie innerlich unter Druck geraten?
- Können Sie mir eine Situation beschreiben, in der Sie mit heftigen Gefühlen zu kämpfen hatten? Welche Gefühle waren das, und wie sind Sie damit umgegangen?
- Kennen Sie es, dass sich Ihre Stimmung plötzlich ändert?
- Wie gehen Sie damit um, wenn jemand Sie gekränkt hat?
- Würden Sie manchmal gerne spontaner sein, als Sie es sein können?
- Haben Sie manchmal das Gefühl, alle sind gegen Sie?
- Einige Menschen können in beschämenden Situationen sich innerlich gut wieder fangen. Wie ist das bei Ihnen, dauert es länger bis Sie sich wieder gefasst haben?

Informationsquellen

Äußerungen und Verhalten des Patienten im Gespräch

- Patient fühlt sich im Gespräch angegriffen und kann sich nicht mehr beruhigen.
- Patient berichtet von täglichen Essanfällen.
- Patient räumt auf Nachfrage ein, dass er seinen Führerschein verloren hat und zu übermäßigem Alkoholkonsum neigt.
- Patient wirkt im Gespräch besonders kontrolliert, zähflüssig oder blockiert. Eigentlich angemessene affektive Reaktionen scheinen unerträglich und werden vermieden.
- Patient schildert wiederholte Probleme am Arbeitsplatz, weil andere sich von ihm angegriffen fühlen.
- Patient vermeidet bestimmte Themen, um die damit verbundenen Gefühle zu umgehen.
- Patient zeigt abrupte Verhaltensänderungen.

Vertiefende Interventionen

- Mir kommt es so vor, als würden Sie manchmal von Gefühlen so überflutet, dass Sie nur noch rudern, um nicht darin unterzugehen.
- Vielleicht wenden Sie sich ja auch jetzt von mir ab, weil Sie nicht möchten, dass ich Sie weiter danach fragen soll.
- Sie schildern sich als selbstbewusst und selbstständig, aber in der Situation von der Sie nun berichten, sind Sie doch offensichtlich schwer getroffen gewesen.
- Ich habe mich gerade sehr über Ihre heftige Reaktion gewundert, weil Sie vorher nicht deutlich gemacht hatten, wie sehr Sie das ärgert.
- Ich hatte vorhin den Eindruck, dass Sie das verletzt hat, was ich gesagt habe. Ist der Eindruck richtig?
- Haben Sie in dieser Situation vielleicht so impulsiv reagiert, weil Sie Ihre Gefühle nicht mehr aushalten konnten?
- Ich habe den Eindruck, Sie halten dieses Gefühl nicht aus. Lassen Sie uns gemeinsam überlegen, was daran so unerträglich ist.
- Wenn Sie sich über etwas aufgeregt haben oder in einem starken Gefühlszustand sind, kann es dann länger dauern, bis Sie sich wieder beruhigen?
- Fühlen Sie sich manchmal so verletzt, dass Sie den Kontakt zu der Person, die Sie beleidigt hat, abbrechen?

Reaktionen des Interviewers

- Habe ich das Gefühl, den Patienten leicht kränken zu können, und vermeide ich daher bestimmte Themen?
- Fühle ich mich frustriert, weil der Patient unzugänglich ist und mir keinen Einblick in sein Gefühlsleben gewährt?
- Verspüre ich in mir eine Tendenz, den Patienten abzutun oder nicht so ernst zu nehmen?
- Fühle ich mich von heftigen Gefühlen überwältigt?
- Kann ich die Angriffe des Patienten schlecht ertragen?
- Bin ich überrascht, dass der Patient heimlich trinkt, wo er doch ansonsten so beherrscht und geordnet im Kontakt wirkt?
- Stelle ich fest, dass meine Bemühungen um ein gemeinsames Verständnis des Verhaltens des Patienten scheitern, weil dieser mit den dazugehörigen Gefühlen nichts zu tun haben will?
- Bin ich erschrocken über die destruktiven Verhaltensweisen des Patienten?
- Habe ich die Tendenz, den Patienten wegen seiner unangemessenen Verhaltensweisen loswerden zu wollen?
- Sind meine Bemühungen, dem Patienten die Verantwortung für sein Verhalten aufzuzeigen, gescheitert?
- Fühle ich mich gedemütigt oder wertlos?

Differenzialdiagnostik

Achse III:

- *Selbstwertkonflikt:* Während es bei der *Selbstwertregulation* eher um eine Fragilitität von lang anhaltender Dauer geht, die stets reguliert werden muss, steht beim *Selbstwertkonflikt* der Wechsel der beiden Positionen von »weniger oder mehr wert« als das Gegenüber im Vordergrund. Zudem steht bei Letzterem im zeitlichen Verlauf ein deutlicher Einbruch, beispielsweise wie bei der Entstehung eines Rentenbegehrens im Vordergrund.
- *Schuldkonflikt:* Ein strukturell bedingtes *pathologisches Über-Ich* äußert sich vor allem in seinem ubiquitären Auftreten, während die *Schuldkonflikte* nur in bestimmten Situationen und bei bestimmten Anlässen auftreten.

Achse IV »Kommunikation nach außen«:

- Während bei der *Impulssteuerung* die übersteigerten und unkontrollierten Gefühle die Ursache für ein unangemessenes Verhalten sind, kann das gleiche Verhalten bei einer *Empathiestörung* aus dem Unvermögen resultieren, sich vorzustellen, was das Gegenüber erwartet. Typischerweise handelt es sich in beiden Fällen um unterschiedliche Patientengruppen. Ersteres findet man häufig bei Alkoholabhängigen und Letzteres bei narzisstischen Störungen.

2.2. Selbststeuerungsfähigkeit: Regulierung des Objektbezugs

Definition
Fähigkeit, die Beziehung vor eigenen Impulsen unter Wahrung eigener Interessen zu schützen.
Themen
Schutz der Beziehung, Interessenausgleich, Antizipation.

Interventionsmöglichkeiten
Einleitende Interventionen
- Wie verhalten Sie sich, wenn Sie mit jemand anderem in einen Interessenkonflikt geraten?
- Macht es Ihnen Schwierigkeiten sich vorzustellen, wie jemand anderes auf Sie reagieren wird?
- Wie reagieren Sie, wenn Sie sich über jemand anderen sehr geärgert haben?
- Fällt es Ihnen schwer, Kompromisse zu finden?
- Es gibt manchmal Situationen im Leben, wo man Zugeständnisse machen muss, die einem sehr schwer fallen, wie ist das bei Ihnen?

Vertiefende Interventionen
- Mir kommt es so vor, als wenn Sie manchmal von Ihren Gefühlen derart überwältigt sind, dass Sie das Verhältnis zu XY von Ihren Gefühlen nicht mehr freihalten können.
- So wie Sie das erzählen, klingt es so als wenn Sie sich die Folgen dessen, was Sie tun, übertrieben vorstellen würden.
- Kann es sein, dass Sie sich manchmal beherrschen müssen, damit Sie nicht wieder überraschend in ein Fettnäpfchen treten?
- Sie haben den Eindruck, dass Ihnen Unrecht zugestoßen ist. Aber so wie Sie das erzählt haben, könnte man meinen, dass Ihr Partner auch deswegen so heftig auf Sie reagiert hat, weil Sie Ihren Ärger an ihm ausgelassen haben. Was meinen Sie dazu?
- Das klingt, als würden Sie deswegen nichts von sich erzählen, weil Sie versuchen, anderen Menschen nicht zur Last zu fallen.
- Man kann sich vorstellen, dass Leute auch Kompromisse finden, bei denen jeder ein wenig verliert und gewinnt. Haben Sie diese Erfahrungen auch schon gemacht?

Informationsquellen
Äußerungen und Verhalten des Patienten im Gespräch
- Patient ist übermäßig stark bereit, entgegenzukommen und Zugeständnisse zu machen.
- Patient wirkt im Gespräch ängstlich und übervorsichtig, fürchtet, etwas falsch zu machen.
- Patient verhält sich inadäquat, feindselig und überwältigend.
- Patient wirkt ansprüchlich.
- Patient ist in seinem Verhalten auf wenige Möglichkeiten eingeengt. Was er sich vorstellt, muss unter allen Umständen Realisierung finden.
- Wenn der Patient zurückstecken muss, erscheint ihm die Welt als gegen ihn gerichtet und feindselig.
- Patient hat die Vorstellung, dass entweder nur seine Interessen oder nur die Interessen der anderen realisiert werden können.
- Patient zeigt im Verhalten rasche und nicht nachvollziehbare Wechsel.

Reaktionen des Interviewers
- Kann ich mich nur mit Mühe dagegen wehren, in bestimmte Dinge hineingezogen zu werden?
- Fühle ich mich in meinem Befinden durch das Verhalten des Patienten nachhaltig beeinträchtigt?
- Verspüre ich den starken Wunsch, »mein Ding« durchzusetzen?
- Empfinde ich das Verhalten des Patienten als einengend oder festlegend?
- Will ich es dem Patienten sehr stark recht machen, um die Beziehung nicht zu gefährden?
- Habe ich den starken Drang, etwas zu tun oder zu sagen, was eigentlich nicht zu mir passt?

- Kann es sein, dass Sie, wenn jemand anderes etwas von Ihnen fordert, schnell das Gefühl haben, selbst gar nicht zu Ihrem Recht zu kommen?
- Muss ich um die Einhaltung meiner Rechte kämpfen?
- Fühle ich mich zu sehr in Anspruch genommen?

Differenzialdiagnostik

Achse III »Unterwerfung vs. Kontrolle«:

- In beiden Fällen kann ein Mensch besonders auf der Realisierung seiner Interessen beharren. Während es im Fall der *Kontrolle-Unterwerfungskonflikte* um die Durchsetzung eines inneren Bedürfnisses nach Dominanz bzw. Unterwerfung des anderen geht, ist das Motiv des mangelnden *Interessenausgleichs* der Schutz des Selbst vor innerlichem Untergang oder Okkupierung durch die anderen.

Achse IV »Selbst-Objekt-Differenzierung«:

- Während bei der *Selbst-Objekt-Differenzierung* eine kognitive und emotionale Irritation zwischen Selbst und Objekt zu beobachten ist, können bei dem Aspekt *Schutz der Beziehung* die eigenen Affekte nicht mehr innerlich kontrolliert werden, sondern schießen gleichsam ins Gegenüber und entfalten da ihre Wirkung. Ein Mangel an Schutz der Beziehung führt also zu einer Erschwerung der Selbst-Objekt-Differenzierung. Die Abgrenzung ist im konkreten Fall gleichwohl oft schwierig.

3.1. Emotionale Fähigkeit: Kommunikation nach innen

Definition

Fähigkeit, innere Dialoge zu führen und sich selber zu verstehen.

Themen

Affekte erleben, Fantasien nutzen, Körperselbst.

Interventionsmöglichkeiten

Einleitende Interventionen

- Können Sie sich an Ihre Träume erinnern?
- Fällt es Ihnen leicht zu ergründen, was in Ihnen vorgeht?
- Wie gut glauben Sie Ihre Bedürfnisse zu kennen?
- Helfen Ihnen manchmal innere Bilder weiter, um zu wissen, was zu tun ist?
- Fühlen Sie sich durch Ihre Gefühle bereichert und erfüllt oder finden Sie diese eher lästig und einschränkend?
- Wie erleben Sie Ihren Körper?
- Spielen Ihr Körper und Ihr Körperempfinden für Sie eine Rolle?

Vertiefende Interventionen

- Bei dem, was Sie vorhin erzählt haben, hatte ich den Eindruck, dass Sie nicht richtig verstanden haben, warum Sie sich so verhalten haben.

Informationsquellen

Äußerungen und Verhalten des Patienten im Gespräch

- Patient scheint ganz an den realen Gegebenheiten und Notwendigkeiten orientiert zu sein.
- Patient kann auch nach Überlegen nicht beschreiben, was in ihm vorgeht oder wie er empfindet.
- Patient gibt auf Nachfragen phrasenhafte Antworten über sein Innenleben.
- Patient erinnert keine Träume.
- Patient fühlt sich von seinen Gefühlen überschwemmt.
- Patient wirkt nicht in seinem Körper beheimatet.
- Patient erlebt Körper als fremd.
- Patient verhält sich in körperlicher Hinsicht unangemessen.
- Patient weicht seinen Gefühlen aus.

- So wie Sie das schildern, klingt es so, als wenn Sie sich in Ihrem Körper nicht wohl, sondern eher wie versteinert fühlen.
- Ich habe den Eindruck, dass Sie immer dann viel Sport treiben, wenn Ihnen eigentlich zum Heulen zu Mute ist.
- Sie haben vielleicht auch jetzt so schnell geantwortet, ohne sich sicher zu sein, ob dies die richtige Antwort war, um nicht wieder »blöd dazustehen«?
- Es scheint, als wüssten Sie oft nicht, was in Ihnen vorgeht.
- Ihnen fällt auf, dass Sie keine Träume haben, aber Sie wissen nicht, wie Sie das verstehen sollen.
- Sie behandeln Ihren Körper, als sei er ein unerzogenes Kind, das verrückt spielt und das man nur angemessen beherrschen muss.
- Ich habe den Eindruck, dass Sie versuchen, Ihre Fantasien und Vorstellungen wegzudrücken.

Reaktionen des Interviewers

- Habe ich den Eindruck, den Patienten hinter dem Gesprochenen nicht zu spüren?
- Fühle ich mich abgetrennt und unberührt?
- Langweile ich mich?
- Bin ich von körperlichen Sensationen geplagt?
- Fühle ich mich aufgeregt und mitgerissen?
- Bin ich geneigt, dem Patienten viel Gefühl entgegenzubringen, um den leeren Raum zu füllen?
- Hat die Körperlichkeit des Patienten auf mich eine seltsame Anmutung?
- Habe ich den Eindruck, dass der Körper des Patienten nicht zusammenpasst?
- Fühle ich mich schwer, gelähmt oder erstarrt?

Differenzialdiagnostik

Achse III »Abgewehrte Konflikt- und Gefühlswahrnehmung«:

- Während man bei Menschen mit *abgewehrter Gefühls- und Konfliktwahrnehmung* hintergründig spürt, dass bestimmte Gefühle weggedrängt oder bestimmte Situationen vermieden werden, ist die strukturelle Schwäche in Bezug darauf, *Affekte zu erleben,* eher durch eine generelle Schwierigkeit zur Gefühlshaftigkeit gekennzeichnet. In einem Bild veranschaulicht handelt es sich bei Letzterem beispielsweise um eine trockene Landschaft und bei Ersterem um eine durch höhere Lagen bedingte punktuelle Verödung. Zudem überwiegen bei strukturell gestörten Menschen die anhedonischen Affekte. Solche Affekte finden sich bei Menschen mit eingeschränkter Gefühls- und Konfliktwahrnehmung aufgrund einer aktiven Abwehrleistung in geringerem Ausmaß.

3.2. Emotionale Fähigkeit: Kommunikation nach außen

Definition

Fähigkeit, mit einem anderen in einen emotionalen Austausch zu treten.

Themen

Kontakt, Affektmitteilung, Empathie.

Interventionsmöglichkeiten

Einleitende Interventionen

- Haben Sie Schwierigkeiten, mit anderen in Kontakt zu kommen?
- Können Sie sich vorstellen, was ein anderer Mensch gerade fühlt?
- Wie gut können Sie sich in andere einfühlen?

Informationsquellen

Äußerungen und Verhalten des Patienten im Gespräch

- Der Kontakt mit dem Patienten ist kompliziert, schwierig oder qualvoll.
- Patient wirkt übergriffig und taktlos.
- Patient unterbricht das Gespräch und geht.

- Fällt es Ihnen schwer, Ihre Gefühle zum Ausdruck zu bringen?
- Sie haben mir schon einiges erzählt, ich kann mir aber noch nicht recht vorstellen, was Sie in dem Moment gefühlt haben.
- Es gibt Menschen, die überall gleich gut zurechtkommen und bei allen anderen beliebt sind. Geht Ihnen das auch so? Unter welchen Bedingungen fällt Ihnen das besonders schwer?

Vertiefende Interventionen

- Bei dem Ereignis mit XY, dass Sie vorhin erzählt haben, hatte ich den Eindruck, dass Sie sich nicht vorstellen konnten, was in ihm vorgegangen ist.
- Mir kommt es so vor, als würden Sie sich oft unverstanden fühlen.
- Es fällt Ihnen vielleicht auch deswegen schwer zu zeigen, wie Sie sich fühlen, weil Sie die Erfahrung gemacht haben, dass man über innere Beweggründe nicht sprechen soll.
- Vielleicht können wir einmal gemeinsam überlegen, warum es Ihnen so schwer fällt, mit mir über Ihre Gefühle zu sprechen.
- Ich habe den Eindruck, dass Sie sich hier im Gespräch abwenden, wenn Sie zu sehr innerlich unter Druck kommen.
- Gehen Sie Gefühlsthemen vielleicht aus dem Weg, um nicht abgelehnt zu werden?
- Sie fühlen sich an Ihrem Arbeitsplatz oft ausgeschlossen und abgelehnt. Gleichzeitig tut es Ihnen aber auch gut, außen vor zu stehen, weil sie sich dann von den Anforderungen der anderen nicht mehr so bedrängt fühlen.
- Mir fällt auf, dass Sie plötzlich so wirken, als hätten Sie mit unserem Gespräch nichts zu tun. Mir ist nun unklar, wie es dazu gekommen ist.

- Patientenverhalten wirkt abwegig und skurril.
- Patient wirkt unbeteiligt.
- Patient ist entwertend und misstrauisch.
- Patient ist still und nimmt am Gespräch scheinbar nur gezwungen teil.
- Patient verhält sich ausweichend.
- Patient sprengt den Rahmen des Gesprächs durch sein Verhalten.
- Patient verhält sich im Gespräch insgesamt unangemessen.
- Es besteht kein Interesse, sich in andere einzufühlen.
- Andere werden vom Patienten übergangen und als unverschämt empfunden.

Reaktionen des Interviewers

- Ist bei mir ein Wir-Gefühl entstanden im Gespräch?
- Fühle ich mich unbeteiligt?
- Mache ich mir Sorgen um die Wahrung des Gesprächsrahmens?
- Tritt bei mir ein Gefühl des Abgeschnittenseins auf?
- Bin ich zu Vorwürfen, Angriffen oder Desinteresse geneigt?
- Habe ich den Eindruck, dass es unbedingt notwendig ist, dass ich die Dinge so sehe wie der Patient?
- Fühle ich mich vom Patienten missverstanden?
- Geht mir das unangemessene Verhalten des Patienten zu weit, fühle ich mich bedrängt?
- Habe ich trotz vieler Bemühungen das Gefühl, den Patienten innerlich nicht erreichen zu können?

Differenzialdiagnostik

Achse IV »Selbstregulierung«:

- Während bei einer beeinträchtigten *Selbstregulierung* die übersteigerten und unkontrollierten Gefühle die Ursache für ein unangemessenes Verhalten sind, kann das gleiche Verhalten bei einer *Empathiestörung* aus dem Unvermögen resultieren, sich vorzustellen, was das Gegenüber erwartet. Typischerweise handelt es sich in beiden Fällen um unterschiedliche Patientengruppen. Ersteres findet man häufig bei Alkoholabhängigen und Letzteres bei narzisstischen Störungen.

4.1. Fähigkeit zur Bindung: Innere Objekte

Definition
Fähigkeit, innere Bilder von wichtigen Menschen zu entwerfen, sie emotional positiv zu besetzen, aufrechtzuerhalten und darüber verfügen zu können.
Themen
Internalisierung, Introjekte nutzen, variable Bindungen.

Interventionsmöglichkeiten
Einleitende Interventionen
- Wie gehen Sie mit einer für Sie belastenden Situation um?
- Was machen Sie, wenn Sie Schwierigkeiten haben? Können Sie sich dann auf das besinnen, was jemand sagen würde, der Ihnen nahe steht?
- Haben Sie schon einmal festgestellt, dass in Ihren Freundschaften immer wieder die gleichen Probleme auftreten?
- Wie fühlen Sie sich, wenn Sie alleine sind?
- Es gibt die Fähigkeit, sich in belastenden Situationen auf gute frühere Erfahrungen oder liebe Menschen zu besinnen. Können Sie das?

Vertiefende Interventionen
- Sie haben eben Ihren Partner geschildert. Ihre Beschreibung klingt so, als sei dieser der Freundin XY sehr ähnlich.
- Sie haben vorhin erzählt, dass Sie mit XY … erlebt haben. Gibt es mit ihm auch andere Momente und Situationen? Können Sie mir davon erzählen?
- Sie sind in dieser Situation davon ausgegangen, dass XY Ihnen gegenüber feindselige Gefühle hegt, später hat sich aber herausgestellt, dass dies nicht der Fall war. Was denken Sie heute darüber?
- Ich habe den Eindruck, dass Sie sich immer wieder verlassen fühlen.
- Sie haben immer sehr hohe Anforderungen an sich, auch wenn von außen nicht so viel von Ihnen verlangt wird. Kommt das daher, dass Sie fürchten, beschuldigt zu werden, nicht Ihr Bestes gegeben zu haben?
- Das, was Sie erzählt haben, klingt so, als würden Sie sich selbst ähnlich nachlässig behandeln und Ihre eigenen Interessen ver-

Informationsquellen
Äußerungen und Verhalten des Patienten im Gespräch
- Der Patient vermutet im Interviewer negative Motive, gegen die er sich auf die eine oder andere Weise versucht zu schützen.
- Der Patient befindet sich ständig in einer Abwehrhaltung.
- Die Beziehungsangebote an den Interviewer sind in ihrer Vielfalt deutlich eingeschränkt.
- Der Patient ist innerlich verloren, wenn ihm äußere Unterstützung abhanden kommt
- Der Patient fühlt sich bedroht.
- Der Patient muss immer wieder beruhigt werden.
- Der Patient findet sich in Zweierbeziehungen besser zurecht als in Gruppen.

Reaktionen des Interviewers
- Löst der Patient in mir immer die gleichen Gefühle aus?
- Fällt es mir schwer, mich dem Patienten innerlich zuzuwenden?
- Würde ich den Patienten am liebsten loswerden?
- Fühle ich mich vom Patienten vereinnahmt oder ausgenutzt?
- Stelle ich bei mir selbst fest, dass ich immer wieder Angebote an den Patienten mache, die Vertrauen schaffen sollen?
- Mache ich mir solche Sorgen um den Patienten, dass ich geneigt bin, ihn zu unterstützen, wo ich kann?
- Stelle ich im Gespräch eine unheimliche Atmosphäre fest?
- Bin ich geneigt, den Patienten meiner Verlässlichkeit zu versichern?
- Habe ich die Tendenz, den Patienten zu beschuldigen oder zu kritisieren?

nachlässigen, wie Sie dies früher auch von den Eltern erfahren haben.

- Wenn Sie alleine sind, können Sie nicht für sich sorgen, sondern fallen ins Bodenlose, so wie früher, wenn Sie nachts ganz alleine waren.

Differenzialdiagnostik

Achse III »Versorgung vs. Autarkie«:

- Patienten mit einer Vulnerabilität im Bereich der *Introjekte* und Patienten mit einem ausgeprägten *Versorgungs-Autarkie-Konflikt* können auf der manifesten Ebene sehr ähnlich aussehen. Die Motive für das anhängliche Verhalten unterscheiden sich jedoch. Während Erstere das Objekt zur Steuerung und Beruhigung benötigen, also im Sinne des Ersatzes einer Ich-Funktion, geht es bei Letzteren um eine erhöhte Anhänglichkeit an eine bestimmte Person, um der Person willen.

4.2. Fähigkeit zur Bindung: Äußere Objekte

Definition

Fähigkeit, sich in realen Beziehungen emotional an andere zu binden und sich auch wieder von ihnen zu lösen.

Themen

Bindungsfähigkeit, Hilfe annehmen, Bindung lösen.

Interventionsmöglichkeiten

Einleitende Interventionen

- Sind Sie jemand, der sich leicht binden kann?
- Wie erleben Sie Trennungssituationen?
- Ist es Ihnen schon einmal passiert, dass Sie sich aus einer Beziehung nicht lösen konnten?
- Können Sie nahe Bindungen eingehen oder misslingt Ihnen dies immer wieder?
- Können Sie sich in schwierigen Situationen Hilfe suchend an andere wenden?
- Macht es Ihnen Probleme, Unterstützung von anderen anzunehmen?
- Es gibt Leute, die sich gut auf andere einlassen können, und andere, die da eher Schwierigkeiten haben. Welcher Gruppe würden Sie sich zuordnen?

Vertiefende Interventionen

- Das klingt so, als müssten Sie sich bei Konflikten immer gleich trennen, weil Sie die drohenden Auseinandersetzungen nicht aushalten können.

Informationsquellen

Äußerungen und Verhalten des Patienten im Gespräch

- Der Patient scheint Beziehungen nicht lange aufrechterhalten zu können.
- Der Patient gibt sich forciert autonom.
- Der Patient schildert symbiotische Beziehungen.
- Der Patient vermeidet die Annahme von Unterstützung.
- Der Patient bindet sich sofort stark an den Interviewer.
- Der Patient nimmt keine eigene Position ein.
- Der Patient findet im Gespräch kein Ende.
- Der Patient schildert dekompensierte psychische Zustände nach Trennungen.
- Der Patient übergeht Trennungen in seinem Verhalten.

Reaktionen des Interviewers

- Treten bei mir Gefühle der Trauer in Reaktion auf vom Patienten geschilderte Trennungssituationen auf, während der Patient damit nichts zu tun zu haben scheint?

- Mir fällt auf, dass Sie nach Trennungen vermeiden, etwas zu spüren, so wie Sie auch mit der Mutter nach der Scheidung vom Vater nicht darüber sprechen durften.
- Mir scheint es so, als müssten Sie nahe Beziehungen immer wieder vermeiden, weil sonst die Gefahr besteht, dass Sie sich selbst verlieren.
- Ich habe den Eindruck, Sie klammern sich an Ihren Partner, weil Sie das Gefühl haben, nicht ohne seine Unterstützung auszukommen und dem Leben alleine nicht gewachsen zu sein.
- Mir fällt auf, dass es Ihnen jetzt am Ende unserer Zeit schwer fällt, das Gespräch zu beenden.
- Nach dem, was Sie erzählen, scheinen Sie Abschiedssituationen zu meiden.
- Offensichtlich fällt es Ihnen schwer, sich auf einen anderen Menschen innerlich wirklich einzulassen. Haben Sie eine Idee, womit das zusammenhängt?

- Habe ich das Gefühl, dass der Patient sich an mich anklammert?
- Verspüre ich die Tendenz, Dinge des Patienten zu übernehmen?
- Befürchte ich einen Abbruch des Gesprächs, falls ich einen Fehler machen sollte?
- Empfinde ich Bodenlosigkeit, Leere oder katastrophale Stimmungen bei Trennungsschilderungen des Patienten?
- Verwirren mich die geschilderten Trennungssituationen?
- Habe ich das Gefühl, mich dem Patienten mit Hilfsangeboten aufzudrängen?
- Fühle ich mich vom Patienten stehen oder im Stich gelassen?
- Kommt mir das Gespräch banal und beliebig vor?

Differenzialdiagnostik
Achse III »Individuation vs. Abhängigkeit«:

- Der *Konflikt* zeigt sich in einem Schwanken zwischen den Positionen von Individuation und Autonomie, der Strukturaspekt *Bindung lösen* entweder im Vermeiden der Trennung (mäßiges Strukturniveau) oder einer psychischen Labilisierung (geringes Strukturniveau).

13.7
OPD-2 Erhebungsbogen

Achse I – Krankheitserleben und Behandlungsvoraussetzungen

	Achse I (Basismodul)	nicht/ kaum		mittel		sehr hoch	nicht beurteilbar
		⓪	①	②	③	④	⑨

Objektivierende Bewertung der Erkrankung/des Problems

1.	**Gegenwärtige Schwere der Störung/des Problems**						
1.1	Schwere der Symptomatik	⓪	①	②	③	④	⑨
1.2	GAF: Maximalwert der letzen 7 Tage		→	____			⑨
1.3	EQ-5D-Summe: ________ Itemwerte →	1.___	2.___	3.___	4.___	5.___	⑨
2.	**Dauer der Störung/des Problems**						
2.1	Dauer der Störung	< 6 Monate	6–24 Monate	2–5 Jahre	5–10 Jahre	> 10 Jahre	⑨
2.2	Alter bei Erstmanifestation der Störung	in Jahren	→	____			⑨

Krankheitserleben, -darstellung und -konzepte des Patienten

3.	**Krankheitserleben und -darstellung**						
3.1	Leidensdruck	⓪	①	②	③	④	⑨
3.2	Darstellung körperlicher Beschwerden u. Probleme	⓪	①	②	③	④	⑨
3.3	Darstellung psychischer Beschwerden u. Probleme	⓪	①	②	③	④	⑨
3.4	Darstellung sozialer Probleme	⓪	①	②	③	④	⑨
4.	**Krankheitskonzepte des Patienten**						
4.1	An somatischen Faktoren orientiertes Krankheitskonzept	⓪	①	②	③	④	⑨

4.2	An psychischen Faktoren orientiertes Krankheitskonzept	⓪	①	②	③	④	⑨
4.3	An sozialen Faktoren orientiertes Krankheitskonzept	⓪	①	②	③	④	⑨
5.	**Veränderungskonzepte des Patienten**						
5.1	Gewünschte Behandlungsform: körperliche Behandlung	⓪	①	②	③	④	⑨
5.2	Gewünschte Behandlungsform: psychotherapeutische Behandlung	⓪	①	②	③	④	⑨
5.3	Gewünschte Behandlungsform: sozialer Bereich	⓪	①	②	③	④	⑨

Veränderungsressourcen/Veränderungshemmnisse

6.	**Veränderungsressourcen**						
6.1	Persönliche Ressourcen	⓪	①	②	③	④	⑨
6.2	(Psycho-)Soziale Unterstützung	⓪	①	②	③	④	⑨
7.	**Veränderungshemmnisse**						
7.1	Äußere Veränderungshemmnisse	⓪	①	②	③	④	⑨
7.2	Innere Veränderungshemmnisse	⓪	①	②	③	④	⑨

	Achse I (Psychotherapiemodul)	**nicht/ kaum**		**mittel**		**sehr hoch**	**nicht beurteilbar**
	(optional)	⓪	①	②	③	④	⑨

Krankheitserleben, -darstellung und -konzepte des Patienten

5.	**Veränderungskonzepte des Patienten**						
5.P1	Symptomreduktion	⓪	①	②	③	④	⑨
5.P2	Reflektierend-motivklärend/ konfliktorientiert	⓪	①	②	③	④	⑨

5.P3	Emotional-supportiv	⓪	①	②	③	④	⑨
5.P4	Aktiv-anleitend	⓪	①	②	③	④	⑨

Veränderungsressourcen/Veränderungshemmnisse

6.	**Veränderungsressourcen**						
6.P1	Offenheit	⓪	①	②	③	④	⑨
7.	**Veränderungshemmnisse**						
7.P1	Sekundärer Krankheitsgewinn/problemaufrechterhaltende Bedingungen	⓪	①	②	③	④	⑨

Achse II – Beziehung

Perspektive A: Das Erleben des Patienten

Patient erlebt sich			*Patient erlebt andere*		
	Item Nr.	*Text*		*Item Nr.*	*Text*
1.	______		1.	______	
2.	______		2.	______	
3.	______		3.	______	

Perspektive B: Das Erleben der anderen (auch des Untersuchers)

Andere erleben den Patienten			*Andere erleben sich*		
	Item Nr.	*Text*		*Item Nr.*	*Text*
1.	______		1.	______	
2.	______		2.	______	
3.	______		3.	______	

Beziehungsdynamische Formulierung

Beschreiben Sie bitte,	
… wie der Patient andere immer wieder erlebt:	....
↓	
… wie er in seinem Erleben darauf reagiert:	....
↓	
… welches Beziehungsangebot er anderen mit dieser Reaktion (unbewusst) macht:	....
↓	
… welche Antwort er anderen damit (unbewusst) nahelegt:	....
↓	
… wie es der Patient erlebt, wenn andere so wie ihnen nahegelegt antworten:	....

Achse III – Konflikt

Fragen zur Abklärung der Voraussetzungen der Konfliktbeurteilung

A) Konflikte sind *nicht* einschätzbar, diagnostische Sicherheit fehlt.	ja = ①	nein = ⓪
B) Aufgrund geringer struktureller Integration handelt es sich bei den erkennbaren Konfliktthemen nicht um distinkte dysfunktionale Konfliktmuster, sondern vielmehr um Konfliktschemata.	ja = ①	nein = ⓪
C) Wegen abgewehrter Konflikt- und Gefühlswahrnehmung ist die Konfliktachse nicht beurteilbar.	ja = ①	nein = ⓪
D) Konflikthafte Belastung (Aktualkonflikt) ohne wesentliche dysfunktionale repetitive Konfliktmuster.	ja = ①	nein = ⓪

Repetitiv-dysfunktionale Konflikte	**nicht vorhanden**	**wenig bedeutsam**	**bedeutsam**	**sehr bedeutsam**	**nicht beurteilbar**
1. Individuation versus Abhängigkeit	⓪	①	②	③	⑨
2. Unterwerfung versus Kontrolle	⓪	①	②	③	⑨
3. Versorgung versus Autarkie	⓪	①	②	③	⑨
4. Selbstwertkonflikt	⓪	①	②	③	⑨
5. Schuldkonflikt	⓪	①	②	③	⑨
6. Ödipaler Konflikt	⓪	①	②	③	⑨
7. Identitätskonflikt	⓪	①	②	③	⑨

Hauptkonflikt: ____________ **Zweitwichtigster Konflikt:** ____________

Modus der Verarbeitung des Hauptkonflikts	**vorwiegend aktiv**	**gemischt eher aktiv**	**gemischt eher passiv**	**vorwiegend passiv**	**nicht beurteilbar**
	①	②	③	④	⑨

Achse IV – Struktur

		gut	1,5	mäßig	2,5	gering	3,5	desintegriert	nicht beurteilbar
1a	Selbstwahrnehmung	①	•	②	•	③	•	④	⑨
1b	Objektwahrnehmung	①	•	②	•	③	•	④	⑨
2a	Selbstregulierung	①	•	②	•	③	•	④	⑨
2b	Regulierung d. Objektbezugs	①	•	②	•	③	•	④	⑨
3a	Kommunikation nach innen	①	•	②	•	③	•	④	⑨
3b	Kommunikation nach außen	①	•	②	•	③	•	④	⑨
4a	Bindung an innere Objekte	①	•	②		③	•	④	⑨
4b	Bindung an äußere Objekte	①	•	②	•	③	•	④	⑨
5	**Struktur gesamt**	①	•	②	•	③	•	④	⑨

Achse V – Psychische und psychosomatische Störungen

Va: Psychische Störungen	**ICD-10 (Forschungskriterien)**	**DSM-IV (optional)**
Hauptdiagnose:	F ____. ____	____. ____
weitere Diagnose 1:	F ____. ____	____. ____
weitere Diagnose 2:	F ____. ____	____. ____
weitere Diagnose 3:	F ____. ____	____. ____

Vb: Persönlichkeitsstörungen	**ICD-10 (F60xx oder F61.x)**	**DSM-IV (optional)**
Hauptdiagnose:	F ____. ____	____. ____
weitere Diagnose 1:	F ____. ____	____. ____

Bei Diagnosen sowohl auf Achse Va als auch Vb: **Welche Störung steht klinisch im Vordergrund?**	① = Achse Va ② = Achse Vb

Vc: Körperliche Erkrankungen	**ICD-10 (nicht Kapitel V (F)!)**	**DSM-IV (optional)**
Hauptdiagnose:	____. ____	____. ____
weitere Diagnose 1:	____. ____	____. ____
weitere Diagnose 2:	____. ____	____. ____
weitere Diagnose 3:	____. ____	____. ____

Patient:	Code: __________	Alter: ______	Geschlecht: ① = weiblich ② = männlich	Erhebungs-datum: ___.___.20_
Diagnostiker:	Code: __________	Alter: ______	Geschlecht: ① = weiblich ② = männlich	Zentrum: ______

13.8
OPD-2 Erhebungsbogen Forensik

Pat. Code:______________ **Geschlecht: W M** **Alter:**________ **Datum:**___________

	Achse I (Forensik)	nicht/ kaum		mittel		sehr hoch	nicht beur-teilbar
	(optional)	⓪	①	②	③	④	⑨

Objektivierende Bewertung der Erkrankung/des Problems

1.	**Gegenwärtige Schwere der Störung/des Problems**						
1.F1	Art und Schweregrad der Paraphilie	⓪	①	②	③	④	⑨
1.F2	Art und Schweregrad der Störung durch psychotrope Substanzen	⓪	①	②	③	④	⑨
1.F3	Art, Schweregrad und Häufigkeit von delinquentem und/oder antisozialem Verhalten	⓪	①	②	③	④	⑨
1.F4	Form und Art der Unterbringung	⓪	①	②	③	④	⑨
1.F5	Freiwilligkeit der Behandlung	⓪	①	②	③	④	⑨
2.	**Dauer der Störung/des Problems**						
2.F1	Alter bei Erstmanifestation von antisozialem Verhalten	in Jahren	→	____			⑨
2.F2	Alter bei der ersten Verurteilung/Jugendstrafe oder dokumentierten antisozialen Handlung	in Jahren	→	____			⑨

Krankheitserleben, -darstellung und -konzepte des Patienten

3.	**Krankheitserleben und -darstellung**						
3.F1	Darstellung des Tatverhaltens und/oder antisozialer Verhaltens-weisen	⓪	①	②	③	④	⑨

5.	**Veränderungskonzepte des Patienten**						
5.F1	Einstellung zur Unterbringung	⓪	①	②	③	④	⑨
5.F2	Einstellung zur Behandlungsauflage	⓪	①	②	③	④	⑨
5.F3	Einstellung zum Behandlungsziel (Reduktion von antisozialen Verhaltensweisen)	⓪	①	②	③	④	⑨

Veränderungsressourcen/Veränderungshemmnisse

6.	**Veränderungsressourcen**						
6.F1	Offenheit – Anerkennung des Einflusses von psychischen Faktoren auf das Tatverhalten/antisoziale Verhalten	⓪	①	②	③	④	⑨
6.F2	Offenheit – Anerkennung des Einflusses von Tatverhalten/antisozialem Verhalten auf die nachfolgende psychische Verfassung	⓪	①	②	③	④	⑨
7.	**Veränderungshemmnisse**						
7.F1	Komorbidität	⓪	①	②	③	④	⑨
7.F2	Psychosoziale Vorteile durch Tatverhalten/antisoziales Verhalten	⓪	①	②	③	④	⑨
7.F3	Psychosoziale Vorteile durch Zwangsmaßnahmen und eingeschaltete Dienste	⓪	①	②	③	④	⑨
7.F4	Instrumentalisierung von psychischer Störung im Hinblick auf Tatverhalten/antisoziales Verhalten	⓪	①	②	③	④	⑨

13.9
OPD-2 Erhebungsbogen Fokusauswahl

Pat. Code:______________ Geschlecht: W M Alter:________ Datum:____________

Beziehung stellt immer einen Fokus dar.
Bitte wählen Sie bis zu 4 weitere Foki aus Konflikt und/oder Struktur aus.

Beziehungsfoki

Sie können die beziehungsdynamische Formulierung hier festhalten.

... wie der Patient andere immer wieder erlebt: ↓	....
... wie er in seinem Erleben darauf reagiert: ↓	....
... welches Beziehungsangebot er anderen mit dieser Reaktion (unbewusst) macht: ↓	....
... welche Antwort er anderen damit (unbewusst) nahelegt: ↓	....
... wie es der Patient erlebt, wenn andere so wie ihnen nahegelegt antworten:	....

Konfliktfoki

K1.	Individuation versus Abhängigkeit	K4.	Selbstwertkonflikt	K7.	Identitätskonflikt
K2.	Unterwerfung versus Kontrolle	K5.	Schuldkonflikt	K8.	Aktualkonflikt
K3.	Versorgung versus Autarkie	K6.	Ödipaler Konflikt	K9.	Abgewehrte Konflikt- und Gefühlswahrnehmung

Strukturfoki

Selbstwahrnehmung		**Objektwahrnehmung**	
ST1.1	Selbstreflexion	ST1.4	Selbst-Objekt-Differenzierung
ST1.2	Affektdifferenzierung	ST1.5	Ganzheitliche Objektwahrnehmung
ST1.3	Identität	ST1.6	Realistische Objektwahrnehmung
Selbststeuerung		**Regulierung des Objektbezugs**	
ST2.1	Impulssteuerung	ST2.4	Beziehung schützen
ST2.2	Affekttoleranz	ST2.5	Interessenausgleich
ST2.3	Selbstwertregulierung	ST2.6	Antizipation
Kommunikation nach innen		**Kommunikation nach außen**	
ST3.1	Affekte erleben	ST3.4	Kontaktaufnahme
ST3.2	Fantasie nutzen	ST3.5	Affektmitteilung
ST3.3	Körperselbst	ST3.6	Empathie
Bindung innen		**Bindung außen**	
ST4.1	Internalisierung	ST4.4	Bindungsfähigkeit
ST4.2	Introjekte nutzen	ST4.5	Hilfe annehmen
ST4.3	Variable Bindung	ST4.6	Bindung lösen

Auswahl der 3–4 Foki

	Nummer (z. B. K2 oder St3.1)	**Kurzbezeichnung**
Beziehung		
Konflikt od. Struktur		
Konflikt od. Struktur		
Konflikt od. Struktur		
Konflikt od. Struktur		

Die grundsätzliche therapeutische Ausrichtung ist bei diesem Patienten …

struktur-bezogen	deutlich	eher	gemischt	eher	deutlich	konflikt-bezogen

14 Ergänzende Module

14.1 Skala zur Globalen Erfassung des Funktionsniveaus (GAF)

Nach H. Sass, H.U. Wittchen, und M. Zaudig. Entnommen dem »Diagnostischen und statistischen Manual psychischer Störungen DSM-IV« (Sass et al., 2001).

Tabelle 14-1: GAF

100–91	Hervorragende Leistungsfähigkeit in einem breiten Spektrum von Aktivitäten; Schwierigkeiten im Leben scheinen nie außer Kontrolle zu geraten; wird von anderen wegen einer Vielzahl positiver Qualitäten geschätzt; keine Symptome.
90–81	Keine oder nur minimale Symptome (z. B. leichte Angst vor einer Prüfung), gute Leistungsfähigkeit in allen Gebieten, interessiert und eingebunden in ein breites Spektrum von Aktivitäten, sozial effektiv im Verhalten, im Allgemeinen zufrieden mit dem Leben, übliche Alltagsprobleme oder -sorgen (z. B. nur gelegentlich Streit mit einem Familienmitglied).
80–71	Wenn Symptome vorliegen, sind diese vorübergehend oder zu erwartende Reaktionen auf psychosoziale Belastungsfaktoren (z. B. Konzentrationsschwierigkeiten nach einem Familienstreit); höchstens leichte Beeinträchtigung der sozialen, beruflichen und schulischen Leistungsfähigkeit (z. B. zeitweise Zurückbleiben in der Schule).
70–61	Einige leichte Symptome (z. B. depressive Stimmungen oder leichte Schlaflosigkeit) ODER einige leichte Schwierigkeiten hinsichtlich der sozialen, beruflichen oder schulischen Leistungsfähigkeit (z. B. gelegentliches Schuleschwänzen oder Diebstahl im Haushalt), aber im Allgemeinen relativ gute Leistungsfähigkeit, hat einige wichtige zwischenmenschliche Beziehungen.
60–51	Mäßig ausgeprägte Symptome (z. B. Affektverflachung, weitschweifige Sprache, gelegentliche Panikattacken) ODER mäßig ausgeprägte Schwierigkeiten bezüglich der sozialen, beruflichen oder schulischen Leistungsfähigkeit (z. B. wenig Freunde, Konflikte mit Arbeitskollegen, Schulkameraden oder Bezugspersonen).

50–41	Ernste Symptome (z. B. Suizidgedanken, schwere Zwangsrituale, häufige Ladendiebstähle) ODER eine ernste Beeinträchtigung der sozialen, beruflichen und schulischen Leistungsfähigkeit (z. B. keine Freunde; Unfähigkeit, eine Arbeitsstelle zu behalten).
40–31	Einige Beeinträchtigungen in der Realitätskontrolle oder der Kommunikation (z. B. Sprache zeitweise unlogisch, unverständlich oder belanglos) ODER starke Beeinträchtigung in mehreren Bereichen, z. B. Arbeit oder Schule, familiäre Beziehungen, Urteilsvermögen, Denken oder Stimmungen (z. B. ein Mann mit einer Depression vermeidet Freunde, vernachlässigt seine Familie und ist unfähig zu arbeiten; ein Kind schlägt häufig jüngere Kinder, ist zu Hause trotzig und versagt in der Schule).
30–21	Das Verhalten ist ernsthaft durch Wahnphänomene oder Halluzinationen beeinflusst ODER ernsthafte Beeinträchtigung der Kommunikation und des Urteilsvermögen (z. B. manchmal inkohärent, handelt grob inadäquat, starkes Eingenommensein von Selbstmordgedanken) ODER Leistungsunfähigkeit in fast allen Bereichen (z. B. bleibt den ganzen Tag im Bett, hat keine Arbeit, kein Zuhause und keine Freunde).
20–11	Selbst- und Fremdgefährdung (z. B. Selbstmordversuch ohne eindeutige Todesabsicht; häufig gewalttätig, manische Erregung) ODER ist gelegentlich nicht in der Lage, die geringste persönliche Hygiene aufrechtzuerhalten (z. B. schmiert mit Kot) ODER grobe Beeinträchtigung der Kommunikation (größtenteils inkohärent oder stumm).
10–1	Ständige Gefahr, sich oder andere schwer zu verletzten (z. B. wiederholte Gewaltanwendung) ODER anhaltende Unfähigkeit, die minimale persönliche Hygiene aufrechtzuerhalten, ODER ernsthafter Selbstmordversuch mit eindeutiger Todesabsicht.
0	Unzureichende Information.

14.2 EQ-5D

Der EQ-5D ist ein Gesundheitsfragebogen, der eine eindimensionale Maßzahl zur Lebensqualität zur Verfügung stellt. In der Originalversion wurde der EQ-5D von der EuroQol-Gruppe als Selbstberichtsinstrument entwickelt (Rabin/de Charro, 2001). Die fünf Dimensionen des Original-EQ-5D sind hier als Fremdratinginstrument umformuliert worden.

Operationalisierung

Es soll auf fünf Dimensionen angegeben werden, welche Aussagen den Gesundheitszustand des Patienten beschreiben. Hierbei ist vom aktuellen Gesundheitszustand (Zeitpunkt der Untersuchung) des Patienten auszugehen (Rabin/de Charro, 2001).

Tabelle 14-2: EQ-5D

1. Beweglichkeit/Mobilität	
Der Patient hat keine Probleme herumzugehen.	[_]1
Der Patient hat einige Probleme herumzugehen.	[_]2
Der Patient ist ans Bett gebunden.	[_]3
2. Für sich selbst sorgen	
Der Patient hat keine Probleme, für sich selbst zu sorgen.	[_]1
Der Patient hat einige Probleme, sich selbst zu waschen oder sich anzuziehen.	[_]2
Der Patient ist nicht in der Lage, sich selbst zu waschen oder sich anzuziehen.	[_]3
3. Allgemeine Tätigkeiten (z. B. Arbeit, Studium, Hausarbeit, Familien- oder Freizeitaktivitäten)	
Der Patient hat keine Probleme, seinen alltäglichen Tätigkeiten nachzugehen.	[_]1
Der Patient hat einige Probleme, seinen alltäglichen Tätigkeiten nachzugehen.	[_]2
Der Patient ist nicht in der Lage, seinen alltäglichen Tätigkeiten nachzugehen.	[_]3
4. Schmerzen/körperliche Beschwerden	
Der Patient hat keine Schmerzen oder Beschwerden.	[_]1
Der Patient hat mäßige Schmerzen oder Beschwerden.	[_]2
Der Patient hat extreme Schmerzen oder Beschwerden.	[_]3
5. Angst/Niedergeschlagenheit	
Der Patient ist nicht ängstlich oder deprimiert.	[_]1
Der Patient ist mäßig ängstlich oder deprimiert.	[_]2
Der Patient ist extrem ängstlich oder deprimiert.	[_]3

14.3 Liste der Abwehrmechanismen

Nach dem Konzept des »defensive functioning« (Perry/Hoglend, 1998), entnommen dem DSM-IV (Sass et al., 2001).

Hochadaptives Niveau

Dieses Abwehrniveau führt zu optimaler Adaption im Umgang mit Belastungsfaktoren. Diese Abwehrmechanismen maximieren gewöhnlich die Befriedigung und erlauben den bewussten Umgang mit Gefühlen, Gedanken und ihren Konsequenzen. Sie fördern außerdem ein optimales Gleichgewicht zwischen widerstreitenden Beweggründen. Beispiele für Abwehrmechansimen auf diesem Niveau sind:

- Affiliation
- Altruismus
- Antizipation
- Humor
- Selbstbehauptung
- Selbstbeobachtung
- Sublimation
- Unterdrückung.

Niveau mit psychischen Hemmungen (Kompromissbildungen)

Die Abwehrfunktionen auf diesem Niveau grenzen potenziell bedrohliche Gedanken, Gefühle, Erinnerungen, Wünsche oder Ängste aus dem Bewusstsein aus. Beispiele sind:

- Affektisolation
- Dissoziation
- Intellektualisierung
- Reaktionsbildung
- Ungeschehenmachen

- Verdrängung
- Verschiebung.

Niveau mit leichter Vorstellungsverzerrung

Dieses Niveau ist durch Verzerrung des Selbstbildes, des Körperbildes oder anderer Vorstellungen, die zur Selbstwertregulierung verwendet werden können, charakterisiert. Beispiele sind:

- Entwertung
- Idealisierung
- Omnipotenz.

Verleugnungsniveau

Dieses Niveau ist dadurch charakterisiert, dass unangenehme oder unannehmbare Belastungsfaktoren, Impulse, Vorstellungen, Affekte oder Verantwortung außerhalb des Bewusstseins gehalten werden. Sie können mit oder ohne Fehlattribution auf äußere Ursachen einhergehen. Beispiele sind:

- Projektion
- Rationalisierung
- Verleugnung.

Niveau mit schwerer Vorstellungsverzerrung

Dieses Niveau ist durch grobe Verzerrung oder Fehlattribution des Selbstbildes oder des Bildes von anderen charakterisiert. Beispiele sind:

- Autistische Fantasie
- Projektive Identifikation
- Spalten des Selbstbildes und des Bildes von anderen.

Handlungsniveau

Dieses Niveau ist charakterisiert durch Abwehrfunktionen, die mit inneren oder äußeren Belastungsfaktoren mittels Handeln oder Rückzug umgehen. Beispiele sind:

- Apathischer Rückzug
- Ausagieren
- Hilfe zurückweisendes Klagen
- Passive Aggression.

Niveau mit Abwehr-Dysregulation

Dieses Niveau ist charakterisiert durch ein Versagen der Abwehrregulation, die der Eindämmung von Reaktionen auf Belastungsfaktoren dient, was zu einem ausgesprochenen Bruch mit der objektiven Realität führt. Beispiele sind:

- Psychotische Leugnung
- Psychotische Verzerrung
- Wahnhafte Projektion.

14.4
Das Körpererleben in Abhängigkeit von der psychischen Struktur

Voraussetzungen

Das körperliche Befinden prägt das eigene Erleben und ist die Grundlage für jede Tönung oder Färbung des Lebensgefühls. Die psychologische Bedeutsamkeit des Körpererlebens ist somit unmittelbar evident. Das Körpererleben ist eng mit der Selbstvorstellung und der Affektivität der Persönlichkeit verbunden. Was unter Körpererleben zusammengefasst wird, kann zum einen als leibliches Sich-Befinden erscheinen, also als leibliche Subjektivität (»Leib sein«), aber auch als Vergegenständlichung von Aspekten des eigenen Leibes, also als körperliche Objektivierung (»Körper haben«) (Küchenhoff/Wiegerling 2008). Noch komplexer wird das Körpererleben dadurch, dass es nicht einfach solipsistisch rekonstruiert werden kann, der Körper ist von den frühesten Lebenserfahrungen an in Interaktionen eingebettet und entwickelt sich aus ihnen.

Die große Bedeutsamkeit des Körpererlebens legt somit eine empirische Analyse nahe; die Komplexität des Konstruktes Körpererleben aber macht diese empirische Analyse schwierig. Fragebögen können die bewusste Einstellung zum eigenen Körper erfassen, klammern aber unbewusste Vorstellungen in Bezug auf den eigenen Körper aus. Narrative Erzählungen zum eigenen Körper eignen sich, die in Sprache fassbaren Elemente des eigenen Körperempfindens abzubilden und binden den Körper in die Erzählung von Lebensgeschichten ein. Nichtsprachliche Medien (Körperzeichnungen, Figuren aus Ton etc.) können den unbewussten Dimensionen des Körperbildes eventuell näher kommen. Deren Bedeutungsgehalt ins Sprachliche zu übersetzen ist aber keinesfalls einfach, wobei der Interpretation nicht selten Subjektivität vorgeworfen wird. Ein sinnvoller Schritt, um eine fundierte Einschätzung des Körpererlebens zu realisieren, schien uns daher den Selbstbeurteilungen Fremdbeschreibungen und Fremdeinschätzung gegenüberzustellen, da gerade aus einer psychodynamischen Sicht die Selbstaussage über unbewusste Facetten des Körperbildes notwendigerweise unvollständig ist (vgl. Küchenhoff, 2003).

Die Achse »Struktur« der OPD bietet sich an, um das Körpererleben aus der Sicht des Beobachters genauer zu erfassen. Dabei ist v. a. hilfreich, dass die Strukturachse der OPD als Grundlage das Selbsterleben und das Beziehungserleben nimmt. So ist gewährleistet, dass auch der Körper nicht solipsistisch rekonstruiert wird, sondern dass die Aspekte des Selbsterlebens des Körpers und die Beziehungsdimensionen des eigenen Körpers gleichwertig nebeneinander berücksichtigt werden. Ohnehin ist das Körpererleben an manchen Stellen der Strukturachse enthalten, beispielsweise wenn es um die Fähigkeit, ein Selbstbild zu entwerfen, geht. Dort, wo die Strukturintegration gefährdet oder desintegriert ist, wird die Einheit des Selbst sehr oft im Rückzug auf den Körper gesucht. Deshalb bieten sich Analysen des Körpererlebens gerade für geringe oder desintegrierte Strukturen als wertvolle Ergänzung an. Aus diesen Gründen haben wir den Aufbau der Strukturachse von OPD-2 zum Ausgangspunkt genommen, um das Körpererleben als Selbst- und als Beziehungsdimension differenziert zu beschreiben und in Abhängigkeit von der Integration von der Persönlichkeitsstruktur zu analysieren.

Tabelle 14-3: Körperbild-Liste KB-L – die Dimensionen

Wahrnehmen und Erleben des eigenen Körpers	
1.1 Kognitive Reflexion der eigenen Körperlichkeit	Fähigkeit, sich den eigenen körperlichen Zustand zu vergegenwärtigen und davon auch wieder Abstand zu nehmen.
1.2 Körperselbstbild	Fähigkeit, ein dynamisches (lebendiges, ganzheitliches) Körperselbst aufzubauen, zu spüren und als zu sich gehörig zu erleben.
1.3 Körperidentität	Fähigkeit, den Körper über eine längere Zeitspanne hinweg als vertraut und zu sich gehörig zu erleben.
1.4 Toleranz für körperbezogene Affekte	Fähigkeit, körperbezogene Affekte zu verarbeiten, zu integrieren und zu ertragen.
1.5 Steuerung von Triebhaftigkeit und Handlungsfähigkeit	Fähigkeit, Empfindungen, Wünsche und Ziele in sozial adäquater Weise in körperliche Handlungen umzusetzen.
1.6 Antizipation von körperlichen Veränderungen	Fähigkeit, Folgen körperlicher Veränderung einschätzen und sich auf plötzliche Veränderungen von Körperzuständen einzustellen.
1.7 Internalisierung guter Objekte für den Umgang mit dem eigenen Körper	Fähigkeit, über (Objekt-)Vorstellungen bezüglich wohltuenden körperlichen Verhaltens stabil zu verfügen.
Wahrnehmen und Erleben der Bezugspersonen in ihrer Körperlichkeit	
2.1 Differenzierung von Körperselbst und Objekt	Fähigkeit, das Körperselbst als getrennt vom Objekt zu erleben oder auch mit dem Objekt zu verschmelzen.
2.2 Realistische Wahrnehmung des Objektes in seiner Körperlichkeit	Fähigkeit, die körperlichen Eigenschaften und Wünsche des Objekts realistisch einzuschätzen.
2.3 Affekte und Triebwünsche in Bezug auf den Körper des Anderen	Fähigkeit, den Körper des Anderen affektiv und triebhaft zu besetzen.
2.4 Körperliche Beziehung zum Objekt schützen	Fähigkeit, die körperliche Beziehung zum Objekt stabil aufrechtzuerhalten.

Körperliche Kommunikation	
3.1 Mitteilen eigener Affekte über Körpersignale	Fähigkeit, den Körper zur Vermittlung von Affekten einzusetzen.
3.2 Verstehen fremder Körpersignale	Fähigkeit, Körpersignale anderer zu verstehen und zu respektieren.
3.3 Körperliche Unterstützung annehmen und geben können	Fähigkeit, körperliche Unterstützung für sich zu nutzen und anderen zu geben.
3.4 Eigene körperliche Bedürfnisse aufrechterhalten unter Wahrung der körperlichen Interessen anderer	Fähigkeit, eigene körperliche Bedürfnisse zu erkennen und zu berücksichtigen bei gleichzeitigem Interessensausgleich mit den Bedürfnissen anderer.
Inanspruchnahme des Körpers zur psychischen Regulation	
4.1 Selbstwertregulation durch den Körper	Fähigkeit, den Körper zur Selbstwertregulation einzusetzen.
4.2 Loslösung unter Verzicht auf destruktive körperliche Prozesse	Fähigkeit, sich zu lösen, mit angemessenen körperlichen Reaktionen, unter Verzicht auf destruktive körperliche Prozesse.

Aufbau und Anwendung der Körperbild-Liste

Die Körperbild-Liste lehnt sich in ihrem Aufbau im Prinzip an die Hauptdimensionen und die dazugehörigen Unterdimensionen zur Beurteilung der Struktur aus der OPD-2 an. Allerdings hat sich gezeigt, dass die ganz strenge Übernahme der acht Hauptdimensionen zu redundanten Einschätzungen führt. Im Dienste einer leichteren Anwendbarkeit wurden die Dimensionen erstens neu gruppiert und zweitens reduziert. Statt acht Hauptdimensionen wurden nur noch vier gewählt:

- Wahrnehmen und Erleben des eigenen Körpers
- Wahrnehmen und Erleben der Bezugspersonen in ihrer Körperlichkeit
- körperliche Kommunikation
- Inanspruchnahme des Körpers zur psychischen Regulation.

Diese Einteilung folgt zunächst der Logik der Strukturachse, auf der Selbsterleben und Objekterleben und die Kommunikation unterschieden werden. Die Dimension Bindung der OPD-Strukturachse hingegen wurde fallengelassen, weil sie im Körpererleben nur bedingt abbildbar ist. Zugleich wurde die für die psychodynamische Diagnostik wesentliche vierte Dimension in die Liste aufgenommen. Diese erfasst, inwieweit der Körper, die Manipulation des Körpers oder die körperbezogene Symptombildung, der Selbstwertregierung und damit der Abwehr dienen. Die vier Dimensionen werden, wie aus der **Tabelle 14-3** ersichtlich ist, in Anlehnung an die Strukturachse in Unterkategorien aufgeteilt.

In einem nächsten Schritt werden alle strukturellen Fähigkeiten, wie sie durch die Dimensionen und Unterkategorien beschrieben werden, in Bezug auf das Strukturniveau definiert und anhand eines Ankerbeispieles beurteilt. Eine dementsprechende Checkliste zur strukturabhängigen Erfassung des Körpererlebens liegt vor (Küchenhoff/Agarwalla, 2012).

Das Interview

Für die strukturabhängige Diagnostik des Körpererlebens ist ein psychodynamisches Interview Voraussetzung. Das OPD-Interview ist ein notwendiger, aber nicht in allen Dimensionen ausreichender Ausgangspunkt, zumal in ihm die Seite des körperlichen Erlebens in verschiedenen Dimensionen in der Regel nicht ausführlich berücksichtigt wird. Im körperbezogenen psychodynamischen Interview (KPI) werden konflikthafte Körperthemen, körperliche Beziehungsepisoden und die zahlreichen strukturellen Körperaspekte berücksichtigt. In der Eröffnungsphase des Interviews ist es notwendig, dass der Interviewer explizit auf die Körperthematik Bezug nimmt. In einer zweiten Phase, die sich im Schwerpunkt den Beziehungsepisoden widmet, werden körpernahe Beziehungsepisoden erfragt bzw. Beziehungsepisoden auf ihre körperlichen Aspekte hin untersucht. Die dritte Phase des Interviews, die dem Selbsterleben gewidmet ist, thematisiert explizit und ausführlich das körperliche Selbsterleben und die Fähigkeit zur körperlichen Steuerung. In der vierten Phase, in der das Objekterleben geschildert wird, werden auch die körperlichen Aspekte der Beziehungsaufnahme zu anderen, der körperliche Eindruck, den andere auf das Subjekt machen, erfasst. Dabei wird insbesondere der kommunikative Einsatz von Mimik, Gestik oder anders bestimmter Körperlichkeit beachtet. Die fünfte Phase unterscheidet sich nicht vom klassischen OPD-Interview. Ein Interviewleitfaden beschreibt ausführlicher die Phasen des Körper-Interviews und formuliert Leitfragen, die hilfreich für die Durchführung des Interviews sein können.

Die Phasen des körperbezogenen psychodynamischen Interviews KPI sind angelehnt an das OPD Interview:

1. Eröffnungsphase
   Anpassung auf Körperthemen
2. Beziehungsepisoden
   Erweitern um Körperbeziehungsepisoden

3. Selbsterleben und relevante Bereiche
   Erweitern um Körpererleben und Körpersteuerung
4. Objekterleben und Lebensgestaltung
   Erweitern um Körperwahrnehmung und Kommunikation
5. Psychotherapiemotivation, Behandlungsvoraussetzungen, Einsichtsfähigkeit (entfällt weitgehend).

Die **Tabelle 14-4** gibt eine Liste von Leitfragen in Auszügen wieder, dabei wird für jede Dimension des Körpererlebens eine Leitfrage formuliert.

Stand der Forschung

Das neu entwickelte Instrument zur Erfassung des Körpererlebens, die Körperbild-Liste, liegt als Instrument vollständig vor; eine ausführliche Checkliste für die Erhebung der einzelnen Dimensionen in den vier Strukturniveaus wurde erstellt. Außerdem ist ein Interviewleitfaden mit Leitfragen für die verschiedenen Dimensionen entwickelt worden. Eine Reliabilitätsstudie wurde durchgeführt; in 16 nach den Vorgaben des Interviewleitfadens durchgeführten Interviews zum Körpererleben wurde das Körpererleben erfasst und von drei unabhängigen Ratern beurteilt. Die Reliabilität der meisten Dimensionen erwies sich als erfreulich gut; nun soll das Instrument direkt in größeren empirischen Untersuchungen angewendet werden. Ziel ist es, im Vergleich mit alternativen Methoden der Einschätzung des Körpererlebens eine Bestimmung der Validität zu erreichen. Eine Monografie mit der Präsentation der vollständigen Körperbild-Liste liegt bereits in 2. Auflage vor (Küchenhoff/Agarwalla, 2012).

Tabelle 14-4: Konkrete Fragebeispiele zu den Dimensionen der Körperbild-Liste (KB-L)

	Wahrnehmen und Erleben des eigenen Körpers
1.1 Kognitive Reflexion der eigenen Körperlichkeit	■ Was denken Sie über Ihren Körper? ■ Wie wohl fühlen Sie sich in Ihrem Körper? ■ Sind Sie in Ihrem Körper zu Hause? ■ Wechselt dieses Gefühl der Übereinstimmung mit dem eigenen Körper häufig? ■ Wie sehen Sie Ihren Körper?
1.2 Körperselbstbild	■ Ist es Ihnen angenehm, wenn Sie sich körperlich betätigen und dabei starke Körperempfindungen haben? ■ Welche Gefühle haben Sie in Bezug auf Ihren Körper? ■ Haben Sie ein gutes Gefühl zu Ihrem Körper?

	■ Finden Sie Ihren Körper schön oder hässlich oder ist das nicht wichtig? ■ Genießen Sie z. B. sportliche Aktivitäten oder ein Bad zu nehmen? ■ Achten Sie auf ein körperliches Wohlbefinden oder ist es Ihnen nicht so wichtig? ■ Machen Sie sich viele Gedanken über Ihre körperlichen Empfindungen oder Ihren Gesundheitszustand?
1.3 Körperidentität	■ Haben Sie das Gefühl, sich im Laufe einiger Tage, Wochen und Monate gleich bleibend wohl oder unwohl zu fühlen, oder kann die Art und Weise, wie Sie sich körperlich erleben, sehr wechselhaft und unterschiedlich sein?
1.4 Toleranz für körperbezogene Affekte	■ Stellen Sie sich vor, dass Sie emotional sehr bewegt sind, in welcher Richtung auch immer – ist Ihnen das selbstverständlich, dass der Körper dabei mitschwingt oder ist Ihnen unangenehm, wenn Sie selber oder andere spüren, dass Sie auch körperlich von den eigenen Gefühlen ergriffen sind? ■ Wie geht es Ihnen, wenn Sie emotional sehr bewegt sind und Sie spüren, wie Ihr Körper mitschwingt? ■ Wenn es Ihnen körperlich nicht gut geht, z. B. aus medizinischen Gründen, oder sich an Ihrem Körper etwas verändert, sind Sie dann stark besorgt oder fühlen sich verunsichert? ■ Wie gehen Sie damit um, wenn Ihr Körper sich verändert?
1.5 Steuerung von Triebhaftigkeit und Handlungsfähigkeit	■ Wie viel Freude macht es Ihnen, sich zu bewegen und körperlich aktiv zu sein? ■ Wie wichtig ist Sexualität für Sie oder welchen Stellenwert haben Ihre sexuellen Wünsche? ■ Haben Sie manchmal das Gefühl, dass Sie körperlichen Gelüsten nur schwer widerstehen können? ■ Fällt es Ihnen leicht, in für andere angemessene Weise dringende Wünsche umzusetzen?
1.6 Antizipation von körperlichen Veränderungen	■ Was denken Sie über Ihr körperliches Befinden in 10 oder 20 Jahren? ■ Berücksichtigen Sie bei Ihren langfristigen Plänen und Entscheidungen, welche Auswirkungen diese für Ihre eigene Gesundheit haben? ■ Wenn Sie sich unwohl fühlen oder wenn Sie beeinträchtigt sind, gelingt es Ihnen gut, die Auswirkungen der Einschränkung einzuschätzen? Überlegen Sie sich, welche Auswirkungen diese Einschränkung auf Ihre Lebensgestaltung hat?
1.7 Internalisierung guter Objekte für den Umgang mit dem eigenen Körper	■ Haben Sie manchmal das Gefühl, Ihren Körper nicht haben zu wollen oder empfinden Sie ihn als mühsam? ■ Gehen Sie gut mit sich selber um? Fällt es Ihnen leicht oder schwer? Woher, meinen Sie, rührt dies?

	■ Welche kritischen Gedanken haben Sie in Bezug auf Ihren Körper? ■ Haben Sie ein Gefühl für Ihren Körper, das Ihnen in schwierigen Situationen weiterhilft? ■ Möchten Sie Ihren Körper gerne verändern und wenn ja, was wären Sie bereit dafür zu tun?
	Wahrnehmen und Erleben der Bezugspersonen in ihrer Körperlichkeit
2.1 Differenzierung von Körperselbst und Objekt	■ Wie unabhängig von anderen erleben Sie sich körperlich – oder ist dies gar kein Thema für Sie? ■ Kennen Sie Gefühle von Bedrohtheit, in denen Sie Gedanken haben, ein anderer Mensch drängt sich Ihnen zu sehr auf, ohne dass Sie objektiv angefasst, körperlich angegriffen oder Ähnliches werden? ■ Kennen Sie Momente, wo Sie körperlich in großem Einklang mit jemand anderem sind, sich fast eins mit ihm fühlen?
2.2 Realistische Wahrnehmung des Objektes in seiner Körperlichkeit	■ Wie gut gelingt es Ihnen, die körperlichen Grenzen anderer einzuschätzen? ■ Fällt es Ihnen schwer sich auf die körperlichen Möglichkeiten von Kindern oder alten Menschen einzustellen?
2.3 Affekte und Triebwünsche in Bezug auf den Körper des Anderen	■ Wenn andere Menschen eine starke physische Ausstrahlung haben, auch eine erotische, wie gehen Sie mit Ihren Gefühlen um? ■ Ist es Ihnen eher angenehm oder unangenehm mit anderen in einem nahen körperlichen Austausch zu sein? Suchen Sie diesen eventuell selbst, z. B. beim Sport?
2.4 Körperliche Beziehung zum Objekt schützen	■ Haben Sie in Momenten heftigen Streits das Gefühl, den anderen nicht mehr spüren zu können? ■ Ertragen Sie es, wenn ein Freund Sie berührt, auch wenn Sie gerade streiten?
	Körperliche Kommunikation
3.1 Mitteilen eigener Affekte über Körpersignale	■ Haben Sie den Eindruck, Sie können selbst mit Ihrer Körpersprache gut zeigen, wie es Ihnen geht oder was Sie vermitteln möchten? ■ Nehmen andere Ihre Gefühle wahr, auch wenn Sie diese nicht benennen? Können Sie anderen signalisieren, was Sie gerne hätten?
3.2 Verstehen fremder Körpersignale	■ Machen Sie sich gerne Gedanken darüber, wie sich Ihr Gegenüber in seiner Haut fühlt? ■ Ist es Ihnen fremd, sich in das Körpererleben Ihres Partners einzudenken? ■ Empfinden Sie Gefühle – wie z. B. körperliche Schmerzen von anderen – mit, vielleicht sogar als eigenes Körpergefühl?

3.3 Körperliche Unterstützung annehmen und geben können	■ Wie gut können Sie sich körperlich helfen lassen? ■ Helfen Sie gerne alten oder kranken Menschen, wenn diese körperliche Hilfe benötigen?
3.4 Eigene körperliche Bedürfnisse aufrechterhalten unter Wahrung der körperlichen Interessen anderer	■ Wie gehen Sie in der Partnerschaft damit um, wenn der Partner ganz andere körperliche Bedürfnisse hat als Sie? ■ Was machen Sie mit Ihren körperlichen Bedürfnissen, wenn die Situation eher so ist, dass sie nicht erfüllt werden können?
	Inanspruchnahme des Körpers zur psychischen Regulation
4.1 Selbstwertregulation durch den Körper	■ Spüren Sie manchmal, wenn Sie mit sich hadern oder an sich zweifeln, den Wunsch oder den Impuls, etwas am eigenen Körper zu verändern oder den eigenen Körper zu verbessern? ■ Spielt dieser Wunsch oft oder sogar dauerhaft in Ihrem Leben eine Rolle?
4.2 Loslösung unter Verzicht auf destruktive körperliche Prozesse	■ Trennungserfahrungen oder Schritte der Verselbstständigung sind immer besondere Schwellen im eigenen Leben. Reagieren Sie in solchen Schwellensituationen sehr mit dem eigenen Körper? ■ Wie reagiert Ihr Körper, wenn Sie einen geliebten Menschen verlieren?

Literatur zur KB-L

Küchenhoff, J.: Körperbild und psychische Struktur. Zur Erfassung des Körpererlebens in der psychodynamischen Diagnostik. Zeitschrift für Psychosomatische Medizin und Psychotherapie, 49 (2003) 2: 175–193.

Küchenhoff, J., Agarwalla P.: Körperbild und Persönlichkeit. Die klinische Evaluation des Körpererlebens mit der Körperbild-Liste. Springer, Berlin/Heidelberg 2012.

Küchenhoff J., Wiegerling K.: Leib und Körper. Vandenhoeck & Ruprecht, Göttingen 2008.

14.5 Heidelberger Umstrukturierungsskala (HUS-Manual)

Stufe 1: Abwehr/Nichtwahrnehmung des Fokus

Die Abwehr/Nichtwahrnehmung kann intrapsychisch und/oder interpersonell ausgerichtet sein.

Intrapsychisch: Es gibt für den Untersucher Anzeichen, dass belastende emotionale Erfahrungen, die mit einer inneren Problematik in Verbindung stehen, vermieden und abgewehrt werden. Dem Patienten ist diese Problematik nicht bewusst, sodass ihr Inhalt noch völlig undifferenziert ist. Die Abwehr ist im Wesentlichen erfolgreich. Der Patient ist noch nicht mit dem Fokus beschäftigt und kann jede kognitive oder emotionale Berührung mit ihm abweisen.

Interpersonell: Für den Untersucher ist eine interpersonelle Problematik erkennbar, die dem Patienten selbst aber gänzlich selbstverständlich (ich-synton) ist und von ihm nicht bemerkt wird. Interpersonelle Reibungen und Konflikte, in denen diese Problematik offenkundig werden könnte, werden entweder umgangen (z. B. durch Vermeidung, Anpassung, Rückzug in Nischen) oder einfach nicht registriert. Es gibt deshalb eigentlich »kein Problem«.

Fokusbezogene Veränderungen in der Realität: Veränderungen sind nicht möglich, da es noch keine Fokuswahrnehmung und -einsicht gibt. Es sind lediglich »edukative« Maßnahmen denkbar, bei denen etwas mit dem Patienten in direktiver Weise »gemacht« wird.

Affektzustände: Indifferenz, Ahnungslosigkeit, eventuell diffuses Unwohlsein (Affekte entstehen eventuell stellvertretend im Untersucher).

Beispiel 1:

OPD-Fokus »Kontakt«

Ein 25-jähriger Patient kommt auf Anraten eines Allgemeinarztes, den er wegen eigentümlicher, somatisch erlebter Zustände von »Benommenheit« aufgesucht hat; diese Zustände lassen sich bei genauerer Befragung als eine Art Depersonalisationssymptomatik verstehen. Im Untersuchungsgespräch wird durch mehrere Irritationen und Missverständnisse eine massive Kontaktstörung deutlich, die der Patient selbst gar nicht wahrnimmt und die ihn nicht zu stören scheinen. Er wirkt unbeteiligt. Aufgrund seiner weitgehenden Isolation im privaten wie beruflichen Bereich ist er bislang anscheinend sozial weitgehend unauffällig geblieben.

Stufe 2: Ungewollte Beschäftigung/äußere Konfrontation mit dem Problembereich

Die ungewollte Beschäftigung/äußere Konfrontation kann intrapsychische und/ oder interpersonelle Problembereiche betreffen.

Intrapsychisch: Es tauchen ungewollt unangenehme Gedanken, Empfindungen und/oder Symptome in Zusammenhang mit dem Problembereich auf, die jetzt nicht mehr sofort und wirksam abgewiesen werden können. Anlässe entstehen durch äußere Ereignisse, unbewusste Inszenierungen des Patienten, Träume, Fehlleistungen oder auch durch Interventionen des Therapeuten. Die Beschäftigung mit dem Fokus erfolgt gezwungenermaßen und völlig defensiv. Die Gedanken und Empfindungen erlebt der Patient als etwas Störendes und Fremdes, für das er keine Verantwortung trägt. Im Mittelpunkt stehen negative Affekte und Abwehr, noch nicht irgendwelche Inhalte.

Interpersonell: Durch interpersonelle Spannungen und Auseinandersetzungen, durch »Unfälle« im sozialen Kontext (z. B. Kündigung der Arbeitsstelle) oder durch Agieren in der Therapie selbst entstehen nun manifeste Schwierigkeiten, die vom Patienten aber ausschließlich als von außen bzw. von anderen Menschen kommende Zumutungen erlebt werden. Es können starke Affekte und Handlungsimpulse auftreten, die von ihm als (angemessene) Reaktion auf die äußere »Störung« erlebt und gerechtfertigt werden. Es besteht noch keinerlei Einsicht, dass die »äußeren« Schwierigkeiten etwas mit der eigenen Person zu tun haben könnten. Die Konfrontation durch andere wird als störend und belästigend erlebt.

Fokusbezogene Veränderungen in der Realität: Veränderungen sind nicht möglich, da es noch keine Fokuswahrnehmung und -einsicht gibt. Es sind lediglich »edukative» Maßnahmen denkbar, bei denen etwas mit dem Patienten in direktiver Weise »gemacht« wird (*edukativer Modus*).

Affektzustände: Nach innen: Gequältsein, Unbehagen, Erschrecken, Bedrückung. Nach außen: Ärger und Wut über die Störung, Vorwürflichkeit, Genervtheit.

Abgrenzung zu anderen Stufen: Im Unterschied zu Stufe 1 ist das Fokusproblem jetzt störend geworden, d. h. es führt zu unangenehmen Gedanken und Empfindungen, im äußeren Leben zu Konflikten und Unfällen. Diese Störungen sind nicht mehr marginal und mit Leichtigkeit abzuweisen wie auf Stufe 1, sondern sie haben unangenehme Folgen für den Patienten (direkt als Beeinträchtigung durch belastende Gedanken bzw. Gefühle oder vermittelt über die Wahrnehmung der ablehnenden Reaktionen der anderen).

Beispiel 2a:
OPD-Fokus »Versorgung versus Autarkie«

Eine 48-jährige Patientin klagt über eine seit Monaten andauernde schwere körperliche Erschöpfung, wegen der sie sich außerstande fühlt, ihre sonst umfangreichen Aufgaben in Familie und Verwandtschaft zu erfüllen. Für den Untersucher ist erkennbar, dass sie latent gegen diese Verpflichtungen rebelliert und zugleich starke Schuldgefühle hat, weil sie sich selbst nichts nehmen zu dürfen glaubt. Sie selbst macht jedoch allein Erschöpfung für ihre Untätigkeit verantwortlich.

Beispiel 2b:
OPD-Fokus »Impulssteuerung«

Ein 35-jähriger Patient mit einer Neigung zu aggressiven Impulsdurchbrüchen kommt nach mehreren Entlassungen aus verschiedenen Arbeitsverhältnissen auf den Druck des Arbeitsamts und eines mit ihm befassten Sozialarbeiters zur Untersuchung. Er berichtet empört über willkürliche und ganz unberechtigte Provokationen von Kollegen und Vorgesetzten, die jeweils eine für sein Erleben vollkommen berechtigte Gegenwehr hervorgerufen haben. Er weist jede Möglichkeit eines eigenen Dazutuns bei der Entstehung der Spannungen kategorisch zurück.

Stufe 3: Vage Problemwahrnehmung

Die vage Problemwahrnehmung kann intrapsychische und/oder interpersonelle Problembereiche betreffen.

Intrapsychisch: Der Patient bemerkt die Existenz einer inneren Problematik, die zu ihm gehört und nicht mehr abgewiesen werden kann. In seinem Bewusstsein bekommt diese Problematik eine kontinuierliche Existenz. Gleichzeitig bleibt sie jedoch noch inhaltlich undifferenziert, und sie ist vor allem durch die mit ihr verbundenen aversiven Affekte bestimmt. In der Spannung zwischen defensiver Haltung einerseits und Unabweisbarkeit des Fokus andererseits entsteht eine Art Pattsituation. Der Patient ist immer noch passiv, aber er nimmt – mit therapeutischer Hilfe oder wegen der Unabweisbarkeit der Problematik – das Problem schon wahr (i. S. einer beginnenden Anerkennung). Es gibt auf dieser Stufe bereits eine nachdenkliche Suchbewegung, bei der der Patient immer über das Gleiche innerlich zu stolpern scheint. Es entsteht in ihm aber noch kein klares Bild über sein Problem.

Interpersonell: Durch die Wiederholung und Verdichtung äußerer Schwierigkeiten bekommt die interpersonelle Problematik eine kontinuierliche Existenz, die von dem Patienten nicht mehr geleugnet werden kann. Der Patient hat eine Ahnung davon, dass diese äußeren Probleme etwas mit ihm selbst zu tun haben. Es fällt auf, dass ihm immer wieder Ähnliches widerfährt. Gleichzeitig versucht er immer wieder, sie als etwas Störendes und ihm von außen Zugemutetes abzutun. Er beginnt zu begreifen, dass das Problem zu ihm gehört. Während dem Patienten die Existenz und Unabweisbarkeit seines Problems oftmals wegzurutschen scheint, übernimmt der Therapeut vorübergehend die Rolle an die Bedeutung des Problems zu erinnern. Es besteht bereits insofern ein Arbeitsbündnis, als dass der Patient dem Therapeuten diese Rolle zubilligt.

Fokusbezogene Veränderungen in der Realität: Veränderungen sind nur sporadisch und begrenzt möglich, da es noch keine differenzierte Fokuswahrnehmung und -einsicht gibt. In Phasen der Einsichtigkeit kann es gute Vorsätze und eventuell auch Handlungsansätze geben, die aber wenig tragfähig sind (Übergang zum *Bewältigungsmodus*).

Affektzustände: Irritation, Betroffenheit, Bedrücktheit, Gereiztheit, ängstliche Anspannung.

Abgrenzung zu anderen Stufen: Der Patient ist in Bezug auf Erfahrungen im Fokusbereich noch schwankend. Wie auf Stufe 2 ist er zeitweise noch passiv, abgelöst von Phasen der Auseinandersetzung mit sich aufdrängenden Wiederholungen seines Problems. Die Veränderung besteht darin, dass er – mit Unterbrechungen – schon ernsthaft wahrzunehmen beginnt, d. h. das Problem an sich »heranlässt«. Passager gibt es bereits Ansätze zu einer Hinwendung zum Problem, diese kommt aber mehr aufgrund von Druck zustande (im Unterschied zur aktiv-interessierten Zuwendung der Stufe 4).

»Erzwungen« ist die Fokuswahrnehmung auf dieser Stufe in einer ganz anderen Weise als bei Stufe 5, wo der Patient ebenfalls die Unausweichlichkeit seiner Schwierigkeiten erfährt. Auf Stufe 3 ist das Problem aufgezwungen, weil es sich durch Symptome, Fantasien etc. oder durch interpersonelle Konflikte aufdrängt. Auf der Stufe 5 erlebt der Patient die Problematik als etwas zu ihm Gehörendes und ihm unvermeidbar Aufgegebenes, welches ihn in schmerzlicher Weise hindert und begrenzt, aber dennoch angenommen und erlitten werden muss. Hier sind die Unausweichlichkeit und das Hadern mit der eigenen Begrenzung die Haupteindrücke.

Beispiel
3: OPD-Fokus »Unterwerfung versus Kontrolle«

Ein 36-jähriger, angespannt-gereizt wirkender Patient wird von seinem Orthopäden wegen bereits langjährig bestehender und sich seit einigen Monaten verstärkenden Rückenschmerzen in die psychotherapeutische Praxis geschickt. Er berichtet über Reibungen mit Vorgesetzten, die nach seiner Überzeugung unzureichende Standards bei der Arbeit setzen und seine Anregungen nicht ausreichend berücksichtigen. Im Interview ist er immer wieder damit beschäftigt, die Äußerungen des Untersuchers zu korrigieren und ihn über »richtige Fragen« zu belehren, die »in der Sache weiterführen« würden. Dieser interveniert schließlich mit der Bemerkung, der Patient scheine offenbar wie an seinem Arbeitsplatz auch hier das Handwerk des Psychotherapeuten besser zu verstehen als dieser selbst. Der Patient versteht sofort und lacht; nach einer Weile äußert er dann betroffen, seine Frau beklage häufig seinen Perfektionismus und habe schon einmal angedeutet, dass sie seine Art auf Dauer nicht mehr ertragen werde.

Stufe 4: Anerkennung und Erkundung des Problembereichs

Das Problem gewinnt im Zuge der Wiederholungen zunehmend eine Gestalt und wird dadurch zunehmend objektivierbar bzw. formulierbar. Es findet erstmals eine offensive, aktiv erkundende Beschäftigung mit ihm statt, die von Abwehrtendenzen und destruktiven Bewegungen zwar kurzzeitig unterbrochen, jedoch nicht aufgehoben wird. In dem Bemühen um Durchdringung gewinnt der problematische Bereich inhaltlich an Differenzierung und Kontur. Der Patient kann durchgängig und eigenständig ein verantwortliches Problembewusstsein in dem Sinne aufrechterhalten, dass er die eigene Person als Ursprung seiner Schwierigkeiten begreift. Er macht nun erstmals das Problem selbst zum Gegenstand der therapeutischen Bearbeitung. Ein Arbeitsbündnis kann etabliert werden, bei dem der Patient selbst anhaltend die Aufgabe übernimmt, nach Zusammenhängen zu suchen und eigenverantwortlich Rückschlüsse zu ziehen.

Fokusbezogene Veränderungen in der Realität: Die Verantwortungsübernahme und die aktiv-interessierte Beschäftigung mit dem Fokus sind mit einem Zugewinn an Steuerungsmöglichkeiten im Problembereich verbunden. Veränderungsbemühungen entstehen auf dieser Stufe aus »gutem Willen«, »Klugheit und Vernunft«, »Selbstschutz« oder auch aus Freude an dem ungewohnten Erleben, Einfluss nehmen und selbst gestalten zu können (Kompetenzerleben). Solche Veränderungen werden »gemacht«, d. h. bewusst gewollt, sie wirken dadurch eventuell bemüht oder sogar forciert (»wild entschlossen«) (*Bewältigungsmodus*).

Affektzustände: Interesse, Kompetenzgefühl, Tatkraft, eventuell »wütende Entschlossenheit«, Optimismus.

Abgrenzung zu anderen Stufen: Der Patient verfügt nun im Unterschied zu Stufe 3 über ein klares Wissen in Bezug auf sein Problem. Seine Schwierigkeiten sind nun ich-synton und haben einen festen Platz in seinem Bewusstsein. Er ist aktiv interessiert und übernimmt dauerhaft die Verantwortung für das Fokusproblem. In Bezug auf den spezifischen Veränderungsmodus erscheint er als »bemühter Handwerker« im Unterschied zu jenen qualitativ ganz andersartigen Veränderungen, die auf Stufe 6 möglich werden und bei denen er als »kreativer Künstler« tätig ist, der spontan Veränderungsimpulse gestaltet. Im Unterschied zu Stufe 5 gibt es auf Stufe 4 noch keine tief greifenden Konsequenzen für grundsätzliche Neubewertungen und tiefere Veränderungen im Selbstbild (auch im Sinne einer Relativierung des Selbstverständnisses in der Auseinandersetzung mit eigenen Begrenzungen und Beschädigungen). Die Errungenschaften auf Stufe 4 sind stattdessen eher »selbstkräftigend« und »selbstaffirmativ«, auch im Sinne des Verfügbarmachens von Ressourcen. Es herrscht eine Stimmung der Machbarkeit vor.

Beispiel 4:

OPD-Fokus »Selbst-Objekt-Differenzierung«

Eine sehr sensitive 28-jährige Patientin gerät in interpersonellen Situationen immer wieder in große Schwierigkeiten, weil sie bei Auftreten kleiner Unstimmigkeiten sofort schwerwiegende Vorbehalte und entwertende Kritik vonseiten anderer Personen vermutet und daraufhin den Kontakt abbricht und sich zurückzieht. Im Verlauf einer stationären Therapie lernt sie in der Begegnung mit Mitpatienten und Behandlern, diese Empfindlichkeit bei sich zu erkennen und besser zu regulieren, indem sie z. B. jeweils direkt nachfragt, was die betreffende Person denkt und wie sie die jeweilige Situation aus ihrer Perspektive erlebt. Die Patientin erfährt, dass solche offensiven Klärungen ihre Beziehungen entspannen und negative Entwicklungen korrigieren können. Sie erlebt dies als bedeutende Erweiterung ihres Spielraumes im sozialen Umgang und als einen wichtigen Erfolg, der ihr Selbstwertgefühl stärkt. Im Rahmen einer ambulanten Psychotherapie kann sie diese erfolgreiche Strategie ausweiten und verfestigen. Sie stellt eigenständig Bezüge zu den Erfahrungen mit den kritischen Eltern her. Auch aus der Sicht des Behandlers sind diese Veränderungen eindrucksvoll, wobei die beschriebene sensitive Empfindlichkeit als Vulnerabilität weiter bestehen bleibt.

Stufe 5: Auflösung alter Strukturen im Problembereich

Es tritt eine ernste Verunsicherung in Bezug auf die Bewertung der eigenen Person, anderer sowie bestimmter Erfahrungen im Fokusbereich ein. Der Patient nimmt jetzt Beschädigungen und Begrenztheiten an sich wahr, die endgültig zu sein scheinen. Sein Erleben bekommt dadurch eine depressive, traurige oder auch verzweifelte Färbung. Eine Atmosphäre des Verlustes ist spürbar. Gewohnte und früher erfolgreiche Modi der Abwehr und Reparation greifen nicht mehr, sodass der Patient Unsicherheit, Schmerz und Trauer nicht mehr von sich fernhalten kann. Die Labilisierung kann eventuell einen krisenhaften Charakter annehmen.

In der Außenperspektive (z. B. des Therapeuten) kann diese Entwicklung andererseits als Fortschritt imponieren, weil sich das emotionale Erleben des Patienten intensiviert und seine Bedürftigkeiten besser spürbar werden, wodurch er insgesamt authentischer wirkt. Der Patient selbst hingegen erlebt seine Labilisierung zunächst vor allem negativ. Er fühlt sich existenziell ausgeliefert, erleidet die Verunsicherung und wird von ihr überwältigt. Dieser Zustand kann durch verzweifelte Versuche der Restitution und Reparation unterbrochen werden, in denen er sich z. B. anklagend und vorwurfsvoll verhält (auch gegen den Therapeuten). Im Grunde weiß er aber, dass sein Zustand nichts von außen Induziertes und Vermeidbares ist, sondern sich aus einer inneren Notwendigkeit heraus entwickelt hat und eine Wahrheit über ihn offenbart. Er ist gleichsam sich selbst ausgeliefert und erlebt seine Lage als umso auswegloser.

Indem der Patient die eigenen Widersprüchlichkeiten, Beschädigungen und Begrenzungen erleidet und von illusionären Vorstellungen Abschied zu nehmen beginnt (von bestimmten Selbst- und Fremdbildern, Beziehungsvorstellungen und -hoffnungen), entstehen Möglichkeiten für eine realitätsgerechtere Wahrnehmung und ausgewogenere Bewertung von Menschen und Erfahrungen unter Einschluss versöhnlicher und dankbarer Empfindungen. Diese Fähigkeiten sind jedoch noch im Entstehen begriffen und eher in der Außenperspektive wahrnehmbar. Im Erleben des Patienten selbst ist vor allem die Erfahrung des Verlusts bestimmend, der Gewinn dagegen noch sehr undeutlich. In Bezug auf das Kommende herrschen daher noch Ratlosigkeit und Unsicherheit vor.

Fokusbezogene Veränderungen in der Realität: Auf dieser Stufe befindet sich der Patient in einem Zustand der »Passion«, d. h. es gibt in dieser psychischen Verfassung eigentlich keine Aktivität, die auf äußere Veränderungen ausgerichtet wäre. Das Bemühen um äußere Veränderung hat seine Evidenz verloren, weil das Problem nun ganz zu etwas Innerem geworden ist – der Patient spürt und weiß, dass sich die Schwierigkeit im Außen nicht lösen lässt. Wie beschrieben kann dieser Zustand durch Reparationsversuche unterbrochen werden. Der Patient erfährt jedoch, dass diese Versuche immer wieder scheitern und er in alte Strukturen zurückfällt. Verzweifelt-wütende Anklagen (auch gegen die Therapie und den Therapeuten) können passagere und erfolglose Versuche darstellen, sich des Problems projektiv zu entledigen und eingeübte Bewältigungsformen wieder aufzurichten. Das Alte ist verloren und versperrt, das Neue noch nicht zugänglich.

In der Außenperspektive können andererseits wichtige Veränderungen sichtbar werden, in die der Patient »hineingerät« und die mit ihm einfach »geschehen«. Ereignisse und Vorfälle in seinem Leben, die er als bedrohlich oder sogar katastrophal erlebt, können für den Betrachter eine größere Belebung und Durchlässigkeit im emotionalen und kommunikativen Bereich sichtbar machen und sich daher als Bereicherung darstellen. Vom äußeren Standpunkt her hat man deshalb nicht unbedingt das Gefühl, den Patienten vor den mit seiner inneren Entwicklung verbundenen Verunsicherungen schützen zu müssen.

Affektzustände: Trauer, Depression, Verunsicherung, Verzweiflung, krisenhafte Stimmungen, auch Ratlosigkeit und Resignation. Dazwischen können sich gelegentlich – vor allem in der Außenperspektive – auch Affekte der Bedürftigkeit, Dankbarkeit und Versöhnlichkeit zeigen. (Auch die unangenehmen Affektzustände können sich für den äußeren Betrachter als Zeichen eines verbesserten emotionalen Zugangs zu sich und anderen darstellen).

Abgrenzung zu anderen Stufen: Der Patient befindet sich in einem Zustand der »Passion«, d. h. er ist den Erfahrungen im Fokusbereich ausgeliefert und wird von ihnen überwältigt. Im Unterschied zu der letzten Stufe 4 ist in der Auseinandersetzung mit dem Fokusproblem nun das Moment des Nicht-anders-Könnens bestimmend, d. h. die Auseinandersetzung erfolgt nun nicht mehr aktiv im Sinne einer gewollt offensiven und interessierten Hinwendung zum Problem, sondern sie wird nolens volens erlitten. Das ist das entscheidende Kriterium im Wechsel von Stufe 4 nach 5. Zudem ist die freudig-tatkräftige Affektlage bei Stufe 4 eine gänzlich andere als die verzweifelte Stimmung auf Stufe 5.

Die erwähnten verzweifelt-wütenden Anklagen müssen von denjenigen Anklagen unterschieden werden, die auf den Stufen 2 und 3 vorkommen. Dort weist der Patient die Schwierigkeiten als »ärgerliche Zumutungen« zurück, die ganz im Außen wahrgenommen werden. Auf der Stufe 5 hingegen ist es für den Patienten grundsätzlich unabweisbar geworden, dass das Schwierige zu ihm selbst gehört und dass er sich folglich nicht davon befreien kann. Daher wirkt die Bedrücktheit deutlich »tiefer« und dauerhafter als auf Stufe 3.

Wie beschrieben können auf Stufe 5 in der Außenperspektive bereits positive Veränderungen bezüglich der emotionalen Durchlässigkeit im Kontakt mit sich, anderen Menschen und bedeutsamen Ereignissen sichtbar werden. Der Patient selbst erfährt diese Gefühlsbelebung aber überwiegend als unangenehm oder sogar bedrohlich; erst auf Stufe 6 kann er seine neu erworbene affektive Resonanz positiv bewerten und als Fähigkeit für sich nutzbar machen. Deswegen sind die Affektzustände auch von Erleichterung und Dankbarkeit geprägt.

Beispiel 5:
OPD-Fokus »Selbstwertkonflikt«

Ein Patient hat sich in der Vergangenheit vor Kränkungen in Partnerschaften immer wieder geschützt, indem er bei sich anbahnenden Schwierigkeiten sofort Nebenbeziehungen aufnahm, um sich auf diese Weise autonom, überlegen und unverletzbar zu machen. Im Laufe der Behandlung lässt er sich im Zusammenhang einer erneuten Trennung erstmals auf eine verbindliche Beziehung mit einer Partnerin ein und gerät in eine sehr traurige und teilweise verzweifelte Verfassung, als sie ihm sein selbstbezogenes Verhalten widerspiegelt. Der wütende und wie »getrieben« wirkende Versuch, sich durch eine neue Beziehung nach gewohnter Manier zu restituieren, führt diesmal nicht zur erwarteten Beruhigung, sondern zu vertiefter Verzweiflung und Niedergeschlagenheit. Andererseits schildert er auch ein für ihn ganz neues und seltsames Erleben, sich »irgendwie menschlicher« zu fühlen.

Stufe 6: Neuordnung des Problembereichs

Der Patient ist nun gewissermaßen »unten angekommen«, eine Erleichterung und emotionale Beruhigung tritt ein. Gefühle der Trauer und Verzweiflung verklingen, an ihre Stelle treten versöhnlichere Empfindungen. Der Patient erlebt, dass er das Alte (frühere Formen der Bewältigung) nicht mehr »braucht« und sich nicht mehr so sehr schützen muss. Bisher unannehmbare Wahrnehmungen können besser akzeptiert und toleriert werden. Der Patient hat von illusionären Vorstellungen (von bestimmten Selbst- und Fremdbildern, Beziehungsvorstellungen und Hoffnungen) Abschied genommen und kann seine Beschädigungen, Defizite und Begrenzungen grundsätzlich akzeptieren. Der Patient entwickelt ein neues und integriertes Selbstverständnis, dessen Konturen zunehmend sichtbar werden. In der Selbstsicht und der Bewertung von wichtigen Menschen in Gegenwart und Biografie werden eine realitätsgerechtere Art der Wahrnehmung und ausgewogenere Affekte erkennbar (vgl. die Ausführungen zum Realitätsbezug in Stufe 5). Die in den früheren Stufen auftretenden Schuldzuweisungen und Racheimpulse werden nun von Bemühungen um Ausgleich und gerechte Bewertung abgelöst. Einseitige Urteile über Personen, Ereignisse und Umstände der Vergangenheit werden revidiert und um fehlende Aspekte ergänzt. Gefühle der Dankbarkeit werden erlebt – Vergebung wird möglich. Die Aufgabe des Unerreichbaren war zunächst traurig (Stufe 5) und wirkt nun erleichternd und befreiend.

Fokusbezogene Veränderungen in der Realität: Der Patient kann nun wieder aktiv werden, nachdem er im Prozess der »Passion« gewissermaßen unten angekommen ist und seine altgewohnten Bewältigungsformen nicht mehr »braucht«. Er kann jetzt neue Wertigkeiten und neue Ziele finden. Diese Veränderungen stellen sich zwanglos ein, sie entstehen spontan und sind auch für den Patienten oft überraschend. In gleicher Weise ändern sich Wichtigkeiten und Bedeutungen, ohne dass dies intendiert worden wäre. Es entstehen neue Interessen, Prioritäten, Ausrichtungen und Pläne. Der realitätsgerechtere Bezug zu sich selbst und zur äußeren Welt machen neue Formen des Erlebens und des Handelns möglich. Der Patient kann Neues aufbauen und sich im Leben auf neue Weise einrichten (*Modus der strukturellen Veränderung*).

Affektzustände: Erleichterung, Beruhigung; Versöhnlichkeit, Dankbarkeit, Vergebung, Befreiung; Überraschung und Erstaunen über neue Möglichkeiten; schöpferisches Engagement.

Abgrenzung zu anderen Stufen: Im Unterschied zu Stufe 4 sind die therapeutischen Veränderungen auf dieser Stufe nicht Folge eines »Vorsatzes« oder »gutwilliger Bemühung«. Das Neue wird nicht gemacht, es »passiert«. Der Patient ist nicht mehr der »bemühte Handwerker« von Stufe 4, sondern eher der »kreative Künstler«, der spontan sich einstellende Impulse schöpferisch gestaltet. Von außen kann dies den Eindruck machen, als würde er »erstaunlicherweise« plötzlich Dinge tun, die ihm früher unerreichbar gewesen wären. Unerwartet ergeben sich neue Möglichkeiten. Die Realität wird auf eine neue Art wahrgenommen und erlebt. Auch der Patient selbst kann überrascht und verwundert über das sein, was ihm nun spontan möglich wird. Die Veränderungen haben den Charakter des Gewachsenen, Selbstverständlichen.

Beispiel 6:

OPD-Fokus »ödipal-sexuelle Konflikte«

Eine 48-jährige Patientin mit einer starken Bindung an einen sehr erfolgreichen, aber bereits früh während ihrer Pubertät verstorbenen Vater war in der Vergangenheit in sich selbst verhaftet und mit ihren beruflichen wie privaten Bemühungen chronisch unzufrieden. Viele begonnene Entwicklungslinien hatte sie immer wieder abgebrochen und andere mit jeweils großem Schwung neu aufgenommen, um sie dann erneut fallen zu lassen. Nach einigen Jahren einer depressiv-suizidalen Rat- und Tatenlosigkeit entwickelt sie in einem bislang wenig beachteten Bereich Interessen, die sie befriedigen und immer mehr ausfüllen. Nach und nach entdeckt sie dabei Fähigkeiten, die sie bei sich noch nicht so deutlich gespürt hatte, und bemerkt zugleich bislang verleugnete Gemeinsamkeiten mit der mehrere Jahre zuvor ebenfalls verstorbenen Mutter, gegenüber der sie nun versöhnliche und dankbare Gefühle erleben kann. Auch die Beziehung zum bisher oft abschätzig behandelten Ehemann vertieft und erneuert sich.

Stufe 7: Auflösung des Problems

Der Patient hat sich das Neue nun sicher angeeignet, sodass er es nicht mehr festhalten muss. Das Fokusproblem ist bewältigt, der Umgang mit ihm etwas Selbstverständliches geworden. Der Fokusbereich ist nicht mehr umkämpft und daher »affektiv neutral« – er hat damit seine besondere Bedeutung verloren, der Patient ist darin nicht mehr gefangen. In Angelegenheiten, die mit dem Thema zu tun haben, verhält er sich realitätsgerecht in Wahrnehmung und Affekt.

Das Problem ist etwas Zurückliegendes geworden, mit dem sich der Patient im Wesentlichen nur noch erinnernd beschäftigt. Er hat sich von seinen biografischen Verletzungen innerlich gelöst und kann die Vergangenheit ausgewogen bewerten, d. h. mit Dankbarkeit für das Wertvolle, das er (von Eltern, Partnern, auch vom Therapeuten) bekommen hat und das für sein Leben eine Hilfe darstellt einerseits, andererseits mit Duldsamkeit für das, was ihm versagt geblieben ist, und für die Beschädigungen, die er hinnehmen musste. Der Patient ist mit dem Vergangenen versöhnt und kann es als das Eigene begreifen; sich damit identifizieren. Da gleichwohl oft eine gewisse Empfindlichkeit im Fokusbereich erhalten bleibt, kann es vorübergehend, ausgelöst durch äußere Anstöße, zu einem Oszillieren auf Stufe 6 oder gar Stufe 5 kommen.

Fokusbezogene Veränderungen in der Realität: Freie Neugestaltungen ohne innere Behinderung sind möglich (*Modus der strukturellen Veränderung*).

Affektzustände: Bodenständigkeit, Integrität, Selbstgewissheit, Offenheit, Freiheit; Selbstübereinstimmung, sich »rund fühlen«.

Abgrenzung zu anderen Stufen: Im Unterschied zu Stufe 6 wird ein Zustand der Versöhnung und Integration beschrieben, während es dort um den Prozess ging, in welchem dem Patienten Erfahrungen von Integrität, Vollständigkeit und Selbstübereinstimmung schrittweise zugänglich werden. Stufe 7 beschreibt hingegen den Zustand der Integration, d. h. der Patient hat sich das Neue als Ergebnis der Umwertungs- und Anerkennungsprozesse bereits sicher angeeignet.

Sachregister

Abwehrmechanismus, Abwehrmechanismen 43, 69, 86, 103, 120, 272 f., 285
–, Klassifikation von 43
–, Liste der 486 f.
Abwehrmöglichkeit 86, 96, 211, 214, 459
Affiliation 90, 93, 195, 199, 486
Aktualkonflikt 101, 112, 131, 141, 207, 209, 213 ff., 309, 316, 330, 418, 448, 458 f., 475, 480
Analytische Langzeittherapie, Praxisstudie (PAL) 48, 354 f., 360
Anamnese 101
–, biografische 237, 285, 287, 289, 291, 297, 357
–, psychische 158
– Psychoanalytische Erstuntersuchungstechnik (nach Janssen) 285
– Schmerzanamnese 156
–, tiefenpsychologisch-biografische (nach Schutz-Hencke) 284 f.
Angststörung 53, 123, 129, 149 f., 172, 176 ff., 188, 242
Anpassungsstörung 53, 130 ff., 141, 207, 213 f.
Arbeitskreis OPD
– Liste der Autoren 23, 407
– Ziele 31 ff.
Arzt-Patient-Beziehung 66 ff., 120, 219, 224 f., 241, 247, 421, 423, 429
Auslösesituation 131, 140, 185, 208, 214, 233, 284 f., 418, 425, 459
Auswertungsblatt Beziehung 200 f.

Basisemotion 102 f.
Behandlungsmotivation 51, 62 f., 68, 78 f., 291
Behandlungsvoraussetzung 61 ff., 66 ff., 81, 132 f., 141 ff., 145 ff., 300, 312, 321, 328, 493
– Operationalisierung in der OPD 80 ff.
Beziehungsdiagnostik 35, 44, 53, 82 f., 87 ff., 91 f., 142, 189, 191, 197 f., 202 ff.
– Konzept in der OPD 91 f.
beziehungsdynamische Formulierung 91 f., 95, 190, 197, 309, 315 f., 329, 345, 474, 480
Beziehungsepisode 44, 52, 83, 90 f., 208, 286 f., 289, 292, 295 f., 447, 461, 492
Beziehungserfahrungen 54, 83, 84 f., 104, 117 f., 132, 189, 191, 257, 270, 285, 295 f., 346, 441
Beziehungsmuster 36, 56, 62, 73, 85 ff., 89, 316, 341, 346 f., 360, 420
–, (habituelles) dysfunktionales 29 f., 36, 47, 82 f., 91 f., 95, 321, 328, 333, 352, 366
–, empirische Ansätze zur Erforschung 89 ff.
Beziehungsthema 195, 199, 203 ff., 416
Beziehungsverhalten 45, 91 ff., 137, 142, 189 f., 195, 198, 317, 321, 339 f., 340, 345, 436
–, habituelles 83 f., 91, 137, 321
Beziehungswünsche 83, 85, 105, 242, 277, 337, 341 f.
Bindung 54 ff., 84 ff., 104 ff., 111, 116 ff., 122, 216 ff., 227 f., 269 ff., 274 ff., 286, 311, 319 ff., 340 f.
– Bindungs-Prototypen-Rating (BPR) (nach Pilkonis) 54 f., 57
– Bindungstheorie (nach Bowlby) 85, 106 f., 111
–, innere Arbeitsmodelle von 85, 54
Bindungsfähigkeit 58, 269 ff., 331, 469, 481
Bindungsstil 54, 76
Borderline 44 f., 57, 86, 120, 140, 250, 285, 364

BPR (Bindungs-Prototypen-Rating) (nach Pilkonis) 54 f., 57
Bindungsdiagnostik 57, 286

Checkliste 27, 46, 374, 492 f.
– Diagnosenchecklisten 127 f.
– OPD-2 Konfliktcheckliste 417 ff.,
– Strukturcheckliste 56, 120 f., 434 ff.
– Symptomcheckliste 302
Compliance 51, 63, 212, 219, 241, 365, 418, 421
Copingmodell 63 f.

Deutung 74, 164, 290 f., 300
Diagnostik
–, multiaxiale 21, 27, 35 ff., 126, 128 f., 359
– Prozessdiagnostik 47
–, psychosomatisch-psychotherapeutische 80
– Statusdiagnostik 29, 47
– von Übertragungsbereitschaft 87 f.
dimensionales Modell/dimensionaler Ansatz 37, 93, 129, 206
Drei-Instanzenmodell, psychoanalytisches 112
DSM III, DSM-IV 36 f., 123 ff., 129 ff., 140, 150, 206, 286 f., 289, 311, 477, 483, 486
dysfunktionales (habituelles) Beziehungsmuster 29 f., 36, 47, 82 f., 91 f., 95, 321, 328, 333, 352, 366

Einsichtsfähigkeit 51, 61, 73, 291, 300 f., 493
Enactment/Re-Enactment (s. a. Inszenierung/Reinszenierung) 88
Entwertung 215, 258, 261, 273, 315 f., 320, 437, 440, 452, 487
Entwicklungsdiagnose, Modell der deskriptiven (Blanck und Blanck) 42
EQ-5D 81, 146, 151 f., 312, 471, 484 f.
Erhebungsbogen 306, 471 ff. 478 f., 480 f.
Erleben der Therapeutischen Beziehung (PERT) 89 f.
Erlebensperspektive 95, 190 ff., 197 ff., 346 ff.
– des Patienten 52, 91 f., 191, 192 ff., 197 ff., 315, 346 ff.
– der anderen 191, 193, 197 ff., 315, 346 ff.
Erstgespräch 27, 80, 83, 179, 283 f.
Erstinterview 32, 48, 281, 283 ff., 289, 301
experimentelle Psychologie 39

Fokusbestimmung 31, 328 ff.
Freud, Anna 42, 99, 107 f., 112
Freud, Sigmund 31, 42 f., 70, 85 f., 88, 95 ff., 111, 115, 136, 282, 284

GAF (Global Assessment of Functioning Scale) 81, 126, 146, 150 f, 306, 312, 325, 164, 471, 483
Gegenübertragung, siehe Übertragung
Gegenübertragungsimpulse 199, 447
Gleichgewicht, innerpsychisches/intrapsychisches/inneres 85 f., 114, 237
Global Assessment of Functioning Scale (GAF) 81, 126, 146, 150 f, 306, 312, 325, 164, 471, 483
Gutachterverfahren 360, 362 ff.

Hampstead-Index von A. Freud 42 f.
Heidelberger Umstrukturierungsskala (HUS) 48, 121, 353 ff., 360, 373, 375 f., 497 ff.
– klinische Anwendung 355

ICD-10 29, 32 ff., 50, 102, 123 ff., 129 ff., 149, 206, 214, 287 ff., 292 f., 302, 311, 364, 367 ff., 371, 418, 477
Ich-Fähigkeit 86
Ich-Psychologie 32, 42, 105, 115
Ich-Struktur, ich-strukturell 72, 99, 115, 120, 367
Idealisierung 101, 258, 261, 273, 426, 487
Identitätsdissonanz (s. a. Identitätskonflikt) 249 ff., 456 ff.
Identitätskonflikt (s. a. Identitätsdissonanz) 111, 249 ff., 254, 320, 330, 429, 431 ff., 456 ff., 461
Indikationsstellung 32, 61 ff., 65, 71 f., 80 f., 133, 178, 324 ff.
– auf Basis der OPD Achse-1 324 ff.
Inszenierung/Reinszenierung (s. a. Enactment/Re-Enactment) 88 f., 132, 245, 247, 283, 285, 289 f. 498
Integration der Achsen 30, 133, 320 f.
Integrationsniveau 56, 119 f., 136, 255, 256 ff., 318 f., 333
Interaktionsrepräsentanz 98, 119
interpersonales/interpersonelles Verhalten 44, 82, 92 f., 94, 196, 286

interpersonelle Flexibilität 86
interpersonelle Position 91 f., 95, 190 f., 192 f. 197 ff.
Interrater-Reliabilität 46, 48, 56 110, 354
Interventionsstrategien, psychodynamische 290
Interview
– Erstinterview 32, 48, 281, 283 ff., 289, 301
– Interviewablauf 293 f.
– Interviewstrategien 281, 288, 292, 297
– OPD-Interview 44, 52, 132, 189, 207, 282 ff., 492
–, psychodynamisches 281 ff., 492
intrapsychischer Konflikt 35, 85 f.
Isolierung 211, 273
Itemliste 91 f., 191, 193 ff., 415, 447
– Formulierung der Items 195 ff.

Kappa 48 f., 55, 354
Karolinska Psychodynamic Profile (KAPP) 45, 58, 109 f.
Kastrationsangst 107, 245
Kernsymptom 293, 302
Klärung 112, 180, 216, 290
Klassifikation/Klassifikationssystem (siehe auch ICD-10 und DSM III/IV) 27, 29 ff., 37, 43, 79, 123 f. 128 ff., 362
–, multiaxiale 36
–, phänomenologische 34
–, psychiatrisches 33, 123
–, psychodynamische 34
klinisch-diagnostische Leitlinien 34, 124
klinische Psychologie 53, 93
Kommunikationssituation 85
Komorbidität 168, 302, 365
Komorbiditätsprinzip 127
Komplementärthemen 203
Kompromissbildung 84, 136 ff., 321, 335, 337, 347, 486
–, psychosoziale 83
Konflikt (siehe auch Aktualkonflikt) 30 ff., 95 ff.
– Autonomiekonflikt 99, 228
– Basiskonflikte, ideografische 43
–, innerer 30 f., 35 ff.
–, intrapsychischer 32, 35 ff., 85 f.
–, neurotisch-dysfunktionaler 100
–, ödipaler 111, 231, 244 ff., 357, 429 ff., 450, 453, 454 ff.
–, unbewusster 54, 96, 112, 134, 177
Konfliktcheckliste 417 ff.
Konfliktdiagnostik 108 ff., 134, 206, 208, 351
konfliktrating 210, 213
Konfliktspannung 100 f., 113, 131, 134, 206 ff., 213 f., 238, 418, 458 f.
Konfrontation 290, 498
Konsil- und Liaisondienst 80
Konstrukte 32 ff., 56, 65, 70 f. 74, 79, 113, 255, 489
–, psychoanalytische 38 ff.
–, psychodynamische 42 ff., 47, 372
–, (meta-)psychologisches 31 f.
Konstruktvalidierung 51, 53 f.
Konstruktvalidität 56, 59
Körperbild 487, 489 ff.
Körperbildidentitäten 250
Körperbildliste 490 f., 493 ff.
Krankheitserleben 32, 35, 62 ff., 78 f., 80 f., 141 ff., 145 ff. 154 ff., 294, 301, 312, 369 f., 374
Krankheitsgewinn
–, primärer 76 f., 208
–, sekundärer 51, 76 ff., 143, 145, 187 f., 230, 325, 327, 369
Krankheitskonzept 32, 71 f., 79, 81, 142 ff., 145 ff., 154, 161 ff. 324 ff., 445
–, an psychologischen Faktoren orientiertes 163 f
–, an somatischen Faktoren orientiertes 161 f.
–, an sozialen Faktoren orientiertes 165 f.
Kreismodell (s. a. Zirkumplexmodell) 90 ff., 190

Leidensdruck 61, 70 f., 79, 154 f., 293, 312, 324 ff., 328, 355, 369, 444,
Leitaffekte 55, 102, 214, 227 f., 245, 418, 459
Leitlinien, klinisch-diagnostische 34, 124, 127, 189, 302, 323

Motivationspsychologie 104 f.
– Modell von Maslow „104
Motivationssystem, Motivationssysteme 99 f., 102, 104 f., 111 f., 214 f., 227, 232, 418, 425, 459
– nach Bischof 106 f.
–, neurobiologische, nach Lichtenberg 105
–, neurobiologische, nach Panksepp 105

Motivationssystem, sexuelles 106 f.
Motivationswiderspruch, konflikthafter 100 f., 131, 141, 207, 213, 418, 458 f.
multiaxiale Diagnostik 21, 27, 35 ff., 126, 128 f., 359

Neurosenkonzept 32, 123

Objektbeschreibung 292, 297, 299
Objektbeziehungstheorie 32, 105, 374
Objekterleben 198 f., 298, 300, 491 ff.
Objektrepräsentanz 41, 84, 88, 115 ff., 250, 258, 269, 272 f., 441
Objektwahrnehmung 57 f., 118, 122, 140, 211, 257, 259, 274 ff., 278 f., 292, 318, 330, 333, 338, 340, 342, 435 f., 447, 458, 461, 481
ödipaler Konflikt 111, 231, 244 ff., 357, 429 ff., 450, 453, 454 ff.
Offenheit als Ressource 73 f., 79
Omnipotenz 487
OPD-2
– Arbeitskreis OPD, Liste der Autoren 23, 407
– Ausbildungszentren 376
– Grenzen der OPD 21, 45 f.
– im Gutachterverfahren 362 f.
– in der psychosomatischen Rehabilitationsbehandlung 365 f.
– in der psychosomatisch-psychotherapeutischen Krankenhausbehandlung 364 f.
– Liste der autorisierten Trainer 379
OPD-Interview 44, 52, 132, 189, 207, 282 ff., 492
– Durchführung 288 ff.
– Interviewablauf 293 ff.

PAL (Analytische Langzeittherapie Praxisstudie) 48, 354 f., 360
Persönlichkeitspsychologie 39, 53, 93
Persönlichkeitsstörung 54, 56 f., 86, 93, 101 f., 115, 123, 127 ff., 140 f., 207, 250, 311, 320 f., 364, 367, 477
Persönlichkeitsstruktur 35, 59, 62, 69, 72, 114, 353, 490
Plan-Diagnose (Weiss/Sampson) 89 f.
Praxisstudie Analytische Langzeittherapie (PAL) 48, 354 f., 360
Probeanalyse 282
Probedeutung 185 ff., 291
Problem-Treatment-Outcome-Kongruenz 29
Projektion 238, 273, 436, 451, 487, 488
prototypische Konfiguration 37
Prozessorientierung 28 f.
psychische Erkrankung 62, 66, 85, 149, 158, 168, 284
– Schweregrad 149, 85
psychische Struktur 36, 114, 256
psychoanalytische Begriffe, Glossar 43
psychoanalytische Theorie 98, 108, 115
psychodynamische Psychotherapie
–, Qualitätssicherung für 360 ff.
psychodynamische Psychotherapieforschung 40
psychological mindedness, (Offenheit) 73 f., 180
Psychologie 35, 67, 95
– Entwicklungspsychologie 39, 105, 115 ff.
–, experimentelle 39
–, klinische 53, 93
–, positivistische 39
– Persönlichkeitspsychologie 39, 53, 93
– Sozialpsychologie 53, 89, 93
psychosoziale Kompromissbildung 83
Psychotherapieforschung 29, 40, 44, 93
Psychotherapiemotivation 50, 70 f., 79, 154, 178, 182, 300, 327, 355, 493
– Fragebogen zur Psychotherapiemotivation (FMP) (Schneider) 50

Qualitätssicherung 28, 33, 359 ff.
– gesetzliche Grundlagen 359 ff.
Querschnittsdiagnose 21, 28 f.

Rationalisierung 103, 211, 228, 250, 272, 419, 457, 487
Realitätskontrolle 45, 285, 484
Reliabilität 32, 37, 48 f., 90, 109, 122 ff. 129, 354 f., 374, 493
– Interrater-Reliabilität 46, 48, 56, 110, 354 f.
Ressourcen 28 ff. 35, 51, 61 f., 69, 72 ff., 76 f., 87, 119, 131, 178, 180, 202 f., 214, 342, 366, 416, 418, 459, 502

– Offenheit 73 f., 79
–, persönliche 61, 73 f. 148, 171 ff., 307, 313, 325, 327, 446
– (psycho)soziale Unterstützung 74 ff. 173 ff., 313, 446
– Veränderungsressourcen 145. 148, 171 ff., 185, 446
– Themen- und Ressourcen-Rating 189 f., 202 ff., 416
Richtlinienpsychotherapie 19, 284, 360, 362 ff., 375
Rollen-Beziehungskonflikt-Konstellationen 89

SASB (Strukturale Analyse des Sozialen Verhaltens) 44, 49, 52, 89 ff.
Schuldkonflikt 111, 230 f., 238 ff., 241 ff., 245, 330, 425 ff., 451 f., 453, 456, 463
Schweregradeinschätzung (s. a. Global Assessment of Functioning Scale und EQ-5D) 364 f.
Selbstbeschreibung 51 f., 297, 299
Selbsterleben 51, 53, 154, 192, 198, 245, 261, 294, 297 f., 489, 491 ff.
Selbstpsychologie 32
Selbstrepräsentanz (s. a. Objektrepräsentanz) 41, 115 ff., 119, 249 f., 269, 456
Selbstwertkonflikt 101, 111, 222, 228, 232, 235 f., 237 f., 245, 254 f., 316 f., 320, 330, 333, 365, 425, 450 ff., 456, 463, 505
Selbstwertregulation 72, 100, 117, 119, 214, 265, 290, 463, 491, 496
sexuelles Motivationssystem 106 f.
Sozialpsychologie 53, 89, 93
Statusdiagnostik 29
STIPO (Strukturiertes Interview zur Persönlichkeitsorganisation) 44, 286 f.
Stresskonzept 63
–, kognitiv-transaktionales 74 f.
Struktur, psychische 36, 114, 256
Strukturale Analyse des Sozialen Verhaltens (SASB) 44, 49, 52, 89 ff.
Strukturbegriff 113 ff.
– in der OPD 117
–, der psychoanalytische 115
–, der psychologische 114
Strukturcheckliste 56, 120 f., 434 ff.
Strukturdimension 49, 56, 58 f., 122, 143, 256, 300, 340
strukturelle Diagnostik 120 ff.
Strukturelles Interview (nach Kernberg) 45, 120, 285 ff.
Strukturiertes Interview zur Persönlichkeitsorganisation (STIPO) 44, 286 f.
subjektive Krankheitstheorie, (s. a. Krankheitskonzept) 72, 79
Symptombildung 76, 133 f., 139, 141, 214, 288, 492
Symptomexploration 282, 302
Symptomreduktion 125, 179 f., 313
Szene 208, 284, 286, 294, 300
szenische Umsetzung 88
szenisch-interaktionelle Informationen 189

Themen- und Ressourcen-Rating 189 f., 202 ff., 416
Theorie, psychoanalytische 31, 42, 98, 108, 115
Therapie
–, aktiv-anleitende 183 f., 314
–, emotional-supportive 182 ff., 313 f.
–, (reflektierend-)motivklärende 178, 181 ff., 313
Therapieplanung 28 ff., 31 f., 43 f., 47, 70 f., 323 ff., 359, 362
Therapiezielbestimmung 44, 48
Transference Focused Psychotherapy (TFP) 44
Triebpsychologie 76
Triebtheorie 32, 105

Übereinstimmungsvalidität 54, 57
Über-Ich 31, 40 f., 86, 97 f., 103, 106, 108 f., 112, 115, 120, 256 f., 276, 436, 453, 456, 463
Übertragung 85, 87 f., 91, 98, 102, 109, 233, 242, 244, 282, 284, 287, 306, 426
– Übertragungsangebot 82, 339
– Übertragungsprozess 38, 85
– und Gegenübertragung 35, 68, 88, 102, 208, 282, 287 ff., 295
Unterstützung
–, instrumentelle 75, 173 f., 113
–, (psycho)soziale/emotionale 74 ff. 173 ff., 182 f., 313, 446

Validität 32, 37, 43, 45, 50 ff., 55 f., 90, 122 f., 129, 354 f., 374, 493
– Konstruktvalidierung 51, 53 f.
– Konstruktvalidität 56, 59
–, kriterienbezogene 52
– Kriteriumsvalidität 50
–, prädiktive 51
– Übereinstimmungsvalidität 54, 57
Veränderungshemmnisse 81, 175 ff., 187 ff., 313, 327 f
–, äußere 175 ff., 313, 327
–, innere 177 ff., 313, 327
Veränderungskonzept 31, 166, 179, 445
Veränderungsmotivation 47, 62, 78 f., 81, 142, 175, 179, 325, 327, 446
Veränderungsprozess beim Patienten 29
Veränderungsressourcen 145. 148, 171 ff., 185, 446
Verdrängung 38, 96, 103, 211, 238 f.,272, 335, 430, 487
– Verdrängungsprozess 39
Verhalten, interpersonales/interpersonelles 44, 53, 82, 92 ff., 190, 192, 195 ff., 242
Verhalten, interpersonales/interpersonelles 44, 82, 92 f., 94, 196, 286
Verleugnung 211, 235, 250, 253, 273, 419 f., 426 f., 433, 487
Verschiebung 88, 238, 272, 487

Weiterbildung 28, 288, 360, 367 ff., 375

Zentrales-Beziehungs-Konflikt-Thema (ZBKT) 44, 53, 55, 89 ff, 286 f., 295
Zirkumplexmodell (s. a. Kreismodell) 49, 52 ff., 92 ff., 190 f., 195 ff., 199, 203
zyklisch maladaptive Muster (CMP) 89 ff.